肿瘤
超低温冷冻治疗

第2版

主　审　徐克成　肖越勇
主　编　王洪武
副主编　郭　伟　李家平　李文涛　牛立志

人民卫生出版社
·北京·

图书在版编目（CIP）数据

肿瘤超低温冷冻治疗 / 王洪武主编. -- 2 版.
北京：人民卫生出版社，2025. 4. -- ISBN 978-7-117
-37765-2

Ⅰ. R730. 56

中国国家版本馆 CIP 数据核字第 2025W3E578 号

人卫智网	www.ipmph.com	医学教育、学术、考试、健康，
		购书智慧智能综合服务平台
人卫官网	www.pmph.com	人卫官方资讯发布平台

肿瘤超低温冷冻治疗
Zhongliu Chaodiwen Lengdong Zhiliao
第 2 版

主　　编：王洪武
出版发行：人民卫生出版社（中继线 010-59780011）
地　　址：北京市朝阳区潘家园南里 19 号
邮　　编：100021
E - mail：pmph @ pmph.com
购书热线：010-59787592　010-59787584　010-65264830
印　　刷：北京华联印刷有限公司
经　　销：新华书店
开　　本：787×1092　1/16　　印张：19
字　　数：439 千字
版　　次：2010 年 8 月第 1 版　　2025 年 4 月第 2 版
印　　次：2025 年 4 月第 1 次印刷
标准书号：ISBN 978-7-117-37765-2
定　　价：218.00 元
打击盗版举报电话：010-59787491　E-mail：WQ @ pmph.com
质量问题联系电话：010-59787234　E-mail：zhiliang @ pmph.com
数字融合服务电话：4001118166　E-mail：zengzhi @ pmph.com

编者 (按姓氏汉语拼音排序)

曹　旸	郑州市第三人民医院
曹文丽	潍坊市阳光融和医院
丁卫民	首都医科大学附属北京胸科医院
范文哲	中山大学附属第一医院
高　鸿	应急总医院
顾川佳	上海市胸科医院
郭　伟	上海交通大学医学院附属第九人民医院
郭　洋	首都医科大学附属北京胸科医院
黄浩哲	复旦大学附属肿瘤医院
姜文青	青岛市中医医院
李家平	中山大学附属第一医院
李泉旺	北京中医药大学东方医院
李文涛	复旦大学附属肿瘤医院
李一诗	重庆医科大学附属第一医院
梁　冰	广州复大肿瘤医院
刘传波	北京中医药大学东方医院
刘树鹏	广州复大肿瘤医院
刘心竹	重庆医科大学附属第一医院
隆　玄	同济大学附属第十人民医院
马　丽	中国人民解放军总医院第一医学中心
马洋洋	广州复大肿瘤医院
孟亮亮	中国人民武装警察部队北京市总队医院
牛立志	广州复大肿瘤医院
钱祝银	南京市六合区人民医院
秦　林	首都医科大学附属北京胸科医院
任传云	北京中医药大学东直门医院
宋小莲	同济大学附属第十人民医院

3

孙　惠　中国人民解放军总医院第一医学中心
孙继泽　潍坊市阳光融合医院
孙加源　上海市胸科医院
孙维荣　中国人民解放军总医院第一医学中心
王昌惠　同济大学附属第十人民医院
王广志　复旦大学附属肿瘤医院
王洪武　北京中医药大学东直门医院
王智娜　应急总医院
魏颖恬　中国人民解放军总医院第一医学中心
肖越勇　中国人民解放军总医院第一医学中心
徐　伟　康复大学青岛中心医院
徐克成　广州复大肿瘤医院
许立超　复旦大学附属肿瘤医院
杨　毅　北京协和医院
游　珂　北京大学第三医院
余　林　成都医学院第一附属医院
张　楠　应急总医院
张　肖　中国人民解放军总医院第一医学中心
赵玉达　中国医学科学院肿瘤医院

编写秘书　苗　青　北京中医药大学东直门医院
　　　　　　李龙朝　北京中医药大学东直门医院

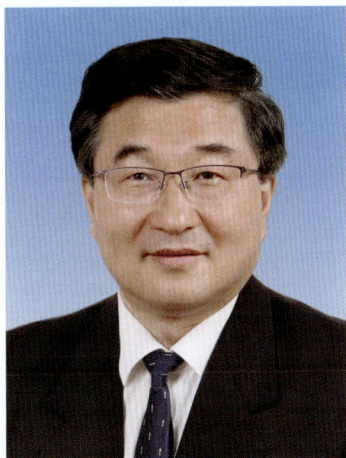

王洪武

主任医师,教授,博士/硕士研究生导师,博士后合作导师,享受国务院政府特殊津贴专家。

北京中医药大学东直门医院呼吸病中心主任,国家卫生健康委员会呼吸内镜专家委员会委员,中华医学会结核病学分会呼吸内镜介入专业委员会主任委员,北京整合医学学会中医肿瘤分会副主任委员。

国际冷冻治疗协会副主席,亚洲冷冻治疗学会副监事长,世界中医药联合会肿瘤外治法专业委员会副主任委员。

从事呼吸系统疾病及肿瘤研究 40 年,特别擅长呼吸介入治疗,在呼吸内镜的应用和影像引导下的介入治疗方面有很深的造诣。首创肺脏病介入整合医学体系"123"理论,最早提出中央型气道诊断的"六定法则"(854321)和晚期肺癌治疗的多域整合治疗策略"54321",创新应用"王氏硬质镜插入法"。主持撰写了 8 个与呼吸介入治疗有关的专家共识。

在国内外发表论文 400 余篇,主编专著 25 部,参编 30 部。主编的《介入呼吸内镜并发症及处理》(2018 年)、《支气管镜介入治疗王洪武 2019 观点》(2019 年)、《电子支气管镜的临床应用》(2020 年)、《呼吸系统少见病病例解析》(2023 年)均获得当年"中国医界好书"奖项。

连续三届被评为全国十佳(Top 10)呼吸介入治疗专家。荣获"中国优秀呼吸医师"、"亚洲消融大师"和推动行业前行力量的"十大医学突出贡献专家"称号,以及亚洲冷冻治疗学会"终身成就奖"。获部级医疗成果一等奖 3 项,二等奖 9 项。获国家发明专利 2 项,实用新型专利 26 项。主持完成科技部重点课题 2 项及首发基金课题 1 项。

序 一

非常荣幸，能够为王洪武教授主编的专著《肿瘤超低温冷冻治疗》(第 2 版)撰写序言。作为一位对肿瘤冷冻治疗实践和研究有着浓厚兴趣的临床医生，我深知这一技术在肿瘤治疗中的重要性和潜力。《肿瘤超低温冷冻治疗》(第 2 版)全面介绍了肿瘤超低温冷冻治疗的最新进展、技术细节以及临床应用，对于推动这一领域的发展和提高肿瘤治疗效果无疑具有重要意义。

肿瘤超低温冷冻治疗是一种利用极低温度来杀死肿瘤细胞的治疗方法。它不仅能够直接杀灭肿瘤细胞，还能够破坏肿瘤的血管供应，诱导免疫反应，进一步抑制肿瘤的生长。这种治疗方法具有创伤小、恢复快、副作用少等优点，因此在临床上得到了广泛的应用和认可。

本书分为四篇，前两篇主要介绍了冷冻治疗的基础理论和设备发展等，特别是中国在这一领域的最新进展。第三篇则深入探讨了不同冷冻治疗方法在不同类型的肿瘤中的应用，包括经皮穿刺消融治疗和支气管镜下冷冻治疗等。第四篇则强调了综合治疗。此外，本书不但关注疗效，还特别关注了并发症管理、患者护理以及未来发展方向等议题，为医学专业人士提供了宝贵的参考。

我相信这本书将成为了解和学习肿瘤超低温冷冻治疗的重要资料。它不仅能够帮助医生和研究人员掌握这一技术的核心要点和技术细节，还能够激发更多科研人员的研究热情，推动肿瘤冷冻治疗领域的持续发展和创新。

王洪武教授是我国肿瘤冷冻治疗的开拓者之一，在冷冻设备的开发和应用方面做出了重要贡献。他参与研发了多种先进的冷冻设备，如氩氦刀、液氮刀等，这些设备在临床上得到了广泛应用，并取得了良好的疗效。他还积极推动冷冻技术的创新和应用拓展，将冷冻治疗从经皮穿刺消融治疗发展到支气管镜下的冷冻治疗，进一步扩大了冷冻治疗的应用范围。

王洪武教授为推动冷冻治疗的国际交流与合作做了大量卓有成效的工作。他参与和组织了多个国内外学术组织的成立和活动，尤其自主持亚洲冷冻治疗学会以来，他的工作有力地促进了肿瘤冷冻治疗技术的发展，在亚洲乃至全球范围内得到更广泛的认可和应用。

我赞赏所有参与本书编写的作者，他们的专业知识和丰富经验为这本书的质量提供了有力保证。衷心希望本书能够为广大患者带来新的希望和更好的治疗效果。

祝贺《肿瘤超低温冷冻治疗》(第 2 版)顺利出版,向为本书出版做出重大贡献的王洪武教授表示诚挚感谢。

第 17 届国际冷冻治疗协会主席

广州复大肿瘤医院总院长

2025 年 1 月

序 二

近年来,肿瘤超低温冷冻治疗技术得到了广泛关注并成为临床实践中的重要治疗方法。第一次接触到肿瘤超低温冷冻治疗这项技术,我就被它的独特优势和显著疗效所吸引。随着科技的不断进步和医学知识的积累,冷冻治疗已经成为了一种肿瘤局部治疗的重要方法。

王洪武教授作为我国早期从事冷冻治疗的专家之一,二十多年来不仅在冷冻治疗肿瘤的技术层面有着深入的研究,而且在临床应用、技术创新和教育培训等方面也做出了重要贡献。他的工作不仅推动了冷冻治疗技术的发展,也为患者带来了新的希望和更好的治疗体验。

超低温冷冻治疗在肿瘤临床治疗中的显著优势就在于其对局部病灶精确的灭活作用,冷冻创伤小、患者耐受性好,术后恢复快,适用于多种类型的肿瘤,在肝癌、肺癌、肾癌和骨与软组织等肿瘤中得到广泛应用。通过精准控制冷冻温度和时间,可以有效地摧毁肿瘤细胞,同时保护周围健康组织。冷冻治疗与其他治疗方法联合构成多模式综合治疗方法可以提高肿瘤的治疗效果,降低复发率。作为临床一线工作的医生,应提倡"量体裁衣"的个体化肿瘤治疗方案,根据患者的具体情况调整治疗计划,以确保最佳的治疗效果和患者的舒适度。

在关注疗效的同时,还应致力于教育和培训新一代医生与研究人员。只有通过不断分享知识和经验,才能提升整个行业对冷冻治疗的认识和应用水平。近年来,我国的医学工程专家也与临床专家一起致力于推动冷冻治疗技术的创新和发展,进行了多项新技术的研发,如改进了制冷源、冷冻消融针以及新的冷冻设备和影像学引导实时监测系统等,促进了超低温冷冻治疗技术在临床的应用。

王洪武教授经过长期的应用研究积累了大量临床经验,精心组织并牵头撰写了这本专著。本书对肿瘤冷冻治疗领域的最新进展、技术细节以及临床应用作了全面细致的介绍。它不仅为医学专业人士提供了一个深入学习理解和掌握该技术的宝典,也为患者提供了更多的治疗选择。我相信,此书将成为医学界不可或缺的参考工具书,对于推动肿瘤超低温冷冻治疗的发展具有重要意义。

本书特别关注冷冻治疗的疗效、并发症管理、患者护理以及未来发展方向等议题。这些内容的讨论将帮助医学专业人士更好地掌握冷冻治疗的技术要点、优化治疗方案、提高患者的治疗效果和生活质量。本书不仅汇集了国内外最新的资料和国内顶级专家丰富的临床经验,还配有大量珍贵的图片,具有很强的实用性和重要的学术价值。我们期待这本书能够激发更多科研人员的研究热情,推动这一领域的持续发展和创新。

我相信本书能够为广大医学专业人士提供有价值的参考和指导,为促进全球医学健康事业的发展做出贡献。

中国抗癌协会肿瘤微创治疗专委会主任委员

中国医药教育协会副会长

第二十一届国际冷冻治疗协会主席,现任名誉主席

第一、二届亚洲冷冻治疗学会主席,现任名誉主席

中国人民解放军总医院第一医学中心

2025 年 1 月

前　言

在现代医学的众多治疗手段中,肿瘤超低温冷冻治疗以其独特的优势和显著的疗效,正逐渐受到全球医疗界的广泛关注。《肿瘤超低温冷冻治疗》于 2011 年首次出版,得到广泛好评,现在仍是临床重要的参考工具书。此后十余年,冷冻治疗又有了大的发展,应广大读者要求,本书旨在全面介绍这一领域的最新进展、技术细节以及临床应用,为医学专业人士提供一个深入理解和掌握该技术的平台。

1999 年,中国首次引进了氩氦刀,现已在临床广泛应用。氩氦刀技术发明于美国,拓展在中国,已得到国内外专家的高度评价。

随着科技的不断进步,尤其是在中国,近几年来冷冻设备的技术革新和应用拓展取得了显著成就。从最初的经皮穿刺消融治疗到如今支气管镜下的冷冻治疗,冷冻技术的应用范围不断扩大,治疗效果也日益显著。这些进步不仅体现了技术创新的力量,也反映了医学界对于提高患者生活质量的不懈追求。

2012 年 9 月 4 日亚洲冷冻治疗学会的成立,标志着这一领域进入了一个新的发展阶段。在徐克成教授和肖越勇教授的带领下,经过 12 年的不懈努力,亚洲冷冻治疗学会已经成长为一个国际瞩目的学术组织,为全球范围内的学术交流和技术合作提供了重要的平台。这一路上,我们见证了无数医学专家和科研人员的辛勤付出,他们的努力不仅推动了冷冻治疗技术的发展,也为无数患者带来了新的希望。为更好地规范和传承冷冻治疗技术,我们特地组织第六届亚洲冷冻治疗学会的 45 位专家,修订编写本书,力求新颖、实用,便于推广和学习。

本书共分为四篇,前两篇主要介绍了冷冻治疗的基础知识和冷冻设备的发展,尤其是详细介绍了中国近几年涌现出的氩氦刀、液氮-热蒸气冷冻治疗系统、氮气-射频低温冷冻治疗系统、液氮-射频多模态消融治疗系统、电冷刀和二氧化碳冷冻治疗系统等。通过对冷冻治疗原理的深入解析和对设备技术、冷冻治疗实操流程和术后护理等的详细介绍,读者可以清晰地了解到冷冻治疗如何在临床实践中发挥作用,以及如何通过技术创新不断提高治疗的安全性和有效性。

第三篇深入讲述冷冻治疗在不同类型肿瘤中的应用,包括经皮穿刺消融治疗和支气管镜下冷冻治疗等。这些内容涵盖了各种冷冻技术和临床常见的病种,不仅基于丰富的临床案例分析,还结合了最新的研究成果,为读者提供了全面、深入的讲解。

第四篇,强调了消融治疗在肿瘤综合治疗中的作用与发展前景,包括如何与最新的靶向药物治疗和免疫治疗结合应用等。通过这些内容的讨论,我们希望能够帮助医学专业人士更好地掌握冷冻治疗的技术要点,优化治疗方案,提高患者的治疗效果和生活质量。

在编写本书的过程中,我们深感责任重大。本书融合了国内外最新的资料和专家丰富的临床经验,并配有大量珍贵的图片,具有很强的实用性和重要的学术价值。我们希望这本书能够成为医学专业人士了解和学习肿瘤超低温冷冻治疗的重要参考资料,同时也希望能够激发更多科研人员的研究热情,推动这一领域的持续发展和创新。

在此,我们要对所有参与本书编写的作者表示衷心的感谢,正是他们的专业知识和无私奉献,使得这本书得以顺利完成。同时,我们也要感谢所有支持和鼓励我们的同行和患者,是他们的需要和信任,让我们有了前进的动力。

由于本书编写专家较多,风格各异,限于本人的水平,难以将各位专家的风采充分展现出来,书中错误在所难免,恳请广大读者批评指正。

最后,我们期待《肿瘤超低温冷冻治疗》(第2版)能够为广大医学专业人士提供有价值的参考和指导,为促进全球医学健康事业的发展做出贡献。

王洪武

2024 年 12 月 12 日

目　录

第四篇　联合治疗篇

第一篇

基础篇

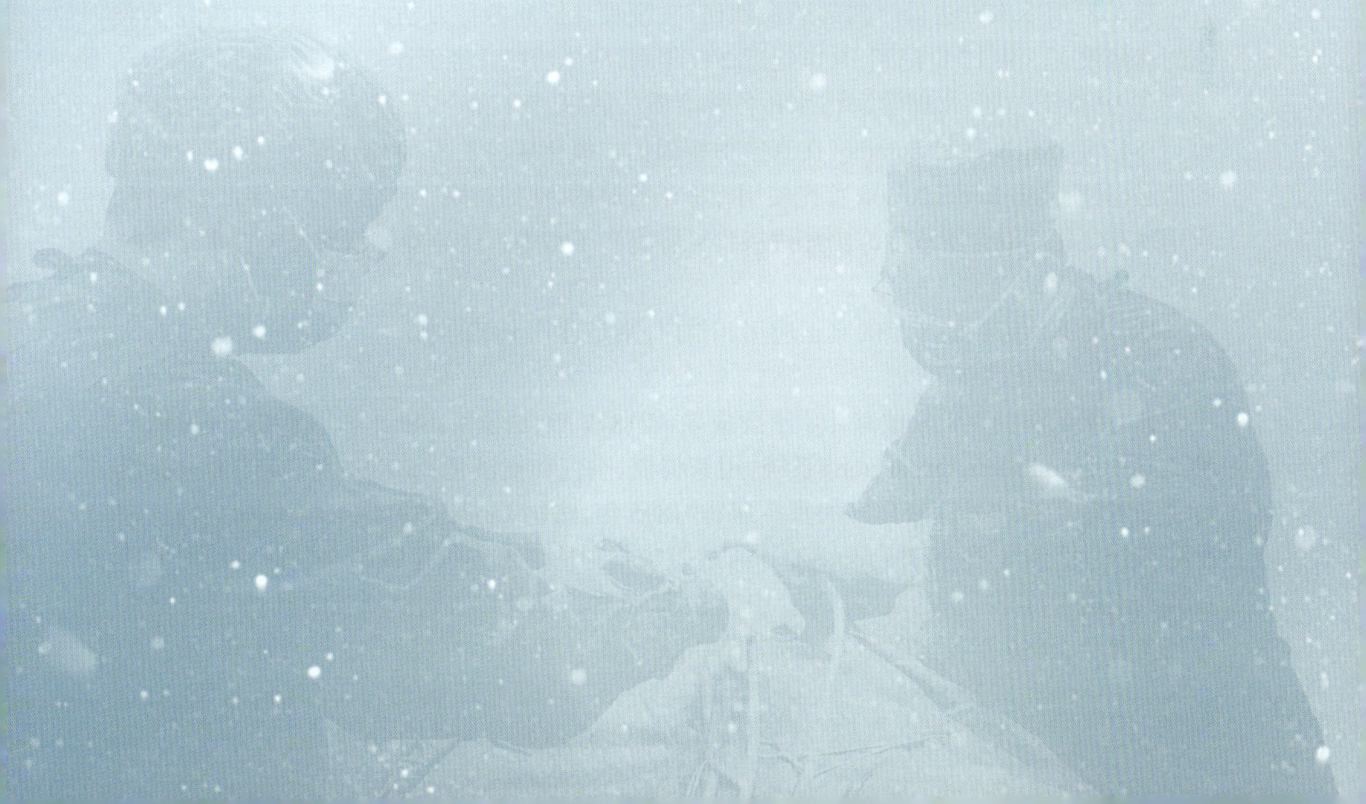

第一章　概　　论

20世纪90年代以来,基于热或能量的肿瘤消融技术取得了前所未有的发展,其基本原理是在局部应用极端温度(高或低),诱导不可逆的细胞损伤,最终致使肿瘤凋亡和发生凝固性坏死。基于高温的技术主要为射频消融(radiofrequency ablation,RFA)和微波消融(microwave ablation,MWA),高强度聚焦超声(high intensity focused ultrasound,HIFU)和激光消融在概念上类似于高温技术;而基于低温的方式则是冷冻消融。此外,不可逆性电穿孔(irreversible electroporation,IRE)是一种不依赖于热或冷的肿瘤消融新技术,它通过使用多个强电脉冲产生电场,引发不可逆的细胞膜损伤和细胞死亡。

冷冻消融(cryoablation,CRA)通常采用的温度均低于−40℃,此温度为组织死亡所必需,因此是一种深低温治疗,通常被称为冷冻治疗(cryotherapy)或冷冻外科、冷冻手术(cryosurgery)。随着低温物理学、工程学、冷冻生理学和病理学的发展,目前深低温疗法,尤其采用微创手段实施的冷冻消融,已成为治疗肿瘤的重要手段,显示出良好前景。

一、冷冻治疗的历史沿革

低温(冷冻)治疗既"古老"又"年轻"。低温治疗的历史可追溯到公元前16世纪,当时古希腊学者用冷冻方法治疗胸部感染性伤口、颅骨骨折和各种刀伤,11世纪有人研究了冷冻的麻醉效应。从17世纪到19世纪近200年间,冷冻治疗几经沉浮。

在19世纪中期,物理学家将冰和各种溶质(如氯化钙)混合后,产生低至−50℃的超低温。1845年,Michael和Faraday在真空中将固体二氧化碳与乙醇(酒精)混合,获得−110℃的低温;同期英国James Arnott首先使用冷冻治疗肿瘤,他的初期工作主要集中于低温麻醉,应用冰和氯化钙混合溶液冷冻治疗进展型乳腺癌和子宫癌。这是冷冻治疗史中首次记载的癌症冷冻治疗。

现代冷冻治疗在临床上的真正应用和推广,则是近几十年的事。

(一)19世纪后半叶

此时期低温工程学领域有几项重要成果:①1877年,法国Cailletet和瑞典Pietet发明一种绝热膨胀(adiabatic expansion)系统,用其将氧、空气和氮液化;②1892年,英国Dewer设计了一种能贮存和处理液化气的真空瓶;③1895年,法国Linde和英国Hampson应用急剧膨胀效应[即焦耳-汤姆孙(Joule-Thomson效应)]制造出可连续运行的空气液化器。上述成果均促进了冷冻疗法的发展,到了19世纪末,固体二氧化碳、液化空气和其他气体相继在市场上出售;1899年美国医师Campbell White报道应用液化空气治疗各种皮肤病,治疗的疾病包括疣、静脉曲张性腿部溃疡、痈、带状疱疹、皮肤癌、丹毒等。但由于液化空气难以大量且方便地提供给临床，因此不久后便被废弃。1907 年固体二氧化碳首先由 William Pusey 应用于治疗疾病，并在其后的数十年内成为冷冻治疗最主要的制冷源。固体二氧化碳易于制备，很快在皮肤科和妇科临床中得到较广泛应用。

(二) 20 世纪 60 年代前

1930—1960 年间冷冻治疗处于相对低潮期。虽然在 20 世纪 20 年代液态氧制备成功，并于 1929 年开始应用于治疗皮肤病，但液态氧为可燃性气体，难以在临床上推广。1942 年，随着含氯氟烃制冷剂制备成功，一种封闭循环冷冻手术系统问世。但这种系统也未获得推广，可能是因为不能获得足够低的低温。20 世纪 40 年代初开始，苏联的 Kapitsa 和美国的 Collins 研究氩气、氢气和氮气液化技术，并获得成功。1950 年 Allington 首先将液氮应用于临床，将液氮直接涂布于病灶，治疗疣、角化症等各种非肿瘤性皮肤疾病。

20 世纪 60 年代前，用于冷冻治疗的设备治疗深度仅有几毫米，因此主要应用于治疗皮肤科和妇科领域的一些浅表性病变，例外的是 Temple Fay，他在 1939 年用局部冷冻法治疗进展型脑胶质母细胞瘤和霍奇金病。其他学者也做了不少有关冷冻的研究，但主要是研究冷冻组织的功能变化，而非研究治疗性应用。

(三) 20 世纪 60 年代后

20 世纪 60 年代后，冷冻治疗再度受到关注，这主要归功于冷冻器械和设备的改良与发展。其间，乙醇混合物和氟利昂被用作制冷源，同时一种能循环制冷源的导管制备成功，并应用于临床治疗。临床医学家 Irving S.Cooper 和工程学家 Arnold Lee 协作研究，制备了一种冷冻治疗探针。探针由 3 根长同心管构成，内层管作导管，让处于压缩状态的液氮流向探针顶端；内层管和中层管之间有间隙，为气态氮从探针顶端回流的途径；外层管和中层管之间间隙为真空绝缘层，以保证液氮流向探针顶端时不会受热作用而气化；探针顶端有一"室"，液氮从内层管流向该"室"内后，在此气化，大量吸收周围组织热量，使周围组织得以冷冻。这种探针实际上是后来各种液氮冷冻探针的原型。用这种冷冻探针可对体内深部组织进行控制性冷冻。1961—1970 年，冷冻疗法相继应用于治疗多种疾病，包括子宫肿瘤、神经系统疾病、骨关节疾病以及皮肤疾病等。

新的冷冻设计不断问世，为治疗体内深部疾病提供了可能。但很快新的问题出现：冷冻范围不可能通过医师肉眼观察进行判断，如何既能准确破坏靶组织，又不会伤及不必要破坏的组织？如何精确掌握冷冻进程？这些问题导致了 20 世纪 70 年代对冷冻疗法的再评价。由于当时缺乏有效的监测手段，临床应用冷冻疗法的热情迅速降低，即使一些已被证实有效的领域，也相继放弃了这项治疗，激光技术开始替代冷冻疗法成为较广泛应用的治疗手段。到了 20 世纪 80 年代，冷冻疗法再入低潮，重新回到原先应用的领域——皮肤病和妇科病。

(四) "现代"冷冻治疗建立

真正"现代"冷冻治疗的建立开始于 20 世纪 80 年代末和 90 年代初，主要归功于以下两方面的进展：影像技术与新的冷冻设备。随着超声、CT 的广泛应用，医师可以在影像技术的监测与引导下，准确插入冷探针，实时观察冷冻的进程和控制冷冻范围，从而保证有效地冷冻靶组织，而不损伤或最大限度减少损伤正常组织。直肠超声和手术超声探头的问世与应用,有力地促进了冷冻在前列腺和腹腔脏器肿瘤治疗中的应用。磁共振成像(MRI)应用于冷冻治疗的监测,使冷冻治疗更显示出微创化、靶向化的优势。

在冷冻设备方面,主要进展是两类系统:液氮(或氮气)冷冻系统和氩气冷冻系统。20世纪80年代中期,美国公司制造的插入式液氮低温冷冻仪,一度成为当时世界上最著名的(几乎唯一的)治疗设备,此公司仅在美国就建立了上百家低温治疗中心。欧洲如德国也相继生产出类似设备。但由于液氮需要输出和回收装置,设备体积较大,冷冻探针直径较粗,冷冻速率较慢,对靶组织破坏较小,因此一般仅限于术中应用。

20世纪末,美国研制成功氩氦手术系统(CryoCare™ surgical system)。这是应用 Joule-Thomson 效应制造的新一代冷冻设备,通过美国食品药品管理局(Food and Drug Administration,FDA)和欧盟 CE 认证后,很快应用于临床。该设备具有操作方便、可以实时监控等特点,在美国,后来在中国和日本,迅速取代了液氮低温冷冻设备,成为冷冻治疗的主要手段。

近年来,中国的冷冻设备大有后来居上之势,氩氦冷冻系统有了重大改进,液氮冷冻设备的微型化和氮气冷冻设备也获得成功,与氩氦系统并驾齐驱,"中国制造"的两种冷冻系统成为中国肿瘤冷冻消融的主要设施。目前在中国从事冷冻治疗的医院已达 300 多家,中国的肿瘤冷冻治疗无论是治疗的病种还是治疗的例数,无疑均居世界之最。据不完全统计,迄今以中文或英文发表的冷冻治疗肿瘤的论文总数达到 22 000 余篇。

目前,低温治疗已经被美国国立综合癌症网络(National Comprehensive Cancer Network,NCCN)指南和中国癌症治疗指南作为治疗常见癌症(包括非小细胞肺癌、肝细胞癌、肾癌和结直肠癌肝转移)的常规手段之一。

二、冷冻治疗的机制

细胞如被冷冻至 −10℃,所受损伤甚微,因为细胞内,主要是胞质能自动地防御冷冻的作用;一旦冷冻温度降至 −30℃以下,细胞则死亡。不同类型的组织对冷冻的抵抗力不一,一般可将组织分为冷冻抗性(cryoresistant)和冷冻敏感性(cryosensitive)。组织对冷冻的敏感性与其所含自由水有直接关系。黏膜、皮肤、神经纤维和肉芽组织为冷冻敏感性组织,而结缔组织、纤维组织、脂肪和骨对冷冻具有抗性,能较长时间抵御较冷环境。

对于冷冻损伤的真正机制,目前尚不完全清楚。冷冻破坏靶组织的方式有两种:立即性和延迟性。组织立即性冷损伤是冷冻和复温对细胞的直接作用;而延迟性冷损伤是微循环进行性衰竭所致。冷冻促发的免疫也在延迟性效应中发挥作用。

(一) 立即性冷损伤

1. **第一阶段** 即冷冻初期,细胞外冰晶形成,即"溶液效应"(solution effect),是冷冻初期(温度 −21~−4℃)引起细胞死亡的主要机制。细胞外冰晶形成并逐渐增多,引起细胞外溶质浓度增大,产生高渗环境。由于细胞膜对冷冻具有屏障作用,因此初期虽然细胞内已处于超冷环境中,但尚未结冰。为了平衡化学渗透压,细胞内的水分便通过渗透压梯度作用渗透到细胞外间隙,从而引起细胞内渗透压上升,溶质浓度增加,细胞内脱水。失去水分的细胞变得皱缩,细胞膜和细胞器因而受损。最后,细胞皱缩达到最大程度,水分不再从细胞内进入细胞外,而此时由于细胞外冰晶继续形成,细胞外溶质浓度仍然继续增加,从而在细胞膜内外侧产生一浓度梯度。当此浓度梯度达到一定程度时,细胞外液内溶质便进入细胞,从而产生对细胞的机械性作用力,导致细胞内结构相继受损。

2. **第二阶段** 当冷冻速度极快,温度进一步降低时,可引起第二阶段的细胞损伤:细胞内冰晶形成。通常在温度降至 -15℃或以下时,细胞外出现不均质性冰核,当温度降至 -40℃时,细胞内便形成均质性冰晶,细胞器如线粒体和内质网因此发生不可逆性损伤,继之损伤细胞膜,最终导致细胞死亡。有证据表明,细胞内冰晶形成是致死性的,冰晶越大,破坏越严重。

在复温过程中,可能由于下列两种机制引起靶细胞进一步损伤:①细胞内小冰晶再结晶或相互融合,形成大冰晶,后者对细胞有更强的破坏作用;②细胞外间隙成为低渗状态,水再进入细胞内,引起细胞肿胀,导致细胞膜破坏,从而使得一些在冷冻期未损伤的细胞于复温过程中被破坏。

(二) 延迟性冷损伤

此种冷损伤主要发生于冷冻的复温期,表现为微血管衰竭、循环中止和细胞缺氧。冷冻导致血管收缩,血流减缓,冰晶形成,最终血流停止。应用激光多普勒血流仪,测定冷冻对实验性鼠移植性肝癌红细胞流出量(red cell flux)的影响,发现冷冻后靶组织内血流量瞬间减少,减少时间持续 8 小时,冷冻 24 小时后血流量恢复到冷冻前水平。这种微循环的受损显然促进了冷冻对靶组织的破坏。

实验性肝冷冻显示,微、小动静脉内冰晶持续形成后,微血管扩张,进而发生一系列的结构完整性破坏:血管内皮破坏,血管壁通透性增加,出现小孔,血管内液外渗以及引起间质水肿;血小板凝集,微血栓形成,最终血流淤滞和闭塞,组织缺血缺氧,在冷冻期残存的细胞可因此而被破坏。由于微、小动脉内血流流速比静脉内快 3 倍,血流的热交换作用可缓冲冷冻的作用,因此,这种现象以微、小静脉内最明显。在初次复温 10～20 分钟内,冷冻区循环障碍常可逆转,再次冷冻时则微循环往往受严重破坏,难以恢复。这就是为什么要反复冻融的原因。

必须指出的是,虽然微、小动静脉在复温后 4 小时内仍难恢复,但大的血管,尤其大的动脉一般不受破坏,即使受损,在其后 24 小时内一般仍能恢复,这在临床治疗中具有实际意义,提示邻近大血管的肿瘤能安全地接受冷冻治疗。这是冷冻优于其他以高温为基础的消融治疗之处。

冷冻的延迟作用还包括免疫促进作用。冷冻消融时,肿瘤细胞和肿瘤浸润淋巴细胞(TIL)坏死,释放细胞内的细胞器、抗原和损伤相关分子模式(DAMP),如 DNA 和热激蛋白(HSP)等"危险信号"。这些信号刺激树突状细胞成熟,增加抗原提呈,激活天生的 T 淋巴细胞。通过促进共刺激 CD80/86 分子的表达,刺激原先存在的肿瘤特异性 T 细胞增殖,从而增强机体的抗肿瘤免疫反应。

三、临床应用

(一) 作为根治性治疗手段

对于小的早期实质性癌肿,例如肝癌、非小细胞肺癌、肾癌、乳腺癌和乳腺纤维腺瘤、前列腺癌、肾上腺肿瘤以及某些骨肿瘤,冷冻可以作为外科手术的替代方法,其效果与手术切除相似。尤其适用于:①肿瘤因解剖位置不能切除的患者;②因合并心肺功能不全,不能耐受手术的患者;③自身心理因素或出于美容考虑而拒绝手术的患者。

(二)作为手术切除的辅助手段

冷冻消融术与切除手术的结合扩大了手术根治肿瘤的可能。例如双叶肝癌,尤其有多个肿瘤时,可以部分肿瘤接受冷冻消融,其余肿瘤接受标准切除。又如肝癌合并肝硬化,肝储存功能减少,不能接受广泛的肝切除,但可能耐受较小的切除+冷冻消融。对于肺功能差、不适合全肺切除或双肺切除的肺癌患者,冷冻+手术是一种选择。对于大肿瘤,如软组织肿瘤(纤维肉瘤、脂肪肉瘤、横纹肌肉瘤和平滑肌肉瘤),特别是血管分布丰富的肿瘤,手术切除时加上冷冻可减少术中出血。

(三)作为进展性癌症的综合性治疗方法之一

对于进展性癌症,冷冻消融可以减少瘤负荷,提高其他治疗(包括化疗和放疗)的疗效。已知肿瘤微环境中癌症相关成纤维细胞(cancer-associated fibroblast,CAF)、间充质干细胞(mesenchymal stem cell,MSC)和细胞外基质(extracellular matrix,ECM)可以阻止效应 T 细胞的浸润,促进 PD-L1 表达,从而阻抑肿瘤微环境中的免疫细胞群。此外,缺氧的微环境会降低放疗或化疗的疗效,导致耐药性的发展。冷冻消融可以改变肿瘤微环境,为后续的放疗或化疗提供理想的条件。

(四)作为改善症状的姑息治疗

冷冻消融可以改善肿瘤引起的局部疼痛,特别适用于与脊髓、坐骨神经、胃肠和泌尿器官等关键结构相邻的转移性肿瘤患者。对于气管或支气管癌肿引起的气道梗阻,管腔内冷冻可以快速改善症状。

(五)冷冻消融的生存受益和远隔效应

冷冻治疗是局部疗法,能否让患者获得生存受益一直是人们关心的问题。Littrup 等对肝细胞癌(hepatocellular carcinoma,HCC)或结直肠癌(colorectal cancer,CRC)和非 CRC 性转移癌做经皮冷冻消融,肿瘤平均直径为 2.8cm,平均随访 1.8 年,HCC、CRC 和非 CRC 的局部肿瘤复发率分别为 5.5%、11.1% 和 9.4%。Gao 等报告 22 例放化疗失败的ⅢB/Ⅳ期非小细胞肺癌(non-small cell lung cancer,NSCLC)患者冷冻消融结果。患者 1 年生存率为81.8%,无进展率为 27.8%。Yamauchi 等报告不能手术的Ⅰ期 NSCLC 患者接受冷冻治疗后,总生存期中位数为 68 个月,2 年和 3 年无复发生存率分别为 78% 和 67%。美国 20 个中心联合报告 194 例 60 岁以上早期乳腺癌患者接受冷冻消融,在随访时间平均数为 34.83 个月内,超过 95% 的患者对治疗结果满意。从 2003 年起,研究陆续报告了冷冻消融对肝细胞癌、结直肠癌肝转移、肺癌、胰腺癌、乳腺癌和卵巢癌局部和近期治疗效果。一般说来,对于单个的≤3cm 小肿瘤的治疗效果,包括 5 年生存率,与手术切除的效果无异。

但对进展期癌症,冷冻消融能否获得较长期生存受益,是一个巨大挑战。文献中有长期生存的个案报告。研究者调查了 8 371 例曾在广州复大肿瘤医院接受冷冻消融的患者,收集到 25 例冷冻后生存 10 年以上者。例数不多的原因是收集的病例有严格的条件:均为进展期(Ⅲ、Ⅳ期)肿瘤,预期生命不超过 1 年;冷冻前,未接受常规治疗或治疗失败;入院后仅仅接受了冷冻治疗。25 例中生存时间最长的为 18 年,超过 15 年的有 8 例(32%),迄今仍生存的有 18 例(72%),见表 1-1-1。

表 1-1-1 25 例患者接受冷冻治疗后生存状况

肿瘤类型	病例/例	有肿瘤反应者/例	生存 10～15 年者/例	生存≥16 年者/例	仍生存者/例
肝细胞癌	7	CR 4 PR 3	5	2	6
结直肠癌肝转移	4	CR 3 PR 1	3	1	3
非小细胞肺癌	9	CR 4 PR 2 SD 3	6	3	5
乳腺癌	4	CR 3 PR 1	3	1	3
卵巢癌	1	CR 1		1	1
总数	25	CR 15(60%) PR 7(28%) SD 3(12%)	17(68%)	8(32%)	18(72%)

注:CR. 完全反应;PR. 部分反应;SD. 疾病稳定。

根据这些患者治疗经过,冷冻后患者生存的模式大致有以下 4 种类型。

第一型:一次冷冻后长期缓解。患者的肿瘤仅接受冷冻消融,其后病变消失,无复发生存(图 1-1-1)。这类患者较少。

第二型:反复冷冻后长期缓解。患者肿瘤冷冻消融后短期缓解,不久复发,再冷冻,再缓解,如此反复几次或多次,最后长期缓解,维持无进展状态或"带瘤"生存多年(图 1-1-2)。迄今仍生存者基本上属于此型。

第三型:冷冻长期缓解后复发。患者在接受冷冻后长期缓解多年,一般在 8～10 年后复发,再给予冷冻,又改善,再复发,可反复多次(图 1-1-3)。在本次随访时已经死亡的病例多属于此型。

第四型:冷冻消融后缓解-复发贯穿于整个生存过程。冷冻后改善,不久在原发肿瘤处,或在其他部位,反复有新的病变(复发)或转移出现,反复给予冷冻,患者维持长期"带瘤生存"(图 1-1-4)。3 例患者存活 10 年以上,其中 1 例已生存 15 年,接受了 17 次冷冻治疗。

研究者观察到,至少在部分进展性癌症患者中,冷冻能带来较长期生存受益,这归功于冷冻免疫的全身作用。

各种消融技术中,只有冷冻能最有效地触发全身抗肿瘤免疫反应,以致被誉为"体内树突状细胞疫苗"生产器。冷冻消融时探针周围的肿瘤细胞和肿瘤浸润淋巴细胞(tumor infiltrating lymphocyte, TIL)坏死,释放细胞内的细胞器、抗原和损伤相关分子模式(damage-associated molecular pattern, DAMP),如 DNA 和热激蛋白(heat shock protein, HSP)等"危险

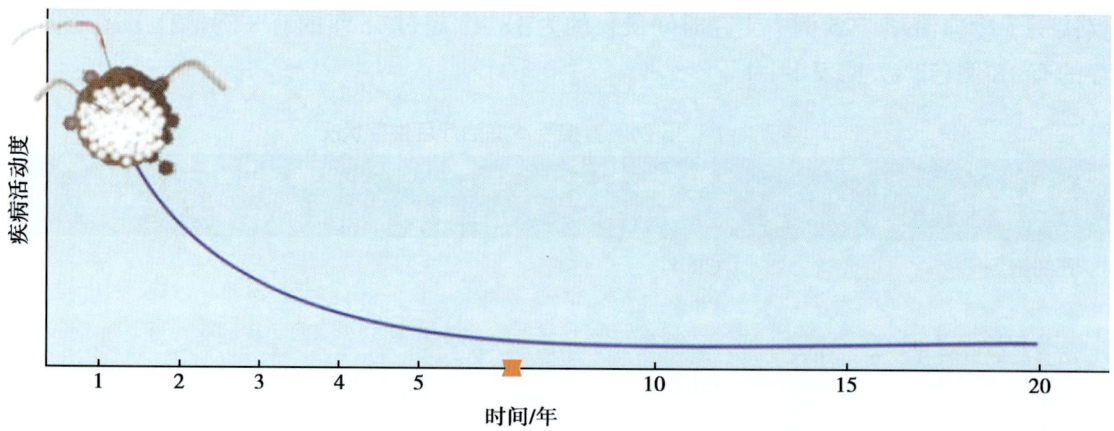

A. 第一型冷冻后生存模式

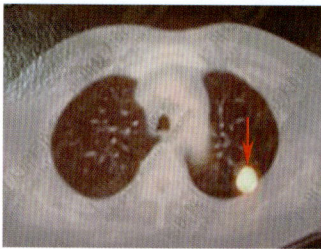

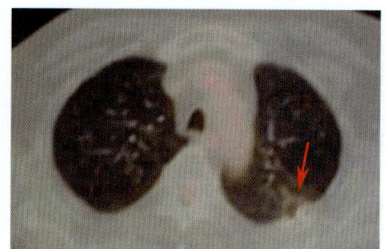

B. 左肺后段肿瘤　　　　　C. 冷冻后肿瘤区范围变大,但 CT 值　　　　D. 18 年后复查,肿瘤未复发
　　　　　　　　　　　减低,提示已经消融

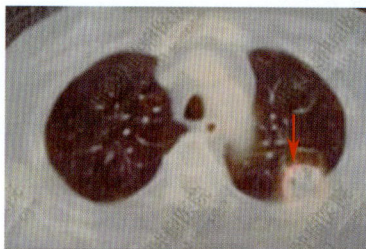

图 1-1-1　第一型冷冻后生存模式及一例肺癌的 PET/CT 表现

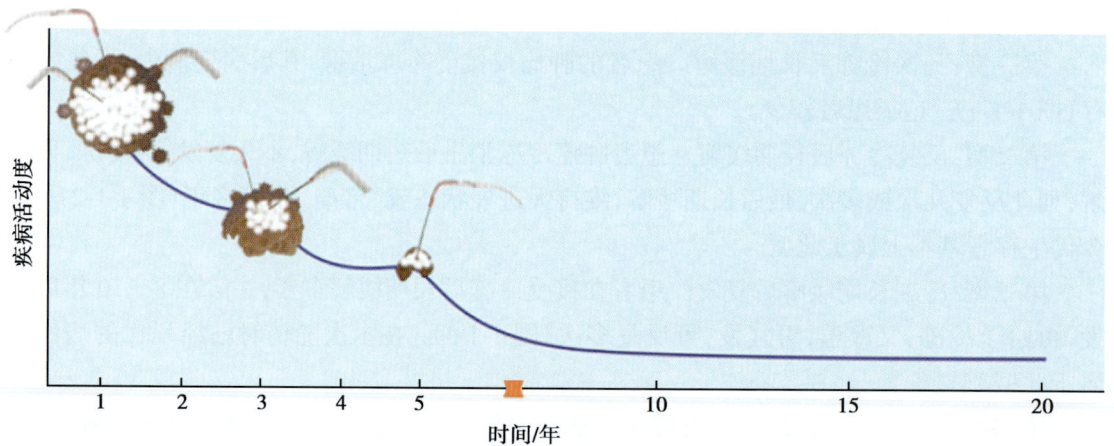

A. 第二型冷冻后生存模式

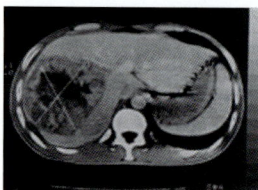

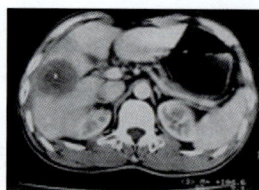

B. 肝右叶巨大肿瘤冷冻　　C、D. 肿瘤虽然缩小,但仍存在,再次冷冻　　E. 17 年后复查 CT,肿瘤
后,肿瘤坏死　　　　　　　　　　　　　　　　　　　　　　　　　消失

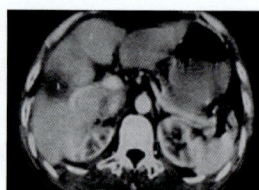

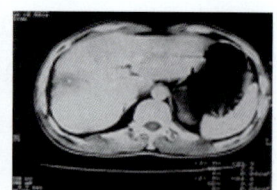

图 1-1-2　第二型冷冻后生存模式及一例肝癌的 CT 改变

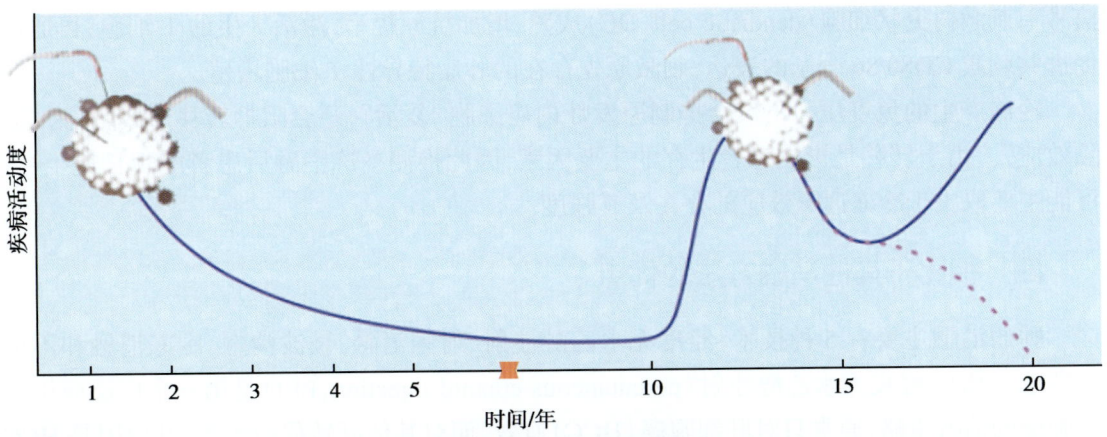

A. 第三型冷冻后生存模式

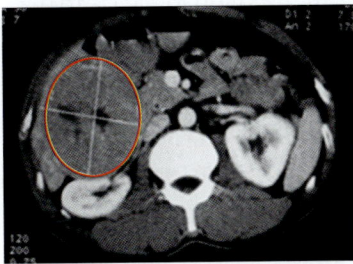

B. 冷冻治疗前,肝右叶巨大肿块

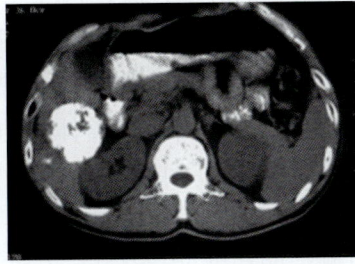

C. 冷冻消融后2个月肿瘤明显缩小

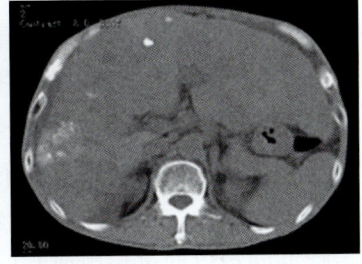

D. 10年后,原肝内肿瘤不复见到但出现新的病变

图 1-1-3　第三型冷冻后生存模式及一例肝癌的 CT 改变

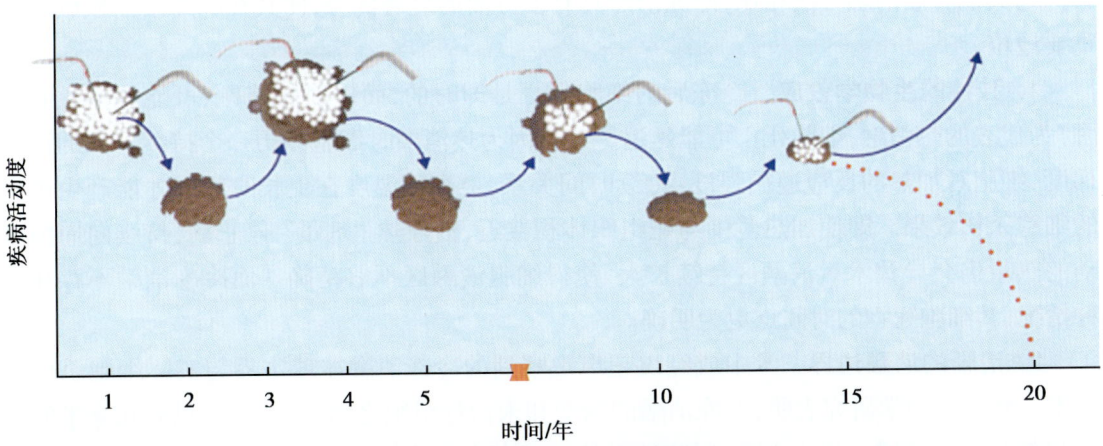

A. 第四型冷冻后生存模式

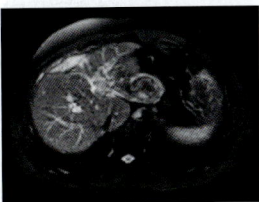

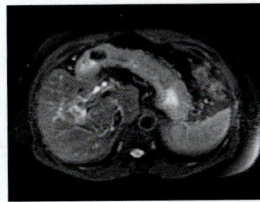

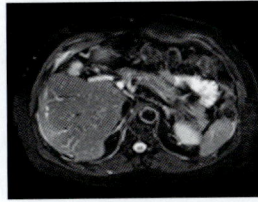

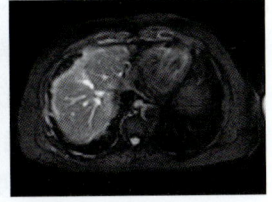

B. 分别显示在第一次冷冻后,其他部位反复出现新的病变(转移),随后反复给予冷冻消融

图 1-1-4　第四型冷冻后生存模式及一例肝癌的磁共振演变

信号";刺激树突状细胞(dendritic cell,DC)成熟,增加抗原提呈,激活天生的 T 细胞;再通过促进共刺激 CD80/86 分子的表达,刺激原先存在的肿瘤特异性 T 细胞增殖。

冷冻产生的免疫压力不仅会抑制原发灶内癌细胞"复活",还会阻抑转移形成,是为"远隔效应"。由于转移是影响患者生存的主要因素,因此推测冷冻消融后患者能否长期生存,可能主要取决于冷冻远隔效应的存在及其强度。

四、相比于其他消融方法的优点

肿瘤消融主要有 5 种技术(经皮无水乙醇注射、射频消融、微波消融、冷冻消融和不可逆性电穿孔)。经皮无水乙醇注射(percutaneous ethanol injection,PEI)是第一个广泛应用于肝肿瘤的消融策略,通常只对肝细胞癌(HCC)有效,而对其他肝转移瘤无效;其原因是 HCC 常与肝硬化相关,而硬的肝组织和常见的肿瘤包膜,可让乙醇滞留于软的肝肿瘤中;相比之下,在大多数肝转移癌中,肿瘤是硬的,周围是软的肝组织,注射乙醇可循阻力最小的路径,从病变的裂缝进入健康的周围肝脏,而不是包含在病变内;PEI 治疗 HCC 的主要缺点是只有约 75% 的病例可以获得完全的肿瘤坏死,并且随着体积的增大而减少;目前 HCC 的 PEI 逐渐被其他消融术所取代。射频消融采用高频交流电,相对安全,操作简单;理想的肿瘤是直径小于 3cm、被肝实质完全包围,以及远离肝包膜和肠管、大血管、胆囊和大胆管;缺点是治疗期间难以通过超声或 CT 监测消融程度,引起疼痛,在许多情况下需要全身麻醉。微波消融是一种高频电磁能量诱导破坏肿瘤的技术。电磁能量通过靶向水分子加热靶组织,诱导凝固性坏死,其适用范围与射频消融相似。

与其他肿瘤消融方法相比,冷冻治疗具有多方面的显著优势,使其在肿瘤治疗领域占据重要地位。

1. **独特的生物学效应** 冷冻后的细胞死亡是即时的,而以射频消融(可能包括微波消融)为代表的热消融,细胞死亡可能延迟。这是因为热消融时细胞经历一个持续升高的温度梯度,细胞对加热的反应遵循强度-持续时间关系,更高的温度在更长时间内才能产生更大的细胞杀伤效果。即使加热范围与靶组织体积接近,治疗热"剂量"停止后,持续向周围流动的热量仍会导致术后消融区持续扩大,使得细胞消融区不够精确。而冷冻消融不存在这种情况,其细胞死亡的时间点更为明确。

2. **清晰的消融边界** 术中或经皮超声观察到的冷冻消融冰球边界与实际细胞杀伤区基本一致。组织学研究表明,冷冻消融的病变和未治疗组织之间界限清晰,只有几毫米的炎症和部分坏死区域。相比之下,射频消融的组织存在细胞损伤的同心区域,中心完全坏死,周围是较宽的、界限不明确的被加热到亚致死温度的组织,这个由部分坏死组织和炎症组成的外区通常是射频消融后局部复发的来源。冷冻消融清晰的边界有助于精准控制消融范围,减少对正常组织的损伤。

3. **更强的消融能力** 冷冻消融可以被认为是一种比热消融"更强"的消融技术,因为其对组织的致死温度更极端。大多数现代冷冻消融系统的运行温度约为 −150℃,而致命冷冻温度约为 −40～−20℃,因此,冷冻消融具有 −30～−10℃ 的安全边际。而射频消融时,由于担心组织脱水和烧焦,组织加热被限制在 100℃,由于 60℃ 的温度对于瞬时组织凝固是必需的,射频消融的安全边缘仅约为 40℃。更低的致死温度和更大的安全边际使得冷冻消融在破坏靶组织时更具优势。

4. 更广泛的适应证 由于可同时使用多根冷冻探针,冷冻消融比热消融更适合治疗较大的和多发性的肿瘤。通过合理排列和使用多根探针,可以实现对不规则肿瘤的适形消融。这种特性使得冷冻消融的适应证比射频消融更宽,几乎任何局部实体肿瘤都可以考虑冷冻消融治疗。

5. 良好的影像兼容性 冷却机制主要是机械的,而非电子的,冷冻消融的操作通常不会干扰 CT 或 MRI。因此,冷冻消融过程可以准确地通过超声、CT 和 MRI 来监视,医师能够精确控制和识别消融区(图 1-1-5)。这一优势使得在治疗过程中能够实时观察消融情况,及时调整治疗方案,确保治疗的安全性和有效性。

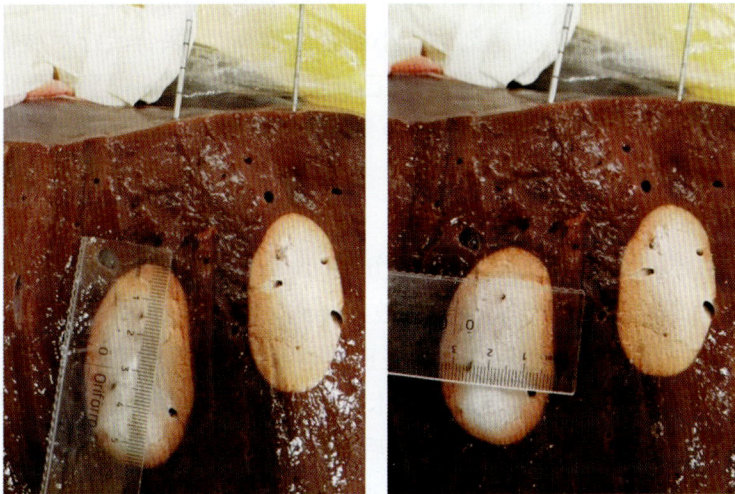

图 1-1-5 立体猪肝冷冻试验
氩氦刀冷冻猪肝 10 分钟,形成 5.5cm×3.0cm 冰球,边界清晰可见。

6. 强大的免疫激活作用 冷冻消融可以诱导更强的消融后免疫原性。冷冻消融后,促炎细胞因子,包括 IL-1、IL-6 和核因子 -κB(NF-κB)依赖的细胞因子,如 TNF-α,释放量高于射频消融,甚至高于微波消融。树突状细胞中的抗原积累,在冷冻消融后也比射频消融后更大。热消融引起蛋白变性,减少完整的抗肿瘤抗原的数量,热凝固组织又防止细胞内产物大量进入体循环。然而,冷冻过程保持了完整的胞质内细胞器和细胞超微结构,同时开放质膜以暴露于免疫细胞。这种强大的免疫激活作用有助于提高机体的抗肿瘤能力,不仅可以抑制原发灶内癌细胞的"复活",还可阻抑转移的形成,产生"远隔效应"。

五、冷冻治疗存在的问题及其对策

(一)冷冻性免疫抑制

冷冻消融不仅引起免疫刺激效应,还可引起一种矛盾的免疫抑制效应。对冷冻治疗的可变免疫反应取决于坏死和凋亡之间的平衡。坏死引起危险信号的释放,促进树突状细胞(DC)成熟,然后刺激肿瘤特异性 T 淋巴细胞的产生,产生免疫刺激。与之相反,细胞凋亡可能诱导免疫抑制,这是由于细胞凋亡时,不会释放危险信号,也就不会促进 DC 成熟。在这里,巨噬细胞发挥主要作用,而这种细胞不像 DC 那样交叉呈现抗原,却摄取肿瘤坏死因子(tumor necrosis factor,TNF),使免疫反应偏向于体液免疫,而不是细胞免疫。巨噬细胞还可能释放 IL-10 或 TGF-β,进一步削弱 T 细胞的反应。未成熟的 DC 不能促进 Th1 细胞、Th2 细胞等释放细胞因子,因此不能继续激活 T 细胞(CD8$^+$ T 细胞、CD4$^+$ T 细胞)产生免疫应答。相比之下,调节性 T 细胞(regulatory T cell,Treg cell)则具有优势,抑制性细胞因子的增加,导致抑制性免疫反应。因此,当细胞凋亡在消融组织中占主导地位时,其整体表现是免疫抑制。

为了增强冷冻消融的免疫原性效应,可以联合使用不同的免疫疗法,以增强先天免疫或增强特异性 T 淋巴细胞活性。在前列腺癌小鼠模型中,冷冻消融联合抗 CTLA-4 抗体治疗将小鼠的生存时间明显延长,存活率较单独冷冻消融小鼠高 4 倍,有效抑制或减缓继发性肿瘤的生长。冷冻消融联合 PD-1 抑制剂治疗小鼠肾细胞癌时,联合治疗对肿瘤转移性生长的抑制作用明显强于单独给药或单独冷冻。现已证明,PD-1 抑制剂可显著增强冷冻诱导的免疫应答,包括引起 CD8$^+$ TIL 数量增加、INF-γ 和颗粒酶(granzyme,GZM)B mRNA 表达水平的增加。

(二)冷冻消融的负面效应

冷冻消融的主要并发症是出血、器官损伤、血小板减少。对于邻近大血管的肿瘤,又因为血流的"温热"(heat sink)效应,而使消融效果减低。对于邻近大的胆管、胆囊、支气管、输尿管、神经的肿瘤进行冷冻,难免会伤及这些重要器官结构,以致引起严重不良反应。实际上,这些部位的肿瘤是冷冻消融和热消融技术的禁忌证。血小板减少主要见于接受肝冷冻的患者,尤其见于原有血小板异常(例如化疗后)的患者。

冷冻消融的上述缺点是固有的,只有通过新的技术予以克服。不可逆性电穿孔(irreversible electroporation,IRE)是一种新型的非热消融治疗方法,使用电破坏癌细胞。经皮、腹腔镜下,或术中在癌症内部或周围放置两个或多个电极,在电极对之间施加多个高压电流的短脉冲,启动肿瘤细胞质膜脂质双分子层中纳米孔的形成,导致稳态破坏和细胞死亡。最初的研究报道凋亡是细胞死亡的主要机制,但越来越多的证据表明凋亡也导致坏死。由于 IRE 不依赖于组织的加热或冷却,因此对靠近主要血管的肿瘤的消融不受热效应的限制。IRE 似乎对结缔组织也没有显著影响,因此,消融邻近敏感结构如大血管、神经、输尿管和胆管的肿瘤,不会产生严重的长期性副损伤。

近年来所谓纳米冷冻消融受到关注,这是在消融过程中加载纳米颗粒。纳米材料既可以作为成像对比剂,也可以作为化疗或免疫治疗药物的载体。用于冷冻消融的纳米颗粒有四大类:金属、有机聚合物或脂基、液态金属和前三种材料的混合物。临床前研究显示纳米颗粒有以下作用:①改变细胞膜结构,加快冰球形成;②联合化疗或免疫药物,并在解冻-冷冻循环中控制药物释放;③增强成像效果,控制冰球形状;④保护周围的健康组织免受冷冻损伤。

临床实际应用中,应将各种消融技术综合考虑,按照患者肿瘤的性质、大小、位置,以及患者的全身状况和经济承受能力,个体化选择消融类型。例如对于肝肿瘤,一般各种技术包括冷冻消融、微波消融和射频消融及 IRE 均可采用,但靠近大血管、胆管、胆囊的肝肿瘤和胰腺肿瘤则首选 IRE,次选冷冻消融。

（徐克成）

参 考 文 献

［1］MAHNKEN A H,KÖNIG A M,FIGIEL J H. Current technique and application of percutaneous cryotherapy ［J］. Rofo,2018,190(9):836-846.

［2］GHOSN M,SOLOMON S B. Current management of oligometastatic lung cancer and future perspectives:results of thermal ablation as a local ablative therapy ［J］. Cancers(Basel),2021,13(20):5202.

［3］魏颖恬,肖越勇. 影像学引导肺癌冷冻消融治疗专家共识 2018 版［J］. 中国介入影像与治疗学,2018,15(5):5.

［4］张啸波,肖越勇,李成利. 影像学引导骨与软组织肿瘤冷冻消融治疗专家共识 2018 版［J］. 中国介入影像与治疗学,2018,15(12):711-716.

［5］张肖,肖越勇,李成利. 影像学引导肾癌冷冻消融专家共识 2019 版［J］. 中国介入影像与治疗学,2019,16(2):6.

［6］BREEN D J,KING A J,PATEL N,et al. Image-guided cryoablation for sporadic renal cell carcinoma:three- and 5-year outcomes in 220 patients with biopsy-proven renal cell carcinoma ［J］. Radiology,2018,289(2):554-561.

［7］ZHANG X,TIAN J,ZHAO L,et al. CT-guided conformal cryoablation for peripheral NSCLC:initial experience ［J］. Eur J Radiol,2012,81(11):3354-3362.

［8］ARRIGONI F,BIANCHI G,FORMICONI F,et al. CT-guided cryoablation for management of bone metastases:a single center experience and review of the literature ［J］. Radiol Med,2022,127(2):199-205.

［9］RAMALINGAM V,DEGERSTEDT S,MOUSSA M,et al. Percutaneous computed tomography-guided cryoablation for locally-recurrent prostate cancer:technical feasibility,safety,and efficacy ［J］. J Vasc Interv Radiol,2024,35(1):36-44.

［10］PAPALEXIS N,SAVARESE L G,PETA G,et al. The new ice age of musculoskeletal intervention:role of percutaneous cryoablation in bone and soft tissue tumors ［J］. Curr Oncol,2023,30(7):6744-6770.

第二章　冷冻消融治疗计划的设计与执行

冷冻消融治疗是一种新兴的肿瘤治疗方法,具有创伤小、恢复快、疗效好等优点,逐渐受到临床医师和患者的关注。然而,冷冻消融治疗的设计与执行对于治疗效果至关重要。本章将全方位、详细地阐述冷冻消融治疗计划的设计思路、手术操作的关键技巧以及术后管理的有效策略,旨在助力医师更科学地制定冷冻消融治疗方案,切实提高治疗效果,为患者带来更优质的治疗结局。

一、冷冻消融治疗计划的设计

(一) 适应证评估

冷冻消融治疗适用于多种肿瘤患者,包括不能手术切除、放射治疗无效或不能耐受的患者。适应证评估应综合考虑患者的肿瘤特征,包括肿瘤大小、肿瘤位置、肿瘤类型,以及身体状况和治疗目标等因素。通过精准评估,筛选出最适合接受冷冻消融治疗的患者,为后续治疗奠定良好基础。

(二) 治疗方案设计

治疗方案的设计应根据患者的具体情况进行个体化制订。包括冷冻消融治疗的范围、冷冻探针的数量和位置、冷冻时间等参数的确定。

1. **冷冻设备**　不同冷冻消融设备生产厂家的冷冻探针型号规格不同。常用冷冻探针直径有 1.47mm、1.7mm、2.0mm、2.4mm 及 3.0mm。使用不同规格的冷冻探针,术中所形成的"冰球"大小不一。探针直径越小,形成的"冰球"越小,组织损伤越轻,反之亦然。部分直径较大的冷冻探针内置温差电偶,可实时监测冷冻区域中心的温度。

2. **冰球温度**　"冰球"表面温度为 0℃,并不能引起细胞死亡,而冷冻致死性温度为 –40℃以下,此温度一般存在于距离"冰球"表面 1.0cm 以下的区域。随着冷冻温度降低,冷冻消融范围不断扩大,冷冻探针饱和冷冻温度最低可达 –160～–140℃,但过度低温易导致局部组织过度毁损,甚至引发结构破坏和空洞形成等不良后果。

3. **冷冻参数**　由于冷冻探针设计的固有特性,在氩气标准压力下冷冻 10 分钟达到"冰球"最大形态,冷冻时间超过 15 分钟"冰球"不再增大。对肺肿瘤的冷冻消融一般采用二次循环或三次循环冷冻方式,即冷冻 15 分钟二循环,或冷冻 10 分钟三循环,治疗模式根据病情而选择,还需在影像学监测下观察"冰球"涵盖病灶的情况及其与邻近重要结构的关系,以适当增加或减少冷冻时间。

4. **输出功率**　随着输出功率降低,形成的"冰球"趋于减小。当氩气输出功率为 100%

时,输出的高压氩气可在 30～60 秒达到 –140℃左右,采用液氮冷冻时最低温达 –196℃。在多针组合冷冻时,可以通过调节某些冷冻探针的功率来精确控制"冰球"形态,例如降低邻近重要结构的冷冻探针输出功率,从而有效避免对相应器官造成损伤。

5. 多针组合　肿瘤较大时,多根冷冻探针按照一定间距穿刺排列进行多针组合冷冻消融。采用多针穿刺几何布针,并通过调整探针功率进行"差时"冷冻,可达到适形冷冻,使消融靶区更贴合病灶形态。采用多针同时冷冻效率更高,"冰球"内温度分布更均匀,细胞死亡率更高。多针组合冷冻消融适用于大病灶和不规则病灶。

二、冷冻消融治疗计划的执行

术前准备包括患者准备、全面评估、术前检查和术前教育等。确保患者的身体状况良好,减少术后并发症的发生。冷冻消融治疗计划的执行主要分为以下几个步骤。

(一) 患者准备

1. 术前停用抗凝药物　术前需停用抗凝药物 5～7 天以上,以减少术中出血风险。

2. 签署知情同意书　确保患者或家属充分了解治疗的目的、过程、风险及可能的并发症,在知情同意的基础上签署相关文件。

3. 禁食禁饮与基础疾病控制　术前 6 小时禁食、禁饮,抗高血压药和降糖药可常规服用。对于糖尿病患者,建议将血糖控制在 10mmol/L 以下,高血压患者则需将血压控制在 140/90mmHg 以下。

4. 术前用药与静脉通路建立　术前建立静脉输液通路,并根据患者情况注射血凝酶 1 000U,地塞米松磷酸钠注射液 5～10mg。

5. 心理疏导　关注患者的心理状态,给予必要的心理支持和疏导,缓解患者的紧张和焦虑情绪。

(二) 术前评估

1. 全面掌握患者基础状况　需对患者的身体状况进行全方位评估,包括是否患有严重贫血、水和电解质紊乱、酸碱失衡、营养不良、高血压以及糖尿病等基础性疾病。这些潜在病症可能会削弱患者对手术的耐受能力,增加手术风险,因此在术前必须进行妥善纠正与调控。比如,针对高血压患者,需将其血压稳定在适宜区间,以此降低术中出血的可能性;对于糖尿病患者,严格管控血糖水平,可有效预防术后感染等并发症的发生,确保患者身体条件符合手术要求。

2. 术前检查　常规行心肺功能检查。实验室检查包括血、尿、便常规,血清生化,凝血四项,肿瘤标志物,血型,血清术前八项等。

3. 精准剖析肿瘤及周围结构　借助先进的 CT 等影像技术,精确把握肿瘤的三维结构、尺寸大小、形态特征以及与周边脏器、组织结构和血管的关联。术前 2 周内行增强 CT 或增强 MR 检查,这些信息对于制订精准的手术方案至关重要,有助于确定冷冻消融针的介入层面、型号选择、数量配置、方位布局以及进针角度和深度等关键参数。通过精准规划,可有效避免手术过程中对肺血管、肋间神经、主支气管、心包以及肺内大血管等重要结构造成损伤,从而为手术的安全性提供坚实保障。例如,在肺部肿瘤手术中,依据肿瘤与肺血管的位置关系,精心规划穿刺路径,可避免穿刺时不慎损伤肺血管,引发大出血等严重后果。

4. 病理活检 在患者一般情况较好的情况下,术前常规通过活检获得病理学诊断。如影像学检查已高度怀疑,术前评估病灶穿刺出血风险较大,在患者(或其家属)知情同意前提下,可直接行冷冻消融联合活检术,在冷冻消融完成后再行穿刺活检,尽量避免出血风险。

(三) 设备及器械准备

1. 氩氦刀冷冻消融系统及不同型号冷冻探针,以及配套的氩气、氦气、液氮冷消融系统。

2. 影像学引导设备,如具备超声造影(CEUS)功能的超声设备、CT 或 MRI(配备高压注射器),用于精准引导穿刺和实时监测治疗过程。

3. 心电监护装置,实时监测患者的生命体征。

4. 治疗相关器材、急救及抢救设备。药品方面,包括麻醉和镇痛药物、止血药、明胶海绵、抗高血压药、糖皮质激素等;设备方面,配备除颤仪、呼吸机等,以应对可能出现的紧急情况。

5. 配套恒温毯等,用于维持患者术中体温稳定。

(四) 冷冻消融操作

冷冻消融操作应在影像引导下进行,CT、MR 及超声均能清晰显示冰球的轮廓,可作为冷冻消融的引导和术中监测手段。超声可实时引导穿刺,冰球表面呈强回声伴清晰声影;利用超声监测可实时观察形成冰球的大小,复温后强回声光带逐渐减弱并消失,消融区域呈不均匀回声增强,边界不清晰。CT 图像具有较高密度分辨率和空间分辨率,成像速度快,且可进行实时三维重建,冰球显示为边界清楚、密度均匀的低密度影,拔除冷冻探针后,在冰球完全融化前,往往可见清晰的针道。MR 图像中冰球显示为边界清楚的无信号区,MR 检查可多方位实时成像,有利于准确判断冷冻范围和组织结构,有效避免冷冻损伤并发症;穿刺过程中可通过 MR 透视实时显示进针的角度和方向,减少穿刺损伤。操作过程中需要注意冷冻探针的数量、位置和冷冻时间的控制,以达到最佳的治疗效果。

1. 合理选择患者体位 根据术前影像学检查设计穿刺路径,合理选择患者体位。在保证患者舒适的情况下充分暴露病灶,一般选取仰卧或侧卧位;俯卧位因对患者呼吸、血压影响大,应用较少。

2. 心电监护 术中实时监测血压、心率、血氧饱和度、心电图等。血压增高时,根据血压变化程度给予血管活性药物,以确保血压维持在正常范围内。

3. 保持患者体温 开启恒温毯保持患者体温。

4. 术前定位 利用影像学设备引导定位,常规行术前 CT 或 MR 增强扫描,观察脏器解剖结构及与肿瘤的位置关系,确定穿刺位点、路径;根据肿瘤形态、位置、大小决定使用冷冻探针的数量,规划进针路径、进针角度和深度,避开神经、血管、肠管等重要组织结构,确保手术安全性。

5. 消毒麻醉 术区铺无菌巾,以 1% 利多卡因注射液进行局部麻醉,对特殊患者也可采取静脉麻醉或全身麻醉。

6. 冷冻探针及冷冻模式选择 根据肿瘤形态、大小和位置,合理选择冷冻探针的数量和型号,病灶较小(最大径≤2cm)时采用1根冷冻探针插入病灶中央即可达根治性效果;病灶较大(3cm<最大径<5cm)时采用2~4根冷冻探针按照1.5~2.0cm间距适形排列,使消融范围尽量涵盖全部肿瘤。

7. 冷冻探针穿刺　在无菌生理盐水中测试冷冻探针,观察冰球形成和融化情况,确保冷冻探针工作正常。可在影像学设备引导下行步进式穿刺,也可在导航设备辅助引导下进行穿刺,根据术前规划将冷冻探针适形穿刺分布于病灶内部或周围,尽量避免重复穿刺造成肿瘤组织损伤;冷冻探针到达病变区域后通过影像学检查确认其位置。

8. 冷冻消融与影像学监测　确认冷冻探针到位后,开启氩气冷冻模式,快速冷冻10~15分钟,氦气快速复温2~5分钟,第1次循环结束后进行第2次冻融循环。冷冻过程中可利用超声、CT或MR严密监测冰球形成及覆盖病灶情况,术中需实时调整冷冻功率,在保证冰球涵盖肿瘤的同时不损伤毗邻正常组织结构,达到适形消融。影像学检查证实冰球边缘超过病灶5~10mm时,加热并拔出冷冻探针;再次行影像学检查,观察冰球消融、靶脏器及邻近组织脏器情况,局部压迫止血10分钟,结束治疗。

(五) 术中安全保障

1. 严格检查设备及器械　手术前,必须对冷冻消融系统进行严格细致的检查,确保整个系统运行稳定正常。同时,仔细核查气瓶内的压力和气体存量,确保其足以满足手术全程需求,并且全面检查其他手术所用器械是否完好无损。只有在设备和器械均处于正常状态时,才能确保手术顺利推进,有效避免因设备故障而引发的安全隐患。

2. 严格遵循操作规范并实时监控　手术操作务必严格依照既定的规范流程进行。术中需持续密切监测患者的血压、脉搏、呼吸、血氧饱和度、体温等生命体征,以及冷冻冰球大小和消融灶周围组织的动态变化。一旦发现任何异常情况,立即采取有效的应对措施,全力保障患者的生命安全。例如,在穿刺过程中患者生命体征出现异常波动,应立即停止操作,深入查找原因并及时进行妥善处理。

3. 合理运用测温探针　在某些特殊部位的手术中,若需要严格控制冷冻范围,防止重要脏器遭受冻伤,此时应合理置入测温探针进行术中温度监测。测温探针的介入方法与冷冻消融针一致,术前通过CT定位精准确定体表进入点、进入方向、角度以及深度,术中在CT的精确导引下实施穿刺操作。借助测温探针,能够实时有效观察肿瘤边缘的冷冻温度变化,从而准确判断术中的冷冻范围及治疗效果,确保重要脏器不会受到冷冻损伤,有效避免术中及术后并发症的出现。

(六) 术后管理

术后管理策略是冷冻消融治疗不可或缺的重要组成部分,直接关系到治疗效果和患者的生活质量。术后管理主要包括以下几个方面:

1. 观察术后恢复情况　术后需密切关注患者的病情变化,全面落实护理与康复措施。给予患者一级护理,实施心电监护,定时测量血压、脉搏、呼吸等生命体征,密切关注患者的身体状况。加强呼吸道护理,鼓励患者咳嗽、咳痰,必要时给予雾化吸入等措施,防止肺部继发感染。通过这些全面的护理和康复措施,助力患者尽快恢复,降低术后风险。

2. 处理并发症　术后第2~4天常规进行CT扫描,全面检查冷冻效果以及是否出现出血、迟发性气胸等并发症。一旦发现并发症,应立即采取相应的处理措施。联合使用有效的抗生素,预防和控制感染的发生。常规使用止血剂3~5天,或在痰血停止后停用,同时常规使用18~36U垂体后叶素,以促进止血。例如,对于少量渗血,可通过压迫止血的方式进行处理;对于气胸,则需根据其严重程度,选择保守治疗或胸腔闭式引流等针对性措施,重点包括注意胸腔引流情况,详细记录胸腔引流量,并时刻留意是否存在活动性出血。术后2~3天,若患者无出血、无渗液,且肺部扩张良好,可考虑拔除引流管。

3. 随访和评估治疗效果 通过定期随访和科学评估治疗效果,能够及时发现并处理术后复发和转移的情况,为患者提供更优质的后续治疗方案。

综上所述,冷冻消融治疗是一种有效的微创治疗方法,通过合理的治疗计划设计和精确的手术操作技巧,可以提高治疗效果,减少并发症的发生。然而,冷冻消融治疗仍然需要进一步的研究和临床实践来完善其在肿瘤治疗中的应用。未来的研究可以从以下几个方面展开:首先,进一步明确冷冻消融治疗的适应证和禁忌证,以更好地指导临床实践。其次,优化冷冻消融治疗的方案设计和手术操作技巧,提高治疗效果和患者的生活质量。最后,加强术后管理和随访,及时发现并处理术后复发和转移的情况,为患者提供更好的治疗结果。相信通过持续的研究和实践探索,冷冻消融治疗在局部进展性肿瘤治疗中的应用将不断发展和完善。

(牛立志 马洋洋)

参 考 文 献

［1］ MAHNKEN A H,KÖNIG A M,FIGIEL J H. Current technique and application of percutaneous cryotherapy ［J］. Rofo,2018,190(9):836-846.

［2］ GHOSN M,SOLOMON S B. Current management of oligometastatic lung cancer and future perspectives:results of thermal ablation as a local ablative therapy［J］. Cancers(Basel),2021,13(20):5202.

［3］ 魏颖恬,肖越勇.影像学引导肺癌冷冻消融治疗专家共识2018版［J］.中国介入影像与治疗学,2018,15(5):5.

［4］ 张啸波,肖越勇,李成利.影像学引导骨与软组织肿瘤冷冻消融治疗专家共识2018版［J］.中国介入影像与治疗学,2018,15(12):711-716.

［5］ 张肖,肖越勇,李成利.影像学引导肾癌冷冻消融专家共识2019版［J］.中国介入影像与治疗学,2019,16(2):6.

［6］ BREEN D J,KING A J,PATEL N,et al. Image-guided cryoablation for sporadic renal cell carcinoma:three- and 5-year outcomes in 220 patients with biopsy-proven renal cell carcinoma［J］. Radiology,2018,289(2):554-561.

［7］ ZHANG X,TIAN J,ZHAO L,et al. CT-guided conformal cryoablation for peripheral NSCLC:initial experience［J］. Eur J Radiol,2012,81(11):3354-3362.

［8］ ARRIGONI F,BIANCHI G,FORMICONI F,et al. CT-guided cryoablation for management of bone metastases:a single center experience and review of the literature［J］. Radiol Med,2022,127(2):199-205.

［9］ RAMALINGAM V,DEGERSTEDT S,MOUSSA M,et al. Percutaneous computed tomography-guided cryoablation for locally-recurrent prostate cancer:technical feasibility,safety,and efficacy［J］. J Vasc Interv Radiol,2023,35(1):36-44.

［10］ PAPALEXIS N,SAVARESE L G,PETA G,et al. The new ice age of musculoskeletal intervention:role of percutaneous cryoablation in bone and soft tissue tumors［J］. Curr Oncol,2023,30(7):6744-6770.

第三章　肿瘤冷冻治疗室的管理

随着外科治疗技术向微创化方向发展,医学影像技术不断进步,仪器设备持续创新,非血管疾病的治疗发生了根本性变革。低温冷冻治疗肿瘤在全球范围内迅速兴起,其不用开刀,通过人体自然孔道或微小切口完成治疗,有着组织损伤小、疗效显著、身体恢复快、住院时间短等优点,且多数患者在局麻下即可接受治疗。在我国,接受冷冻手术的患者普遍年龄偏大,手术耐受能力较差,加之仪器设备更新换代快,氩气、氦气管理存在不规范现象,风险隐患较多。因此,加强冷冻治疗室的安全管理,对于有效降低患者不良事件的发生概率至关重要。

一、冷冻治疗室的管理

1. 合理布局　合理的治疗室布局是降低手术感染率的关键。冷冻治疗室区域应明确划分为限制区、半限制区、非限制区。冷冻治疗室隔壁需设置气体(氩气、氦气)存放间,以确保气体存放安全且取用便捷。

2. 空气净化与消毒　普通治疗室应依据面积配备医用空气净化系统,术后需进行紫外线消毒,以有效杀灭空气中的细菌和病毒。装有手术层流净化的治疗室,每天术后要进行清洁消毒。连台手术时,在患者离开治疗室后,保洁人员需用含氯消毒剂擦拭地面,更换手术床单被罩,打扫结束后进行治疗室内空气净化 15 分钟。对于隔离手术,净化需运行 30 分钟以上方可进行下一台手术。

3. 卫生监测　冷冻治疗室每周要进行一次全面的卫生大扫除,每月进行空气监测培养,并安排专人负责监测和记录空气培养结果,以便及时发现潜在的感染风险。

4. 感染防控教育　严格按照《医院感染管理办法》执行,定期开展医院感染知识普及活动,使所有工作人员充分认识到冷冻治疗室无菌管理的重要性,切实有效控制感染,降低感染发生率。

二、冷冻治疗室手术人员的管理

1. 磁共振安全培训　安装有磁共振设备的冷冻治疗室,所有工作人员,包括外科医师、麻醉医师、核磁室技术人员、手术护士、保洁人员等,必须接受磁共振安全培训,并考核合格后方可进入磁共振手术间工作。在进入手术间前,需对患者及医务人员进行全面检查。体内有金属植入物、心脏支架、起搏器、胆道支架、人工电子耳蜗、刺青、永久性美容等以及体内有磁性物质的人员,禁止进入磁共振手术间。

2. **参观人数限制**　严格限制冷冻治疗室的参观人数,一般不超过3人。所有进入冷冻治疗室的工作人员,都需遵守人员管理相关规定,以维持治疗室的秩序和安全。

三、冷冻仪器设备及管路的管理与使用注意事项

1. **设备合规性**　装有磁共振设备的冷冻治疗室,冷冻设备的使用应符合手术器械相关国家标准,如《医院消毒卫生标准》(GB15982—2012)、《医疗器械生物学评价》(GB/T 16886—2022)等规定。

2. **设备检查**　以中国人民解放军总医院第一医学中心使用的Visual-ICE(图1-3-1)为例,在使用前,需仔细检查机壳、电源线、制动、安全线缆、供气线、气体连接和监视器触屏,确保设备无损坏,保障手术安全。

3. **气体连接与存放**　连接气体时,严禁将Visual-ICE冷冻消融系统连接到超过6 000psi(414bar,41.4MPa)的供气源,以免损坏内部系统组件。气瓶应放置在冷冻治疗室隔壁的气体存放间(图1-3-2),并确保气瓶由墙上的链条或审核合格的推车固定,防止气瓶意外翻倒。每次治疗时应准备充足的氩气、氦气,气体连接冷冻仪器管路要足够长,避免管路拉伸,消除绊倒危险。

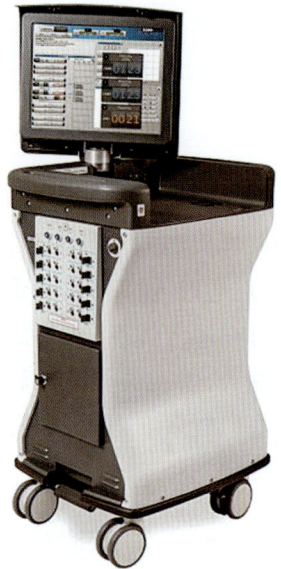

图1-3-1　Visual-ICE

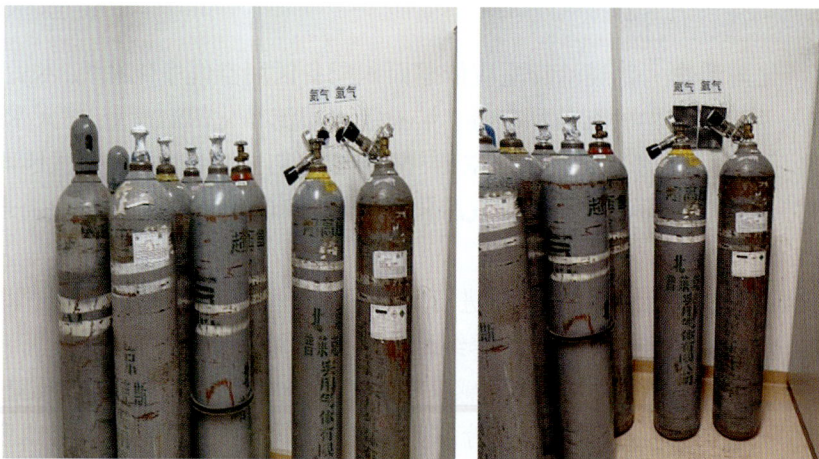

图1-3-2　气体存放间

4. **气体连接操作**　通过将压力计接合器固定到气瓶连接,将氩气、氦气高压供气线连接到氩气瓶、氦气瓶(图1-3-3)。使用位于系统背面的快速连接接头,将氦气高压供气线连接到Visual-ICE的氦气进气口。

5. **用电安全**　为避免触电风险,冷冻设备必须连接到带保护接地的医院级别电源插座。在接触患者期间,严禁触摸Visual-ICE冷冻消融系统的机壳,防止意外电气故障导致患者触电。

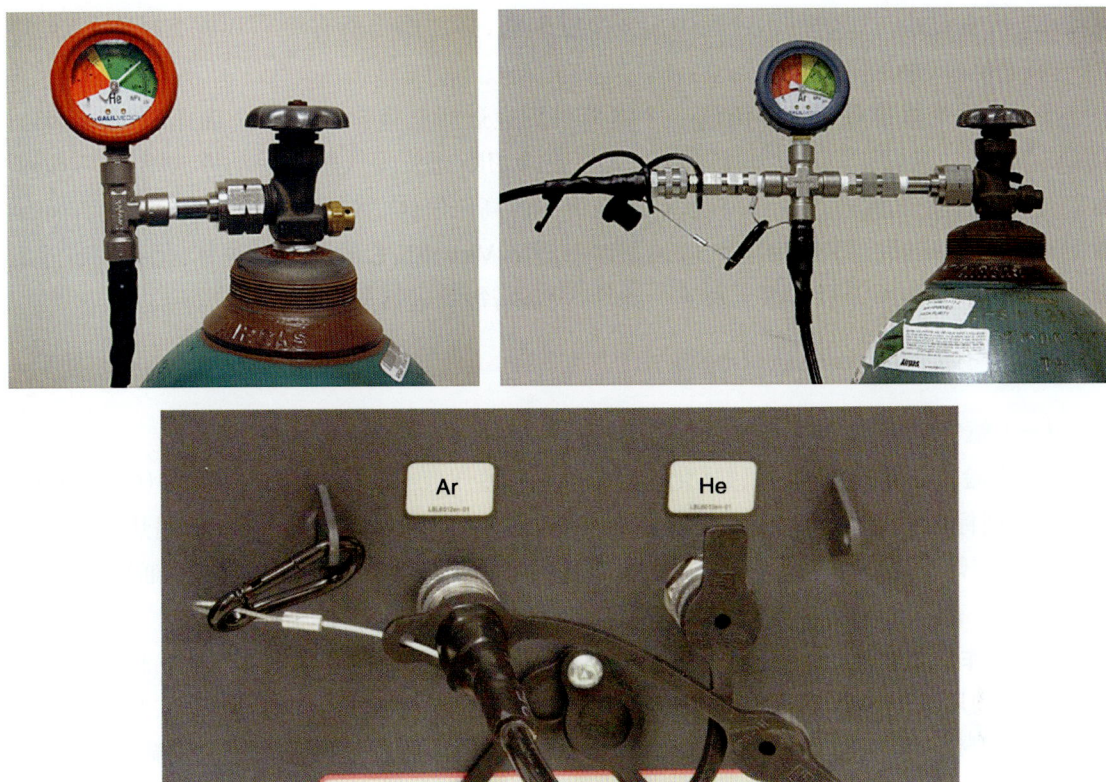

图 1-3-3　连接氩气瓶、氦气瓶

6. 开机诊断测试　开机后要进行诊断测试,检查关键系统组件,包括电磁阀、内部电源、冷却风扇、压力传感器和温度测量电路等,同时确认系统上运行的固件版本是否正确。若系统检测到单个通道故障,该通道将被禁用,冷冻消融针类型显示窗口(边框为红色)会注明该通道出现"defective(故障)",并在系统工具栏右上角显示故障消息(图 1-3-4)。

7. 手术前功能测试　在冷冻手术开始前,将冷冻设备连接气瓶(氩气、氦气),然后对每根冷冻消融针和组织温度传感器执行功能测试,确保设备正常运行。

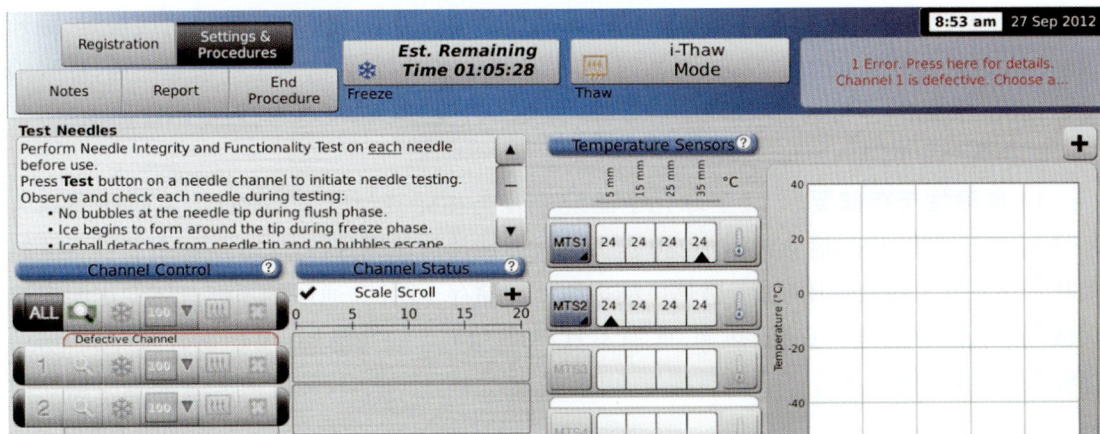

图 1-3-4　冷冻消融针类型显示窗口

8. 气瓶更换 如果手术过程中需要更换气瓶,必须停止所有冷冻和解冻操作,方可进行气瓶更换,以确保操作安全。

9. 术后气体排放与设备清洁 手术结束后应进行气体排放。若未选择对 Visual-ICE 冷冻消融系统自动排气,需顺时针转动气瓶上的切断阀关闭气瓶。手动排放时,将 Visual-ICE 上的手动排气阀转至打开位置,释放系统中的高压气体,然后断开高压供气线与 Visual-ICE 和气瓶的连接。每次使用后,应用湿纱布清洁 Visual-ICE 的屏幕及主体,用异丙醇向下擦拭清洁触笔,再用干纱布擦干触笔。此外,设备需每年进行预防性维护。

四、冷冻治疗室气体的管理

(一) 氩气的管理

1. 危险性与储存要求 根据《化学品分类和标签规范 第6部分:加压气体》(GB30000.6-2013)系列标准,氩气属于加压气体,氩气(压缩气体)泄漏会导致人员缺氧,遇热会引起包装物破裂爆炸。储存时应避免日光曝晒,远离热源、明火、热表面,储存于阴凉、通风的库房。气瓶放置要有防倒瓶措施,搬运时戴好安全帽和防震橡皮圈。

2. 操作注意事项 操作人员必须经过安全操作培训,严格遵守操作规程。作业场所应提供充分的局部排风和全面通风,禁止使用明火或其他热源加热气体任何部位,禁止对气瓶瓶体施弧引焊。气瓶禁止敲击,搬运时轻装轻卸,防止钢瓶和附件破损。选用减压阀时,注意其额定进口压力不得低于气瓶压力。气瓶瓶阀应缓慢打开,气体流速不可过快。若瓶阀故障无法打开,不得用工具强制打开,应将气瓶退还供应商,并简要说明气瓶不能使用的原因。气瓶中断使用时,瓶阀应完全关闭,气瓶内气体禁止用尽,建议留有一定量的剩余压力(≥0.05MPa),防止外界气体倒灌。

3. 气体泄漏应急措施 氩气在空气中易扩散,可导致泄漏区域内氧含量下降,造成人员缺氧。一旦发生泄漏,在场人员应穿戴合适防护用具,尽可能切断漏源,合理通风,加速扩散。氩气不燃,也不助燃,发生火灾时,应使用适当灭火设备,迅速切断气源,尽可能将容器从火场移至空旷处,喷水保持火场容器冷却,直至灭火结束。处在火场中的容器若已变色或从安全泄压装置中产生声音,必须马上撤离。

4. 接触急救措施 皮肤接触液氩可形成冻伤,应立即用水冲洗患处;眼睛接触时,翻开眼睑用生理盐水或流动清水冲洗;吸入时,将患者移至空气新鲜处,保持呼吸道畅通,呼吸困难时输氧,呼吸停止时,施行呼吸复苏术,心跳停止时,施行心肺复苏术,对症治疗。

(二) 氦气的管理

1. 危险性与存储要求 《全球化学品统一分类和标签制度》(GHS)中危险性类别为 A1.5 压力下气体,危险信息包括 H280 压力下气体加热可能爆炸、H336 可能引起昏昏欲睡或眩晕。氦气为内装加压气体,遇热可能爆炸。应储存于阴凉、通风的不燃气体专用库房或存放间,防止日晒,远离火种、热源,库温不宜超过 30℃。应与易燃、可燃物分开存放,切忌混储,保持容器密闭。若产品极易挥发,可能造成周围空气危害,储区应配备泄漏应急处理设备。

2. 操作注意事项 需密闭操作,操作人员必须经过专门培训,严格遵守操作规程,防止气体泄漏到工作场所空气中。远离易燃、可燃物,搬运时轻装轻卸,防止钢瓶及附件破损,同时配备泄漏应急处理设备。

3. 气体泄漏应急措施　氩气泄漏会降低空气中生命必需的氧含量,暴露于缺氧(<19.5%)的大气中能引起人类头晕、恶心、呕吐、失去知觉甚至死亡;在低氧浓度下(<12%),可失去知觉甚至死亡。发生误吸后,应立即将受害人转移到空气新鲜处,保持呼吸舒适的体位,并对症治疗。

五、冷冻治疗术中患者的管理

(一) 低体温的预防

在氩气冷冻治疗快速降温时,患者极易发生低体温。患者体温每降低 0.3～1.2℃,平均增加氧耗 92%;若核心体温降低 1℃,就会出现寒战,导致肝脏代谢率降低、机体对外界刺激的应激反应减弱、肌松药和静脉麻醉药的作用延迟。低体温还可致支气管痉挛,增加伤口感染率,对凝血功能、胃肠道、血糖等产生影响。为预防低体温,可采取以下措施:

1. 心理疏导　缓解患者焦虑情绪。患者因恐惧、害怕、紧张等精神因素,会使血液重新分配,影响回心血量和微循环,从而导致术中低体温。术前应积极疏导患者紧张情绪,给予心理支持。

2. 室温调节　常规室内温度 22～26℃,与患者体温差值较大,层流手术间的常规温度和快速对流的空气会带走患者体表热量和水分,增加机体散热,更易导致体温下降。患者入室前一小时,将室温调至 24～26℃或进行床单位预热,手术开始后再调低室温,手术结束前适当回调室温。

3. 液体加温　成人静脉输注 2L 室温下的液体或 1 单位 4℃的血液,会导致核心温度下降约 1℃。术中应使用液体加温仪对液体、血制品进行加温。

4. 麻醉监测　全身麻醉状态下,体温调节中枢抑制,外周血管扩张,肌肉松弛,产热减少,是术中低体温的诱发因素。术中应进行麻醉深度监测,合理、适量使用麻醉药物,并进行有效的体温监测,做到早发现早处理。

5. 物理保暖　可使用水毯铺置于患者身下或充气式加温毯覆盖四肢,提高外周皮肤温度,减少体内热量向外周扩散。也可局部制作无菌温水袋复温,注意水温应控制在 38℃,避免水温偏高造成低温烫伤。

(二) 合理的体位摆放,预防压力性损伤

根据手术部位综合考虑,合理摆放手术体位。体位摆放应安全舒适、保持功能体位,避免损伤神经、血管,在减少对患者生理功能影响的前提下,充分暴露手术野,同时保护患者隐私。由于冷冻手术时间长,应特别注意分散压力,防止局部长时间受压,保持患者皮肤完整性。正确约束患者,防止术中移位、坠床。常用体位有仰卧位、过伸仰卧位、侧卧位、俯卧位。预防压力性损伤,可根据手术体位将患者易受压部位(如骨隆突处、骶尾部、足跟)涂抹赛肤润或甘油。手术时间若大于 4 小时,应每间隔 1 小时,用手轻托或按摩受压部位。

(三) 急救物品的准备

冷冻治疗室内应配备急救车及除颤仪等相关急救物品,其中基础药物如地塞米松磷酸

钠注射液、盐酸多巴胺、硫酸阿托品、盐酸肾上腺素利多卡因注射液等应每天配置。常用药物配置：

1. 地塞米松磷酸钠注射液(每支 5mg/1ml)

应用：为防止患者术中造影剂过敏,术前常规遵医嘱静脉推注 5～10mg。

2. 盐酸多巴胺(每支 20mg/2ml)

配制：0.9% 氯化钠注射液稀释到20ml,1ml 相当于 1mg。

应用：密切观察患者生命体征,出现血压下降时,遵医嘱静脉推注 1mg/1ml。

3. 硫酸阿托品(每支 0.5mg/1ml)

配制：0.9% 氯化钠注射液稀释到5ml,1ml 相当于 0.1mg。

应用：颈动脉狭窄治疗手术,球囊扩张前患者心率低于 60 次/min,遵医嘱静脉推注 0.25mg/2.5ml。

4. 盐酸肾上腺素(1mg/ml)

配制：0.9% 氯化钠注射液稀释到5ml,1ml 相当于 0.2mg。

应用：密切观察患者生命体征,如出现胸膜反应或休克症状,遵医嘱皮下注射 0.3～0.5mg。

5. 盐酸利多卡因注射液(每支 0.1mg/5ml)

应用：局部麻醉穿刺部位时注射用。

(马 丽)

参 考 文 献

[1] 曾杰. 介入手术室的护理安全管理与对策[J]. 影像研究与医学应用,2018,2(19):218-219.

[2] 韦庆旭. 介入手术室的护理安全管理研究进展[J]. 医学食疗与健康,2021,19(7):191-194,220.

[3] 董莲花. 手术护理中安全管理的运用[J]. 实用临床护理学电子杂志,2018,3(9):138.

[4] 刘幼方,吕玉娥,黄秋萍,等. 介入手术室的安全管理体会[J]. 当代护士(下旬刊),2016,(2):172-173.

[5] 高颜颜. 介入手术室的安全隐患及对策分析[J]. 中国实用医药,2022,17(19):174-176.

[6] 陈宏伟,高莉梅,阳玉芳,等. 医疗设备安全管理维度评价模型在介入手术室抢救设备安全管理中的价值分析[J]. 中国医学装备,2023,20(6):122-126.

[7] 郭莉,李徐梅,手术室专科护理[M]. 北京:人民卫生出版社,2019.

[8] 中华医学会麻醉学分会. 术中高场强磁共振成像的麻醉管理专家共识(2020 版)[J]. 临床麻醉学杂志,2021,37(3):309-312.

[9] 华莎,刘维维. 神经外科术中核磁共振感染因素分析及预防控制[J]. 实用预防医学,2012,19(3):420-422.

[10] 冯艳青,林芝. 超高场强术中磁共振检查的护理安全管理[J]. 影像研究与医学应用,2019,3(21):255-256.

[11] 宋秀棉,李玉翠,何丽. 高场强术中核磁共振手术间的护理管理[J]. 解放军护理杂志,2014,31(4):60-62.

[12] 李成利. 磁共振介入应用与前景[J]. 介入放射学杂志,2019,28(11):1017-1019.

[13] 中国医药教育协会介入微创治疗专业委员会,中国医师协会介入医师分会磁共振介入专委会.MRI 引导下介入手术围手术期护理标准专家共识[J]. 中国介入影像与治疗学,2022,19(1):7-11.

[14] 中国医药教育协会介入微创治疗专业委员会,中国抗癌协会肿瘤微创治疗专业委员会.CT 引导下不

可逆电穿孔围手术期护理管理专家共识[J].中华介入放射学电子杂志,2022,10(4):355-359.

[15] 梁小婷,刘艳玲,陈佳娜,等.60例胰腺癌LAPC纳米刀治疗的围术期护理[J].护理实践与研究,2020,17(23):117-119.

[16] 麦财就,巢自莲,刘学红.在全麻诱导下运用双管喉罩行留置胃管的效果观察[J].现代诊断与治疗2021,32(6):948-950.

[17] CAMMAROTA G,LAURO G,SANTANGELO E,et al. Mechanicalventilation guided by uncalibrated esophageal pressure may bepotentially harmful[J]. Anesthesiology,2020,133(1):145-153.

[18] NIELSEN K,SCHEFFER H J,VIEVEEN J M,et al. Anaestheticmanagement during open and percutaneous irreversibleelectroporation[J]. Br J Anaesth,2014,113(6):985-992.

[19] HUYNH K,BAGHDANIAN A H,BAGHDANIAN A A,et al. Updatedguidelines for intravenous contrast use for CT and MRI[J]. EmergRadiol,2020,27(2):115-126.

第四章　肿瘤冷冻消融治疗术后护理与康复

肿瘤冷冻消融治疗由于创伤小、患者耐受好已经被广泛用于各种脏器肿瘤的消融治疗。冷冻治疗与其他微创介入治疗一样伴随着各种并发症和患者术后不适，术后护理和康复是冷冻消融治疗不可缺少的一项措施，细致的护理是患者术后恢复的基本保证，康复训练则是患者恢复健康的重要环节。

一、一般护理

患者术后安全返回病房，核对患者信息无误后协助患者取卧位。对于肺部肿瘤消融治疗的患者仰卧位时需协助患者头抬高，偏向一侧，防止呕吐、呛咳引起窒息，有利于患者顺畅呼吸，增加患者舒适感。术中有明显咯血的患者应协助采取患侧卧位。由于冷冻造成的体温降低，特别对于体型瘦弱的患者要注意术后保温，其间为患者盖好被子，必要时在患者体表放置热水袋等措施提高体温，询问患者是否有其他不适，并协助医师进行处理。

二、专科护理

1. **患者生命体征监测**　术后及时为患者连接心电监护24小时，持续监测心率、心律、呼吸、血氧饱和度和血压，并记录在护理记录单上，三次平稳后可调整为每小时一次。注意患者有无胸闷、胸痛、咳嗽等反应，给予低流量氧气吸入1～2L/min。若心电监护波形有异常，应及时排查故障并及时与管床医师沟通并协助处理。每2小时更换一次血氧探头的位置及血压计袖带，避免长时间造成皮肤损害。

2. **遵医嘱静脉输液**　遵医嘱为患者补充液体和电解质，静脉滴注抗生素。冬季输注的液体注意保温且与患者体温接近，对于有特殊病情变化的患者应根据医师要求执行用药医嘱。滴注期间注意观察药物的不良反应。

3. **穿刺部位护理**　返回病房后应观察冷冻消融针穿刺部位是否肿胀，有无皮下血肿，如肿胀明显，应将穿刺点向下起到压迫作用，注意局部敷料是否妥善固定，观察有无渗血、渗液情况。敷料每24小时更换一次，如有明显渗出应随时更换。更换时注意无菌操作及皮肤保护，避免医源性皮肤损伤。保持周围皮肤清洁干燥，及时清理胶布痕迹，72小时后敷料即可取下，取下24小时后可淋浴，局部避免揉搓，防止感染。

4. **口腔护理**　每天2次，餐后协助患者漱口或刷牙，保持口腔清洁，增加舒适度并减轻口腔炎的发生。

5. **饮食护理**　通常术后3小时内患者需禁食，肺部冷冻消融患者应注意避免因气胸或出血等疼痛刺激导致呕吐误吸。通常3小时后患者可进流质饮食，并逐渐过渡到正常饮食，其间避免呛咳。患者进餐时注意保持室内空气新鲜、流通，为患者提供良好的进餐环境。进食时嘱患者合理饮食，无禁忌时推荐进食高蛋白质、高热能、易消化的清淡饮食，少量多餐，维持足够的营养，避免过多进食产气食物。

6. 疼痛护理　虽然冷冻消融术中对患者刺激性小、无疼痛感觉，但是术后由于穿刺部位损伤和冷冻对组织的破坏，患者会感觉不同程度的不适和疼痛。应用视觉模拟评分(VAS)对患者进行疼痛评估，倾听患者主诉，根据疼痛部位、性质、程度、持续时间及伴随症状给予药物对症处理。其间注意观察药物的疗效及不良反应。冷冻消融术后局部渗出较热消融明显，出血刺激胸膜可引起患者体位改变后的胸、腹部剧烈疼痛，应嘱其避免过度活动，翻身动作轻柔，将患侧在下，在护士协助下进行体位变换，避免加重疼痛。此外，可辅助患者进行心理暗示，并安抚患者情绪，倾听患者的感受和需求，了解他们的疼痛体验，提供安慰鼓励和支持，让患者感受到被关心和关注。鼓励患者深呼吸做放松练习，减轻焦虑情绪。对于夜间疼痛明显的患者可辅以助眠药，改善睡眠可缓解疼痛；向患者及家属讲解疼痛的原因，提高他们的认识和理解，缓解紧张情绪，减轻疼痛。

7. 肢体运动康复　病情允许情况下，鼓励患者进行早期肢体功能锻炼，嘱患者抬高下肢20°~30°，进行下肢的主动或者被动运动，可促进下肢血液循环，在一定程度上减少下肢深静脉血栓的形成，原则上能下床活动时及早下床。

8. 心理护理　术后是患者心理反应比较集中、强烈的阶段。由于担心治疗效果及预后；担心对生活、工作带来的不利影响及给家庭带来的经济负担，患者容易焦虑。尤其是对肿瘤患者，应更为关注。主动关心患者，嘱患者安静休息、少说话，避免由于长时间禁食水产生的气道不适。积极与患者沟通交流，耐心与患者讲解，缓解患者焦虑等情绪。必要时协助患者进行心理测试及专科心理辅导。

9. 其他　做好患者的基础护理，协助大小便等，对行动不便者应协助其行动并教导家属如何对患者进行简单护理及辅助设施的使用。

三、并发症的护理

冷冻消融术后常见并发症有局部出血、胸膜反应、发热、咯血、气胸和胸腔积液等，其中中等量以上气胸需要胸腔置管闭式引流。对于并发症的良好护理是促进患者恢复不可缺少的工作。

1. 发热护理　患者手术当日出现寒战、发热，其原因多与冷冻后肿瘤的坏死物刺激宿主有关，随着坏死组织的吸收，体温逐渐恢复正常。体温一般在37.0~38.0℃，在手术当日或次日出现，持续3~5天，可给予物理降温，如温水擦拭降温，或遵医嘱给予退热药物等对症处理。密切监测患者的体温变化趋势，如体温持续较高(>38.5℃)，应密切观察有无咳嗽、咳痰及其颜色质地，警惕术后肺部感染。患者出汗较多时，应及时更换床单、衣裤，保持皮肤清洁干燥。对于年老体弱者，应严格核对用药剂量及用药后反应。并鼓励患者多饮水，注意保暖。此外，当体温迅速升高或同病房多人同时发热时，应警惕是否存在与手术无关的细菌或病毒感染。

2. 气胸和胸腔积液 气胸和胸腔积液是氩氦刀手术治疗后最常见的并发症。肺肿瘤行冷冻治疗后可出现不同程度的胸腔积液,多为冰球融化和炎症反应所致的局部渗出。渗液较少者多无明显不适,大量积液可出现胸闷、气急等表现,护理人员应及时予持续高流量给氧(慢性阻塞性肺疾病伴二氧化碳潴留者需谨慎)、协助取半卧位或坐位并报告医师,协助患者行床旁听诊或 CT 检查。对于行胸腔闭式引流术者,应观察患者引流液的量、颜色、性质等,观察患者气促、胸部压迫感是否改善,并详细记录。协助患者固定引流管并保持胸腔引流导管通畅,切勿打折、弯曲、阻塞,教导患者引流袋切勿倒置。

3. 咳嗽、咯血 咳嗽、咯血或痰中带血,主要因反复穿刺消融区局部血管损伤所致。应鼓励患者轻咳以利于坏死物质排出,咯血一般于术后 3 天内逐渐减少至消失,颜色应由鲜红色转为暗红色,否则应及时告知医师,避免存在新鲜血管损伤。但应注意的是,剧烈咳嗽易引起大咯血及气胸,可遵医嘱给予止咳、化痰、解痉、止血等治疗,床旁备好负压吸引装置及气管切开包。鼓励患者进行有效咳嗽,保持气道通畅,咳嗽时饮少量温水增加咽喉部的舒适度。根据患者病情,遵医嘱给予雾化吸入,每天 2 次,湿化气道稀释痰液。

4. 胸膜反应 靠近胸膜的肿瘤行冷冻术后胸膜反应多为气胸及出血所致,术后患者体位改变或剧烈咳嗽会导致气胸及胸腔内出血,疼痛刺激会导致迷走神经过度兴奋,引起患者头晕、恶心呕吐、心率减慢、大汗等急症表现,此时应及时判断诱因,针对诱因进行治疗,并协助患者吸氧、缓慢平静呼吸,安抚患者情绪。如患者出现意识丧失或心搏骤停,应及时进行补液、升压、心外按压等抢救处理。

四、康复训练

1. 呼吸训练 患者术后往往不敢咳嗽或咳嗽无效,容易导致肺不张或者坠积性肺炎,从而影响肺功能,进行科学、适度的呼吸功能锻炼有助于恢复和提高患者肺功能,进而改善生活质量,促进康复。随意哈欠运动是最简单的深呼吸运动,每 5~10 分钟故意哈欠一次,使持续吸气约 5 秒,即能维持适当水平功能残气量。通过打哈欠排出废气,吸进氧气,增加身体血氧含量,改善身体的新陈代谢,改善呼吸功能。膈肌呼吸为护士双手放于患者腹部肋弓之下,同时嘱患者用鼻吸气,吸气时腹部向外膨起,顶住护士双手,屏气 1~2 秒,使肺泡完全张开,呼气时嘱患者用口缓慢呼气。

2. 有效的咳嗽 深呼吸训练时可配合做咳嗽训练。

正确有效的咳嗽及排痰方法:在排痰前,先少量饮水或漱口,取侧卧位并身体蜷缩或坐位、站位上身前倾都可,下颌尽可能靠近颈部,先轻咳几次,使痰液松动,再用口深吸一口气,屏气,稍停片刻,短促有力地咳嗽一两次,排出痰液,注意咳嗽时应短促有力,但不需要剧烈咳嗽,如咳嗽时气体不是突然冲出,或在喉头发出假声都不是有效的咳嗽。应避免连续无效的咳嗽,此既增加患者的疲劳程度,消耗体力,又达不到目的。

3. 捶背 中医认为捶背能行气通窍,促进全身血气运行,助阳调阴;可振动呼吸器官,帮助排痰;可帮助排出肺泡中的废气;可通过身体的振动调和脏腑、疏通经络、放松肌肉、促进气血运动。

具体方法:握空心拳、腕部伸直,以小鱼际肌为着力面,以肘关节为支点,前臂主动运动,

有节律地垂直敲打背部;一般建议在脊柱两侧进行捶打,由下至上,捶打频率为每分钟30~60次,捶击力度以能使身体振动即可,10分钟左右最相宜。注意千万不要用力过猛,有严重心脏病、尚未明确诊断的脊椎病变及晚期肿瘤的患者禁止捶背,不然会加重病情,引起一些意外。

4. **心理干预**　应保持开朗、愉快的心情,避免产生孤独和忧郁。根据病情可进行恰当的户外活动,多与他人交流,特别是与恢复状况良好的患者交流。家庭成员可逐步、适当地让患者了解自己的病情,使患者有心理准备。另外家庭成员们也应调整好自己的情绪,并且要帮助患者增强战胜疾病的信心,避免悲观、消极等不良情绪,营造良好、舒心的家庭氛围。

5. **活动**　避免过度剧烈的活动,如工作强度小,术后一周可正常上班;如工作任务重、强度大、经常加班、精神压力大等,需要延长休息时间。

6. **定时复查**　术后一个月复查,需要检查肿瘤标志物、肺部CT等,并以此为基线进行评价。术后两年内每三个月复查一次,两年后每六个月复查一次。

(孙　惠)

参考文献

[1] 路洋,李书英,李康妹. 手术室精细化护理干预措施在晚期NSCLC冷冻消融术患者中的应用[J]. 齐鲁护理杂志,2023,29(10):37-40.

[2] 张亚玲,赵永霞,王昆,等. 氩氦刀冷冻消融术治疗肺癌并发症的护理体会[J]. 中日友好医院学报,2022,36(6):375-377.

[3] 李娜,方云,张婷婷,等. 靶向刀冷冻消融治疗肝癌的围术期护理[J]. 全科护理,2020,18(21):2703-2705.

[4] 郎文利,李亮亮,王昆,等. 氩氦刀冷冻消融治疗110例中晚期恶性肿瘤患者围手术期护理[J]. 中日友好医院学报,2019,33(5):326-327.

[5] 王锡. 125I粒子联合氩氦刀冷冻消融术治疗非小细胞肺癌的护理[J]. 中国妇幼健康研究,2017,28(S4):264-265.

[6] 李和杏,陈洁,李秋华. 经皮肝穿刺氩氦刀冷冻消融治疗巨块型肝癌患者的围手术期护理[J]. 护理实践与研究,2017,14(1):64-66.

[7] 郑雪芬,何凡,舒兴玉,等. 恶性肿瘤氩氦刀冷冻消融治疗术后并发症的观察与护理[J]. 齐齐哈尔医学院学报,2016,37(27):3479-3480.

[8] 金黎. 经皮肾肿瘤冷冻治疗术患者的护理[J]. 当代护士(中旬刊),2016,(5):65-66.

[9] 曹倩,郝莉燕,李因茵,等. 原发性肝癌行氩氦刀冷冻消融术后并发气胸的护理[J]. 全科护理,2015,13(13):1225-1226.

[10] 张春淼,王璇,何晶,等. CT引导肿瘤冷冻消融术后皮肤冻伤的观察与护理[J]. 全科护理,2014,12(27):2569-2570.

[11] 谭斌. 氩氦刀靶向冷冻消融术治疗难治性实体瘤的护理分析[J]. 实用临床医药杂志,2013,17(18):28-29.

[12] 李爱枝. 液氮冷冻治疗致晕厥的相关因素分析及护理对策[J]. 中国实用神经疾病杂志,2010,13(6):49-50.

[13] 胡凤琼,张莉国. 氩氦冷冻消融治疗晚期恶性肿瘤的护理[J]. 护士进修杂志,2008,(4):329-330.

[14] 廖春英. 经皮氩氦刀冷冻消融治疗肿瘤的观察与护理[J]. 当代护士(学术版),2007,(5):30-31.

[15] 肖越勇,田锦林. 氩氦刀肿瘤消融治疗技术[M]. 北京:人民军医出版社,2010.

［16］魏颖恬,肖越勇.影像学引导肺癌冷冻消融治疗专家共识2018版［J］.中国介入影像与治疗学,2018,15(5):259-263.

［17］魏颖恬,肖越勇.安全有效开展肺小结节经皮穿刺活检和治疗消融［J］.中国介入影像与治疗学,2021,18(1):2-3.

［18］叶欣,王忠敏.肺部肿瘤消融治疗［M］.北京:人民卫生出版社,2019.

［19］杨方英,吴婉英.肿瘤护理专科实践［M］.北京:人民卫生出版社,2022.

［20］BRAY F,FERLAY J,SOERJOMATARAM I,et al. Global cancer statistics 2018:GLOBOCAN estimates of incidence and mortality world wide for 36 cancers in 185 countries［J］. CA Cancer J Clin,2018,68(6):394-424.

［21］BALA M M,RIEMSMA R P,WOLFF R,et al. Cryotherapy for liver metastases［J］. Cochrane Database Syst Rev,2013(6):CD009058.

［22］KIM Y S,LIM H K,RHIM H,et al. Ten-year out comes of percutaneous radiofrequency ablation as first-line therapy of early hepatocellular carcinoma:analysis of prognostic factors［J］. J Hepatol,2013,58(1):89-97.

［23］CHEN Y,GAO S G,CHEN J M,et al. Risk factors for the long term efficacy,recurrence,and metastasis in small hepatocellular carcinomas［J］. Cell Biochem Biophys,2015,72(2):627-631.

［24］王洪武,宋华志.肿瘤超低温冷冻治疗［M］.北京:人民卫生出版社,2010.

第二篇

冷冻治疗设备

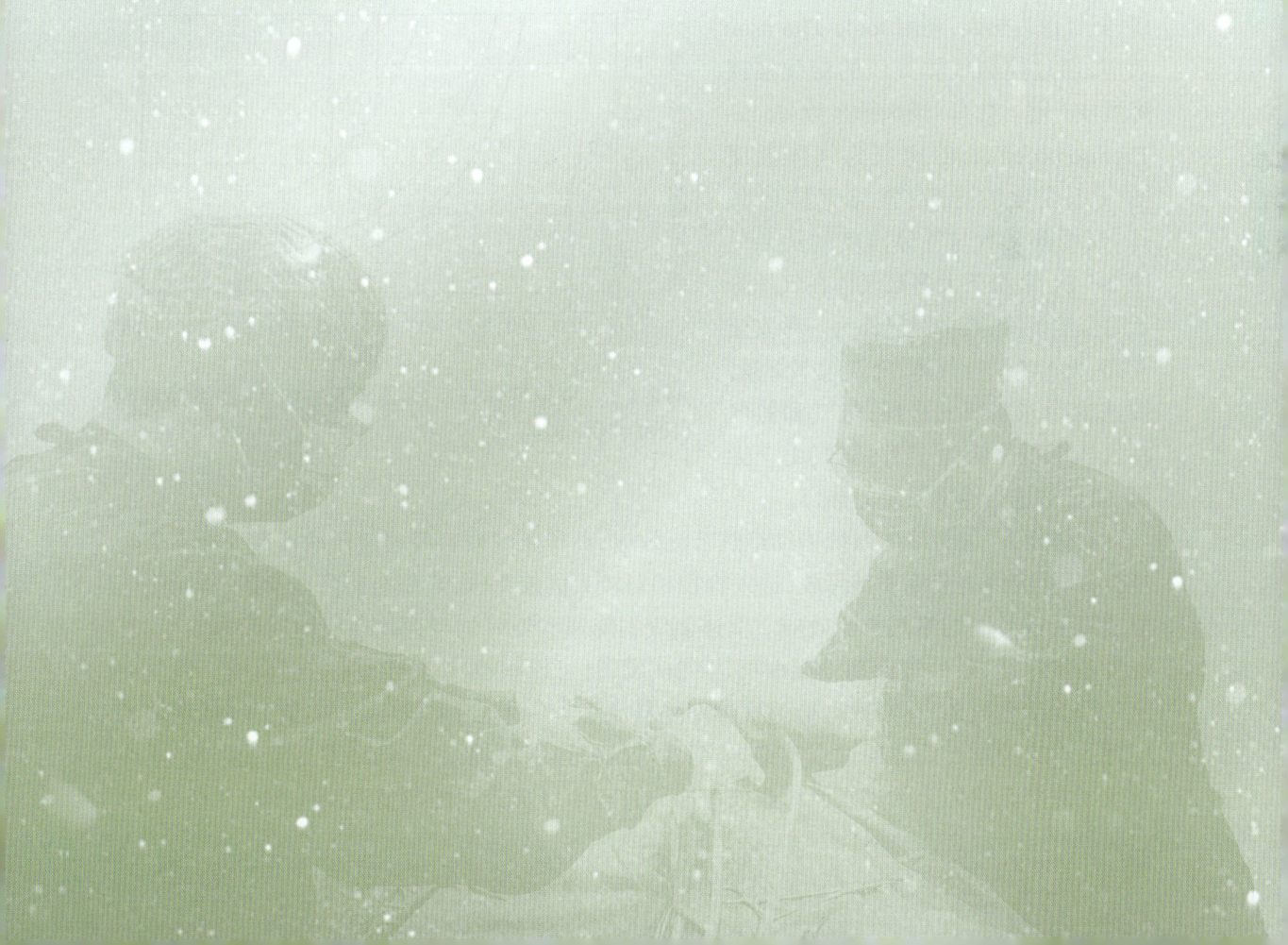

第一章 氩氦靶向手术治疗系统

一、概述

氩氦靶向手术治疗系统采用美国国家航空航天局（National Aeronautics and Space Administration,NASA）的二十多项专利技术,是世界上第一个兼具超低温和热效应双重功能、免疫增强等多重疗效的微创靶向治疗系统。这种多探头、高精确度、快速冷冻急速复温的手术系统代表20世纪90年代超低温冷冻仪器的先进水平,促进了超低温手术和肿瘤冷冻治疗的进展。它的发明较好地解决了超低温治疗中靶区的精确控制和监控的临床难点,最大限度地保护了正常组织,使肿瘤的超低温靶向冷冻和热疗成为现实,为肿瘤冷冻靶向治疗学奠定了基础。

氩氦冷冻系统采用氩气作为冷媒,氦气作为热媒,利用 Joule-Thomson 效应,通过控制气体气压的变化实现降温或升温。焦耳-汤姆孙系数（Joule-Thomson coefficient）定义为气体温度随气压变化的导数,常见气体的焦耳-汤姆孙系数与气体温度的关系见图 2-1-1。室温下大多数气体在气压降低时温度下降,其中氩气作为一种安全性高、无毒的惰性气体,降温效率卓越,被选为冷冻系统的冷媒;氢气和氦气在气压降低时温度上升,氦气由于无毒、安全被选为冷冻系统的热媒。

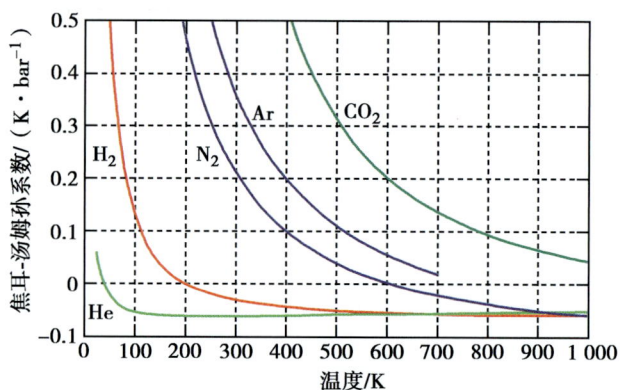

图 2-1-1　常见气体在不同温度下的焦耳-汤姆孙系数（1bar=10^5Pa）

具体而言,氩氦冷冻系统借助绝热节流效应,高压氩气或氦气通过传输管进入冷冻消融针杆,从针尖内的节流喷嘴释放,进入容积相对较大的膨胀区,高压急剧降至常压,从而产生急速降温或升温的绝热节流效应。上述氩气的降温和氦气的升温均在极短时间内发生,其温度范围广泛,最低理论制冷温度可达 −260℃,且可以根据气体的流速控制温度。氩气和氦气作为惰性气体,在释放后通过气体回路释放于大气中,不需要回收,避免了气体滞留的问题。冷冻消融针后端通过真空绝热,只在消融针顶端出现冰球,针杆不受冷冻影响,从而减少了对穿刺路径上的周围组织损伤。冷冻过程中针尖产生的超低温向周围组织传导,形成冷冻冰球。冰球内温度呈梯度变化,越接近冰球中心部位温度越低;-40℃以下为肿瘤致死区域,通常距离冰球边界 1cm 左右;冰球边界温度为 0℃。为保证肿瘤的充分消融,需要确保病灶边界在温度传导过程中也能够以 25℃/min 以上的降温速度快速降到 -40℃以下,避免缓慢降温时细胞失水影响冰晶形成,导致肿瘤边界消融不完全,因此要求氩氦刀针尖部位能够急速产生超低温(图 2-1-2)。

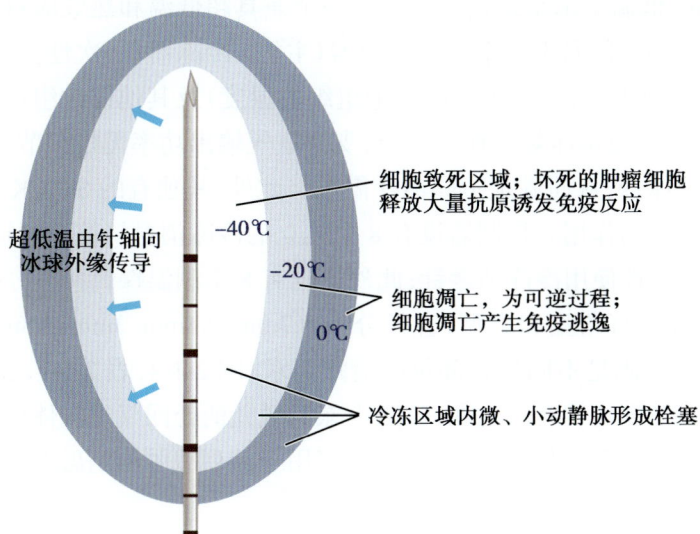

图 2-1-2 氩氦冷冻消融针消融范围示意图

氩氦冷冻系统的应用标志着冷冻消融治疗从液态发展到气态,这样能够大大减少冷冻消融针的直径。更细的冷冻消融针不仅可直接经皮穿刺或经内镜置入靶组织内,而且可根据靶组织大小、形状而多根同时排布。此外,氩氦冷冻系统相比液氮冷冻系统也具有更高的冷冻效率(图 2-1-3)。

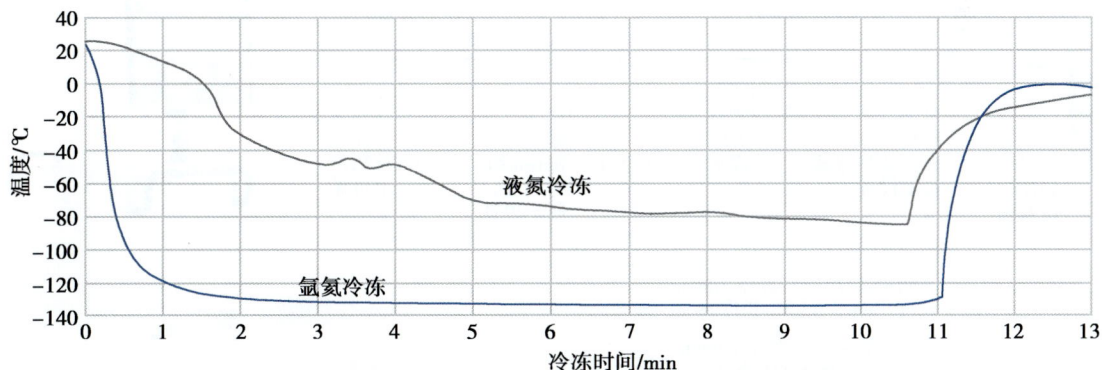

图 2-1-3 氩氦冷冻系统与液氮冷冻系统降温速度对比

二、设备

目前中国临床应用的三款氩氦刀设备(分别为美国 CryoCare、Visual-ICE 及中国阳光易帮氩氦刀)的技术原理基本相同,均以氩气为冷媒、氦气为热媒,氩气和氦气分别储藏于高压不锈钢气瓶中。根据焦耳-汤姆孙定律,氩气快速超低温致冷技术,可借氩气在刀尖内急速释放,在十几秒内冷冻病变组织至 −165～−120℃。又可借氦气在刀尖急速释放,快速将冰球解冻及急速复温和升温。其降温及升温的速度、时间和温度、冰球大小与形状,是可精确设定和控制的。

(一) CryoCare 低温手术系统及性能

美国 CryoCare 低温手术系统是世界上第一个兼具超低温和热效应双重功能的微创靶向治疗系统。CryoCare 低温手术系统由控制器(主机)、冷冻器(一次性使用冷冻消融针,也称氩氦刀)、测温器(测温探针,用于监测周围组织的温度)及其他部件组成。控制器是高度集成的,使用高压氩气及高压氦气作为媒介,支持氩气输出功率无极调节,以控制气体用量及产生不同大小的冰球,从而满足不同治疗需求。此外,其独有的 STICK 功能能够在穿刺进针时起到固定组织的作用。控制器设有 8 个独立的冷冻消融针控制通道,最多可同时接入 8 支可拆卸的一次性使用冷冻消融针;此外还设有 8 个测温探针接口。CryoCare 一次性使用冷冻消融针分为直角型和直型,直径分为 1.7mm、2.4mm、3mm、3.8mm、8mm,长度从 7cm 到 28cm 不等,以满足不同消融部位的治疗需求(图 2-1-4,表 2-1-1,表 2-1-2)。每支一次性使用冷冻消融针内均装有热电偶,监测冷冻消融针柄处回气道气体的温度。测温探针分为 0.8mm 和 1.6mm,长度范围为 15～17cm,多用于前列腺肿瘤消融等对于周围组织温度监测要求较高的治疗。

CryoCare 低温手术系统及一次性使用冷冻消融针已在中国获批,用于临床治疗多种良性或恶性病变。其中 V-Probe™ 可调式冷冻消融针应用了目前全球独家的可调式适形消融技术,通过滑块调节可通过一支冷冻消融针产生 5 种不同形状、大小的冷冻冰球(表 2-1-3),即便在术中也可复温后灵活调节冷冻消融范围,从而能够在有效覆盖病灶的同时避开周围正常组织保护其不受损伤,兼具疗效与安全性的考虑。

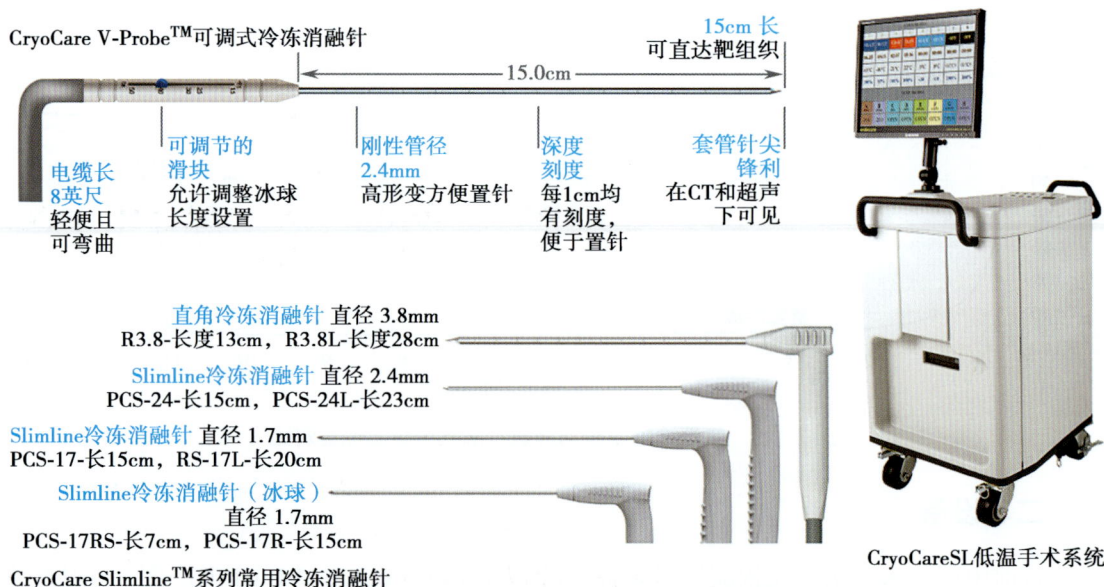

图 2-1-4　CryoCare 低温手术系统及一次性使用冷冻消融针

表 2-1-1　新型 C 系列（new C series）冷刀

冷刀型号	刀杆直径×长度/（mm×mm）	刀尖形状	冰球直径×长度/（mm×mm）	穿刺方式	导管鞘
CRYO-44	2.4×150	尖头	39×57	直接/鞘	8F
CRYO-2.4S	2.4×150	尖头	38×46	直接/鞘	8F
CRYO-40	3.4×230	钝头	40×64	鞘	11F

表 2-1-2　新型 R 系列（new Right angle）冷刀

冷刀型号	刀杆直径×长度/（mm×mm）	刀尖形状	冰球直径×长度/（mm×mm）	冰球形状	穿刺方式	导管鞘	应用特点
R1.7	1.7×150	尖头	33×54	水滴	直接/鞘	7F	适合 CT、腔镜等实时定位和监测
R2.4	2.4×150		37×56	水滴		8F	
R2.4L	2.4×230		37×56	水滴		8F	
R3.8	3.8×130		45×64	椭球		13F	
R3.8L	3.8×280		45×64	椭球		13F	

表 2-1-3　CryoCare 一次性使用冷冻消融针等温线范围

CryoCare 冷冻消融针规格		等温线范围/（cm×cm）		
		−40℃	−20℃	0℃
φ1.7mm		1.4×3.5	2.1×4.2	3.3×5.4
φ2.4mm		1.6×3.6	2.4×4.4	3.7×5.6
可调式探针（φ2.4mm）	1.5cm 档位	1.3×1.5	1.8×1.9	3.0×3.2
	2.5cm 档位	1.7×2.5	2.4×3.1	3.6×4.3
	3.0cm 档位	1.8×3.0	2.5×3.6	3.8×5.0
	4.0cm 档位	2.1×4.0	2.8×4.5	3.9×5.7
	5.0cm 档位	2.0×5.0	2.5×5.5	3.7×6.8
φ3.8mm		2.4×4.4	3.3×4.9	4.5×6.4

注：所示等温线为使用明胶配方来估算软组织中给予 100% 气体单次冷冻循环（冷冻 10 分钟）时的测量值，实际的等温线可能会有所不同。φ，直径。

　　CryoCare 低温治疗系统相较于其他氩氦冷冻治疗系统表现出更高的降温效率，同时创造更均匀的 −40℃冷冻区域。

（二）Visual-ICE 氩氦靶向手术治疗系统

　　Visual-ICE 最早由以色列公司研发生产，1999 年通过欧盟 CE 注册认证；2000 年通过 FDA 注册，最早被 FDA 批准用于治疗肝、肺、乳腺、子宫、肾、前列腺、神经及骨骼等良恶性肿瘤的治疗；2003 年通过我国国家食品药品监督管理局批准用于各系统肿瘤的治疗；2019 年被美国公司收购。

目前此系列新一代氩氦刀有三款,分别是 Visual-ICE(见图 1-3-1)、ICE FX(便携版)和 Visual-ICE™ MRI(磁共振版),通过设备控制,氩气的降温和氦气的升温均在极短时间内发生,一般在数十秒内氩气可使针尖温度降至 –175～–135℃,氦气使温度升至 45℃。降温和升温速度、时间和温度,可通过冷-热转换系统预先精确设定或自动控制,使治疗过程更加简单、快速、安全、有效。

其主要优点如下:

1. 超快速冰冻　i-Flow 专利技术可实现 1.5℃/s 的降温速率,是目前降温速率最快的技术,确保彻底灭活病灶,最大程度激活抗肿瘤免疫效应。

2. 操作便捷　搭载最新的智能触控面板,可提前制订冷冻计划,一键操作。

3. 免氦加热　i-Thaw 专利技术,可提供无需氦气的升温功能。

4. 多点控温　屏幕显示温度控制曲线,一根探针多点分段立体监测温度,使温度监测更全面、更精准。

5. 全面覆盖　10 条冷冻通道,最大负载 20 根冷冻针,实现多角度全方位布针,解决体积大及形状不规则等肿瘤适形困扰,给予一次性原位灭活(便携式设备为 4 通道,最大负载 8 根针)。

6. 专有影像接口　可在设备显示屏上实时显示影像,也可实时显示温度与影像结合的图像。

7. 冷冻探针　冷冻探针为中空的穿刺针,可输入高压常温的氩气或氦气。内部有进流管,管道外有换热器,针尖有温度感应器和节流喷嘴(图 2-1-5)。

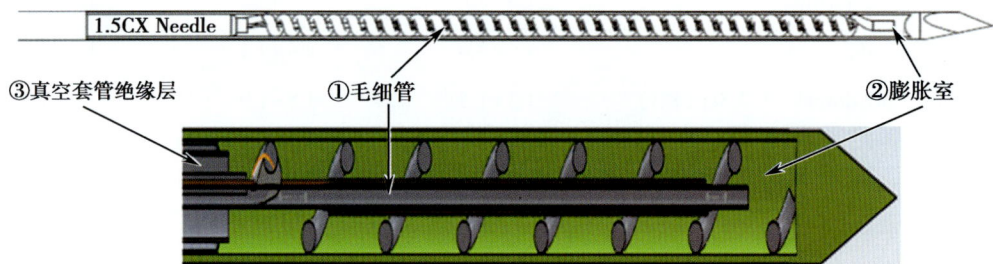

图 2-1-5　冷冻探针示意图

高压氩气或氦气通过传输管进入针杆,高速通过进流管,从节流喷嘴释放,进入容积相对较大的膨胀空间,高压急剧降至常压,从而产生急速降温或升温的气体节流效应。降至常压的气体通过进流管外返回并释放于大气中。节流后的氩气可通过换热器与进流管内氩气进行温度交换,使进流管内氩气温度降低,最终使针尖温度进一步降低。流出的气体通过热量交换温度升高,使探针针杆的温度接近常温,同时由于探针针杆有绝热层,所以探针只在尖端 2～3cm 处冷冻(图 2-1-6),而针杆保持常温,这样便不会损伤穿刺路径中的组织。

其冷冻探针拥有众多规格,以适应不同大小的肿瘤。其中包含经典针型、CX 免氦加热针型和 MRI 核磁兼容针型。目前在国内主要应用的为经典系列冷冻消融针(图 2-1-7):IceRod 1.5 Plus,这款消融针只有 1.47mm(17G)并可以形成 4cm×6cm 大小的冰球,–40℃的有效治

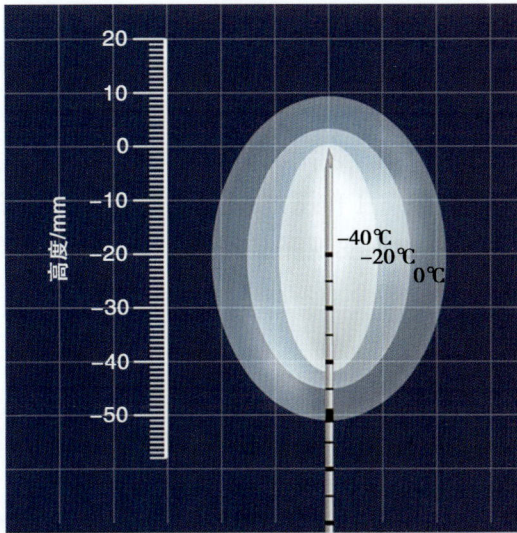

图 2-1-6　冰球在探针的前端形成

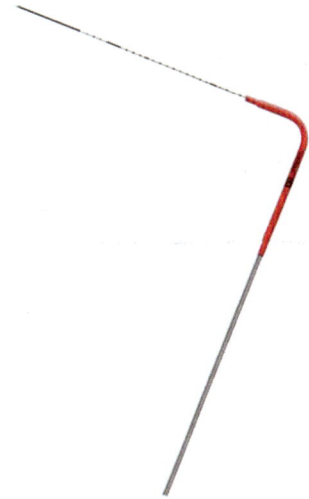

图 2-1-7　经典系列冷冻消融针

疗范围可达到 1.7cm×4.1cm。

　　不同规格探针所形成冰球的治疗边界有所不同,有效治疗区域甚至更大。一般小肿瘤可以单针治疗,较大的肿瘤可以多针组合适形治疗,最多可以同时使用 10 组 20 根探针同时组合治疗(图 2-1-8)。

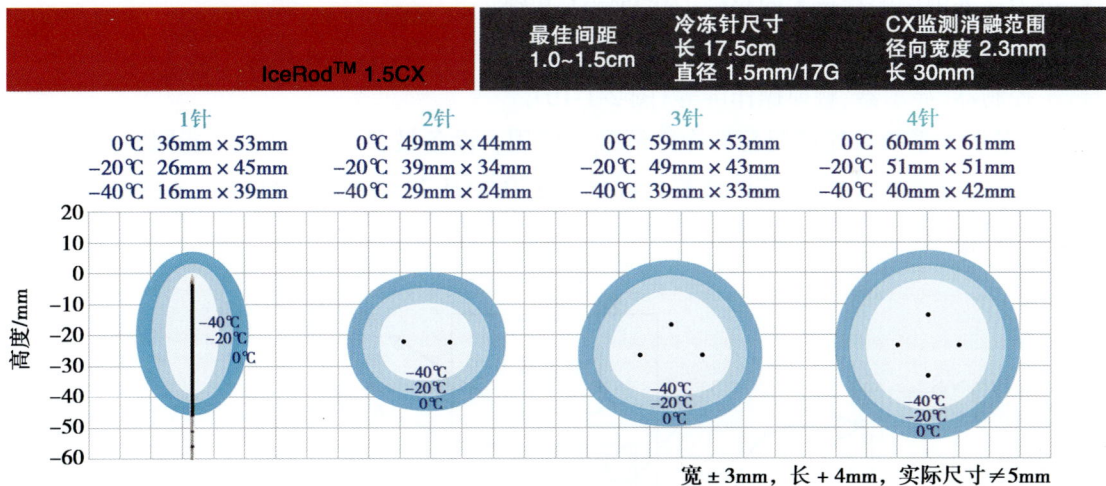

IceRod™ 1.5CX	最佳间距 1.0~1.5cm	冷冻针尺寸 长 17.5cm 直径 1.5mm/17G	CX监测消融范围 径向宽度 2.3mm 长 30mm

1针	2针	3针	4针
0℃ 36mm×53mm	0℃ 49mm×44mm	0℃ 59mm×53mm	0℃ 60mm×61mm
−20℃ 26mm×45mm	−20℃ 39mm×34mm	−20℃ 49mm×43mm	−20℃ 51mm×51mm
−40℃ 16mm×39mm	−40℃ 29mm×24mm	−40℃ 39mm×33mm	−40℃ 40mm×42mm

宽 ±3mm, 长 + 4mm, 实际尺寸 ≠5mm

图 2-1-8　多针组合适形消融

三、阳光易帮低温手术系统

　　阳光易帮低温手术系统自 2011 年由北京公司自主开发生产,于 2019 年获得国家药品监督管理局(NMPA)批准上市。该产品是在欧美国家传统氩氦刀产品基础上发展起来的新一代冷冻消融设备,拥有多项国内国际专利,也是迄今国内唯一氩氦刀产品。国产氩氦刀保持了氩气制冷、氦气制热的基本工作原理和温度精准可控的优点,并对设备的使用性能做了进一步优化。如设备的制冷速率更快,操作更加简单便捷,更节省气体,更尊重中国医师操作习惯等。同时依托于国内优质的产业供应链,制造成本大幅下降,使氩氦冷冻消融治疗更加可及。

低温手术系统(AH-1、AH-22、AH-24、AH-28)因其使用氩气作为冷媒,氦气作为热媒,故名之为"氩氦刀"。该系统具有实时监控氩气与氦气工作压力、冷冻功率、消融针的温度等功能。该系统通过配套特定的一次性无菌冷冻消融针,实现降温升温功能,对目标组织进行冷冻消融治疗。

氩氦刀研发生产的国产化不仅助推了冷冻消融技术在中国的普及,也逐步引领世界冷冻治疗技术的发展。2019 年上市的AH-22 为全球唯一一款体积小巧、高集成度的便携式 2 通道冷冻消融设备(图 2-1-9),解决了医院多科室使用时传统氩氦刀产品相对笨重、占据空间大、移动困难的问题,也使得冷冻消融技术在复合手术室等空间紧张的场景下与外科手术联合应用更为方便。

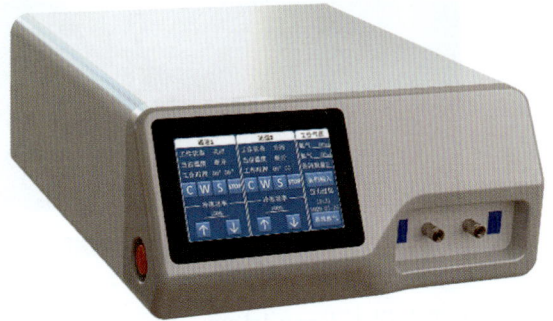

图 2-1-9 便携式 2 通道冷冻消融设备

2023 年,全世界最细的带真空隔热的一次性使用冷冻消融针研发成功并上市销售,其外直径仅为 1.3mm(初代美国氩氦刀探针外直径为 8mm),不仅体现了中国制造工艺的先进性,也为冷冻消融治疗技术的超微创化奠定了基础。

低温手术系统的设备组成通常为氩气调压器及输气管、氦气压力表及输气管、延长输气管、主控制器、显示器、触摸操作屏等(图 2-1-10)。

低温手术系统需连接配套的冷冻消融针使用。设备最多可连接的,并能同时进行冷冻工作的消融针数量,为设备的通道数。现有 2 通道(AH-22)、4 通道(AH-24)、8 通道(AH-28)等机型设计,可以满足不同需求。

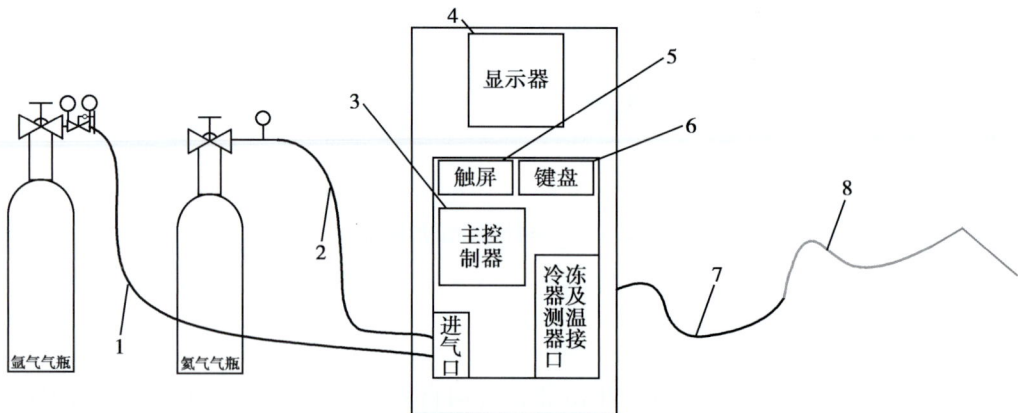

1.有双压力表的氩气调压器及输气管;2.氦气压力表及输气管;3.主控制器;4.显示器(部分机型适用);
5.触屏(部分机型适用);6.键盘(部分机型适用);7.延长输气管;8.一次性使用无菌冷冻消融针。

图 2-1-10 氩氦冷冻消融系统组成示意图

冷冻消融针通常由探针、手柄、连接管和测温热电偶组成(图 2-1-11A),特别是具有分段式设计,前半部分独立设计,使用时与后半部分连接,而后半部分与主控制器连接,大大方便了临床应用(图 2-1-11B)。针杆部分又分为结冻区及真空隔热区。只有和病灶接触的前端结冻区会产生超低温,针道、皮肤等其他与针杆接触部分为真空隔热区,皆为常温,保证针道组织不会受到损伤。国产氩氦冷冻消融针有外径 1.3mm、1.7mm、2.4mm、3mm 等不同规格。

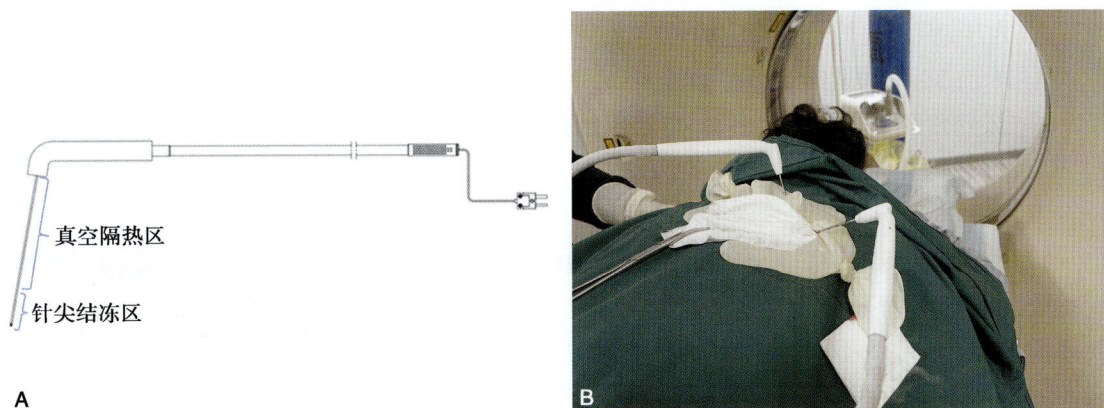

图 2-1-11　冷冻消融针(A)与冷冻场景(B)

低温手术系统主要性能参数如下:

(1) 最低冷冻温度:–150℃,允差 ±10%。

(2) 降温速率:最低 2℃/s,最高 10℃/s,允差 ±20%。

(3) 设备的测温范围:–200～+100℃,测量误差 ±2℃。

(4) 制冷功率设定范围:0～100%,调节步进值为 5%。

(5) 复温功率:100%,不可调整。从 –100℃达到 0℃的加热时间应不大于 1 分钟。

(6) 氩气压力显示范围:0～3 200psi(1psi=6 894.76Pa),准确率 ±3%。

(7) 氦气压力显示范围:0～1 200psi,准确率 ±3%。

(8) 冷冻系统组件必须能承受正常工作压力的过载静压力的 2 倍。

(9) 具有一键固定(STICK)功能。

四、手术操作

以下以 CT 引导下经皮肺部肿瘤氩氦冷冻消融操作为例说明操作步骤及注意事项。

(一) 术前准备

1. 手术方案的设计及术前定位　术前行 CT 定位扫描,依据肺 CT 平面图像和三维立体图像显示的肿瘤大小、形态及与周围脏器、组织结构的关系,经全面比较制订合理、完整的手术方案,仔细测算确定冷冻消融针介入瘤体的层面,以及在同一层面或不同层面内介入冷冻消融针的型号、数量和方位,并最终确定冷冻消融针针尖进入瘤体内的位置;如肿瘤较大,可用多针组合排布的冷冻方案。设计原则要求多针组合冷冻所形成的冰球应尽可能将瘤组织包容其内,冰球冷冻范围应大于肿瘤边缘 1cm。同时针对术中、术后可能发生的并发症制订应对措施。

2. 术前用药

（1）肺癌患者多伴有肺不张，气管阻塞，易继发肺部感染，出现咳嗽、咳痰、气急等症状，术前应该给予有效控制。

（2）术前晚间可适量使用镇静催眠类药物，如地西泮等。

（3）全身状况较差，伴有严重贫血、水、电解质紊乱、酸碱失衡及营养不良者，应给予相应纠正，高血压、糖尿病等给予相应的药物治疗，调理控制后择期手术。

（4）术前 30 分钟可给予可待因片 30mg 口服，以减轻术中因麻醉和穿刺引起的咳嗽。

（5）部分紧张或合作差的患者，可给予辅助性用药，如异丙嗪 50mg，哌替啶 100mg 或地西泮 10mg 肌内注射，以满足手术需要。

（二）操作步骤、方法及注意事项

1. 术前查验冷冻消融系统　将冷冻消融针插入装有生理盐水的容器内，启动氩气和氦气系统，观察温度显示和冷冻及复温情况，确认系统运行正常。并仔细检查气瓶内的压力和气体量是否足够完成手术，以及其他所用器械是否完好。

2. 选择体位　根据手术穿刺入路确定患者体位。患者术中所取体位可根据手术需要采用平卧位、侧卧位或俯卧位，所取体位以能满足手术需要为原则，同时应兼顾呼吸管理、监测方便。

3. 穿刺点定位　在预定手术区域粘贴 CT 定位纸或自制塑料栏栅定位器，CT 定位扫描，扫描 CT 层厚为 5mm，将全部具有肿瘤病灶的图像平铺，确定冷冻消融针介入层面，以及在同一层面冷冻消融针的排布数量和间距，确定冷冻消融针规格；确定皮肤穿刺点与肿瘤设计穿刺靶点间的距离，进针角度。全部冷冻消融针设计完毕后，在 CT 光标指引下标记皮肤各穿刺点，即完成 CT 定位设计常规消毒手术野。

穿刺路径规划应遵循以下原则：

（1）与支气管平行进针原则：可以最大程度减少穿刺过程中肺的损伤。穿刺过程中需要根据事先设计的角度进针，可请助手协助判断。

（2）就近原则：在确保安全情况下，穿刺针尽量通过最短路径进入病灶，穿刺路径通过尽可能少的正常组织，避免穿刺过程中对肋间神经、主支气管、心包及肺内大血管等的损伤。

（3）同层原则：穿刺过程中除了要保证在横断位方向的垂直外，也尽量保证在矢状位方向上的垂直，这样在 CT 图像上可以看到在病灶内消融针的整体显影，避免斜行穿刺时由于对针尖位置观察不到位造成的意外损伤。但如果有肋骨遮挡，也需上下给一个角度（往头侧或尾侧）。另外，在穿刺中要尽量克服患者呼吸运动的影响，避免呼吸运动造成的穿刺偏移。

4. 麻醉　麻醉方式的选择应注意安全性、有效性，由于冷冻本身有止痛作用，故多采用局部浸润麻醉，可用 0.5% 利多卡因 10～20ml 于穿刺定位点行局部浸润阻滞麻醉。壁层胸膜应予浸润麻醉，以免穿刺胸膜时患者有疼痛反应。

5. 穿刺　于穿刺点处切开皮肤 0.2～0.3cm，依据术前 CT 定位片所提示的进针方向、进针角度、进针深度，进针点一般选择相应的肋间隙进入并在避开肋间神经、主支气管、心包及肺内大血管的前提下以最短的路径穿刺肿瘤（图 2-1-12A）。

三步穿刺法：将穿刺针穿过皮下组织和肌肉层，直达胸壁，勿过壁层胸膜，再次扫描，调整好角度和方向（图 2-1-12B）。嘱患者憋气后迅速将针穿过胸膜，至胸膜到病灶半途位置（图 2-1-12C），再次扫描确认针尖位置，必要时调整角度和方向。最后按调整好的方向和深度，将穿刺针送到预定位置。再次 CT 扫描，确认穿刺针尖的位置是否正确（图 2-1-12D）。

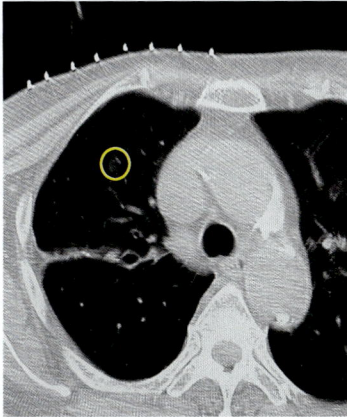

A. 胸部 CT 扫描，确认病灶位置（黄色画圈处），并确定光栅右数第三点为进针点

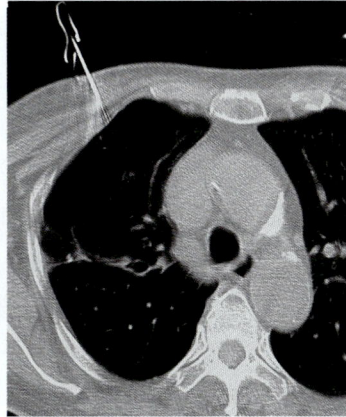

B. 穿刺针达胸膜处，勿穿过肺，CT 扫描确认穿刺针方向和角度

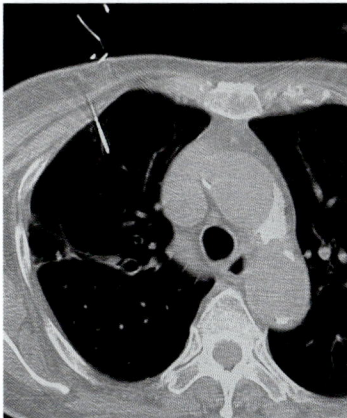

C. 穿刺针穿进肺，针尖距病灶一半处，CT 扫描再确认穿刺针方向和深度

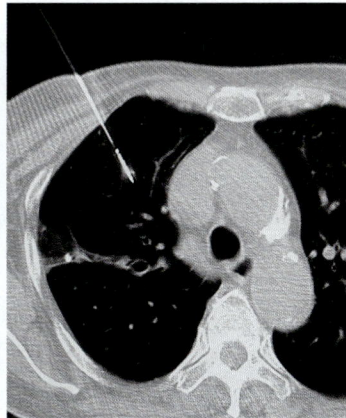

D. 穿刺针进入病灶内，进行消融治疗

图 2-1-12　三步经皮穿刺法

如果术中穿刺定位不准确，伤及肺血管，或术中止血不彻底导致大出血，可引起休克死亡。因此，应加强预防工作，根据 CT 影像，明确肿瘤的三维结构和血管分布，制订精确的治疗计划。治疗过程中，缓慢进刀，尤其是靠近大的血管时，应以毫米为单位进刀，尽可能避免刺伤肺动、静脉及主干分支。

测温探针在一些周围性肺癌经皮穿刺治疗中可不作常规使用，但在一些特殊部分需严格控制冷冻范围、防止重要脏器冻伤时也可以置入测温探针，以利于术中严格监控。其介入方法与冷冻消融针介入方法相同，需在术前 CT 定位确定体表进入点、进入方向、角度及深度。术中穿刺也必须在 CT 导引下实施。测温探针的介入同样需要精确性,否则失去监测意义。测温探针的介入可有效地观察到肿瘤边缘的实时冷冻温度变化,从而可判断术中冷冻范围及效果。一般情况下,肿瘤边缘冷冻温度达到 −40℃以下时,细胞即可发生死亡。故测温探针应监测所界定的重要脏器不会冷冻损伤,有效避免术中、术后并发症的发生。

6. 冷冻消融　快速冷冻开始,屏幕立即显示温度下降的实时动态变化。①如整个冷冻过程仅需一根冷冻消融针,则直接启动低温手术系统冷冻;②如同时需插入多根冷冻消融针,则将已插入的冷冻消融针暂时冷冻固定(STICK),再将所需插入的冷冻消融针按前述方法逐一插入瘤内设计靶位。

完成穿刺后,要仔细检查、校对所插入冷冻消融针的进入深度和角度,确保无误后,同时启动所需的冷冻消融针,以保障多针冷冻的同步性。冷冻 1 分钟后,温度会逐步下降,并在 −175～−130℃区间内保持相对稳定,仅有轻微波动。通常一个冷冻循环的时长设定为 10～15 分钟。停止冷冻后,启动加热氦气系统,复温约 5 分钟,随后重新启动氩气超低温系统,进行第二循环冷冻,冷冻时间与首次循环相同,目的是使肿瘤组织完全被包容在冰球之内,理论上冰球的冷冻范围应超出肿瘤边缘 1cm。在消融过程中,医师需密切观察患者的生命体征及临床反应,同时密切监测消融灶周围组织的变化情况。再次冷冻循环结束后,启动氦气加热系统,当温度上升至 0～20℃,冷冻消融针与冰球之间出现松动时,便可退针。

7. 术中监测　包括血压、脉搏、呼吸、血氧饱和度、体温等生命体征的监测和冷冻冰球大小的监测。

8. 退针　冷冻完成后直接将针拔出。冷冻消融针退出后胸壁残留针道多无明显出血。如有少量渗血,压迫数分钟血止即可。

9. 术后即刻扫描　术后常规行 CT 扫描,可显示肿瘤冷冻组织呈低密度影像改变,并可检查冷冻效果及有无出血、气胸等,以利于术后及时处理。

10. 术后处理

(1) 一级护理,心电监护,测血压、脉搏、呼吸变化。

(2) 观察胸腔引流变化,胸腔引流量多少及有无活动性出血。

(3) 有效抗生素联合使用,防止、控制感染。

(4) 止血剂常规使用 3～5 天,或痰血停止后停用。垂体后叶素 18～36U,常规使用。

(5) 术后 2～3 天,无出血无渗液,肺扩展良好者,可拔除引流管。

(6) 加强呼吸道护理,防止肺部继发感染。

五、疗效和展望

(一) 氩氦冷冻消融在肺癌治疗中的疗效

氩氦冷冻消融作为一种微创的局部治疗方式,其在肺癌治疗中的有效性已被证实。对于早期非小细胞肺癌(non-small cell lung cancer,NSCLC),氩氦冷冻消融是一种有潜在治愈性的可行选择,Moore W 等人进行的一项回顾性研究纳入 45 例接受氩氦冷冻消融治疗的 $T_1N_0M_0$ NSCLC 患者,研究结果显示 1 年总生存率为 89.4%,3 年总生存率为 78.1%,5 年总生存率为 67.8%,5 年肿瘤特异性生存率为 56.6%,5 年无进展生存率为 87.9%。Callstrom

MR 等人进行的多中心前瞻性单臂Ⅱ期研究,纳入 128 例经皮冷冻消融术治疗的肺转移瘤患者,肿瘤直径中位数为(1.0 ± 0.6) cm$(0.2\sim4.5cm)$,接受氩氦消融治疗后 1 年总生存率为 97.6%,2 年总生存率为 86.6%。De Baère T 等进行的前瞻性、多中心、单臂研究,对存在 1～5 个≤3.5cm 转移性肺部肿瘤的患者采取氩氦冷冻消融治疗后进行 5 年随访,研究结果显示患者的 1 年总生存率为 97.5%,3 年总生存率为 63.2%,5 年总生存率为 46.7%。段桦等对晚期 NSCLC 使用氩氦冷冻消融联合化疗的荟萃分析显示,相较于单纯化疗,氩氦刀联合化疗能够提高晚期 NSCLC 的客观缓解率($RR=1.60$,95% CI 1.42～1.80,$P<0.000\ 01$)和疾病控制率($RR=1.19$,95% CI 1.12～1.26,$P<0.000\ 01$),延长生存期($HR=0.50$,95% CI 0.31～0.81,$P=0.005$)和无进展生存期($HR=0.45$,95% CI 0.30～0.67,$P<0.000\ 1$),提高免疫功能($CD4^+$淋巴细胞,MD=5.11,95% CI 3.84～6.38,$P=0.000\ 7$;$CD4^+/CD8^+$,MD=0.30,95% CI 0.14～0.45,$P=0.000\ 2$)。

(二)氩氦冷冻消融在肝癌治疗中的疗效

近年来,氩氦冷冻消融在原发性肝癌治疗领域得到了广泛关注。大量的临床数据已经证明了氩氦冷冻消融对于原发性肝癌的显著疗效。对于早期肝癌患者,冷冻消融术可以作为手术切除的替代治疗方法。研究表明,冷冻消融术治疗早期肝癌的疗效与手术切除相当,但创伤更小,恢复更快。对于中晚期肝癌患者,冷冻消融术可以与其他治疗方法联合应用,如肝动脉化疗栓塞术(TACE)、射频消融术等。联合治疗可以提高治疗效果,延长患者的生存期。

研究显示,对于直径小于 5cm 的肝癌患者,氩氦冷冻消融的应用可以显著提高肿瘤的局部控制率,其风险比(hazard ratio,HR)为 0.3,$P=0.02$。此外,氩氦冷冻消融治疗后肝癌的完全消融率达到了 77.8%～97%。

氩氦冷冻消融在治疗特殊部位的肝癌(如包膜下肝癌或伴有门静脉内癌栓的肝癌)方面,也显示出优势。由于氩氦冷冻消融的消融边界更为明确,使其在治疗高风险部位的肝癌(如毗邻心脏和膈肌的肝癌)方面,更为安全和可控。在一项涉及 1 197 例肝癌患者的大规模回顾性研究中,患者在接受氩氦冷冻消融治疗后,5 年的局部复发率为 24.2%,总生存率为 59.5%。对于转移性肝癌,Pusceddu C 等研究发现,接受氩氦冷冻消融治疗的转移性肝癌患者的肿瘤组织完全坏死率高达 96%。Zhang HX 等对小肝细胞癌患者接受氩氦冷冻消融治疗后的研究显示,年轻组(≤65 岁)的总生存期为(77.6 ± 38.6)个月,年老组(>65 岁)的总生存期为(46.6 ± 28.8)个月。

(三)氩氦冷冻消融在其他癌种治疗中的疗效

1. 局限性前列腺癌　研究显示,氩氦冷冻消融术后局限性前列腺癌 9～70 个月的无复发生存率为 71%～93%,失禁率为 0～3.6%,能够实现良好的癌症控制效果,且具有较好的功能预后。Tan WP 等研究表明,对于局限性前列腺癌患者进行全腺氩氦冷冻消融术治疗后的 10 年生物化学无复发生存率(BRFS)为 84%。

2. 肾癌　Kawaguchi 等对老年肾癌患者分别采用机器人辅助肾部分切除术和氩氦冷冻消融治疗,5 年随访数据显示,二者的无复发生存率和总生存率差异无统计学意义。Ushijima 等研究显示,氩氦冷冻消融治疗肾切除后继发性肾癌的 5 年总生存率为 94.5%。

此外,与手术切除相比,接受冷冻消融的患者住院时间更短,控尿效果更佳。

3. 骨骼肌肉疾病 McMenomy BP 等研究显示,对于局限性转移的骨骼肌肉疾病患者,氩氦冷冻消融可实现局部肿瘤控制和短期完全缓解,1 年和 2 年总生存率分别为 91%(95% *CI* 75%～97%)和 84%(95% *CI* 65%～93%)。总生存期中位数为 47 个月(95% *CI* 26～62 个月)。

4. 软组织肉瘤 李静等研究显示,对于软组织肉瘤,氩氦冷冻消融疗效确切,平均消融率为(75.14±24.33)%,有效率(CR+PR)为 64.70%,疾病控制率(CR+PR+SD)为 82.35%,患者总生存期中位数为 20.7 个月,无进展生存期(progression-fre-survival,PFS)中位数为 15.3 个月。

5. 骨转移瘤 李小青等对骨转移瘤患者采取冷冻消融治疗癌痛,治疗 7 天后疼痛评分较术前显著下降,3 个月的癌痛治疗后临床疗效评价结果显示,氩氦冷冻消融进行癌痛治疗的总有效率为 93.33%。

6. 乳腺癌 Simmons RM 等研究显示,对于<1cm 乳腺癌,冷冻消融治疗的完全消融率可达 100%;1cm 以上乳腺癌进行冷冻消融的完全消融率可达 94.4%。Van De Voort EMF 等通过荟萃分析探讨早期乳腺癌(≤2cm)的消融治疗,研究结果显示氩氦冷冻消融的完全消融率为 85%(95% *CI* 82%～89%)。

此外,氩氦冷冻消融在其他胸腹部肿瘤、头颈部肿瘤、盆腔肿瘤、皮肤癌、神经系统肿瘤等领域也展现出了一定的治疗前景。

(四)未来展望

氩氦冷冻消融技术在原发性和转移性肝癌的治疗中都显示出了显著的疗效和安全性。除了单独使用,还有研究探讨了其与其他治疗方法如肝动脉插管化疗栓塞术(transcatheter arterial chemoembolization,TACE)、放疗、外科手术切除和药物治疗的联合应用。这些联合治疗策略均显示,氩氦冷冻消融技术可以进一步提高治疗效果,扩大治愈患者群体,并最大限度地减少并发症。随着技术的进步和研究的深入,我们预见氩氦冷冻消融在未来将有以下发展趋势。

1. 精准治疗 随着医学成像技术的进步,氩氦冷冻消融的定位和操作将更加精确。这意味着医师能够更好地定位肿瘤并准确控制冷冻范围,从而提高治疗效果并减少对周围正常组织的损伤。

2. 联合治疗 氩氦冷冻消融有望与其他治疗手段,如放疗、化疗、靶向药物治疗和免疫治疗联合(详见第四篇),实现更高的治疗效果。特别是与免疫治疗的联合策略可以进一步激活机体的免疫反应,增强对肿瘤的攻击。

3. 个体化治疗 未来的治疗策略将更加注重个体化,根据患者的具体情况和肿瘤的特性,为每例患者制订个性化的氩氦冷冻消融治疗方案,从而实现最佳的治疗效果。

总之,氩氦冷冻消融技术在未来有望成为肿瘤治疗的重要手段之一,为患者提供更加安全、有效和个性化的治疗选择。无论是单独使用还是与其他治疗方法联合应用,氩氦冷冻消融都为癌症患者提供了一个有效的治疗途径。

(王洪武)

参 考 文 献

［1］MOORE W,TALATI R,BHATTACHARJI P,et. al. Five-year survival after cryoablation of stage Ⅰ non-small cell lung cancer in medically inoperable patients［J］. J Vasc Interv Radiol,2015,26(3):312-319.

［2］CALLSTROM M R,WOODRUM D A,NICHOLS F C,et. al. Multicenter study of metastatic lung tumors targeted by interventional cryoablation evaluation(SOLSTICE)［J］. J Thorac Oncol,2020,15(7):1200-1209.

［3］DE BAÈRE T,WOODRUM D,TSELIKAS L,et. al. The ECLIPSE study:efficacy of cryoablation on metastatic lung tumors with a 5-year follow-up［J］. J Thorac Oncol,2021,16(11):1840-1849.

［4］王洪武,宋华志. 肿瘤超低温冷冻治疗［M］.北京:人民卫生出版社,2010.

［5］于天骅,王洪武,周一欣,等.Endocare 型氩氦冷刀冻结与复温性能的实验研究［J］.航天医学与医学工程,2003,16(1):60-63.

［6］WANG S,ZHANG J. The treatment of inesectable liver tumors by percutaneous targeted Ar-He cryoablation［J］. Int J Modem Cancer Therapy,2000,3(1):16-18.

［7］WU Q,ZHANG J. Clinical evaluation for Argon-Helium targeted ablation therapy for treatment of liver cancer［J］. Int J Modem Cancer Therapy,2002,5(1):45-48.

［8］ZHANG J. A new challenge on clinical oncology:the interventional therapy［J］. Int J Modem Cancer Therapy,2001,4(1):45-50.

［9］YANG Y M,ZHANG Y F,WU Y M,et al. Efficacy and safety of percutaneous Argon-Helium Cryoablation for hepatocellular carcinoma abutting the diaphragm［J］. J Vasc Interv Radiol,2020,31(3):393-400.

［10］ZARGAR H,ATWELL T D,CADEDDU J A,et al. Cryoablation for small renal masses:selection criteria,complications,and functional and oncologic results［J］. European Urology,2016,69(1):116-128.

［11］WANG C,WANG H,YANG W,et al. Multicenter randomized controlled trial of percutaneous cryoablation versus radiofrequency ablation in hepatocellular carcinoma［J］. Hepatology,2015,61(5):1579-1590.

［12］EI S,HIBI T,TANABE M,et al. Cryoablation provides superior local control of primary hepatocellular carcinomas of >2cm compared with radiofrequency ablation and microwave coagulation therapy:an underestimated tool in the toolbox［J］. Ann Surg Oncol,2015,22(4):1294-1300.

［13］WANG F,MA J,WU L,et al. Percutaneous cryoablation of subcapsular hepatocellular carcinoma:a retrospective study of 57 cases［J］. Diagn Interv Radiol,2020,26(1):34-39.

［14］GORDAN J D,KENNEDY E B,ABOU-ALFA G K,et al. Systemic therapy for advanced hepatocellular carcinoma:ASCO guideline［J］. J Clin Oncol,2020,38(36):4317-4345.

［15］FACCIORUSSO A,MASO M D,MUSCATIELLO N. Drug-eluting beads versus conventional chemoembolization for the treatment of unresectable hepatocellular carcinoma:a meta-analysis［J］. Dig Liver Dis,2016,48(6):571-577.

［16］KALRA N,GUPTA P,JUGPAL T,et al. Percutaneous cryoablation of liver tumors:initial experience from a tertiary care center in India［J］. J Clin Exp Hepatol,2021,11(3):305-311.

［17］KIM G M,WON J Y,KIM M D,et al. Cryoablation of hepatocellular carcinoma with high-risk for percutaneous ablation:safety and efficacy［J］. Cardiovasc Intervent Radiol,2016,39(10):1447-1454.

［18］CHEN L,REN Y Q,SUN T,et al. The efficacy of radiofrequency ablation versus cryoablation in the treatment of single hepatocellular carcinoma:a population-based study［J］. Cancer Med,2021,10(11):3715-3725.

［19］RONG G H,BAI W L,DONG Z,et al. Longterm outcomes of percutaneous cryoablation for patients with hepatocellular carcinoma within Milan criteria［J］. PLoS One,2015,10(4):e0123065.

［20］PUSCEDDU C,MASCIA L,NINNIRI C,et al. The increasing role of CT-guided cryoablation for the treatment of liver cancer：a single-center report［J］. Cancers（Basel），2022，14（12）：3018.

［21］ZHANG H X，XU M Y，SHAO J S，et al. Age independent survival benefit for patients with small hepatocellular carcinoma undergoing percutaneous cryoablation：a propensity scores matching study［J］. Front Oncol，2023，13：1072054.

［22］SUN Y D，ZHANG H，XU H R，et al. Combination therapy：meta-analysis of the effects of TACE and cryoablation on hepatocellular carcinoma［J］. Medicine（Baltimore），2019，98（49）：e18030.

［23］WANG H G，LITTRUP P J，Duan Y Y，et al.Thoracic masses treated with percutaneous cryotherapy：initial experience with more than 200 procedures［J］.Radiology，2005，235：289-298.

［24］罗凌飞，王洪武，马洪明，等. 靶动脉栓塞化疗联合氩氦刀等微创技术治疗：原发性非小细胞肺癌 139 例分析［J］. 中国肺癌杂志，2010，13（1）：60-63.

［25］段桦，胡凯文，王剑锋，等. 晚期非小细胞肺癌氩氦刀冷冻消融联合化疗疗效和安全性 Meta 分析［J］. 中华肿瘤防治杂志，2020，27（3）：230239.

［26］胡效坤，张福君，肖越勇.CT 介入治疗学［M］. 3 版. 北京：人民卫生出版社，2020.

［27］柳明，刘超，李成利，等. 影像引导肝癌的冷冻消融治疗专家共识(2020 版)［J］. 中国医刊，2020，55（5）：489-492.

［28］肖越勇，田锦林. 氩氦刀肿瘤消融治疗技术［M］. 北京：人民军医出版社，2010.

［29］徐克成，牛立志. 肿瘤冷冻治疗学［M］. 上海：上海科技教育出版社，2007.

［30］张啸波，肖越勇，张肖，等. 针道封堵技术预防 CT 引导下经皮穿刺肺结节射频消融同步活检出血［J］. 中国介入影像与治疗学，2021，18（1）：13-17.

［31］张晶，张肖，张啸波，等. CT 引导下多种微创技术联合治疗肺癌［J］. 中国介入影像与治疗学，2019，16（4）：195-198.

［32］王洪武，张燕群，罗晶，等.CT 引导下经皮穿刺氩氦靶向治疗肺癌的临床应用［J］. 中华结核和呼吸杂志，2004，27（5）：311-313.

［33］魏颖恬，肖越勇. 影像学引导肺癌冷冻消融治疗专家共识 2018 版［J］. 中国介入影像与治疗学，2018，15（5）：259-263.

［34］陈敏山. 中国肿瘤整合诊治指南 - 肝癌（2022 精简版）［J］. 中国肿瘤临床，2022，49（17）：865-873.

［35］国家卫生健康委办公厅. 原发性肝癌诊疗指南（2022 年版）［J］. 中华外科杂志，2022，60（4）：273-309.

［36］格桑罗布. 冷冻消融治疗肝细胞癌的研究进展［J］. 临床放射学杂志，2021，40（2）：397-400.

［37］黄琼，林达生，韩春全. 消融术治疗肝细胞癌临床价值 Meta 分析［J］. 中华肿瘤防治杂志，2022，29（18）：1346-1353.

［38］曹飞，范卫君. 大肝癌的消融治疗［J］. 临床肝胆病杂志，2021，37（3）：501-505.

［39］张立宽，张强，郝延璋. 肝癌物理消融的治疗进展［J］. 中国医药科学，2021，11（16）：50-54.

［40］段桦，王丹，连岩岩，等. 冷冻消融免疫效应的研究进展［J］. 中国肿瘤临床杂志，2020，47（18）：949-954.

［41］王洪武，段蕴铀，杨平地，等. 树突状细胞诱导肺癌细胞凋亡的研究［J］. 中华结核和呼吸杂志，2003，26（12）：801-802.

［42］李静，刁立岩，祝宝让，等. CT 引导下冷冻消融治疗软组织肉瘤的远期疗效及影响因素分析［J］. 军事医学，2018，42（12）：955-960.

［43］李小青，吴德南，谢燕平，等. CT 引导下氩氦刀冷冻治疗骨转移瘤的临床疗效［J］. 中国现代医生，2022，60（14）：69-73.

［44］SIMMONS R M，BALLMAN K V，COX C，et al. A phase Ⅱ trial exploring the success of cryoablation therapy in the treatment of invasive breast carcinoma：results from ACOSOG（Alliance）Z1072［J］. Ann Surg Oncol，2016，23（8）：2438-2445.

［45］VAN DE VOORT E M F，STRUIK G M，BIRNIE E，et al. Thermal ablation as an alternative for surgical resection of small（≤ 2 cm）breast cancers：a meta-analysis［J］. Clin Breast Cancer，2021，21（6）：e715-e730.

［46］USHIJIMA Y，ASAYAMA Y，NISHIE A，et al. Cryoablation for secondary renal cell carcinoma after surgical nephrectomy［J］. Cardiovasc Intervent Radiol，2021，44（3）：414-420.

［47］KAWAGUCHI S，IZUMI K，NAITO R，et al. Comparison of clinical outcomes between robot-assisted partial nephrectomy and cryoablation in elderly patients with renal cancer［J］.Cancers（Basel），2022，14（23）：5843.

［48］SIVARAMAN A，BARRET E. Focal therapy for prostate cancer：an "À la Carte" approach［J］. Eur Urol，2016，69（6）：973-975.

［49］NGUYEN H D，ALLEN B J，POW-SANG J M，et al. Focal cryotherapy in the treatment of localized prostate cancer［J］. Cancer Control，2013，20（3）：177-180.

［50］TAY K J，POLASCIK T J. Focal cryotherapy for localized prostate cancer［J］. Arch Esp Urol，2016，69（6）：317-326.

［51］WARD J F，JONES J S. Focal cryotherapy for localized prostate cancer：a report from the national Cryo On-Line Database（COLD）Registry［J］. BJU Int，2012，109（11）：1648-1654.

［52］BABAIAN R J，DONNELLY B，BAHN D，et al. Best practice statement on cryosurgery for the treatment of localized prostate cancer［J］. J Urol，2008，180（5）：1993-2004.

［53］TAN W P，KOTAMARTI S，CHEN E，et al. Oncological and functional outcomes of men undergoing primary whole gland cryoablation of the prostate：a 20-year experience［J］. Cancer，2022，128（21）：3824-3830.

［54］TILLU N D，KULKARNI J N. Long-term comparative outcome analysis of a robot-assisted laparoscopic prostatectomy with retropubic radical prostatectomy by a single surgeon［J］. J Robot Surg，2023，17（2）：677-685.

［55］董梅. 靶向冷冻消融术治疗局限性前列腺癌日间手术模式的应用［J］. 华西医学，2020，35（2）：161-164.

［56］朱寅杰，潘家骅，王艳青，等. 影像联合穿刺病理指导下靶向冷冻消融治疗局限性前列腺癌的临床应用［J］. 中华泌尿外科杂志，2017，38（6）：457-460.

第二章 液氮-热蒸气冷冻治疗系统

一、概述

应用低温介质治疗肿瘤经过了漫长的探索过程。1845 年英国医师 James Arnott 采用 –24℃ 的冰生理盐水治疗溃疡性肿瘤，开创了近代冷冻治疗。1907 年开始使用 –70℃ 的干冰（固态 CO_2）治疗皮肤和浅表组织肿瘤。1950 年起液氮（–196℃）取代干冰成为主要的冷媒，被直接注入各种肿瘤内部进行治疗。

现代冷冻治疗起源于美国神经外科医师 Irving S.Cooper 和工程师 Arnold Lee 的合作，他们发明了新型针状液氮冷冻器，用来冷冻脑组织。1961 年 Irving S.Cooper 开始用液氮作为冷媒治疗中枢神经系统恶性肿瘤，它需要较粗的探针在术中直视下行肿瘤冷冻治疗。此后冷冻消融又成功用于治疗肝脏原发和继发恶性肿瘤。1968 年，超低温冷冻手术用于前列腺癌的治疗。自此使用液氮作为冷媒的冷冻设备被应用于治疗各种肿瘤。此时期的冷媒主要是液氮，多用于皮肤表浅部位的肿瘤和开放性手术过程中。

1973 年 5 月，我国复旦大学附属肿瘤医院开始应用液氮在开胸直视下冷冻肺癌，但仅能冷冻邻近肺边缘的表浅肿瘤，对深部或较大的肿瘤冷冻疗效不理想，目前已较少应用。因液氮冷冻缺乏精准性、疗效亦不够理想，再加上使用不方便，使得液氮冷冻治疗难以广泛使用。

20 世纪 70 年代中期，一种可弯曲的导管式液氮冷冻机问世，靶区定位较前进步，但仍不能精确控制温度和冷冻区的大小。英国 LCS 型液氮冷冻机的出现代表了 20 世纪 80 年代冷冻治疗技术的水平。

20 世纪 80 年代中期，美国公司和德国公司相继生产了一种新型的插入式液氮低温冷冻设备，使液氮冷冻技术又有了较大的发展。但 2002 年 5 月，美国公司被收购，使液氮冷冻技术又陷入困境。

1999 年，中国科学院理化技术研究所刘静教授首次提出集深低温冷冻和高强度加热于一体的复合式冷热消融治疗模式和技术解决方案，于 2002 年研发出以液氮为冷工质、乙醇为热工质的国际原创产品复合式冷热消融系统——康博刀，并于 2003 年开始在国际上公开发表复合式冷热消融系列研究成果。研发团队早期联合王洪武、胡凯文、李泉旺、冯华松、杨武威、安永辉、杨永平等国内肿瘤治疗专家，在机理研究、动物实验、临床试验方面开展了深入的合作，并经过近 20 年的多次升级迭代，于 2017 年通过国家食品药品监督管理总局创新医疗器械特别审批程序获得康博刀的注册证，打破了肿瘤冷冻消融长期依赖于进口的局面。产品推出上市后,朱旭、邹英华、邢文阁、高嵩、牛立志、范卫君、孟志强、王鹏、翟博、杨正强、钱祝银等大批专家相继投入参与了复合式冷热消融技术治疗各种实体肿瘤的系列临床研究和应用,推动了康博刀的规模化临床应用。

2022 年 5 月第三代康博刀(图 2-2-1)在国内上市,设备性能进一步提升,在保证治疗区消融效率和非治疗区绝热效果的前提下,消融针直径减小到 1.7mm,实现了液氮微创消融技术的重大突破。康博刀既集成了传统单纯冷冻消融的安全无痛优势,又集成了高温消融防止出血和种植转移的优点,可靶向给予靶病灶组织近 300℃的热应力杀伤,展现出显著的疗效优势,已广泛应用于实体肿瘤的消融治疗。

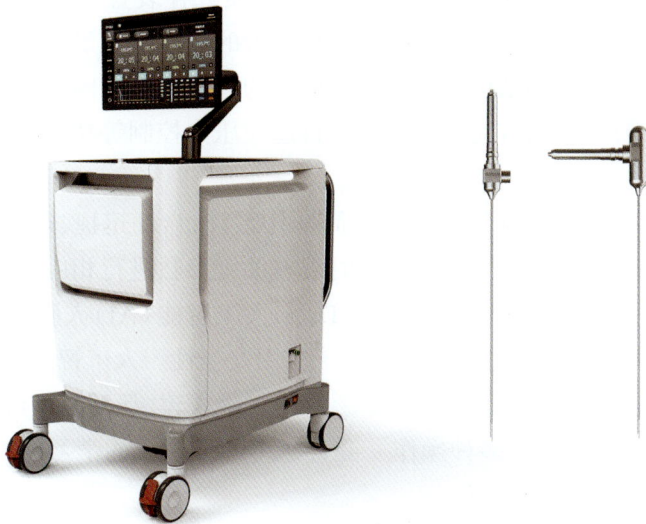

图 2-2-1 复合式冷热消融系统(第三代康博刀)

目前用于临床的冷冻方法大致有 5 种。①接触冷冻:冷冻头置于肿瘤表面轻轻加压冷冻;②插入冷冻:将冷冻治疗针插入肿瘤内,以达较深部位肿瘤的治疗;③漏斗灌入:如将液氮通过漏斗灌入癌腔;④直接喷洒:将液氮直接喷在病变区,适用于表面积大而高低不平的弥散性浅表肿瘤;⑤浸蘸法:选用相应大小的消毒棉签,浸足液氮,即直接接触病灶,治疗浅表血管瘤、乳头状瘤、白斑、疣等。

液氮冷冻治疗除用于皮肤、头颈、直肠、宫颈、膀胱和前列腺等浅表或易于直接接触部位的肿瘤外,借助新研发的临床设备也广泛应用于肺癌、肝癌、肾癌、胰腺癌等内脏肿瘤。使用液氮作为冷媒的冷冻治疗,最显著特点是能在实体肿瘤病灶的目标区域内快速达到极低温(-196℃),CT 影像下可见边界明确、范围可预测的冷冻坏死区。冷冻治疗的操作比较安全、简便而无疼痛,禁忌证少,无出血或很少出血;冷冻后组织反应较轻,修复快,瘢痕愈合良好,创面无须植皮,很少遗留功能障碍。靠近肿瘤冷冻区的大血管解冻后常无明显影响,而对于肿瘤冷冻区的神经则较为敏感,应避免出现永久性神经麻痹损伤。对于浅表肿瘤,冷冻治疗不仅能消灭瘤体而且能最大程度地保持组织外形和器官功能。对于不能实施手术的部位,或放疗、手术和药物治疗均告失败的恶性肿瘤,冷冻可作为首选疗法。对于复发性癌,冷冻治疗可作为综合治疗方法之一,能改善症状和减轻患者的痛苦。

冷冻治疗属局部治疗,有其一定的局限性,对肿瘤的治疗仅是局部而不是区域性(包括淋巴系统在内)消灭肿瘤。冷冻对某些恶性肿瘤的破坏能力尚待证实,但是随着冷冻治疗设备与技术的不断改进与完善,冷冻治疗作为一门具有许多独特性能的外科技术,在肿瘤治疗中将有其广阔的发展前景。

二、新一代液氮冷冻治疗系统——复合式冷热消融系统

(一)系统构成

由主机、软件、消融针等组成。

1. **主机** 系统主机为一体化设计,包括冷热工质贮存装置与控制模块、系统控制与参数监视器、人工智能交互系统等。冷热工质贮存装置的装载量充足,可以满足连续多台高能耗手术的需求,采用多层绝热结构设计实现了极低的漏热损失及内部消耗;先进的工质控制模块支持工质一键灌注、灌满自动停止及术中自适应压力控制等功能,大幅度提升工质平稳供给和手术续航能力。

2. **软件** 主机装载了直觉式人性化极简操作系统,启动迅捷、运行稳定,通过360°可视的万向轴触摸屏来对系统下达指令,可实时观看关键参数进行相应操作,帮助医师实时监测手术参数、管理手术数据。射频识别(RFID)和人工智能(AI)人脸识别的用户权限控制系统,可避免产品非授权使用,进一步提升系统应用安全性。人工智能手术规划系统是适应未来多场景医疗需求的得力助手,基于CT影像的三维重建,帮助制订可靠的手术穿刺实施路径,并提供可靠的量化信息,多种操作一键直达可降低手术的学习成本与操作难度,快速拓展不同肿瘤微创治疗的能力边界。

3. **消融针** 消融针与复合式冷热消融系统配合使用,两种不同工质在同一根消融针内分时流动,实现单针冷热双效,达到复合式冷热消融的目的。治疗时,将消融针插入待消融的病变部位,消融针布针方式视肿瘤组织位置及大小具体确定,必要时可同时采用多支消融针。消融针包括治疗区、针管、手柄三个部分。治疗区为工质与病变组织交换冷热能量的部分,其内部采用多个精细结构强化工质对外换热,以实现对病灶部分的迅速冷冻及加热。针管为多层结构,通过小空间静态真空长期保持技术瓶颈的突破,在低至0.1mm的间隙内实现液氮温度−196℃到组织温度37℃高达233℃的巨大温差的绝热,由于真空夹层的绝热保护作用,避免了针管附近的正常组织冻伤或烫伤。消融针包含多种手柄形状、针管长度、针头直径、针头长度,适用于不同位置、大小的肿瘤治疗,医师可根据病灶情况,选择合适规格和数量的消融针,通过合理的布针,对肿瘤进行精准适形化治疗。

4. **组织测温针** 主要用于消融过程中实时监测组织温度,减少治疗不足或过度治疗损伤周围重要脏器的风险。组织测温针有不同针管长度、不同针头直径和不同测温点数(单点、多点),以满足更精细的消融需求,尤其适用于存在解剖学危险毗邻关系的靶病灶。测温针与设备连接采取快速连接方式,操作便捷。

(二)复合冷热消融治疗原理

复合式冷热消融系统在肿瘤消融治疗时按照冷冻-加热的循环进行冷热能量的输出产生相应的生物学效应(图2-2-2),最低温度低至−196℃,远低于肿瘤细胞低温致死温

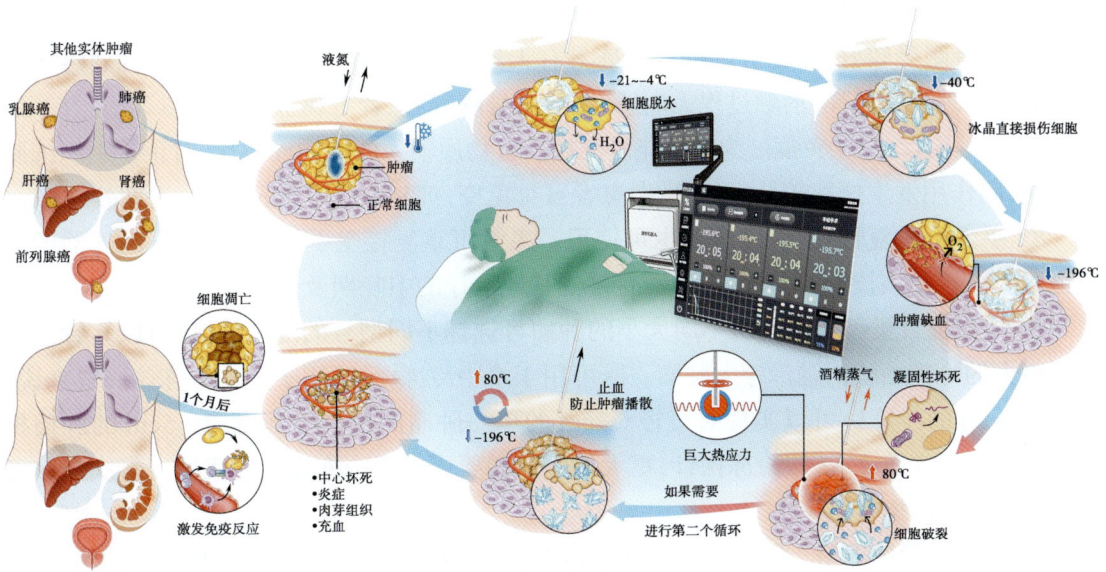

图 2-2-2 复合式冷热消融治疗原理示意图

度 –40℃,最高温度可以达到 80℃以上,远高于组织细胞不可逆杀伤的 60℃。冷冻时,液氮输送到达消融针治疗区,在该处通过治疗区管壁迅速从肿瘤组织吸收大量热量,从而造成肿瘤组织冻结。在肿瘤组织冻结过程中,细胞间质和细胞质的浓度变化会对细胞造成化学损伤;细胞内外会形成大量冰晶对细胞膜和细胞器造成机械破坏;毛细血管冻结栓塞会导致细胞缺血死亡;亚致死区的冷冻会加速细胞凋亡。加热时,无水乙醇热蒸气输送到达消融针治疗区,在该处通过治疗区管壁迅速向肿瘤组织释放大量热量,从而造成肿瘤组织升温。前期被深度低温冻结的肿瘤组织在加热之后,就会迅速产生剧烈的热应力变化,强化肿瘤细胞的机械损伤。高温加热可导致细胞内化学成分变化、相变温度升高、热容变低,再次冷冻过程中组织更容易结冰,从而造成更强的机械性损伤。

(三)复合式冷热消融系统(康博刀)治疗肿瘤的优点

1. 集成多重优势,规避传统劣势 除集成了传统单一冷、热消融的优势外,有效避免了传统单一冷冻的针道出血、肿瘤细胞转移风险较高的问题,也减少了热消融痛感高、热场不稳定、组织碳化空洞等问题。

2. 消融范围更大、热应杀伤能力变强 相变技术可以提供更高效率的热转换,同样针径、治疗区和时间条件下,提供更大的冷冻消融范围;近 300℃温差能够在组织内形成巨大的热应力,强化肿瘤细胞的损毁。

3. 高效经济的冷热工质 工质液氮极易获取、成本经济,且实际冷冻效果理想,无水乙醇的实际加热效果优于其他方式。

4. 即开即用并可随时切换 相比部分节流技术而言,康博刀系统的液氮工作不需要提前对系统进行长达数小时的预冷,即开即用;且在冷冻、加热模式之间可以一键切换,不需要给予组织等待解冻的时间。

5. 消融边界清晰精准可视 在床旁超声、CT 等影像下可清晰观察到冰球边界,有助于对重要毗邻脏器的保护。

6. 患者耐受较好,无全身麻醉 冷冻具有天然止痛的治疗优势,对于伴有剧烈疼痛的患者通常是理想的选择,消融过程无痛感,无须全身麻醉,患者主观感受较好。

7. 物理治疗,强化免疫 为只有能量交换没有物质输入的纯物理治疗,对正常组织细胞无毒性,副作用发生概率较低;可以激发患者自身免疫,抑制肿瘤生长及复发,远期效果好。

8. 手术可重复性强,特殊患者也可使用 患者可重复接受手术,安装心脏起搏器的患者也可安全接受该技术,尤其适用于不能接受其他治疗的中晚期及老年肿瘤患者。

9. 冷冻探针类型齐全 对不同大小的肿瘤可选择不同型号的冷冻针,也可以多针组合获得更大的冷冻面积消融治疗大肿瘤。既可用于术中冷冻,又可用于经皮冷冻。一般来说,一根 2.6mm 的冷冻针可以实现对直径≤2cm 的单一肿瘤的根治性消融,2~5cm 的肿瘤根据瘤灶形状至少放 2~3 根冷冻探针,更大的肿瘤需要更多的冷冻探针。康博刀每次最多可以连接 4 个冷冻探针。

10. 冷冻-解冻周期 标准冷冻时间为 15 分钟,每次冷冻后应有一个同样完全的解冻期。一般需要两次以上的冷冻才能取得完全的冷冻效果。根治性冷冻范围应超过瘤体边缘 1cm。

三、适应证

冷冻治疗没有绝对的禁忌证,有安全穿刺通道的良、恶性实体肿瘤均属于适应证。①呼吸系统:原发性肺癌、肺部转移性肿瘤、纵隔肿瘤、胸膜原发或转移性肿瘤;②泌尿系统:前列腺肿瘤、肾脏肿瘤、肾上腺原发或转移性肿瘤;③消化系统:原发性和转移性肝癌、肝癌经动脉肿瘤栓塞术(TAE)/肝动脉插管化疗栓塞术(TACE)术后的残留病灶、肝脏各种良性肿瘤;④皮肤及软组织:皮肤肿瘤、血管瘤、肌纤维瘤、横纹肌肉瘤等;⑤骨骼系统:原发或转移性骨肿瘤;⑥神经系统:各种神经源性肿瘤;⑦生殖系统与乳腺会阴部肿瘤:子宫颈癌、卵巢癌、阴茎癌、乳腺肿瘤;⑧其他:甲状腺肿瘤、腹膜后肿瘤、脂肪(肉)瘤、乳腺癌以及外科术后复发的肿瘤。

四、技术操作

(一)患者体位选择

冷冻消融一般采用局部麻醉的方式,选择合适的体位对手术的顺利进行非常重要,应根据病变部位采取不同的体位,如仰卧位或俯卧位,必要时也可采取侧卧位,此时可应用人体定位袋辅助固定患者体位。在选择好合适体位后,最短距离穿刺是病灶穿刺的基本原则,合适的体位能够使手术过程更加稳定、流畅,因此尽可能采用舒适体位。

(二)确定穿刺方案

1. 根据术前近期的影像学资料初步确定皮肤穿刺点。

2. 预穿刺点皮肤放置金属标记,CT 扫描后调整和确定实际穿刺点位置。

3. 穿刺路径遵循最短距离原则,肺癌穿刺避开肋骨、大血管、叶间裂、肺大疱等,肝癌穿刺应避开肝内大血管、胆囊、囊肿等重要组织结构,肿瘤病灶距离皮肤较近时应根据冷冻针功率评估冰球大小,防止皮肤冻伤。

4. 可行 CT 三维重建,获得穿刺平面并测量穿刺深度、角度。

5. 根据病灶大小和几何形状计算使用冷冻针的数量。

（三）局部消毒与麻醉

1. 穿刺点位置皮肤消毒、铺巾。

2. 穿刺点处 1% 利多卡因 5～15ml 局部浸润麻醉，从皮内到皮下，直至病灶外组织间隙。

3. 可采用局麻联合静脉镇静镇痛；也可在麻醉科配合下采用全身麻醉或硬膜外麻醉。

（四）穿刺

1. 20～22G 千叶针可作为引导针先行穿刺。

2. 穿刺前需先行皮肤切开，切口长约 2～3mm。

3. 穿刺应避开重要组织器官，穿刺过程应由浅入深、分步进针、力求精准，尽量减少穿刺次数以降低穿刺风险。

4. 冷冻针尖应穿刺到病灶远端位置，如果病灶较大应采用多针联合方式，每根冷冻针都应制订合理的穿刺路径。

（五）消融治疗

1. 所有冷冻针穿刺到达病灶靶区后行 CT 扫描确认位置正确后方可进行消融治疗。

2. 冷冻过程每 5～10 分钟 CT 扫描一次病灶位置，根据冰球大小和对周围组织器官的影响调整冷冻针的功率，冷冻时间一般为 15 分钟，复温后再次冷冻 15 分钟，冰球覆盖肿瘤病灶后结束。功率与治疗时间需依病灶大小和设备性能而定。

（六）撤针

冷冻消融治疗结束，局部复温后一次性撤出冷冻针，根据情况进行针道填塞止血。

（七）术后即刻 CT 扫描

冷冻针拔出后，即刻进行 CT 扫描，初步评估有无需要即刻处理的并发症，如气胸、出血等，也可对冷冻治疗后疗效进行初步评估。

五、注意事项

（一）术前准备

1. **常规检查**　患者需在 2 周内接受血尿便常规、肝肾功能、凝血功能、肿瘤标志物、血型检查和感染筛查。

2. **功能检查**　心电图、超声心动图及肺功能等检查。

3. **影像检查**　患者需在 2 周内行目标靶区器官增强 CT 检查，明确目标病灶位置、大小、数目、形状，与重要组织器官的位置关系，指导进针路径，也可行 PET/CT 检查或全身骨扫描、头部 CT/MRI 检查，除外转移。

4. **病理检查**　有明确病理诊断。

（二）手术室配备与急救物品准备

1. **手术治疗室配备**　吸氧、吸痰装置，心电监护仪，除颤仪，备有喉镜、简易呼吸器、胸腔闭式引流包等；全身麻醉需配备呼吸机及相关设备。

2. **急救药品准备**　麻醉、镇静、镇痛、止吐、止血等药物。

（三）患者准备

1. 患者及家属（被委托人）签署手术知情同意书。

2. 局部麻醉前 4 小时禁饮食，全身麻醉前 12 小时禁食、前 4 小时禁水。

3. 建立静脉通道，老年人可考虑术前插导尿管。

4. 术前可酌情使用镇静药及抗胆碱药。

（四）术中处理

1. **疼痛** 对症使用镇痛药（吗啡、哌替啶等）。

2. **咳嗽** 对症使用口服或含服镇咳药（复方桔梗片、可待因等），还可予以镇静处理。如肺癌治疗中咳嗽严重需停止治疗。

3. **咯血** 静脉使用止血药。

4. **心动过速或过缓** 治疗中出现心率过快可给予 β 受体阻滞剂，如美托洛尔等；心率减慢明显时可给予抗胆碱药，如阿托品，但如患者存在青光眼或前列腺肥大则禁用，可应用肾上腺素。必要时须停止治疗并给予药物处理。

5. **皮肤冻伤** 应提前进行皮肤保温处理（可用充满温水的手套保护皮肤）。

（五）术后处理

1. 吸氧、心电监护。

2. 有出血倾向时预防性应用止血药，必要时应用抗生素。

3. 术后 24 小时内对治疗部位进行 CT 扫描或超声检查，除外气胸、出血等并发症。

六、疗效判定与随访

1. **一般性评价** 包括症状、体征的改善，特异性肿瘤标志物变化，有无治疗相关并发症，体力状况评分［卡诺夫斯凯计分（KPS）或美国东部肿瘤协作组（Eastern Cooperative Oncology Group，ECOG）体力状况分级］的变化等。

2. **影像学评价** 冷冻消融治疗是对肿瘤病灶的原位灭活，消融后病灶丧失活性，但肿瘤轮廓尚存，其表现为增强 CT/增强 MRI 上动脉期无强化，其体积会随时间延长而缩小。2010 年 Lencioni 等提出修改版实体瘤疗效评价标准（mRECIST 标准）适用于肿瘤冷冻消融治疗后的疗效评估。该标准提出了活性肿瘤（viable tumor）的概念，即肿瘤组织在影像学上表现出动脉期强化的特点。该标准将疗效评估分成以下 4 种情况。①完全有效（complete response，CR）：所有靶肿瘤治疗后于增强 CT/MRI 动脉期无强化；②部分有效（partial response，PR）：存活肿瘤（增强 CT/MRI 动脉期强化）的直径总和至少减少 30%，以肿瘤直径的基线总和作为参照；③疾病稳定（stable disease，SD）：指既不符合 PD 又不符合 SD 的任何情况；④疾病进展（progressive disease，PD）：存活肿瘤（增强 CT/MRI 动脉期强化）的直径总和至少增加 20%，以治疗开始时肿瘤最小直径的基线总和作为参照。

3. **生存期评价** 采用生存期（survival）、肿瘤复发时间（time to recurrence）、肿瘤进展时间（time to progression）等指标对患者定期随访，采用 Kaplan-Meier 法计算生存期。

4. **随访** 一般术后 1 个月行首次影像学、肿瘤标志物及其他相关项目复查，此后第 3、6、9 和 12 个月各复查一次，以后每 3~6 个月复查一次。

七、临床应用举例

例 1　患者男,72 岁。肺腺癌Ⅳ期,基因检测无突变。

术前讨论:①患者一般状况欠佳,ECOG 评分 3 级;②合并高血压 3 级,考虑无法耐受化疗,术前检查无禁忌证,可以采用冷冻消融治疗;③病灶位于左上肺近胸壁处,与血管关系密切,体位采用仰卧位单针消融,穿刺应注意避免穿刺到血管,并注意冷冻对胸膜胸壁的影响(图 2-2-3)。

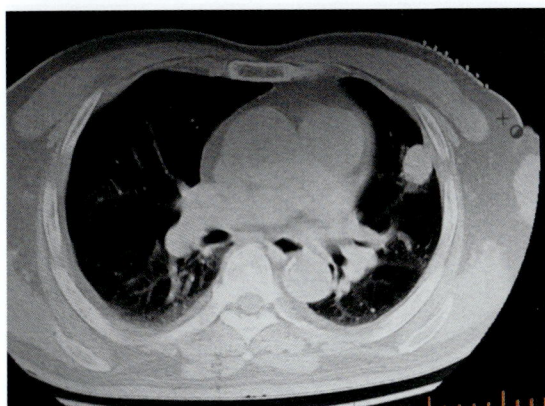

A. 术前皮肤定位扫描

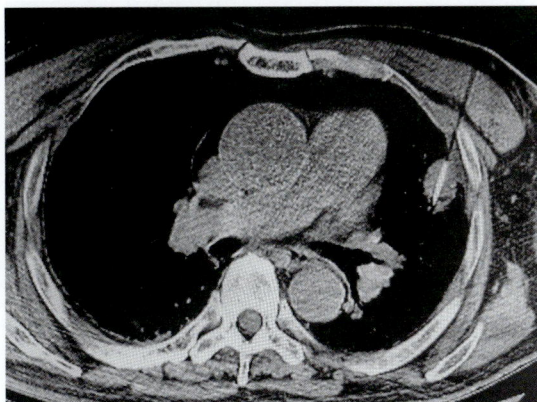

B. 术中单针冷冻扫描

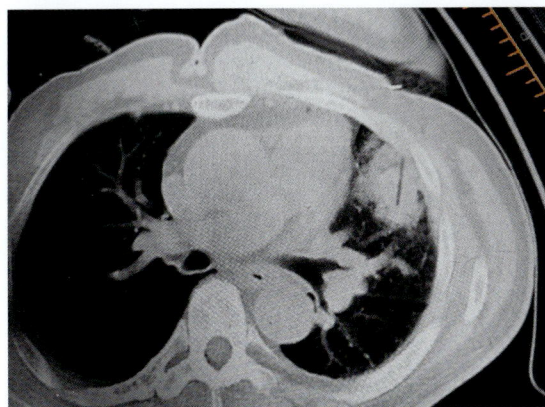

C. 冷冻结束后拔针扫描

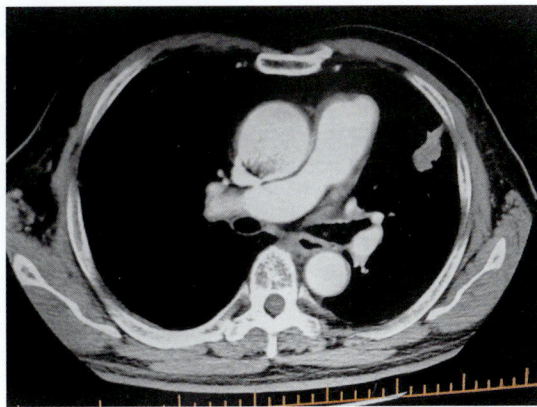

D. 术后 1 个月 CT 扫描

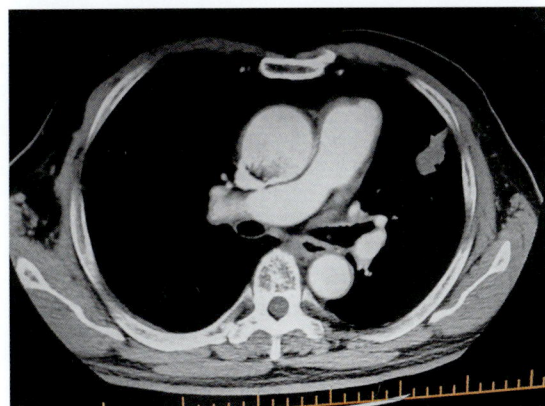

E. 术后 2 年 CT 扫描

图 2-2-3　肺腺癌冷冻消融治疗

例2　患者男，81岁。发现肺癌6个月，因脑梗、高血压、冠心病支架术后，以及冠脉搭桥术后，评估无法进行手术及放化疗。

术前讨论：①患者ECOG评分3级；②合并多种老年性疾病，术前检查无禁忌证；③病灶位于左下肺后基底段，病灶周围血管丰富，为避免穿刺中及穿刺后出血，先行数字减影血管造影（DSA）下局部血管栓塞，栓塞后再采用冷冻消融治疗。体位采用俯卧位单针消融，穿刺针应注意保持与心包的安全距离。下肺活动度较大，术前给予充分镇咳（图2-2-4、图2-2-5）。

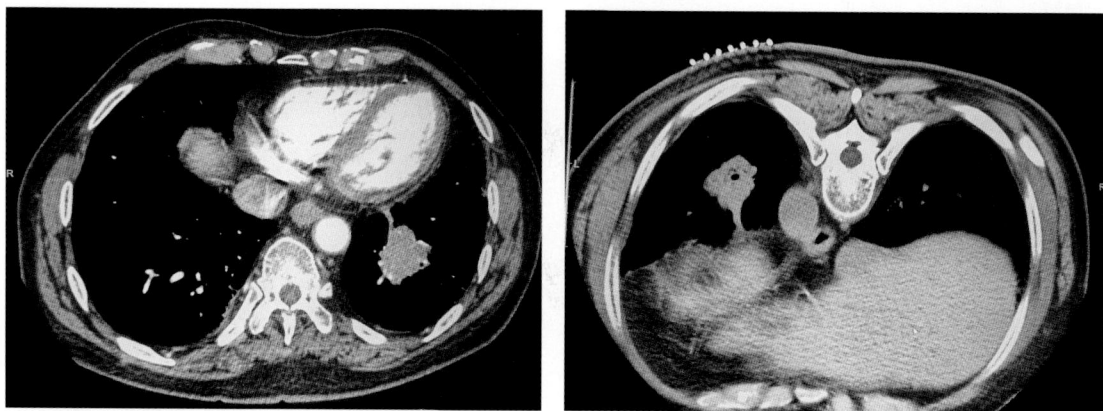

图2-2-4　术前增强CT皮肤定位

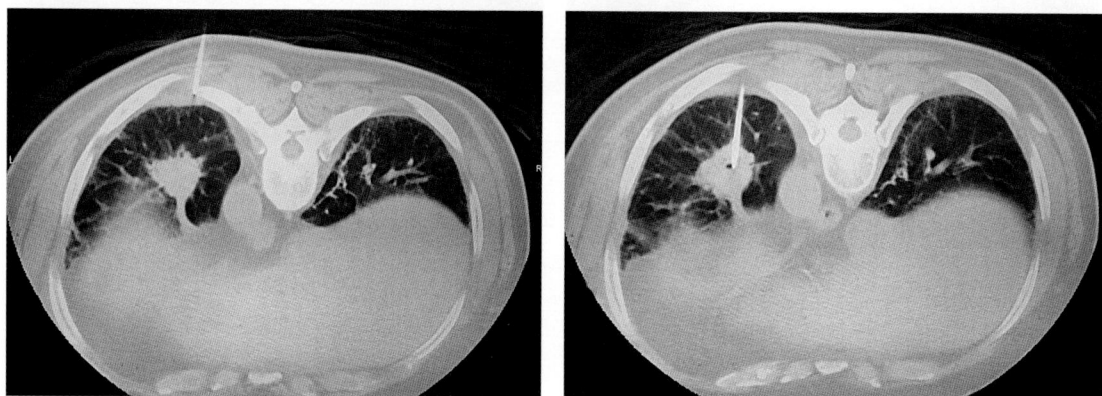

A. 第一步进针　　　　　　　　　　　　　　　　B. 第二步进针

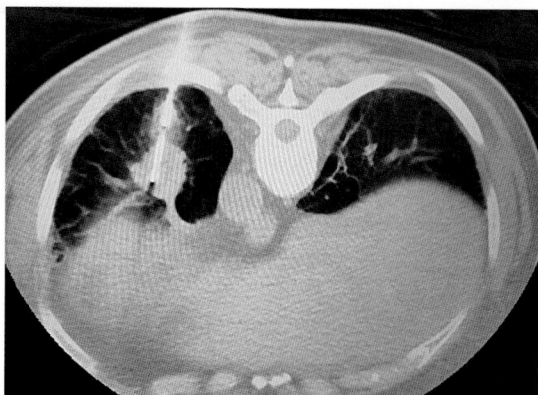

C. 第三步进针　　　　　　　　　图2-2-5　术中分步穿刺进针

例3　患者女,49 岁。乳腺癌Ⅳ期,经多线多疗程化疗及内分泌治疗后病情进展,左肝内侧段巨大转移灶,评估后无手术指征。

术前讨论:①患者 ECOG 评分 2 级;②患者对比剂过敏,无法行术前增强扫描,在超声检查和 CT 双引导下进行冷冻消融治疗;③病灶巨大,需要多针联合,体位采用仰卧多针联合消融;④患者疼痛阈值低,采用术中静脉全身麻醉+呼吸检测(图 2-2-6)。

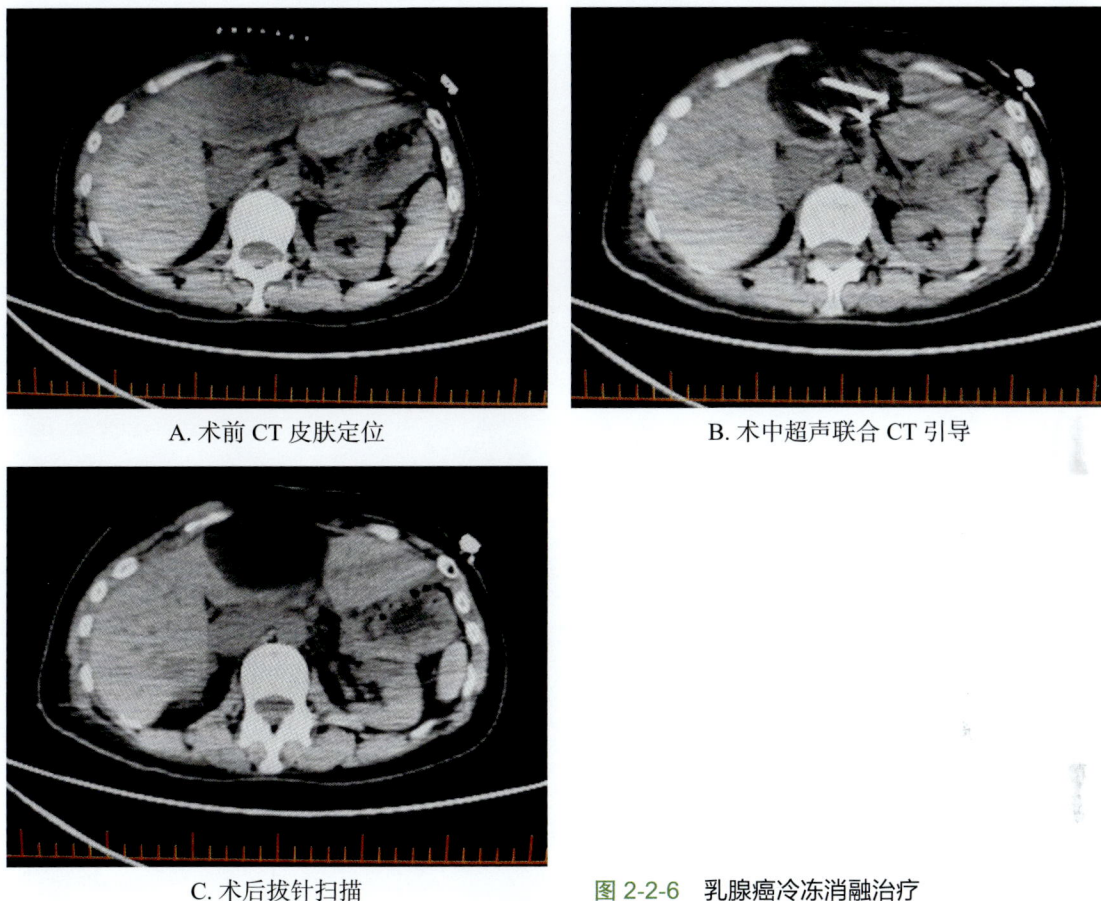

A. 术前 CT 皮肤定位

B. 术中超声联合 CT 引导

C. 术后拔针扫描

图 2-2-6　乳腺癌冷冻消融治疗

（李泉旺　曹旸　刘传波）

参 考 文 献

［1］RUBINSKY B. Cryosurgery［J］. Annu Rev Biomed Eng,2002,(2):157-187.

［2］KAISER J. New prospects for putting organs on ice［J］. Science,2002,295(5557):1015.

［3］LIU J,ZHOU Y X,YU T H,et al. New cryoprobe system with powerful heating features and its performance tests on biomaterials［J］. Proceedings of IMECE,2003:183-184.

［4］DENG Z S,LIU J. Conformal tumor treatment by the combined cryosurgical and hyperthermic system: optimal configuration of the multiple probes［J］. Proceedings of IMECE,2007:95-96.

［5］LIU J,ZHOU Y X,YU T H,et al. Minimally invasive probe system capable of performing both cryosurgery and hyperthermia treatment on target tumor in deep tissues［J］. Minim Invasive Ther Allied Technol,2004,

13(1):47-57.

［6］郑加生,李宁,袁春旺.影像引导肿瘤消融治疗学［M］.北京:人民卫生出版社,2013:28.

［7］高嵩,朱旭,邹英华.经皮穿刺冷热多模态消融治疗肺部恶性肿瘤操作规范专家共识［J］.中国介入影像与治疗学,2020,17(12):481-485.

第三章 氮气-射频低温冷冻治疗系统

一、设备发展史

氮气-射频低温冷冻治疗系统（AT-2008-Ⅱ，注册商标为靶向®刀）于 2014 年 11 月上市，该产品是首个获得国家食品药品监督管理总局批准上市的国产肿瘤冷冻消融设备，适应证为全身实体肿瘤，具备 4 个消融针接口。靶向®刀具有完全自主知识产权，采用常规工业氮气作为气源，突破了传统高压稀有气源（超高压氩气和氦气）的限制，能辐射全国市场，同时将工作压力降低一半，更加安全可靠。冷冻过程凭借氮气的"瞬间液化、即时闪蒸"技术，在仅 1.5mm 针头直径下能获得更低的消融温度和更大的消融范围；复温过程采用射频电加热技术，加热温度更高、速度更快，摆脱了氦气依赖。2019 年 9 月，靶向®刀系列新增型号 TACTIC 2025-Universal System，该型号具备 12 个消融针接口，针对大肿瘤的消融治疗更加高效和适形。同时，该型号还适配更多种类的冷冻气源，包括常规工业氮气/氩气、超高压氩气、二氧化碳气体等，技术兼容性和市场灵活度更高。2021 年 11 月，靶向®刀系列新增型号 AT-2020，该设备包含 1 个消融针接口，主要针对小结节治疗，同时也为肺部经支气管路径的一次性冷冻消融针搭建了通用平台（图 2-3-1）。

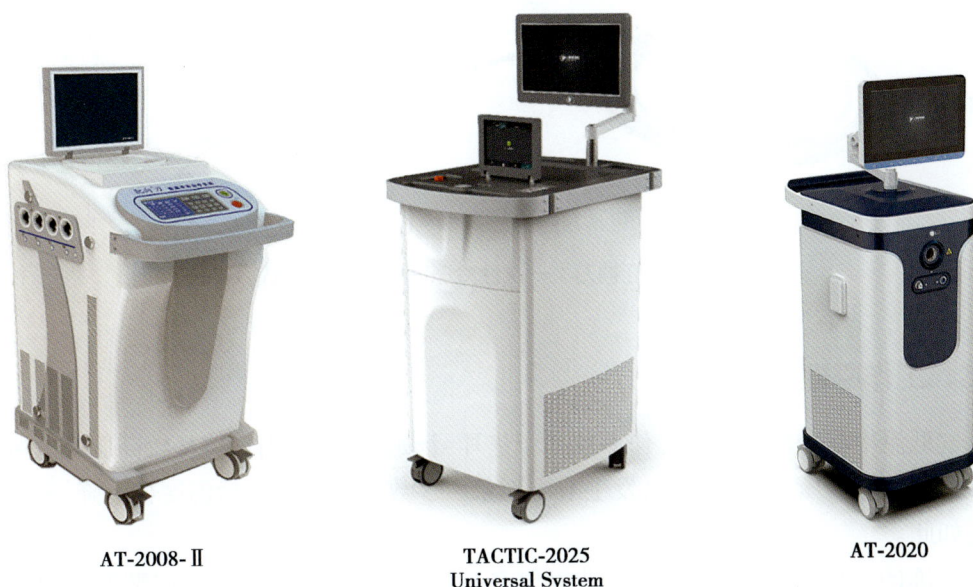

AT-2008-Ⅱ   TACTIC-2025 Universal System   AT-2020

图 2-3-1　靶向®刀低温冷冻治疗系统系列产品

　　靶向®刀一次性冷冻消融针为经皮穿刺路径下针对全身实体肿瘤的冷冻消融产品,该产品由针头、手柄、输送管、快速接头和电气插头五部分组成(图 2-3-2)。产品规格型号按气源类别、针尖形状、手柄形状、针头直径、靶向区长度、针头长度进行划分,共 108 种规格型号。丰富的型号规格为全身实体肿瘤的治疗提供了多样化的选择。

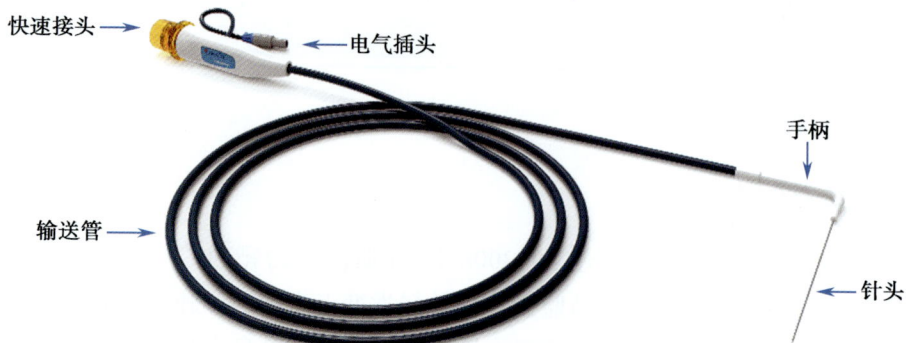

图 2-3-2　靶向®刀一次性冷冻消融针(经皮穿刺)

　　红袖刀®一次性冷冻消融针为经支气管路径下治疗周围型肺部肿瘤的冷冻消融产品,该产品包含针头导管部件、手柄部件、延长管部件和快速接头部件(图 2-3-3)。针头导管部件有直径 1.9mm 和 2.2mm 两种规格,其中 1.9mm 规格可兼容工作通道 2.0mm 及以上的支气管镜,2.2mm 规格可兼容工作通道 2.6mm 及以上的支气管镜。其临床应用详见第三篇第十八章。靶向®刀与红袖刀®共享一主机,一机两用,用于经皮穿刺消融时连接靶向刀,用于支气管镜下冷冻消融时连接红袖刀。

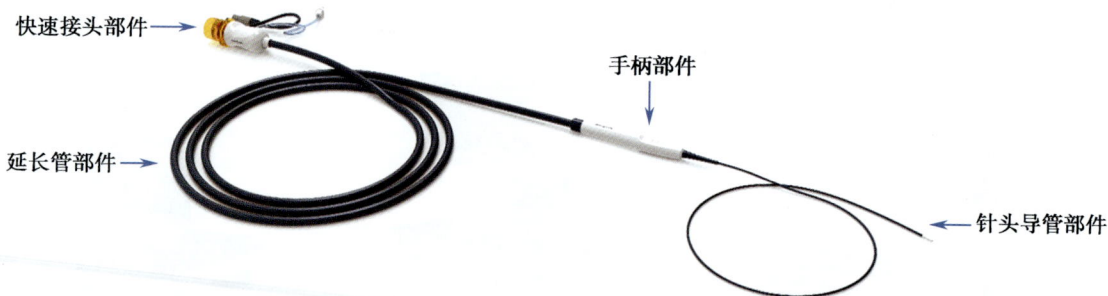

图 2-3-3　红袖刀®一次性冷冻消融针(经支气管)

二、工作原理

　　氮气低温冷冻治疗系统的工作原理基于焦耳-汤姆孙效应:当气体从较高压力区域通过狭小微孔喷入较低压力区域时,会发生节流现象。多数气体在节流后温度会下降,氮气和氩气便是如此。

　　其冷冻的具体原理为:常温的工业氮气在减压之后,会依次与设备内部的高温级预冷器、低温级预冷器进行热量交换,从而转变为低温高压气体。这些气体进入消融针后,通过换热器进一步预冷,随后经 J-T 槽在针尖内部急剧膨胀,瞬间液化,温度可降至 −160℃。液化后的气体即时闪蒸,以此对病变组织实现快速冷冻灭活。之后,闪蒸后的气体依次经过消融针内部的换热器、设备内部的高温级预冷器,与其中的进气进行冷量回收换热,最终经设备排放至外部环境(图 2-3-4)。

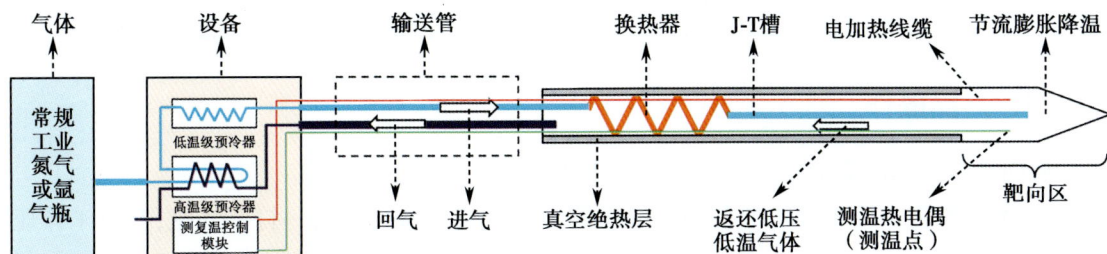

图 2-3-4　低温冷冻治疗系统工作原理

复温具体原理为:设备内含测复温控制模块,一次性冷冻消融针内置电加热线缆,电加热线缆的有效加热段位于靶向区内部,测复温控制模块对该线缆通以低压直流电即可执行复温功能。冷冻结束后开启复温,可将病变组织核心区域的温度从 −160℃迅速恢复到零上 60℃,并实现快速拔针。此外,通过靶向区内部的测温功能和复温功能的协调配合,可将靶向区外壁加热至 60～100℃,实现冷热多模态治疗。

三、产品性能

靶向®刀低温冷冻治疗系统的主要工作气源为常规工业氮气和氩气,气体满瓶压力 (14.5±0.5)MPa,纯度为 99.999%。设备可承受压力为 15MPa,工作压力为 8.3～10.3MPa。

一次性冷冻消融针的降温速率不低于 60℃/min,针头稳定工作温度范围为 −170～−130℃,15 分钟冷冻冰球尺寸如表 2-3-1 所示。复温采用电加热方式,电压≤24V(直流),开启复温 90 秒内,可从冰球中拔除消融针。一次性冷冻消融针内置 T 型热电偶测温线缆,测温范围为 −196～60℃,测温精度 ±5℃,测温位置位于针尖内部,可实时监测肿瘤中心温度。一次性冷冻消融针的针头(非靶向区段)和手柄均设置真空隔热层,冷冻过程中均不结霜、不结露,可有效保护患者的正常组织皮肤和术者的手部(防止冻伤)。

表 2-3-1　靶向®刀一次性冷冻消融针 15 分钟冷冻冰球尺寸

单位:mm

针头直径	靶向区长度	冰球短径(±3mm)	冰球长径(±3mm)
1.5	5	29	32
	15	35	44
	30	37	58
2.5	5	30	30
	10	35	40
	20	43	50

续表

针头直径	靶向区长度	冰球短径（±3mm）	冰球长径（±3mm）
2.5	30	45	60
3.5	5	41	45
	25	47	62

四、产品操作

靶向®刀低温冷冻治疗系统的通用操作步骤如下。

1. 术前准备　设备开机准备→用减压阀组件连接设备与气瓶→打开气瓶,开启工作压力至1 500psi。

2. 手术过程　患者CT或超声扫描→确认进针路径→消融针扫码识别→消融针拆包、连接设备→开启试针(气密性/冷冻/复温检测)→穿刺到位→开启2～3个冷冻复温循环→拔出针头。

3. 术后操作　开启排气→解锁并拔除消融针→消融针按医院规定进行报废处理→关闭气瓶、减压阀组件排气→断开气瓶与设备的连接(取下减压阀组件)→设备关机。

五、疗效

(一)肺癌

徐家华等报道了CT引导下行靶向®刀冷冻消融治疗的24例I期肺癌患者,24例完全消融率为100%,在12个月的随访期间,24例患者无一例复发,全部存活,3例患者出现术后少量气胸,无咯血,无严重并发症和死亡。

张玉宁等报道了CT引导下靶向®刀冷冻消融治疗60例局部晚期周围型非小细胞肺癌患者,对照组患者采取常规放化疗治疗,观察组患者应用放化疗联合冷冻消融治疗。结果:对照组治疗有效率为66.67%,低于观察组93.33%,$P<0.05$(χ^2=5.314 2);观察组不良反应发生率为3.33%,低于对照组20.00%,$P<0.05$(χ^2=4.043 1);观察组的各项生活质量高于对照组。

Das等比较了45例靶向®刀冷冻消融(CA)和56例微波消融(MWA)治疗ⅢB或Ⅳ期非小细胞肺癌(NSCLC)的安全有效性。结果两组的PFS中位数、总生存期中位数和不良反应均无显著差异。与MWA组相比,CA组的术中疼痛明显减少(P=0.001)。研究表明CA和MWA治疗小肿瘤(<3cm)均安全有效。

Li等回顾性比较了29例MWA和19例靶向®刀CA治疗肺部恶性肿瘤的疗效及并发症。结果显示,MWA组疼痛程度明显高于CA组,两组间的总有效率(P=0.92)、6、12、24、36个月的总生存率(P=0.79)、并发症发生率(P=0.59)差异均无统计学意义。围手术期无患者死亡。

上述研究证明,无论是早期还是晚期的非小细胞肺癌还是肺转移瘤,经靶向®刀冷冻消融治疗后均安全有效。与微波消融相比,靶向®刀冷冻消融的疗效相似但疼痛明显减轻。

(二) 肝癌

顾小强等报道了 23 例靶向®刀冷冻消融治疗的早期原发性肝细胞癌患者,其中 21 例术中冰球完全覆盖肿瘤,2 例为不完全覆盖,完全消融率为 91.3%(21/23)。23 例患者无进展生存期(PFS)平均为 12.0 个月,1 年总生存率为 95.7%(22/23)。23 例患者术后肝功能均未见明显异常,3 例患者出现少量腹水,2 例出现小量咯血,均无严重并发症发生。

王辅明等收集了 41 例行国产靶向®刀冷冻消融治疗的肝癌患者,结果完全消融率为 90.2%,在平均约 8 个月的随访时间里,41 例患者全部存活,术后 3 个月、6 个月的累积局部复发率分别为 17.1% 和 25.9%,所有患者均未出现严重并发症。

刘源等报道了 33 例靶向®刀冷冻消融治疗直径≤5cm 肝细胞肝癌的案例,消融靶区完全覆盖病灶率为 83.78%(31/37)。术中、术后无严重并发症出现。平均 10.8 个月随访中,32 例存活,1 例失访,肿瘤病灶局部复发率 30.3%(10/33),治疗效果与进口设备相当。

Ma 等回顾了靶向®刀冷冻消融治疗特殊部位肝癌的安全性和有效性,特殊部位直接毗邻周围结构(如肝包膜、胆囊、血管、膈、肠、肾上腺)。结果 66 例患者(69 个肿瘤)技术成功率为 100%,6、9、15 和 24 个月的累积局部肿瘤进展率分别为 10.2%、16.5%、20.9% 和 30.5%,无严重并发症发生。66 例患者术中视觉模拟评分(visual analogue scale, VAS)为(2.15±0.63)分。

Wang 等研究评价了靶向®刀冷冻消融治疗包膜下(距肝缘<1cm)肝细胞癌的安全性和有效性,共 57 例患者(68 个病灶),平均随访时间 12.8 个月(范围 3~27 个月),完全消融率 97%(66/68)。11 个病灶发生局部肿瘤进展(16.2%),6、12 和 18 个月累积局部肿瘤进展率分别为 4.0%、8.2% 和 20.5%。2 例(3.5%,2/57)出现严重并发症,12 例(21.1%,12/57)出现轻微并发症。术中 VAS 平均评分为 1.65 分。

Li 等研究评估了人工腹水辅助胃肠道(GI)附近肝脏肿瘤冷冻消融术的安全性和有效性。共纳入 84 例肝周围型肿瘤患者,其中 39 例(41 个肿瘤)行人工腹水辅助(Ⅱ组),40 例(43 个肿瘤)不做人工腹水辅助(Ⅰ组)。结果显示,人工腹水隔离成功率为 95%(39/41)。3 个月随访,Ⅰ组的 43 个肿瘤中有 35 个(81.4%)达到技术有效性,Ⅱ组的 41 个肿瘤中有 39 个(95.1%)达到技术有效性。两组均未发生重大并发症。

李鑫等研究了健脾解毒活血方联合靶向®刀冷冻消融治疗老年肝癌的临床疗效及对患者免疫功能和生活质量的影响。纳入 60 例老年肝癌患者,对照组 30 例采用靶向®刀冷冻消融治疗,治疗组 30 例在靶向®刀冷冻治疗的基础上给予健脾解毒活血方联合治疗,连续治疗 12 周,结果治疗组及对照组均有良好的临床疗效,治疗组在免疫功能及 KPS 评分方面优于对照组,甲胎蛋白差异无统计学意义,两组患者均未出现严重并发症。

上述研究表明,靶向®刀冷冻消融治疗肝癌安全有效,且在靠近肝包膜及周边危险脏器等特殊部位更加安全且疼痛更轻,联合人工腹水隔离、中医药治疗等手段也展现出了更优异的疗效。

六、未来展望

在冷冻消融技术的发展历程中,对冷媒的研究一直是一个重要的课题。最初的液氮技术无法解决手术效率低下、针管直径粗和输送管路笨重的问题。后来的氩氦技术大幅提高了手术效率,减轻减细了针管和输送管路,但其所采用的超高压、稀有且昂贵的气源却限制了该项技术的普及。如今靶向®刀将工业氮气成功应用于临床,综合性地解决了微创伤、手术效率、用户体验以及冷媒的经济性和普及性,实现了国产技术在国际舞台的实质性突破;特别是一机双用,同时满足临床经皮穿刺和经支气管消融的需要,具有广阔的应用前景。

（王洪武）

参 考 文 献

［1］徐家华,顾小强,李鑫,等.靶向刀治疗Ⅰ期肺癌临床应用［J］.介入放射学杂志,2019,28(10):4.

［2］张春宁,程洁茵,吕华亮,等.CT引导下氮气冷冻消融术治疗非小细胞肺癌［J］.中国卫生标准管理,2020,11(14):56-59.

［3］DAS S K,HUANG Y Y,LI B,et al. Comparing cryoablation and microwave ablation for the treatment of patients with stage ⅢB/Ⅳ non-small cell lung cancer［J］.Oncol Lett,2020,19(1):1031-1041.

［4］LI H W,LONG Y J,YAN G W,et al. Microwave ablation vs. cryoablation for treatment of primary and metastatic pulmonary malignant tumors［J］.Mol Clin Oncol,2022,16(3):62.

［5］顾小强,陶华,徐家华,等.国产靶向刀冷冻消融治疗早期原发性肝细胞癌的临床效果［J］.第二军医大学学报,2021,42(8):932-936.

［6］王辅明,刘敬禹,杨朝爱,等.国产冷冻设备(靶向刀)治疗肝癌临床应用［J］.介入放射学杂志,2018,27(6):530-533.

［7］刘源,李曦,张莉敏,等.国产靶向刀在≤5cm肝细胞肝癌冷冻消融治疗中的应用［J］.世界华人消化杂志,2017,25(5):426-431.

［8］MA J,WANG F,ZHANG W,et al. Percutaneous cryoablation for the treatment of liver cancer at special sites:an assessment of efficacy and safety［J］.Quant Imaging Med Surg,2019,9(12):1948-1957.

［9］WANG F,MA J,WU L,et al. Percutaneous cryoablation of subcapsular hepatocellular carcinoma:a retrospective study of 57 cases［J］.Diagn Interv Radiol,2020,26(1):34-39.

［10］LI B,LIU C,XU X X,et al. Clinical application of artificial ascites in assisting CT-guided percutaneous cryoablation of hepatic tumors adjacent to the gastrointestinal tract［J］.Sci Rep,2017,7(1):16689.

［11］李鑫,杨金祖,顾小强,等.健脾解毒活血方联合靶向刀冷冻消融治疗老年肝癌的临床研究［J］.老年医学与保健,2017,23(4):266-268.

第四章　液氮-射频多模态消融治疗系统

通过集成多种影像学技术,在多模态图像融合和智能导航的基础上,精准调控热剂量和温度场,将冷冻消融和射频消融治疗有机结合的多模态消融治疗技术,能精确控制消融的范围和效果,是一种新型的肿瘤治疗技术。多模态肿瘤消融治疗通过冷冻与亚高温的快速温度变化,使肿瘤组织在短时间内同时承受温度和应力的剧变,有效实现肿瘤细胞和肿瘤微血管原位破碎,最大程度地释放肿瘤抗原、免疫相关因子,以及大量危险信号,进一步激发机体抗肿瘤免疫响应,从而实现抑制实体肿瘤复发和转移的目的(图 2-4-1)。

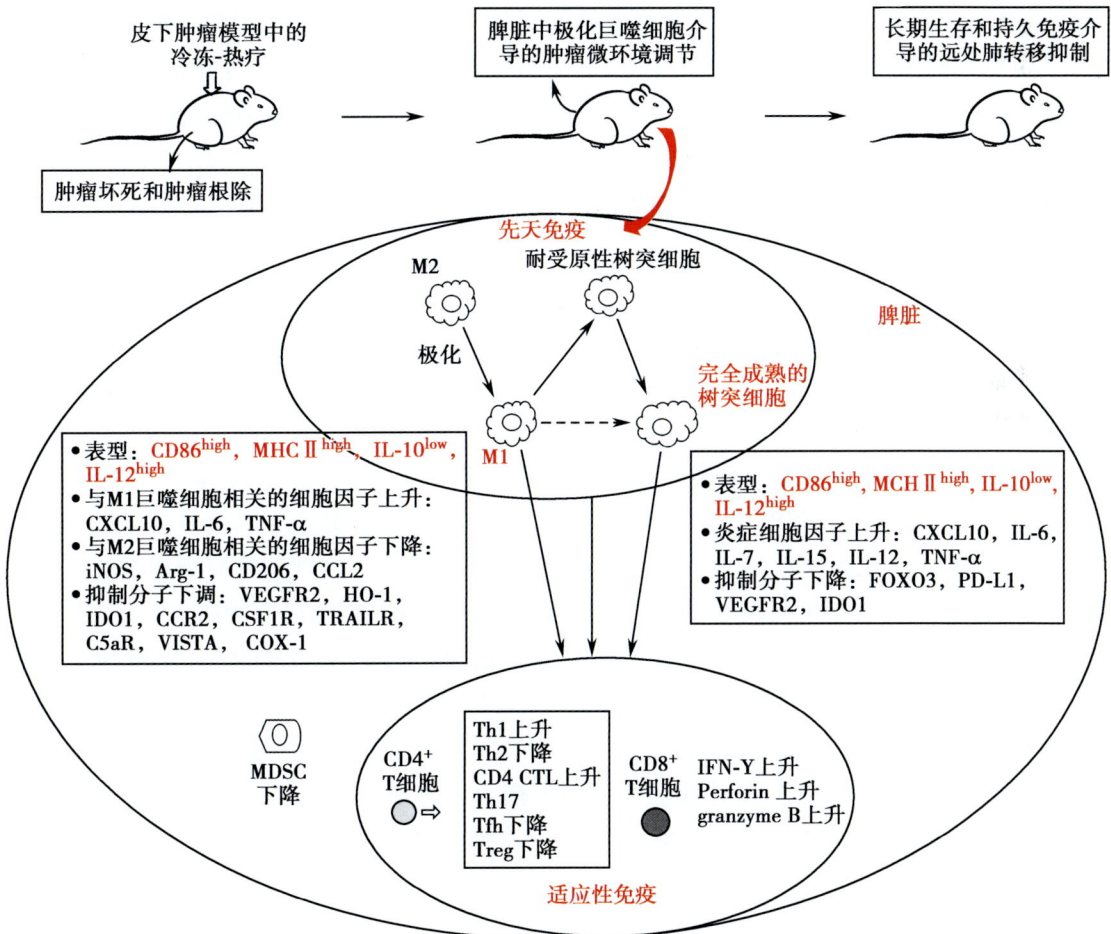

图 2-4-1　多模态热物理治疗诱导持久性抗肿瘤免疫机制图

物理治疗引起的局部热损伤以及免疫激发,被证明与肿瘤组织经历的温度过程密切相关,其取决于所施加的冷冻和射频能量、升降温速率以及肿瘤细胞的热敏感性等。相比于单独冷冻和单独高温加热治疗,新型多模态热物理治疗模式通过冷冻与射频加热有机结合可以显著提高肿瘤细胞热损伤效率,引发亚致死温度区的肿瘤细胞更为彻底的灭活,并造成微循环系统不可逆的结构性破坏,从而显著减小热池效应,发生更大程度的坏死;同时肿瘤细胞和微循环的大量破碎现象将释放大量活性抗原,有效延长生存期。多模态热物理治疗临床解决方案研究结果显示,对肿瘤先进行预冷冻再进行射频消融,患者 PFS 较常规射频消融治疗明显延长。影像学结果表明,多模态热物理治疗边界相比于常规射频消融更清晰锐利,且消融区内部均一性更好。该治疗方法得到临床专家的高度认可,已形成"专家共识"并公开发表。

上海交通大学生物传热传质实验室在国际上率先对该冷热结合的多模态热物理治疗方法进行了探索,并研究了新型的多模态肿瘤治疗一体化探针技术及系统(MTT-P1)。多模态消融治疗系统集深低温液氮冷冻消融和高强度射频消融于一体,具有我国自主知识产权,是首个适用于临床治疗的新型多模态肿瘤治疗系统。

多模态肿瘤消融治疗系统采用液氮为冷媒,比氩气易获取,最低冷冻温度可达 -196℃,单针消融范围更大;与传统冷冻消融根本的区别是,多模态肿瘤消融治疗系统加热采用射频消融技术,而不是采用氦气、电加热或其他热媒通过单纯的热传导进行复温,因此多模态消融治疗在冷冻结束后加热,消融针加热过程可达到 100℃,不仅单针消融范围较常规射频消融大,而且消融区域内肿瘤杀伤比冷冻消融更加彻底;同时能有效消融穿刺针道、减少出血、预防肿瘤针道种植转移,安全性更高,其核心性能参数与国际消融类产品相比具有明显优势。

一、结构组成

多模态肿瘤射频治疗系统由多模态肿瘤射频治疗系统主机、冷冻模块、多模态肿瘤射频治疗探针(型号 MTT-N1)、连接线、中性电极板、脚踏开关等组成。

控制系统主要由主机模块和液氮冷冻模块组成(图2-4-2)。主机模块是基于主控制单元、射频信号发生器、冷冻控制模块、数据采集模块、电源模块、触控显示屏以及多模态治疗控制算法等开发的一体化控制系统。本治疗系统的射频治疗单元可实现功率控制和温度控制两种控制模式。冷冻治疗单元以液氮作为制冷源,具有成本低、结构简单等特点,并解决了微流道内沿程流阻大、降温速度慢的问题,与主机模块之间可以实现信号传输,实现液氮快速制冷。操作者可以通过触控显示屏设置治疗模式与治疗参数,发送治疗信息到主控制单元,主控制单元根据接收的信息,控制冷处理单元或者热处理单元,实现对实体肿瘤的多模态热物理治疗。一体化微探针通过精密加工技术集成液氮微流道、射频电极、测温热电偶、真空绝热层、电气绝缘层等结构单元,通过一次插针即可实现冷热复合的多模态热物理治疗。

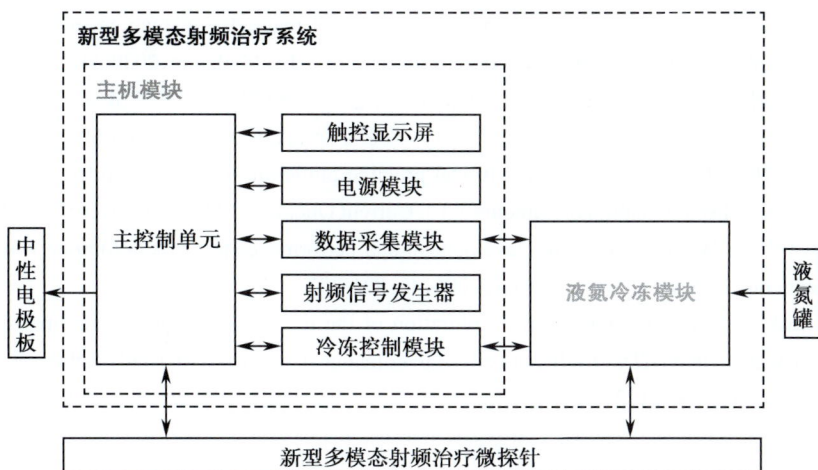

图 2-4-2 新型多模态射频治疗系统结构示意图

二、工作原理

多模态射频治疗包括前置冷冻过程及后续射频加热过程。在实际治疗过程中,根据肿瘤尺寸在触控显示屏上设置好冷冻时间和档位。液氮流至多模态探针中,在治疗探针的工作段发生相变气化吸收大量热量,使消融针尖端温度降至 −170℃ 以下,从而达到对组织的制冷作用。冷冻过程中,探针内部的温度传感器可以实时检测液氮制冷温度。冷冻结束后复温,探针测温温度恢复到正常体温,然后开启射频加热。根据肿瘤大小、预冷冻过程形成的冰球大小以及患者初始阻抗,规划射频控制温度参数,在治疗界面选择温度控制模式,并设定温度、功率和加热时间后,点击治疗按钮进行射频加热。当射频电流流经人体组织时,因电磁场的快速变化使得细胞内的正、负离子快速运动,于是它们之间以及它们与细胞内的其他分子、离子等的摩擦使病变部位升温。在射频过程中,实时监控阻抗大小,通过控制液氮内冷作用,避免发生组织碳化脱水现象。射频加热结束后,进行针道消融程序,并拔出治疗探针。

通过将冷冻与射频加热有机结合,多模态热物理治疗克服了单独冷冻和单独射频消融边缘温度带易复发残留的缺点,实现了局部肿瘤的有效控制,可以显著提升临床肿瘤局部治疗的有效性;同时,冷冻中心低温区以及射频边缘温热区释放大量原位细胞破碎抗原与损伤相关分子模式(DAMP),多模态热物理治疗能刺激机体产生持久的、特异性的抗肿瘤免疫效应,有效抑制肿瘤复发转移。因此,多模态热物理治疗既契合"免疫治疗"这一最新的肿瘤治疗理念,又超越当前被动式、外源性的免疫治疗模式,避免安全隐患,是一种全新的肿瘤治疗方法,有望控制肿瘤的复发和转移。

(李文涛 王广志)

参考文献

[1] ZHANG G, LI W, WANG G, et al. Multimode tumor ablation therapy induced different diffusion and

microvasculature related parameters change on functional magnetic resonance imaging compared to radiofrequency ablation in liver tumor:an observational study［J］. Medicine,2020,99(26):e20795.

［2］中国抗癌协会肿瘤介入学专业委员会,上海市抗癌协会实体肿瘤聚焦诊疗专业委员会.影像导引肝脏恶性肿瘤多模态消融治疗技术专家共识［J］.介入放射学杂志,2018,27(7):603-607.

［3］WANG G Z,HE X H,WANG Y,et al. Clinical practice guideline for image-guided multimode tumour ablation therapy in hepatic malignant tumours［J］. Current Oncology,2019,26(5):e658-e664.

［4］QI S L,ZHANG P,WANG R Z,et al. Development and performance test of a cryoprobe with heat transfer enhancement construction［J］. Cyrogenics,2006,46:881-887.

［5］WANG Y,WANG G Z,CHEN C,et al. Exploration of the impact of multimode thermal therapy versus radiofrequency ablation on CD_8^+ T effector cells of liver malignancies based on single cell transcriptomics［J］. Front Immunol,2023,14:1172362.

第五章　电冷消融治疗系统

组织细胞能够在略低于零度（−40～0℃）的冷冻温度下存活，也就是说细胞可在冷冻病变的外缘或者冷冻病灶内的血管周围存活。所以，医学影像所呈现的冷冻程度与细胞死亡程度并不一致。为了提高冷冻病变中所有细胞被消融的可能性，通常采用2～3个冷冻和解冻循环，这就导致整个过程耗时较长。学界也尝试通过化学方法增强整个冷冻病灶内的细胞死亡。不过，电化学方法存在缺点，需要向治疗的组织中注入化学物质，难以实现精准控制和精确治疗。

冷冻电解技术将冷冻手术与电解相结合，旨在克服单独使用冷冻手术和电解的局限性。冷冻电解消融概念的提出，源于以下发现：当溶液处于冰的形态时，组织冷冻会使细胞周围溶质的浓度因水分移除而增加（Rubinsky 与 Pegg，1988）。冷冻还会引发细胞膜脂质相转变，破坏细胞膜脂质层并使其透化（Mir 与 Rubinsky，2002）。由于电解产物的产生是时间依赖性反应，减少细胞消融所需的电解质化合物用量，应能缩短电解诱导细胞消融机制的作用时间。这正是 Lugnani 等人于2015年提出的低温电解消融概念的基本原理。经过5年的研发以及大量临床前动物实验，美国的 Rubinsky、意大利的 Lugnani、北京中医药大学东方医院的胡凯文及李泉旺成功研发出电冷消融技术，这是一种将冷冻消融与电解化学消融相结合的创新型肿瘤微创消融技术。

一、电冷消融技术原理

电冷消融治疗系统是利用电冷消融技术消融良性和恶性病变组织的医疗设备。它是一种将电解化学消融与冷冻消融相结合的创新型组织消融技术。电解消融，也称为电化学疗法（electrochemical treatment，EChT），是一种组织消融技术，其采用电解产物进行细胞消融（Nilsson 等，2000）。在 EChT 中，直流电通过电极传递到治疗区域插入处理过的组织中。由于电极电子与组织中的离子或原子之间的电势驱动转移，在电极和组织的界面处产生新的化学物质。在由电化学电势的差异驱动的过程中，在电极附近产生的各种化学物质从电极扩散到组织中。通过电解进行的组织消融由两个因素引起：①由于局部 pH 变化而产生的细胞毒性环境；②电解过程中形成的一些新化学物质的存在。电解消融需要非常低的直流电流（几十毫安到几百毫安）和非常低的电压（几伏到几十伏）（Nilsson 等，2000），这使得用于该技术的设备非常简单和安全。但是，过程很长，需要几十分钟或几小时。用时长度与电化学产生的物质在组织中的扩散速度及导致细胞死亡的电解产物的浓度有关。电解组织消融的临床研究表明，目前该技术的局限性在于它是耗时的（Fosh 等，2002、2003）。

电冷消融模式结合了冷冻消融和电化学消融。冷冻消融增加了冷冻区域中电解质的浓度和组织电导率,提高了电化学反应的效率和选择性;同时冷冻消融导致细胞破裂和穿孔,从而使电解产物容易通过细胞膜。而电化学消融向靶组织输送低压直流电,并最终导致冷冻区域内细胞更彻底和更快速地死亡。

电化学消融模式通过阴极冷冻消融针和阳极消融针,将低压直流电通入肿瘤,产生生物电场效应,诱导电解、电渗和电泳效应。电化学消融使阳极周围的区域呈酸性、阴极周围的区域呈碱性,从而改变肿瘤组织和细胞的生存环境,导致肿瘤细胞分解、破坏和死亡。

正负电极附近产生新生态的氧气、氯气及氢气等气体,这些具有强氧化作用的气体也能有效杀伤肿瘤细胞。

在电场作用下肿瘤细胞的酶活性受到破坏,代谢紊乱,细胞崩解,线粒体消失,蛋白质凝固,被治疗组织出现局部坏死现象;电极周围组织中出现较大范围的微血栓,从而局部切断肿瘤细胞的血液供应。

通过阴极电流以及阴极上消融的化学物质大部分产物是分子氢和氢氧根离子,保护了阴极材料免于溶解。在阳极处,氯化物与水反应形成次氯酸和其他对有机分子有毒的含氯物质。由于浓度梯度和电势梯度引起的电迁移,在阳极和阴极处产生的化学物质通过扩散传输。此外,电场引起从阳极到阴极的水通量(电渗透),导致阴极附近的水肿和阳极周围的组织脱水。结果表明,电解引起的 pH 变化也是细胞死亡的主要原因。

相比传统的冷冻消融术,电冷消融具有在冷冻范围内部导电的特性,通过冷冻区域内阴极针(阴极 pH 11~13)和阳极针(阳极 pH 1~2)之间质子和离子的运动,造成局部酸碱环境的急剧变化、细胞通透性改变等对肿瘤细胞直接杀伤,使冷冻范围内的肿瘤细胞彻底坏死,外周坏死边界清晰、不留残余,克服了传统的冷冻消融不完全的弊端,有望解决局部肿瘤残留复发的难题。

二、电冷消融技术动物实验

1. 实验设备 电冷消融系统由主机、系统软件、随机附件和手术附件组成。主机必须与制造商生产的手术附件(冷冻消融针、电极消融针和测温探针)配合使用(图 2-5-1)。冷冻消融针长度为 17.5cm,直径分为 1.2mm、1.7mm 和 2.4mm 三种型号,体外测试冰球直径约 36~45mm,冰球长度约 40~60mm。其中 1.2mm 型号为可变刀头,可三档调节(S 档、M 档、L 档),术中可根据病灶情况调节控制冰球大小。

2. 实验过程 活体猪的电冷动物实验,实验部位为肝脏和肺脏。

3. 实验结果

(1)大体标本观察和测量

1)肺脏:实验动物肺部消融区明显突出于肺脏表面,与正常肺组织分界清晰,颜色呈棕红色,大部分表面光滑,局部可见被

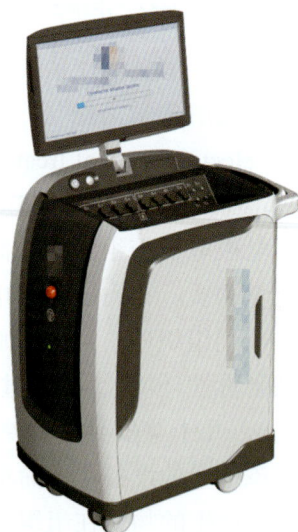

图 2-5-1 电冷消融系统

覆薄膜。未见粘连、水肿、囊肿、脓肿、肉芽肿、溃烂坏死。可观察到坏死,部分动物可观察到血肿,属于该手术术后正常反应。

2)肝脏:实验动物肝脏的消融区与周围正常肝组织分界清晰,突出于正常肝组织(图2-5-2),表面呈粉红色,较硬,表面被覆薄膜。与周围正常肝组织相比更厚,消融区颜色不均匀,呈棕红色,表面光滑,质地较周围组织相比较硬,未见粘连、水肿、血肿、囊肿、脓肿、肉芽肿、溃烂。可观察到坏死,属于该手术术后正常反应。

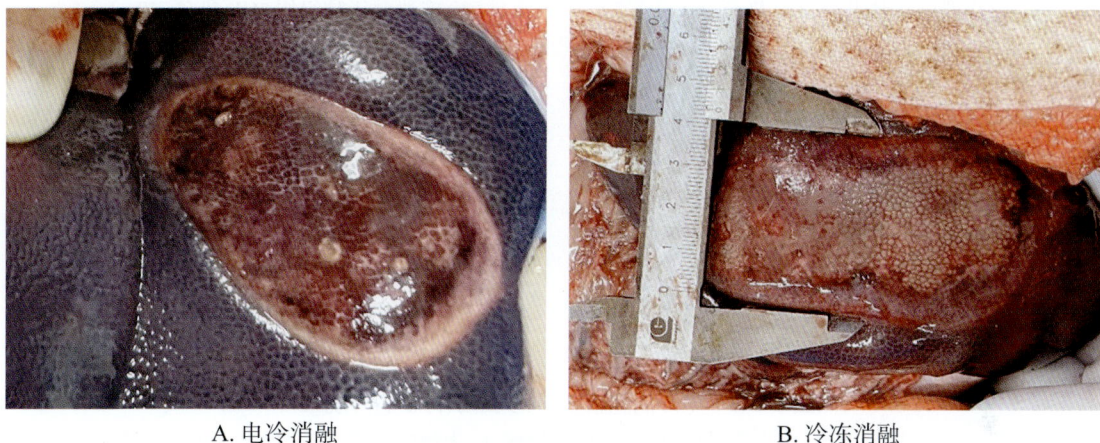

A. 电冷消融

B. 冷冻消融

图 2-5-2　肝脏大体标本观察

(2)组织样本切片观察:肺脏和肝脏实验组的消融边缘区与对照组的消融边缘区相比较窄。在实验组消融区域周围边缘处的活细胞区域与死细胞之间存在明显的陡峭的边缘。

1)肺脏:消融区肺泡结构轮廓不可见,坏死区充满大量的红细胞,并混有较多的炎症细胞;消融边缘区肺泡结构消失,可见极少量的炎症细胞浸润,少量的新生血管和较厚的纤维化带形成;消融边缘区周围组织可见大量肺泡结构消失,大量的炎症细胞浸润和细胞坏死(图2-5-3)。

2)肝脏:消融区肝小叶结构轮廓仍可见,坏死区有大量的坏死细胞碎片和炎症细胞;消融区内出现少量的新生肝细胞,逐渐修复坏死区;消融边缘区肝脏结构消失,可见极少量的炎症细胞浸润,少量的新生血管和较厚的纤维化带形成;消融边缘区周围组织未见组织细胞坏死。

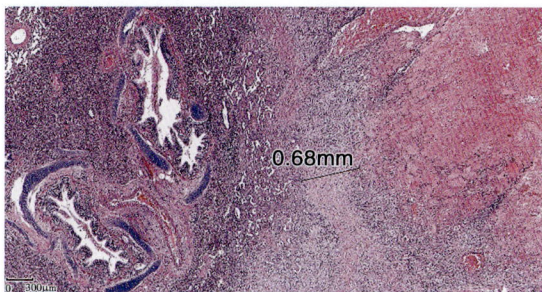

电冷消融猪肺组织(HE 染色,20×)

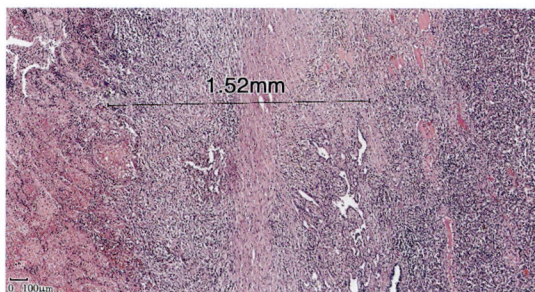

冷冻消融猪肺组织(HE 染色,20×)

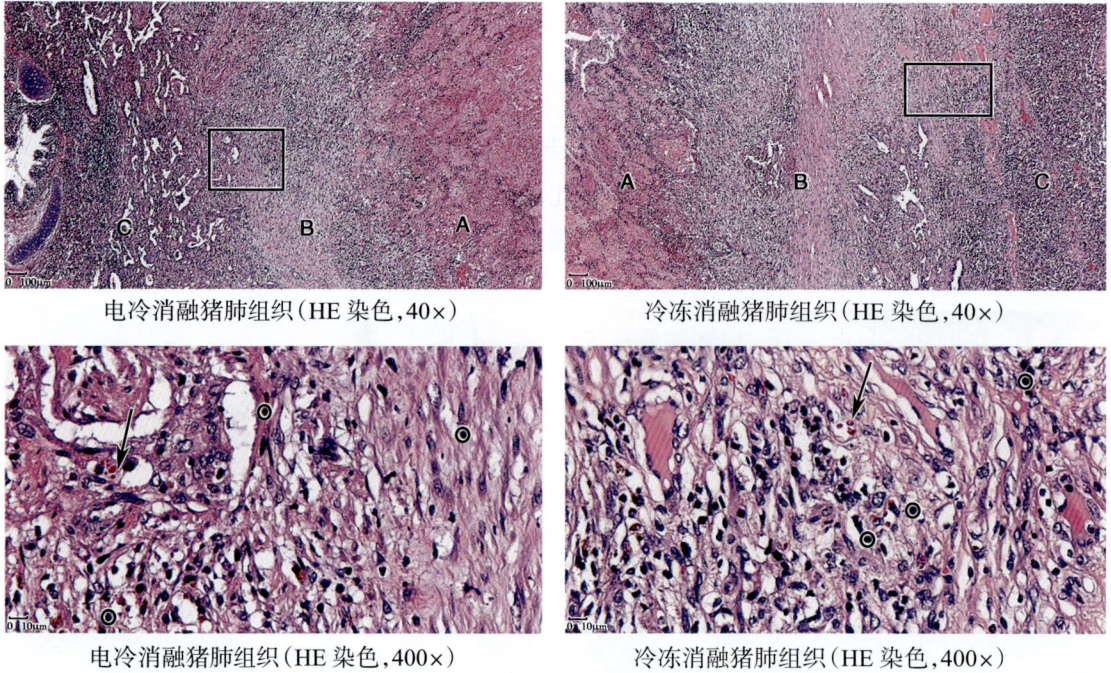

电冷消融猪肺组织（HE 染色，40×）　　　　冷冻消融猪肺组织（HE 染色，40×）

电冷消融猪肺组织（HE 染色，400×）　　　　冷冻消融猪肺组织（HE 染色，400×）

图 2-5-3　电冷消融猪肺 14 天组织样本切片观察

□为高倍镜（400×）取景部位，A 为消融区，B 为消融边缘区，C 为消融边缘周围组织，→为新生血管，○为炎症细胞。

三、电冷消融适应证

电冷消融是将电化学消融与冷冻消融相结合的新型肿瘤微创消融技术，适用于治疗各种实体恶性肿瘤组织；适合普外科、泌尿科、妇科、肿瘤科、神经科、胸外科、皮肤科等应用。

1. **普外科**　乳腺纤维瘤、口腔等肿瘤。

2. **泌尿科**　前列腺癌、前列腺增生和肾癌。

3. **妇科**　恶性增生或女性会阴部的良性增生。

4. **肿瘤科**　癌变或恶变组织、良性肿瘤。

5. **胸外科**　肺癌等癌组织。

6. **皮肤科**　消融或冷冻皮肤癌及其他癌性病变。

四、电冷消融禁忌证

1. 肿瘤合并感染性或放射性炎症及同侧有大量胸腔积液。

2. 不可纠正的凝血功能障碍或血小板计数 $< 80 \times 10^9/L$。

3. 心、肝、肺、肾、脑功能严重障碍。

4. 胸腔有心脏起搏器或植入式电子装置。

5. 难以控制的心律失常，6 个月内发作过心肌梗死。

6. 临床医师认为不适合此项治疗的患者。

五、手术操作步骤

1. 手术预案

（1）穿刺路径的设定：在实施经皮穿刺手术时，必须依靠影像设备观察肿瘤与周边血管和相关器官的位置关系，确定冷刀穿刺到达消融靶区的穿刺路径安全可靠，避免穿刺时伤及大血管和相关器官。

（2）冷冻消融的适形：冰球外层距肿瘤外缘 1cm 为安全边际，冰球大小和形状的设定，要通过合理选择不同规格的冷刀布局来适形，以确保消融靶区的准确。

（3）术中监控和功率控制：冷冻手术过程中必须每 10 分钟做一次影像扫描，密切监测冰球的大小，通过调整输出气体功率的变化来控制冰球的大小，以避免伤及正常组织结构和相关器官。

（4）冷冻器具术前测试：操作开始前，先体外用生理盐水或灭菌水测试冷冻消融针的冷冻性能及功率是否正常。当冰球温度低于 −40℃时才会对肿瘤细胞起到毁损的效果，而 0℃和 −40℃的细胞组织影像，在 B 超下都显示为低回声，在 CT 下也都显示为低密度。如果冷刀不能实时监测和显示工作温度，就无法评价冷冻毁损的真实疗效。为保证冷冻疗效，必须选择使用刀头自带测温功能的冷刀。

（5）急救药品和设备要备齐：为能及时抢救因穿刺意外造成的大出血和生命体征的恶化，以及术中出现冷休克的处置，手术室内必须按规定配备急救药品和急救设备。

（6）术后护理要规范：冷冻治疗过程和组织细胞坏死过程对组织器官造成的影响及其引起的病理生理反应是术后监测及预防的重点，术后 24～48 小时内的护理必须规范。

2. 操作步骤

（1）术前治疗计划：术前治疗计划是保证消融成功的关键。术前确定病变区域，选择合适体位及穿刺点的体表定位，规划穿刺路径，初步制订消融参数。

（2）穿刺靶区：根据肿瘤的大小和部位选择冷冻消融针的型号及数量。在影像引导定位下，局部麻醉后从体表定位点沿着穿刺路径逐层穿刺，分步进针（三步进针法），然后 CT 扫描观察确认冷冻消融针到达预定的消融靶区。再插入电极消融针，电极消融针尖应位于预期冰球范围以内，且距离冷冻消融针 0.5～1cm 为最佳，两根消融针不可交叉接触。

（3）消融靶组织：冷冻消融 10～15 分钟后自然复温，解冻后温度达到 −21℃以上即可电离 10～15 分钟。术后即刻行影像学确认消融范围、消融区域及穿刺部位有无出血、气胸等。根据影像学复查情况，必要时可进行第二循环操作（冷冻+电解消融）。最后，拔出消融针结束消融手术。

（4）消融过程中的监测：在消融过程中要监测消融针是否需要调整、是否达到了预定消融范围、是否有出血及气胸等并发症；需要监测心率、血压和血氧饱和度，观察患者的呼吸、咳嗽、疼痛、咯血等情况，必要时应对症处理。

（5）术后处理：术后建议监测生命体征，24～48 小时后行 CT 扫描。①观察消融范围；②观察是否有并发症的发生（如有无症状性气胸或胸腔积液）。

3. 冷冻消融过程

（1）冷冻消融：通过按下相关的［固定］/［冷冻］键来执行或取消固定或冷冻操作。冷冻的致冷源为氩气，压力 3 000psi，冷冻时间一般为 10～15 分钟。

（2）解冻：一般采用低压氦气（冷冻过程中释放的氦气回收利用）解冻。如果仅选择冷冻消融，而不在其后执行电化学消融，请通过按下相应的［解冻］键来执行或取消手术。如果冷冻消融操作后执行电化学消融，在冷冻结束后进行解冻，微解冻后温度达到 –21℃ 以上即可开始电化学操作。

4. 电解消融步骤

（1）设置电化学消融参数（电解电压＜30V，电流＜250mA）。

（2）按电极选择键［是/否］，设定消融针是否参与电化学消融。

（3）电解持续时间与冷冻时间保持一致，一般为 10～15 分钟。

（4）确认电化学消融参数无误后，点击［是］键开始电化学消融。

（5）达到预设电解时间后，设备自动停止电解。

六、常见并发症及处理

1. 气胸　气胸是消融后最常见的并发症，常发生于术中或术后即刻。绝大部分气胸是自限性的，不需要治疗即可自愈，必要时需要抽气或胸腔闭式引流等处理。另外，要注意迟发性气胸的发生。

2. 胸腔积液　消融术后时常可以见到少量胸腔积液，一般不需要特殊处理，少数患者需要穿刺或置管引流。导致胸腔积液发生的危险因素包括大病灶、一次消融多个病灶、病灶靠近胸膜、消融时间长等。

3. 出血　消融中出血的发生率为 3%～8%，出血表现为咯血、血胸、失血性休克等，但主要表现为咯血和血胸。由于消融本身可以使血液凝固，必要时应立即启动消融病灶，同时静脉输注止血药。术后咯血多具有自限性，可持续 3～5 天。如果出现血胸要密切观察、积极治疗。对于保守治疗无效的出血患者，可行介入栓塞治疗或外科治疗。

4. 心动过缓、低血压　冷冻降温对心血管的影响表现为心率减慢、心肌收缩力降低，深低温甚至可引起心脏停搏，收缩压＜90mmHg。一般在给予阿托品、多巴胺等药物，以及全身保温等处理后均可恢复。

5. 室性期前收缩、房颤　多发生于老年患者，大多合并心脏病等因素，在冷冻过程中加之心理紧张而引起心率加快、心律不齐，出现室性期前收缩甚至房颤。所以在术前医师应做好预防措施，控制原发病。一旦发生此类并发症，室性期前收缩采用利多卡因、胺碘酮等调节心律，房颤采用西地兰减慢心率等对症治疗，及时纠正心律失常。

6. 哮喘发作　哮喘发作常与慢性肺病史、冷冻刺激及肿瘤免疫抗原性改变有关。所以手术前要处理和控制患者的原发病，必要时提前给予激素等预防用药，并做好预防措施。一旦发生此并发症，可予以激素、氨茶碱等舒张气管、解痉平喘等处理；重症者行气管插管或气管切开，呼吸机辅助呼吸。此外，哮喘发作还与术后肿瘤组织坏死后易继发感染有关，加强抗生素治疗是十分必要的。

7. 肺部感染　术后有肺部感染病例,严重者可能发展为呼吸衰竭。肺部肿瘤行消融治疗时,患者多是无法耐受手术治疗的老年患者,常伴有基础的肺部疾病,肺部感染和炎症会导致肺功能急剧下降,甚至导致死亡。术前0.5～1小时可以预防性应用抗菌药物,24小时内再用一次。

在下列情况下消融手术后预防性应用抗菌药物可以适当延长到48～72小时:老年人>70岁、长期慢性阻塞性肺疾病、糖尿病控制欠佳、肿瘤>4cm、单侧肺肿瘤数量>3个、免疫力低下等。处理此并发症时要积极进行抗感染处理,严重者行气管插管或气管切开、呼吸机对症支持等。若消融手术后5天体温仍然>38.5℃,首先要考虑肺部感染可能,需要根据痰液、血液或脓液培养的结果调整抗菌药物。如果发生肺部或胸腔脓肿可以置管引流并冲洗。另外,接受过胸部放疗的患者易发生间质性肺炎,在此基础上行消融术者更易继发感染,要引起注意。

8. 消融后综合征　由于肿瘤细胞坏死,产生内生致热原,机体吸收坏死物引起全身性应激反应。主要症状为低热、乏力、全身不适、恶心、呕吐等,一般持续3～5天,少部分可能会持续2周左右。一般不需要特殊处理或对症处理,必要时可适量短时间应用小剂量糖皮质激素。

9. 其他少见并发症　如支气管胸膜瘘、急性呼吸窘迫综合征、非靶区冻伤、肋骨骨折、冷休克、血小板降低、肿瘤针道种植、神经损伤、肺栓塞、空气栓塞、心包填塞等,这些并发症的发生率较低,需根据具体情况特殊处理。

由于电冷消融目前在国内外尚未被广泛使用,上述资料是基于目前的临床试验,常见的并发症与传统冷冻消融并发症基本相似,随着该技术的后续广泛使用,其临床使用和遇到的问题仍需进一步观察和总结。

七、技术评价

本技术的优势在于它不仅可以在极低的温度下冷冻靶组织实现冷冻消融,而且还可以向靶组织输送低压直流电进行电化学消融。冷冻消融增加了冷冻区域中电解质的浓度和组织电导率,提高了电化学反应的效率和选择性。同时冷冻消融导致细胞破裂和穿孔,从而使电解产物容易通过细胞膜。这使冷冻的细胞更容易受到电化学消融的影响,并最终导致冷冻区域内细胞更完全和更快死亡。其技术性能包括:

1. 冷冻性能　冷冻消融一般温度达到−170℃即可达到冰核区域的杀伤范围,持续时间一般为15～20分钟。

2. 解冻性能　冷冻过程中会剩余无法用于冷冻的低压氩气,而这种低压氩气正好可以用于复温解冻。解冻后温度达到−21℃以上即可开始电化学操作。

3. 电解性能　设定电解电压<30V,电流<250mA,电流和电压须限定在设定范围之内,保证安全性。

电冷消融与传统冷冻消融对比见表2-5-1。

表 2-5-1　电冷消融与传统冷冻消融对比

产品类别	氩氦刀	靶向刀	康博刀	电冷刀
适用范围	实体肿瘤消融	实体肿瘤消融	实体肿瘤消融	实体肿瘤消融
消融定位	靶区范围外 1cm	靶区范围外 1cm	靶区范围外 1cm	靶区范围,无须延伸
工作原理	冷冻消融	冷冻消融	冷冻消融	电冷结合消融
治疗循环	冷冻-解冻,≥2 次	冷冻-解冻,≥2 次	冷冻-解冻,≥2 次	冷冻-微解冻-电化学,1 次
冷冻原理	氩气冷冻	氩/氦气预冷-冷冻	液氮冷冻	氩气冷冻
冷冻时长	20 分钟,≥2 次	20 分钟,≥2 次	20 分钟,≥2 次	15～20 分钟,1 次
解冻原理	氦气解冻	射频解冻	无水乙醇热蒸气解冻	低压氦气解冻
解冻时长	5 分钟以上	5 分钟以上	5 分钟以上	2 分钟,温度≥-21℃即可
电化学	N/A	N/A	N/A	低压低电流直流电
监控与调节	温度	温度	温度	温度、电压、电流、电阻

八、临床应用举例

2024 年 5 月 22 日,成都医学院第一附属医院成功实施了西南地区首例 CT 引导下肺癌电冷复合消融术。患者术中全程清醒无痛苦,术中与术后生命体征平稳,手术持续 40 分钟,过程安全有序。

此例患者为老年男性,79 岁,慢性阻塞性肺疾病病史 10 余年。2024 年 3 月 28 日因咯血入院,行经皮肺穿刺及相关检查确诊"左下肺鳞癌($T_{2a}N_0M_0$ⅠB 期)",患者及家属拒绝肿瘤相关治疗要求出院。2024 年 5 月 15 日复诊要求消融治疗再次入院,复查胸部 CT 示:左肺下叶背段见一软组织密度结节影,大小约 3.2cm×2.5cm,边界欠清,可见短毛刺影,邻近胸膜牵拉,增强扫描不均匀明显强化,考虑肿瘤性病变可能,较前(2024-03-28)CT 病灶范围稍增大。双肺下叶见少许条絮影,左肺下叶部分呈网格样改变。心脏增大,主动脉壁及冠状动脉走行区见高密度影。肺功能提示:重度混合性通气障碍。在胸外科、心内科、肿瘤多科会诊后,告知患者及家属外科手术指征和消融治疗的目的、效果及风险,患者家属考虑患者高龄、肺功能差及手术风险等因素后拒绝外科手术。恰逢成都医学院第一附属医院呼吸与危重症医学科正在开展一项"评估电冷消融系统治疗肺部肿瘤有效性和安全性的前瞻性、多中心、随机、三臂、平行对照临床研究(方案号:MDNS-2022-001)"。患者及家属充分了解该临床研究相关事宜后,自愿参与该试验并签署同意书,遂按照试验方案抽签进入试验组行经皮电冷消融治疗。

经全院多学科术前讨论后,余林教授团队与患者及家属详细沟通手术治疗及电冷消融治疗利弊,患者家属充分考虑商量后签字同意电冷复合消融治疗。术前对术中、术后可能发生的风险制订了详细的应对处置预案。

术中患者取左侧卧位,胸部 CT 扫描定位于左下肺病灶体表最佳穿刺点,规划最佳穿刺路径,局部麻醉满意后,按照手术预定方案及术中实时情况实施电冷消融治疗,分别将冷冻消融针、电解消融针经皮穿刺进入靶病灶,冷冻后 CT 扫描可见冰球覆盖靶病灶,复温后开启阳极消融针进行电解消融,致冰球完全融化,内部见电解后气泡出现。术后胸部 CT 扫描可见肺内病灶消融满意(图 2-5-4)。术后安全返回病房,患者病房观察 24 小时无不适,于次日顺利出院。

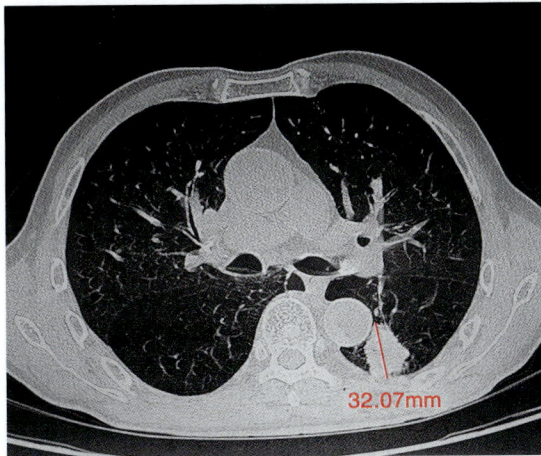

A. 电冷消融术前肿瘤大小

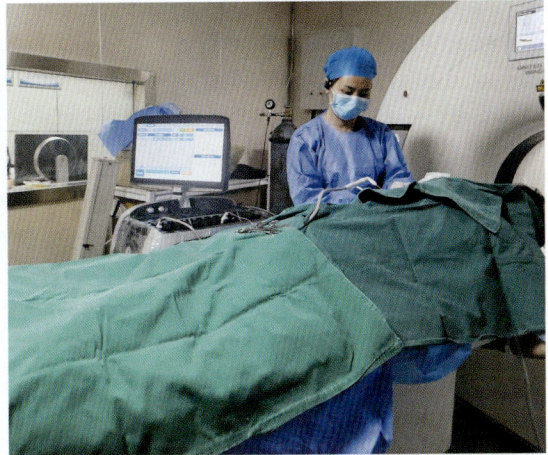

B. CT 引导下行电冷消融术

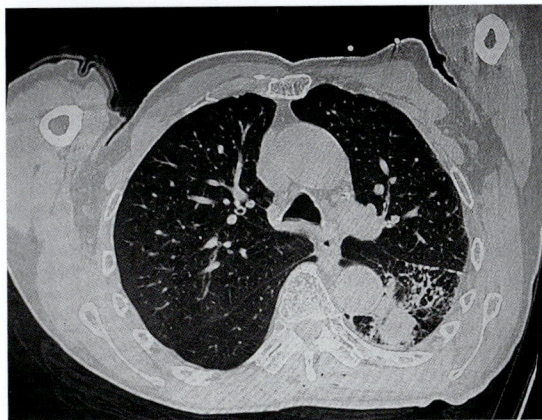

C. 术后即刻肿瘤 CT 影像变化

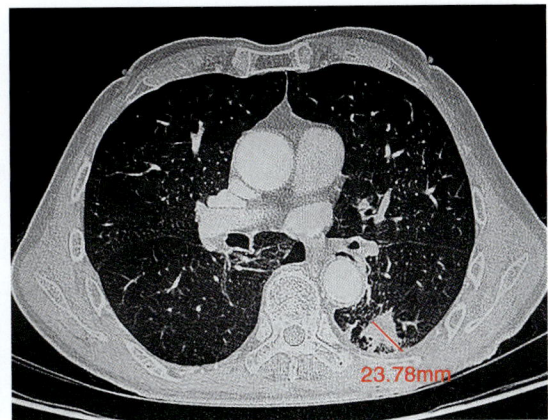

D. 术后 1 个月复查 CT 可见瘤体明显缩小

图 2-5-4　电冷消融肺癌手术

(余　林)

参 考 文 献

[1] LUGNANI F,ZANCONATI F,MARCUZZO T,et al. A Vivens Ex Vivo study on the synergistic effect of electrolysis and freezing on the cell nucleus [J]. PLoS One,2015,10(12):e0145133.

[2] MANUEL T J,MUNNANGI P,RUBINSKY B,et al. An electrochemistry study of cryoelectrolysis in frozen physiological saline [J]. IEEE Trans Biomed Eng,2017,64(7):1654-1659.

[3] LUGNANI F,GUNTHER E,TORRECILLAS P,et al. Cryoelectrolysis:an acute case study in the pig liver

［J］. Cryobiology,2017,78:110-114.

［4］LUGNANI F,MACCHIORO M,RUBINSKY B. Cryoelectrolysis-electrolytic processes in a frozen physiological saline medium［J］. Peer J,2017,5:e2810.

［5］CIRIA H M,GONZÁLEZ M M,ZAMORA L O,et al. Antitumor effects of electrochemical treatment［J］. Chin J Cancer Res,2013,25(2):223-234.

［6］HJOUJ M,KRISHNAN H,RUBINSKY B,et al. Cryoelectrolysis for treatment of atrial fibrillation:a first order feasibility study［J］. Cryo Letters,2017,38(6):428-433.

［7］LUGNANI F,YE J,YUAN L,et al.Exploratory study on tissue ablation with cryoelectrolysis［J］. PLoS One,2023,18(4):e0283793.

［8］KOUSHAFAR H,PHAM L,LEE C,et al. Chemical adjuvant cryosurgery with antifreeze proteins［J］. J Surg Oncol,1997,66(2):114-121.

［9］CLARKE D M,BAUST J M,VAN BUSKIRK R G,et al.Chemo-cryo combination therapy:an adjunctive model for the treatment of prostate cancer［J］. Cryobiology,2001,42(4):274-285.

［10］MIR L M,RUBINSKY B. Treatment of cancer with cryochemotherapy［J］. Br J Cancer,2002,86(10):1658-1660.

［11］RUBINSKY B,PEGG D E. A mathematical model for the freezing process in biological tissue［J］. Proc R Soc Lond B Biol Sci,1988,234(1276):343-358.

［12］NILSSON E,VON EULER H,BERENDSON J,et al. Electrochemical treatment of tumours［J］. Bioelectrochemistry,2000,51(1):1-11.

［13］FOSH B G,FINCH J G,ANTHONY A A,et al. Use of electrolysis for the treatment of non-resectable hepatocellular carcinoma［J］. ANZ J Surg,2003,73(12):1068-1070.

［14］FOSH B G,FINCH J G,LEA M,et al. Use of electrolysis as an adjunct to liver resection［J］. Br J Surg,2002,89(8):999-1002.

［15］魏颖恬,肖越勇. 影像学引导肺癌冷冻消融治疗专家共识2018版［J］. 中国介入影像与治疗学,2018,15(5):259-263.

［16］牛立志,王静,周亮,等. 经皮冷冻治疗644例肺癌的常见并发症分析及处理［J］. 中国肺癌杂志,2010,13(8):832-834.

［17］中国医师协会肿瘤消融治疗技术专家组,中国医师协会介入医师分会肿瘤消融专业委员会,中国抗癌协会肿瘤消融治疗专业委员会,等. 热消融治疗肺部亚实性结节专家共识(2021年版)［J］. 中国肺癌杂志,2021,24(5):305-322.

［18］中国临床肿瘤学会(CSCO)肿瘤消融治疗专家委员会,中国医师协会肿瘤消融治疗技术专家组,中国抗癌协会肿瘤消融治疗专业委员会,等. 影像引导下热消融治疗原发性和转移性肺部肿瘤临床实践指南2021年版［J］. 中华内科杂志,2021,60(12):1088-1105.

第六章　CO_2 冷冻治疗系统

二氧化碳冷冻技术是一种有效的制冷方法,由于其较低的环境影响,也受到环保方面的关注。它在各个领域都有广泛的应用,如在食品加工领域,它能够快速降低食品温度,保持食品的质量和新鲜度;在生物医学领域中用于冷冻保存生物样本、细胞、组织和疫苗,这种冷冻技术有助于维持生物样本的稳定性和长期储存;实验室研究方面使用二氧化碳冷冻技术来制备超低温环境,用于实验和研究,例如冷冻电子显微镜样本;医疗领域中,二氧化碳冷冻用于一些外科和微创手术,以冻结组织并促进手术操作。

冷冻手术是一种廉价、简单且安全的治疗方法,相关术语包括冷冻疗法、冷冻消融术、冷冻黏附术、冷冻冻融术和低温手术等等。不同冷冻制剂其沸点不同,如液氮沸点 $-196℃$,一氧化二氮(N_2O)$-88℃$,二氧化碳 $-80℃$,氟利昂($-40\sim-20℃$不等)。不同程度的低温对组织造成的创伤程度不同,因此,主要根据其物理特性沸点、靶器官与治疗目的选择不同的制冷剂,如肿瘤冷冻消融术多采用液氮,血管内冷冻球囊冻融术采用一氧化二氮,而气道内冷冻黏附术获取组织病理或者气道内冷冻冻融术多采用二氧化碳。二氧化碳通过冷冻控制导致组织破坏目前已经在医学上被广泛采用,也是现代医学冷冻手术中重要的制冷剂之一。本章将从二氧化碳的历史与发展、原理与机制、设备与耗材、操作步骤、临床应用概述、辅助治疗方式以及局限与展望等方面作一概述。

一、历史与发展

二氧化碳(carbon dioxide,CO_2)是一种常见的气体,最早被人们用于制造汽水和啤酒,它应用于冷冻技术要追溯到 19 世纪末和 20 世纪初。二氧化碳冷冻技术的早期发展主要集中在改进制冷剂、增强效率和安全性方面。约 1899 年人们使用液态空气治疗皮肤疾病。由于当时很难获得液态空气,而二氧化碳在压力下可以由气体变为液体储存于钢瓶中,美国芝加哥的 William Pusey 因其易获得性开始大力倡导使用二氧化碳。他第一次报道二氧化碳冷冻技术是用于治疗年轻女孩脸上的黑毛痣,后续他有效治疗了其他痣、疣和红斑狼疮。1911 年英国伯明翰的 Hall-Edwards 首先在 *The Lancet* 上描述了二氧化碳的用途以及他设计的二氧化碳收集设备(图 2-6-1)。由于其放射治疗师的身份,他了解到冷冻手术会导致溃疡,且与此部位曾使用 X 线有关。与此同时,英国爱丁堡的皮肤科医师 Cranston-Low 同样在推广使用二氧化碳,并且观察到了"血栓形成、直接组织损伤、炎性渗出物",这些可能一起导致了冷冻治疗的效果。20 世纪中叶,氟利昂等合成制冷剂的广泛应用减少了二氧化碳冷冻技术的使用,但近年来,由于环保和氟利昂对臭氧层的破坏,二氧化碳再次受到关注。

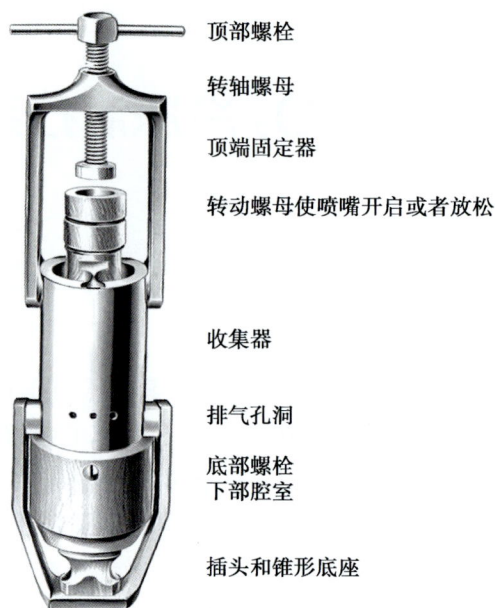

顶部螺栓

转轴螺母

顶端固定器

转动螺母使喷嘴开启或者放松

收集器

排气孔洞

底部螺栓
下部腔室

插头和锥形底座

图 2-6-1 Hall-Edwards 的二氧化碳压缩机和收集器

由于液氮以及一氧化二氮的兴起,医师对于二氧化碳的兴趣相对较低,用于皮肤病变居多。1986 年英国学者 Maiwand 首先报道使用冷冻技术姑息治疗气道内肿瘤,一直持续到 1994年可弯曲冷冻探头的出现。目前二氧化碳冷冻多用于呼吸内镜下治疗中央气道狭窄、肺外周病变活检等,并且已在现代工业、医疗和科研中得到广泛应用,特别是在食品加工、生物医学、冷冻贮存和实验室研究领域。

二、原理与机制

二氧化碳冷冻的主要原理是焦耳-汤姆孙效应。当气体在室温下以液态保存于高压瓶中,控制气体通过小孔逸散时,气雾出现在冷冻探针的金属尖端,在此处从高压降低为大气压时气体膨胀,膨胀时导致温度降低,从而形成了细小的雪。雪很容易被压缩成各种形状,适用于不同的治疗。而通过探针后就形成一定大小的冰球(图 2-6-2)。

在细胞水平,快速将组织冷冻至 -20℃或以下(每分钟下降 100℃)可导致细胞内形成冰晶,从而诱导 90% 以上的细胞死亡。缓慢解冻组织可使细胞内冰晶在融化前体积增大,导致组织进一步破坏(表 2-6-1)。

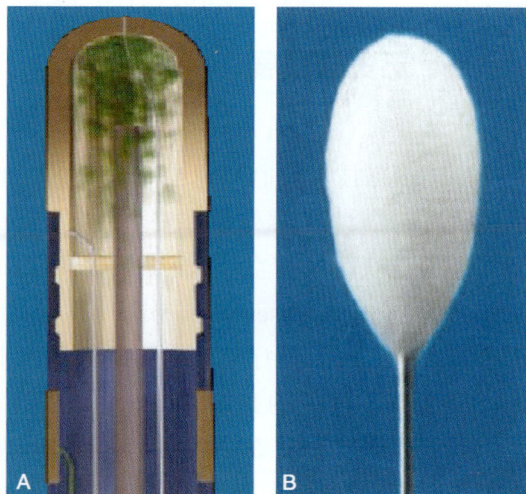

图 2-6-2 二氧化碳冷冻探头的截面(A)和冷冻探头前端的冰球(B)

表 2-6-1　不同冷冻温度对于细胞损伤的机制

温度	细胞效应
−15～−5℃	细胞外冰晶形成导致细胞压缩变形
<−15℃慢速	细胞内液体外流引起细胞脱水和细胞电解质浓度升高,导致细胞毒性增加
<−15℃快速	细胞内冰晶导致细胞器降解、蛋白质变性和细胞死亡
−80～−50℃	完全冷凝
慢速融化	迁移性重结晶:冰穿过细胞运动的磨削作用

冷冻组织的穿透深度取决于冷冻设备、冷冻时间和靶组织的冷冻敏感性。处于不同周期的细胞,其对于冷冻的敏感性也不同。靶组织的内在敏感性和含水量相关,含水量越高,敏感性越高。冷冻敏感组织包括皮肤、黏膜、肉芽组织及肿瘤细胞,耐冻组织包括脂肪、软骨、纤维和结缔组织。

三、设备与耗材

冷冻手术所需的设备、仪器和耗材包括:制冷剂、储液罐和/或储气罐、冷冻机以及控制系统、冷冻外科装置。

(一) 制冷剂(二氧化碳)

二氧化碳有一定的适用范围,易获得、易存储,冷冻探头最低温度为 −80℃左右,组织温度约 −30℃。

(二) 储液罐和/或储气罐

其用于储存液态和气态二氧化碳,以便在需要时供应。现在一般使用高压真空钢瓶储存。CO_2 标准大气压下的沸点为 −78.6℃,气体纯度要求 99.99%,一般使用 8L、10L、40L 冷媒钢瓶。以 8L 冷媒气瓶为例,每次应充装 4.5～4.8kg 的气体。气瓶气体重量低于 2kg 时,即使气瓶压力在工作压力范围内,也会影响冷冻效果。

(三) 二氧化碳冷冻机以及控制系统

这是将二氧化碳气体压缩并通过一系列膨胀阀和蒸发器使其冷却的关键设备。冷冻机可以使用电力或其他能源来运行。其控制系统包括温度、压力和流量控制系统,以确保二氧化碳冷冻过程的稳定性和安全性。二氧化碳冷冻治疗设备见图 2-6-3。目前临床常用的是中国库兰系列和德国的 ERBO 系列。最近中国的安捷畅 CO_2 冷冻仪也已面市(表 2-6-2)。工作流程包括准备、冷冻、复温三个阶段,通过不同的阀门和控制设备、冷冻设备实现(图 2-6-4)。

(四) 冷冻外科装置

输送高压软管将冷冻探针/钳/球囊等连接至冷却剂存储器(如气瓶)和控制台。控制台控制通过输送管线的冷却剂流、冷冻探针(包括硬质冷冻探头、半硬质冷冻探头、软质/可弯曲探头)、冷冻钳、冷冻球囊等。

1. 硬质冷冻探头　这些探头通常用于治疗小的病变,如皮肤上的疣、痔疮或其他浅表病变。它们通常是金属或塑料制成的,具有固定的形状和良好的导热性能(图 2-6-5)。硬质

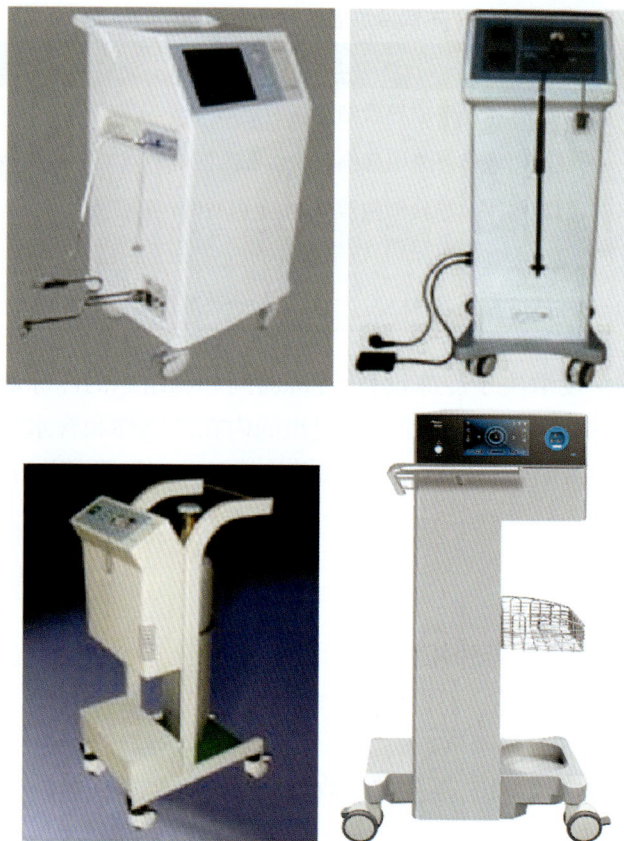

图 2-6-3 二氧化碳冷冻治疗设备

表 2-6-2 安捷畅 CO_2 冷冻仪主要性能指标

主要性能	指标
气源	CO_2（纯净度≥99.998%）
输入压力	45～65bar
探针头最低温度	−60℃±10℃
冷冻功能激活/关闭	脚踏开关
操作模式	智能模式 专家模式（压力调节范围 45～65bar）
冷冻计时	正计时模式 倒计时模式
程序储存	20 个
重复性软性冷冻探针使用次数	100 次
支持探针规格	1.1mm（一次性） 1.7mm（一次性） 1.9mm（重复性） 2.4mm（重复性）

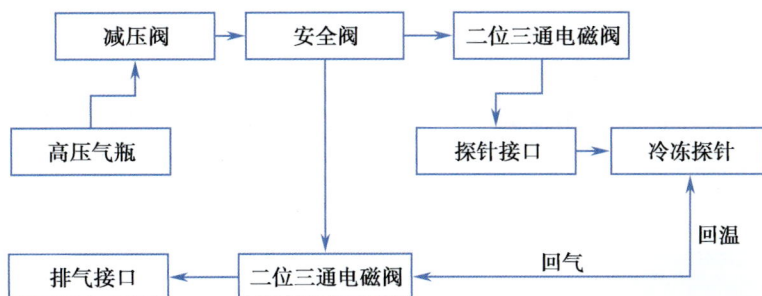

图 2-6-4　二氧化碳冷冻仪工作流程

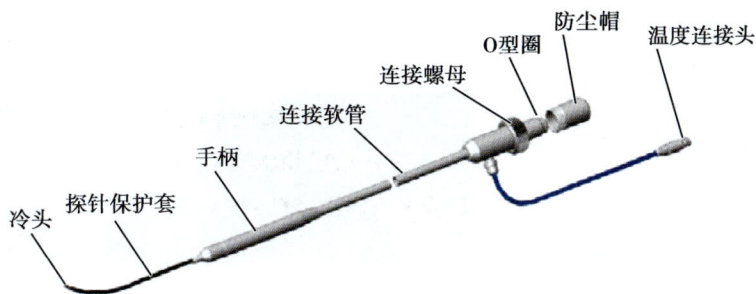

图 2-6-5　二氧化碳硬质冷冻探头

冷冻探头具有再加热系统,几乎可立即解冻,而可弯曲冷冻探头只能等待解冻,因此冻融周期较长。硬质和半硬质冷冻探头只能通过硬质镜使用。硬质冷冻探头通常用于局部治疗,例如皮肤病变、皮肤瘤和一些外科手术中。硬质冷冻探头有时存在复温系统复温较快,而软质探头不存在复温系统故复温较慢。

2. 软质/柔性/可弯曲探头　这些探头更适用于不规则或难以到达的病变,可以更容易地穿越弯曲的通道和器官。它们具有柔软的外观,可以更好地适应病变的形状(图 2-6-6)。可弯曲冷冻探头既可通过可弯曲内镜也可通过硬质镜使用。适用于气道的硬质探头和软质探头的规格见表 2-6-3。

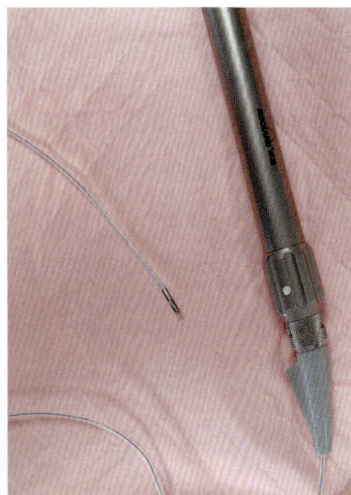

图 2-6-6　二氧化碳冷冻软质探头

表 2-6-3　适用于气道的硬质探头和软质探头规格

探头	规格:长度(cm)×直径(mm)	
硬质	38×3.0	45×5.0
	52×3.0	60×3.0
软质	100×(1.1~2.4)	200×(2.4~2.8)

四、操作步骤

以呼吸科常用的国产二氧化碳冷冻治疗仪器为例(图 2-6-7),列举二氧化碳冷冻治疗仪器的操作面板和操作步骤。

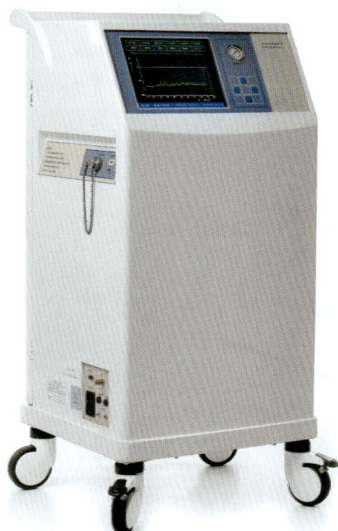

A.库兰二氧化碳冷冻治疗仪　　　　　　　　　B.安捷畅二氧化碳冷冻治疗仪

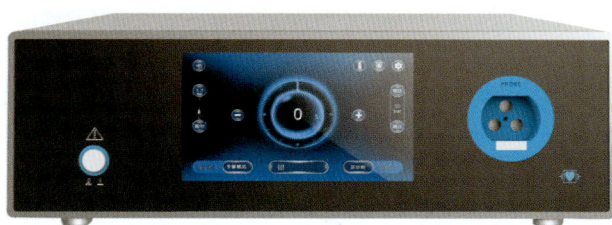

图 2-6-7　国产冷冻治疗仪

1. **操作面板**　二氧化碳冷冻仪器的操作面板包括电源开关、探针接口、工作压力指示表、工作状态指示灯。部分仪器增加了定时器、温度表、温度接口,以便实时了解冷冻时间和冷冻的实际温度(图 2-6-8)。

2. **操作步骤**

(1) 将冷冻探针连接至探针接口上。

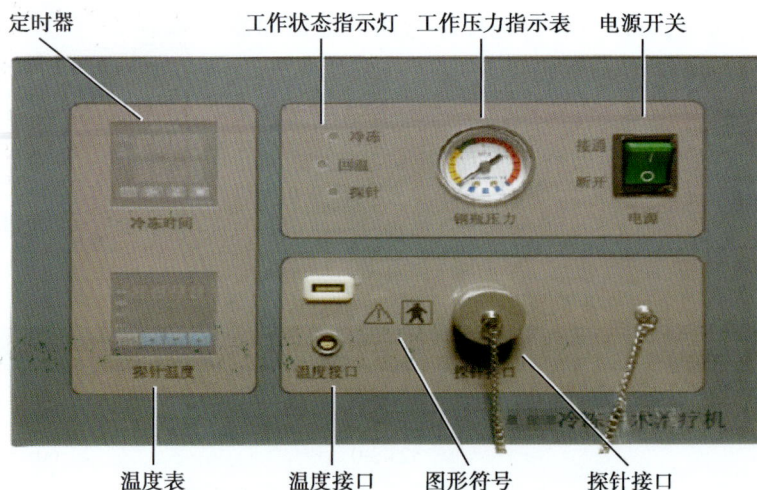

图 2-6-8　国产二氧化碳冷冻仪操作面板

（2）钢瓶已经连接至冷冻仪器，打开气瓶阀门，尽量使用减压阀。黄色区域（0～5MPa）表示气瓶压力不足，需更换钢瓶。绿色区域（5～7MPa）表示气瓶压力正常，可以进行冷冻操作。红色区域（7～16MPa）表示气瓶压力过高，禁止使用。ERBE的二氧化碳冷冻治疗仪压力表显示单位和图示机器不同，最大输出压力可调整为40～60bar，工作气压指示表绿色区域以50～60bar为佳。

（3）打开电源开关，工作状态指示灯"探针"处亮起，表明探针可用。气压表指针需处于绿色区域（图2-6-9）。

（4）踩下脚踏，指示灯"冷冻"处亮起，表明正在冷冻。如面板上存在定时器、温度表，将会实时显示冷冻的时间和温度（图2-6-10）。

（5）松开脚踏，指示灯"回温"处亮起，但此时有一会时间探针仍会处于冷冻状态，约2秒可听到撒气声，探针处冰球将完全解冻（图2-6-11）。

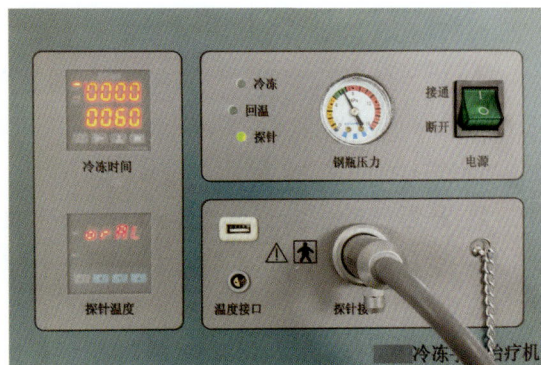

图 2-6-9 国产二氧化碳冷冻仪（待机状态）

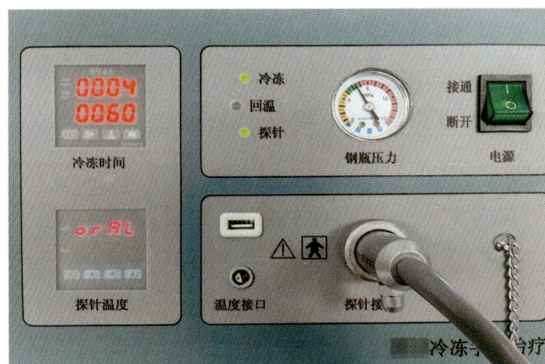

图 2-6-10 国产二氧化碳冷冻仪（冷冻状态）

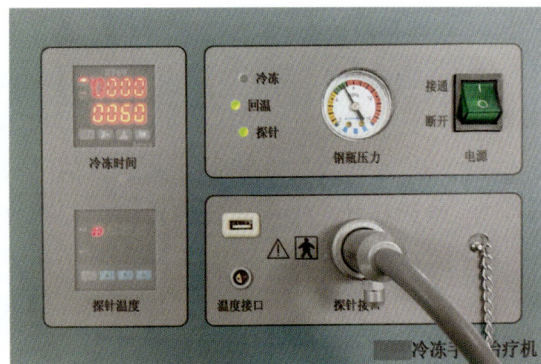

图 2-6-11 国产二氧化碳冷冻仪（回温状态）

3. 冷冻方式 冷冻可分为冻取和冻融两部分。对体积较大的病灶可采取冻取的办法，将大部分病灶一次性取出；而对比较表浅的病变，可采取冻融的办法，使病变组织慢慢坏死。冷冻可在硬质镜或可弯曲支气管镜（纤支镜或电子支气管镜）下进行。如采用硬质支气管镜来实施冷冻治疗，在全麻后插入硬质支气管镜，操作在直视下进行，简便、快捷。将硬质镜冷冻探头或通过可弯曲镜将冷冻探头的金属头部放在病变表面或推进到病灶内，使其能在周围产生最大体积的冰球，在冷冻状态下将探头及其黏附的病变组织取出（这是硬质镜优于软镜的最大好处），此谓冻取。探头化冻后需尽快将支气管镜重新插入，注意创面出血情况，可反复冻取，直至将大部分病灶取出。在残留区域再进行另外2个冷冻-复温周期，直至将所有能看到的病变组织全部冷冻，此谓冻融，并保持创面不出血，必要时与APC结合应用止血。

冻融:将可弯曲冷冻探头经支气管镜的活检孔插入,把冷冻探头顶端置于病灶表面或插入病灶内部,开始制冷,5 秒内在探头头部可出现冰球,持续约 1～3 分钟,进行 1～3 次的冷冻-复温周期。如病灶较大,可设定几个冷冻点,每次冷冻时间根据病灶性质,探头周围形成冰球大小和凭经验决定,一般 1～3 分钟,组织可冷冻达 −80～−60℃。

五、临床应用概述

(一) 适用范围

1. 良性气道病变 如气道结核、纤维性气道狭窄、肉芽组织、良性肿瘤。对于良性气道恶性疾病如肺叶切除术或肺移植术后支气管吻合所致肉芽组织、移除痰栓和血凝块、异物取出、咯血等也有广泛的应用。

2. 恶性气道病变 恶性气道肿瘤的冻融、冻取等。

3. 冷冻肺活检 冷冻黏附术也常用于肺外周病变活检等。

(二) 安全性

临床中使用二氧化碳冷冻技术时,可能会出现一些并发症,具体的并发症与应用领域和具体操作有关。

1. 出血 二氧化碳冷冻可以引起组织直接损伤、血管损伤,特别是在冷冻过程中的快速降温和解冻阶段,或者在组织坏死后由于周围血管受侵,血管壁缺损,可能导致迟发性大出血。特别是冻取时可引起组织撕裂,如有血管破裂,即可引起大出血。

2. 炎症、水肿、感染 冷冻治疗后,局部区域可能会出现炎症和红肿,这是正常愈合过程的一部分。有时冷冻治疗后可能会引发感染。气道极度狭窄时不采取单独的二氧化碳冷冻冻融治疗,以避免气道黏膜水肿导致的呼吸困难。

3. 组织坏死 冷冻可能导致组织坏死,出现坏死性无菌性炎症,导致吸收热,可能需要额外治疗。二氧化碳冷冻造成的破坏效果存在延迟,需数日至数周才能达到完全的组织坏死效果,其间组织会持续脱落。如果是处理气道病变,常需在随访期间通过支气管镜清除坏死组织。

4. 感觉异常 部分患者可能在冷冻治疗后由于神经受损导致感觉异常,如刺痛、麻木、瘙痒或过敏反应,甚至神经坏死迟迟不能恢复。

5. 皮肤色素改变 长期暴露于低温二氧化碳可能导致皮肤色素改变,如色素沉着或色素丧失。

6. 瘢痕组织和狭窄 冷冻控制不当,组织可能会形成瘢痕组织,这可能导致气管或支气管的狭窄,影响呼吸。引起食管狭窄、血管狭窄异常等。

7. 气胸 冷冻治疗用于肺部可能导致气胸,造成胸痛和呼吸困难。

8. 其他 周围器官损伤等。

相对来说,二氧化碳冷冻技术安全可靠。医疗专业人员需要严格遵循操作规程,以减少并发症的风险。并且,患者和医师之间需要进行详细沟通,以确保患者充分了解治疗的风险和益处。冷冻技术的应用范围广泛,但需要慎重考虑,并根据具体情况选择适当的设备和探头,严密随访。

（三）冷冻外科术中监测与影像引导技术

术中监测除常规心电图、血压、血氧及气道管理外，冷冻消融的影像引导技术主要依赖超声、CT、MRI 及电阻抗断层扫描（electrical impedance tomography，EIT）。

超声的早期应用受限于声影干扰，无法直接显示冷冻边界深度及温度分布，需联合热电偶穿刺探头进行组织深度标定。

CT 可清晰呈现冷冻区横断面形态，支持快速重复扫描。尽管缺乏实时性，但其精准的靶区定位和术后疗效评估能力使其成为当前主流影像监控手段。

MRI 在三维建模、靶区动态追踪及基于数学模型的温度场分析中展现出独特优势，但受制于设备成本高昂、磁场环境要求严苛等因素，临床推广仍面临挑战。

EIT 通过向体表施加低幅交流电并测量电位分布，经算法重建实现实时断层成像。其原理基于冷冻组织的电阻抗突变特性：当温度降至 –15℃时，细胞外水分冻结率达 99%，阻抗值从数千欧姆跃升至兆欧姆级。该技术虽具备理论可行性，但需进一步完成设备整合与临床验证方能投入冷冻手术应用。

（四）保护措施

冷冻外科技术的最佳应用在某些解剖位置受到限制，如前列腺靠近直肠、肾脏靠近肠道、肝脏顶部靠近肺脏、房颤消融靠近肺静脉等等。对周围非靶器官的保护也是防止并发症的重要措施，包括使用液体隔离（几毫升到几百毫升不等的生理盐水、乳酸林格液、无菌水、5% 葡萄糖、碘对比剂等）、气体建立人工气胸、球囊隔离、探头牵引等。

需要强调的是，CO$_2$ 冷冻技术通常由专业医师在临床环境下进行，治疗前应对患者进行详细评估并讨论潜在风险和受益。冷冻治疗的潜在并发症可以通过严格的规范治疗、监测和后续护理来减少。患者应根据医师的建议和指导来准备和处理治疗。

六、辅助治疗方式

（一）化疗药物

化疗药物是最常用的辅助治疗药物。已有小鼠肿瘤模型证明，癌症化疗药物通过在冷冻术中局部给药，组织解冻后就会发生微循环衰竭，治疗药物将会被集中在肿瘤中，如博来霉素。药物可以在解冻期间直接注射到肿瘤中，一般不会进入循环。此外，全身途径使用药物，如冷冻和氟尿嘧啶联合使用比冷冻或单独使用药物更能降低细胞存活率。对于全身途径的大分子药物如博来霉素，冷冻治疗黑色素瘤细胞后，发现细胞更容易被渗透。临床使用药物作为冷冻手术的辅助手段是常见且有益的，但是最佳剂量和给药时间尚未明确。另外作为肝肿瘤冷冻手术的辅助手段时，其联合作用可能导致在冷冻大量组织时的凝血功能障碍。

（二）冷冻增敏剂及其他

研究表明，在冷冻前将抗冻蛋白注入肿瘤中，增强了组织破坏效果。在细胞悬液中使用的促进细胞凋亡的药物增加了冷冻造成的损伤。其他药物包括靶向药物、细胞治疗等也仍需进一步研究。

（三）免疫治疗

Shulman 等人提出了冷冻免疫学的概念，即原位冷冻肿瘤组织将引起有益的免疫反应甚至可以治疗远处转移瘤。无论是从细胞学还是动物水平上,已经有大量研究证实了冷冻后免疫反应增强。冷冻结合免疫治疗药物如环磷酰胺、自然杀伤细胞(natural killer cell,NK cell)、粒细胞-巨噬细胞集落刺激因子(granulocyte-macrophage colony-stimulating factor,GM-CSF)、细胞毒性 T 淋巴细胞相关抗原 4(cytotoxic T lymphocyte-associated antigen-4,CTLA-4)和程序性死亡受体 1(programmed death-1,PD-1)抑制剂、氢气分子等都具有良好的效果。但是,动物实验中,发现冷冻手术也会引起转移增强。大量组织冷冻后过度的炎症因子释放和免疫应答增加将导致有害炎症反应,被称为低温休克。其机制和适宜的剂量需要进一步探索。

(四) 放射治疗

放射治疗通常在许多肿瘤的治疗过程中使用,也包括冷冻手术。然而,作为一种综合治疗,照射的时间和剂量尚未确定。体外实验表明,冷却细胞的放射敏感性增加了,故而放射治疗和冷冻手术以某种方式同步,将增加两者的疗效。

七、局限与展望

二氧化碳冷冻技术因其制冷源的温度限制,目前常用于皮肤、耳鼻咽喉、气管以及肺脏等器官,并且适合治疗部分恶性肿瘤和许多良性疾病。对于冷冻设备工艺如新型二氧化碳冷冻机的研发、冷冻介质实验、新的柔性集成化冷冻探头、冷冻球囊的生物温度应力反馈、人工智能辅助以及多模态影像学的监控和评价、冷冻与免疫、冷冻与药物等分子生物学的机制探索、冷冻应用于良恶性疾病的临床研究等,都将是未来的发展方向。

(王智娜　张　楠　王洪武)

参 考 文 献

[1] COOPER S M,DAWBER R P. The history of cryosurgery [J]. J Roral Society Med,2001,94(4):196-201.

[2] LAL P,THOTA P N. Cryotherapy in the management of premalignant and malignant conditions of the esophagus [J]. World J Gastroenterol,2018,24(43):4862-4869.

[3] BAUST J G,GAGE A A. Progress toward optimization of cryosurgery [J]. Technol Cancer Res Treat,2004,3(2):95-101.

[4] ARYANA A,BRAEGELMANN K M,LIM H W,et al. Cryoballoon ablation dosing:from the bench to the bedside and back [J]. Heart Rhythm,2020,17(7):1185-1192.

[5] 阿曼·恩斯特,菲力克斯·J.F. 赫斯. 介入呼吸病学理论与实践 [M]. 李强,译. 天津:天津科技翻译出版有限公司,2017:306-312.

[6] 王洪武. 电子支气管镜的临床应用[M]. 2 版. 北京:中国医药科技出版社,2020:188-194.

[7] YAMAGAMI T,YOSHIMATSU R,KAJIWARA K,et al. Protection from injury of organs adjacent to a renal tumor during percutaneous cryoablation [J]. Int J Urol,2019,26(8):785-790.

[8] CHEN J,QIAN W,MU F,et al. The future of cryoablation:an abscopal effect [J]. Cryobiol,2020,97:1-4.

[9] YAKKALA C,DENYS A,KANDALAFT L,et al. Cryoablation and immunotherapy of cancer [J]. Curr Opini Biotechnol,2020,65:60-64.

[10] ZHENG X,YUAN H,GU C,et al. Transbronchial lung parenchyma cryoablation with a novel flexible cryoprobe in an in vivo porcine model [J]. Diagn Interv Imaging,2022,103(1):49-57.

第一章 头颈部肿瘤

一、概述

头颈部肿瘤包括上皮性和间叶性及牙源性起源的近百种肿瘤,其中头颈鳞状细胞癌(head and neck squamous cell carcinoma,HNSCC)(简称头颈鳞癌)主要起源于口腔、口咽和咽喉的黏膜上皮,占比80%～90%。抽烟、酗酒以及人乳头状瘤病毒(HPV)感染是头颈鳞癌的主要致病因素。2020年全球癌症统计数据显示,每年新发的头颈鳞癌病例接近90万,死亡病例约占1/2,严重危害人类健康。目前头颈鳞癌主要的治疗方式包括外科手术、放射治疗和化学药物治疗及生物治疗。尽管各种治疗方式都在不断改进与提高,然而对于晚期头颈鳞癌患者疗效却不尽如人意。

深入探究、开发新型有效的治疗方法是临床亟待解决的难题。近年整合医学的理念,强调"防、筛、诊、治、康""评、扶、控、护、生",在处理头颈鳞癌时常常需要更多学科的参与和协作,才能起到既治愈疾病又保存头颈部生理功能,提高远期生存率和生存质量的效果。

鉴于整合治疗在晚期恶性肿瘤的治疗中日益受到重视,冷冻消融技术在晚期头颈鳞癌的二、三线应用中显示了独特作用,本章节重点介绍该技术临床应用的近况。

二、TNM 临床分期

2023年NCCN头颈鳞癌TNM临床分期,此版的主要变化为:4个淋巴结阳性,$N_{1\sim2}$,淋巴结被膜侵犯(extra nodal extension,ENE)≤1mm,或$cT_{1\sim2}$切缘阴性或近切缘(3mm)的p16(HPV)阳性口咽癌患者,可以考虑将放疗剂量降低至50Gy。

原发肿瘤(T)

T_X 原发肿瘤无法评估。

T_0 无原发肿瘤证据。

T_1 肿瘤最大径≤2cm,无肿瘤实质外侵。

T_2 肿瘤最大径>2cm,但≤4cm,无肿瘤实质外侵。

T_3 肿瘤最大径>4cm,和/或肿瘤有实质外侵。

T_{4a} 肿瘤侵犯皮肤、下颌骨、耳道和/或面神经。

T_{4b} 肿瘤侵犯颅底和/或翼板和/或包绕颈动脉。

N 分期和 M 分期同唇癌和口腔癌：

N_1　同侧单个淋巴结转移,最大直径≤3cm。

N_{2a}　同侧单个淋巴结转移,最大径>3cm,但≤6cm。

N_{2b}　同侧多个淋巴结转移,最大径≤6cm。

N_{2c}　双侧或对侧淋巴结转移,最大径≤6cm。

N_3　转移淋巴结最大径>6cm。

远处转移（M）

M_0　无远处转移。

M_1　有远处转移。

三、适应证和禁忌证

（一）适应证

1. 经一线或二线常规治疗复发者;或高龄患者无法耐受全麻手术者。

2. 常规治疗失败,为改善生存质量,需救治性冷冻消融治疗。

（二）禁忌证

1. 经 ECOG 评分大于 2 级,或预计生存期不足 3 个月。

2. 对冷冻消融严重过敏者。

四、手术操作

（一）术前准备

1. **评估患者**　进行详细的病史采集、影像学检查（如 CT、MRI 或超声）以及功能评估,确保患者适合冷冻消融治疗。造影剂增强横断面成像应在手术前一个月内和手术当天进行,以评估可行性。

2. **设备及器械准备**　确认选择刀的型号;备好影像学设备、吸引器、药品（如阿替卡因等,必要时可配合肌内注射镇痛药物）、手术相关器材等。

3. **标记靶点**　根据影像学数据,精确定位肿瘤边界及其与重要解剖结构（如颈动脉、喉神经）的关系。

4. **制订计划**　设计针道路径,避免穿过大血管、气管或重要神经。必须评估同侧颈动脉的肿瘤受累情况和颈动脉爆裂综合征（carotid blowout syndrome,CBS）的发生风险。CBS 的危险因素包括放疗（总辐射剂量为≥70Gy）、既往根治性颈清扫术、下咽部或口咽部癌症的原发部位以及营养不良。

（二）术中操作

1. **麻醉和体位**

（1）麻醉方式:通常采用全身麻醉或局部麻醉,具体取决于病灶位置和患者耐受情况。如果患者不适合全身麻醉（GA）,手术可以在颈丛阻滞的清醒镇静下进行。建议对口腔和皮肤微生物进行预防性抗生素覆盖。最好进行气管内插管或气管切开,以尽量减少不适。

（2）体位：根据病灶位置调整患者体位（如仰卧位、侧卧位等）。

2. 术中操作要点

（1）影像引导：在 CT、MRI 或超声的实时引导下，将冷冻探针精确置入肿瘤组织。

（2）冷冻周期：每个冷冻周期包括冷冻和复温两个阶段。冷冻时将温度降至 –80℃ 至 –40℃，使肿瘤细胞坏死；复温阶段促进组织冷缩与坏死。通常进行 2～3 个冷冻-复温循环，以确保彻底消融病灶。

（3）探针调整：如病灶较大，可多点插入探针或调整探针位置，确保完全覆盖肿瘤区域。

（4）术后即刻复查影像：评估消融范围和效果，排除大出血或气道梗阻等急性并发症。

（5）留置引流管（如适用）：以排出术后冷冻区的液化组织或渗出液。

五、并发症及其预防和处理

（一）并发症

1. 术中并发症　①气道梗阻：由于冷冻范围扩展或组织肿胀压迫气管。②大血管损伤：冷冻探针误伤颈动脉或静脉，导致出血风险。③神经损伤：手术可能影响喉返神经、面神经等，导致声音嘶哑、面瘫或吞咽困难。

2. 术后并发症　①局部肿胀：冷冻后组织水肿可能引起暂时性疼痛或压迫症状。②感染：术后局部软组织感染或脓肿形成。③皮肤坏死：冷冻探针接近皮肤表面，导致表皮坏死或溃疡。④气胸或皮下气肿：探针穿刺气管或纵隔，引起气体积聚。⑤迟发性神经病变：如冷冻范围过大或过深，可能造成长期神经功能受损。

3. 全身反应　①冷冻溶血：冷冻过程中释放的细胞内容物可能引起溶血反应。②冷冻热反应：部分患者出现发热、寒战等全身炎症反应。

（二）并发症的预防和处理

1. 严密观察呼吸道通畅程度及生命体征监测。床边备好吸引器，必要时酌情行预防性气管切开。

2. 对症处理，如冷冻后组织水肿严重，尤其是 24 小时后，应常规静脉应用甲泼尼龙 40～80mg/d，对于鼻腔内肿瘤局部应用呋麻滴鼻液。

3. 对于老年患者应加强营养支持，采取低流量氧、消炎止痛等措施。一般 3 天后肿胀明显改善。

六、疗效评价

出院 10 天后，门诊随访，肿瘤坏死脱落一般在 1 个月左右，应口头和书面告知患者，肿瘤脱落时可能有局部出血，应及时就诊。

一般在冷冻后 1 个月通过增强 CT/MRI 检查，对比治疗前后肿瘤的变化；对于浅表的肿瘤也可通过肿瘤最大径和与之垂直径直接测量评估疗效。疗效评估参照 RECIST 标准。

七、临床应用举例

患者男，77 岁，诊断：口腔鳞癌术后、化疗后颈部复发（图 3-1-1）。

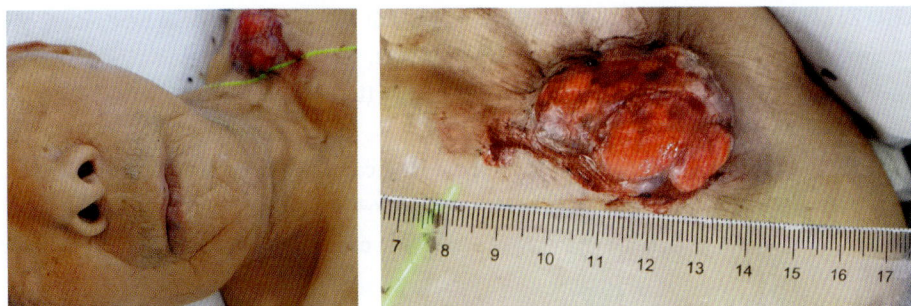

A. 口腔癌颈淋巴结清扫术后，化疗后颈部复发

B. 颈部复发灶

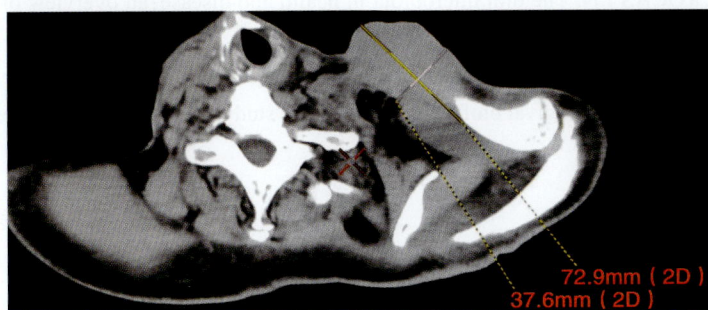

72.9mm（2D）
37.6mm（2D）

C. CT 定位测量

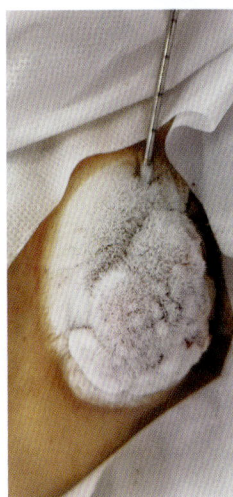

D. 冷冻消融治疗中

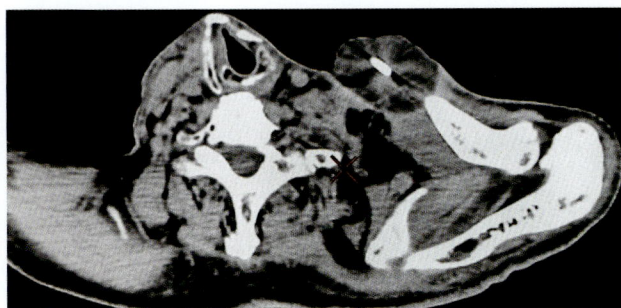

E. 冰柱形成

图 3-1-1　口腔癌冷冻消融治疗

（郭　伟）

参考文献

［1］宋光,王健,姚绍鑫. 非小细胞肺癌患者 CT 引导下氩氦刀冷冻消融治疗前后外周血细胞因子和免疫功能的变化及意义［J］. 中国实验诊断,2016,20（4）:564-566.

［2］SUN J,TANG Q,YU S,et al. Role of the oral microbiota in cancer evolution and progression［J］. Cancer Med,2020,9（17）:6306-6321.

［3］ JU H,HU Z,LU Y,et al. TLR4 activation leads to anti-EGFR therapy resistance in head and neck squamous cell carcinoma［J］. Am J Cancer Res,2020,10（2）:454-472.

［4］ 李泳群,冯华松,黄友章,等. 氩氦刀冻融的肺癌细胞联合 IL-2 刺激人外周血单个核细胞免疫功能［J］. 生物医学工程研究,2005,2:119-120.

［5］ WANG H W. Immunomodulatory effects of cryolytic lung cancer cells on bone marrow-derived dendritic cells［J］. J Clin Rehab Tis Eng Res,2009,13（18）:3560-3564.

［6］ BARRA W F,SARQUIS D P,KHAYAT A S,et al. Gastric cancer microbiome［J］. Pathobiology,2021,88（2）:156-169.

［7］ SHEWEITA S A,ALSAMGHAN A S. Molecular mechanisms contributing bacterial infections to the incidence of various types of cancer［J］. Mediators Inflamm,2020,2020:4070419.

［8］ SIQUEIRA J F,ROCAS I N. The oral microbiota in health and disease:an overview of molecular findings［J］. Methods Mol Biol,2017,1537:127-138.

［9］ AL-HEBSHI N N,AL-ALIMI A,TAIYEB-ALI T,et al. Quantitative analysis of classical and new putative periodontal pathogens in subgingival biofilm:a case-control study［J］. J Periodontal Res,2015,50（3）:320-329.

第二章　肺　　癌

一、概述

原发性肺癌又称为支气管肺癌,世界范围内肺癌居恶性肿瘤发病率和死因之首,每年全球发病约 250 万人,超过 160 万人死于肺癌,80%～85% 为非小细胞肺癌(NSCLC),其余为小细胞肺癌(SCLC)。肺是恶性肿瘤转移的高发器官,常见的原发灶部位有乳腺、子宫、食管、结直肠、肝、甲状腺等,大多为多发性病灶,少数单发,由于肺功能储备的限制,外科切除无法得到广泛应用。消融术因为创伤小、对肺功能影响小,可以反复进行而得到广泛应用,特别是冷冻消融,患者耐受性好,值得广泛推广。

二、影像学引导下的介入治疗技术

随着肿瘤消融技术的发展,肿瘤冷冻消融在肺癌的治疗中发挥着越来越重要的作用,与传统手术相比,冷冻消融治疗具有微创、相对安全性高、疗效确切、患者恢复快、可重复性强等优点,在临床上,与内科及中医的联合治疗已得到较广泛应用。

1. **引导方式**　肺部为含气组织,超声的引导受到限制,多层面螺旋 CT 视野大、成像速度快,密度分辨率及空间分辨率均较高,图像较为直观,尤其对于肺组织及病变的显示具有其他影像学无法比拟的优势,为最常用的影像学引导方式(图 3-2-1)。MRI 图像能够清晰地显示冰球范围,对术中判断冷冻范围具有重要意义,CT 及 MRI 图像观察到的"冰球"可以直接将消融区域与肿瘤边界进行区分,可以测定冷冻损伤的边界,此边界大致在冰球最外缘

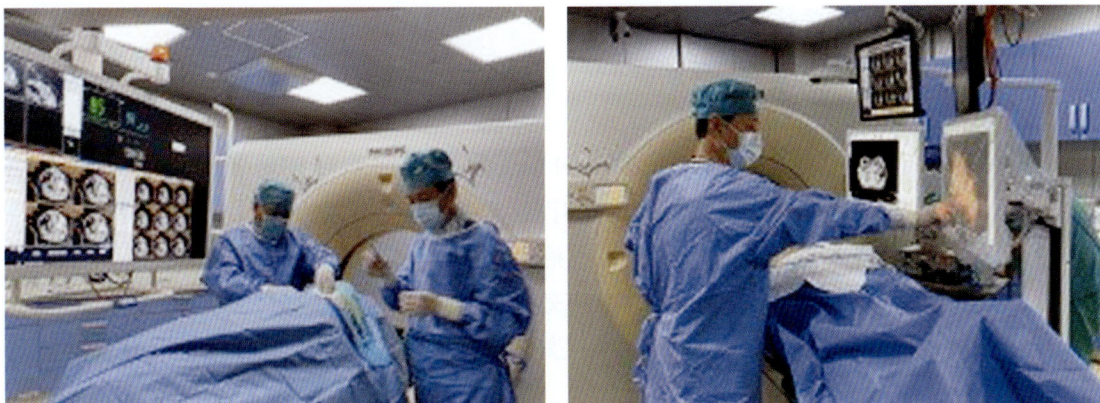

图 3-2-1　CT 引导肺癌的冷冻消融治疗

内侧 5mm 范围内。

2. 冷冻消融针 冷冻消融针的大小型号规格不同，常用的冷冻探针直径有 1.47mm、1.7mm、2mm、2.4mm、3mm 等。不常用的冷冻探针还有 5mm、8mm。不同规格的冷冻探针形成冷冻消融区域（即冰球）大小不一。每种规格的冷冻消融针各有其技术参数。直径越小冷冻消融区域相对越小，组织损伤越轻；反之亦然。原则上冰球应涵盖整个肿瘤病灶边缘 1cm 为宜。1.7mm 以上的冷冻探针尖部装有温差电偶，可实时监测冷冻区域温度。冰球表面温度为 0℃，对组织无破坏作用，由冰球表面至冰球内部 1cm 的区域温度在 -40～0℃ 之间，此区域温度对组织的损伤为冻伤，组织可以修复。冰球内部 -40℃ 以下的温度属于消融区域，组织细胞坏死彻底、无法修复。因此，肺癌消融术要求冰球涵盖肿瘤 1cm 以上，温度在 -40℃ 以下（图 3-2-2）。

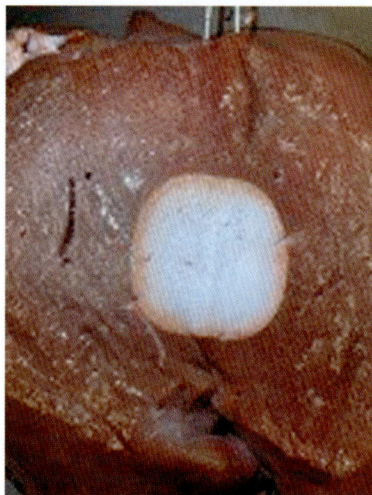

图 3-2-2 冷冻消融冰球温度分布
白色区域为 -40℃ 以下消融区，橘黄色区域为 -40～0℃ 之间的冻伤区。

3. 冷冻消融温度 引起细胞死亡的致死温度是 -40℃。随着冷冻温度的降低，冷冻消融范围不断扩大。冷冻探针饱和冷冻温度最高可达 -160～-140℃，特别强调距离冰球表面 1cm 以下冷冻消融具有治疗意义。

4. 冷冻时间 冷冻时间超过 15 分钟冰球趋于饱和不再增大。对于肺部肿瘤病灶，一般每次冷冻时间以 10～15 分钟为宜。

5. 冷冻次数 临床上多采用二次循环方法，即冷冻-复温-再冷冻-再复温。两次冷冻策略将提高冰球体积，对病变细胞的破坏大于单次冷冻。对于磨玻璃结节的消融，为了增加冷冻过程中病灶及其周围组织的渗出，以提高冷冻效率，可以采取三循环冷冻方法，但冷冻时间相应缩短。过长的冷冻时间将导致肺组织结构的破坏缺损引起空洞，因此不提倡。

6. 多针组合适形冷冻 此方式由肖越勇教授首先提出，他根据冷冻针冰球形成的几何学形态，采取多针组合使冷冻温度聚集形成完全涵盖肿瘤的冰球，提高探针的作用效率。相同直径的冷冻探针双针冷冻产生的冰球大于单针，多针冷冻作用效率更高，多针组合冷冻适用于各种不规则的较大病灶消融。

三、适应证

1. Ⅰ、Ⅱ期和部分Ⅲa期（$T_3N_1M_0$；$T_{1～2}N_2M_0$）的非小细胞肺癌和局限期小细胞肺癌（$T_{1～2}N_{0～1}M_0$），或广泛期小细胞肺癌经全身治疗控制良好，局部原发病灶仍然存活者。

2. 全身其他部位恶性肿瘤发生的肺转移癌。

3. 经新辅助治疗（化疗或化疗加放疗）有效的 N_2 非小细胞肺癌。

4. 转移性单发病灶或多发病灶肺功能良好者，消融数量根据患者身体情况及肺功能情况评估决定。

5. 因年龄大或伴有基础疾病不能耐受开胸手术的肺癌患者。

6. 影像学评估无法彻底切除的肺癌。

7. 肺癌化疗或靶向药物治疗耐药者。

8. 肿瘤体积巨大,累及纵隔、心包,需通过冷冻消融减瘤或需结合免疫治疗者。

9. 采用多种治疗方法,局部病灶稳定但不能消失或缩小不明显的患者。

四、禁忌证

1. 两肺弥漫性病灶消融治疗无法改善病情者。

2. 胸膜广泛转移伴大量胸腔积液或原发灶显示不清者。

3. 肺门肿块穿刺冷冻治疗有困难或因对比剂过敏或患者自身无法配合等原因造成进针路径选择困难者。

4. 病灶包绕血管消融治疗易导致严重出血者。

5. 肺功能严重受损,最大通气量(maximal voluntary ventilation,MVV)小于 40% 者。

6. 血小板计数<$70×10^9$/L 及严重凝血功能异常不能承受手术者。抗凝治疗和/或抗凝药物应用者应在消融治疗前停用 1 周以上。

7. 全身状况差(全身多发转移、严重感染、高热)、明显恶病质,肝、肾、心、脑、肺功能严重不全者,严重贫血及营养代谢紊乱无法在短期内纠正或改善者。

五、术前准备

(一) 术前一般准备

术前完善各种实验室检查及影像、肺和心功能检查以便术前评估消融可行性,术前获得病理学诊断。设备及器械的准备包括冷冻消融设备、各种型号的冷冻针;影像学引导设备、多功能心电监护仪;手术相关器材、物品、气管插管设备、温毯机。麻醉药、镇静剂、镇痛药、止血药、降压药、平喘药、糖皮质激素等药物以及常规急救设备(除颤仪、呼吸机等)。

(二) 患者准备

术前停服任何抗凝及活血药物 1 周以上;患者及家属(受委托人)签署手术知情同意书,术前 6 小时禁食、禁水,高血压和糖尿病患者可以继续服用抗高血压和治疗糖尿病的药物;咳嗽明显者术前 1~2 小时内口服镇咳药物。患者练习平静状态下呼吸和屏气,对患者进行术前心理疏导。

六、操作过程

1. 根据术前影像学检查选择合适体位,患者常规采取仰卧位、侧卧位或斜位,尽量避免采取俯卧位。全程采用多功能心电监护仪实时监测血压、氧饱和度、心率和心电图等,MRI引导时需采用磁兼容设备。术前建立静脉通道以备术前及术中用药。持续低流量吸氧(1~3L/min,FiO_2 25%~33%),开启温毯机保持患者体温。

2. **影像学定位**　常规全胸部 CT 或 MRI 扫描显示肿瘤位置确定穿刺点及进针路线,确定冷冻探针穿刺入瘤体的层面、深度、角度,一定避开心脏、大血管和气管等重要器官,必要时进行术中增强扫描。

3. 冷冻消融针穿刺　可行徒手定位步进式穿刺或导航设备引导下穿刺,依据术前定位扫描所设计的进针计划,将冷冻探针穿刺到达预定目标,再经 CT/MRI 扫描确认。根据肿瘤大小、位置选择冷冻探针的型号规格和数目。

4. 双针夹击冷冻　此技术首先由肖越勇教授设计,目前得到广泛推广应用,当肺癌病灶小于 2cm 时将 2 根探针穿刺置于病灶边缘形成对称"夹击冷冻",冰球的形成由病灶的双侧边缘向中央弥合,形成完全涵盖肿瘤 1cm 以上区域的冰球,使肿瘤彻底坏死。双针夹击快速冷冻在 CT 监测图像上往往显示典型的"靶征"环绕病灶,此征象表现为病灶周围含气的低密度带及其外围的密度增高带,含气低密度带是第一个循环急速冷冻使肺泡管闭塞,其内气体留在肺泡腔内所致,当在第二个循环冷冻前,冰球融化,肺泡内出现渗出替代气体,则此低密度带消失(图 3-2-3、图 3-2-4)。

5. 多针组合冷冻　病灶大于 3cm 时采用 4～6 根或更多 17G 冷冻针按照 1.5cm 距离立体排列,冰球涵盖全部肿瘤体积(图 3-2-5)。当采用 17G 以上冷冻针,根据病灶体积选择冷冻探针数量,一般采用 1～3 根穿刺病灶行瘤内冷冻,适合瘤体较大靠近重要结构的减瘤冷冻,尽可能使冰球涵盖较多的瘤组织,根据冷冻针直径可采取直接穿刺或带鞘植入探针,

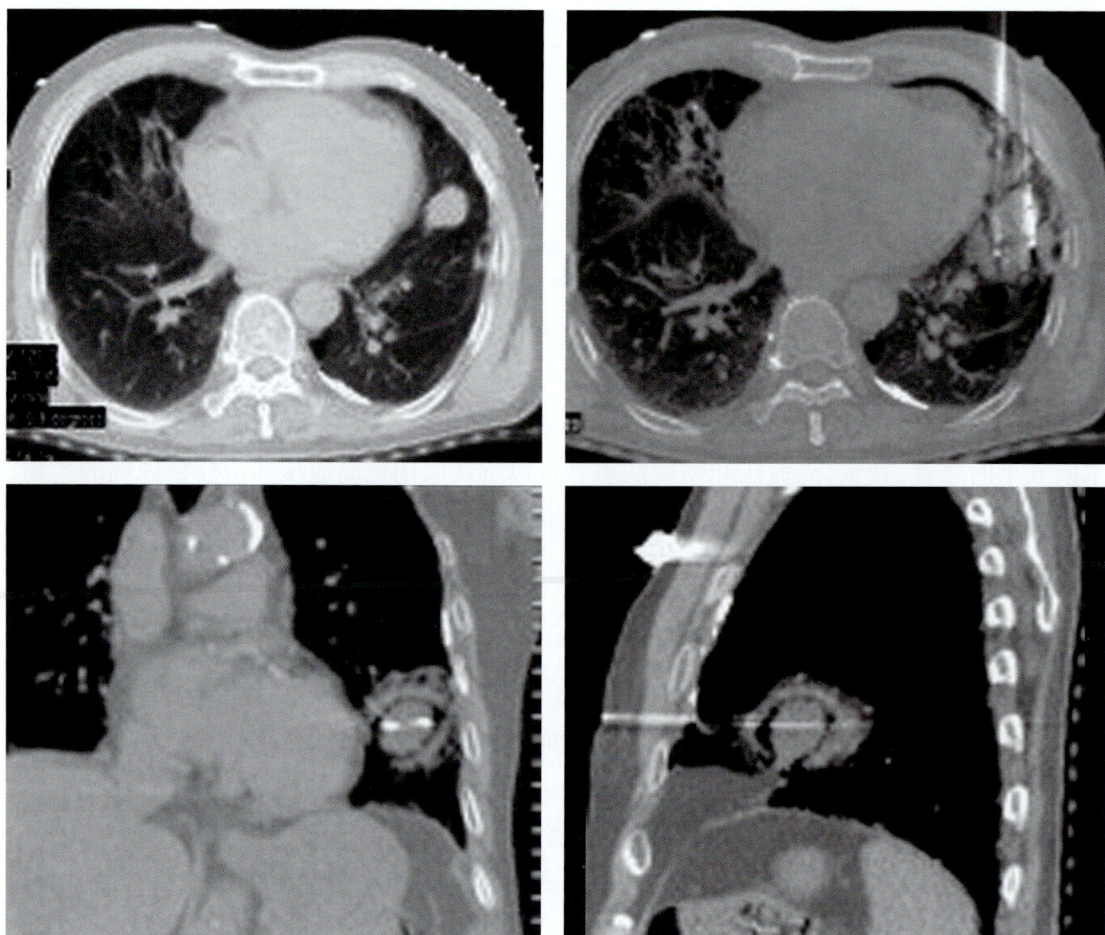

图 3-2-3　左肺靠近心脏边缘部腺癌双针夹击冷冻消融,CT 监测扫描第一个冷冻循环显示典型的"靶征"

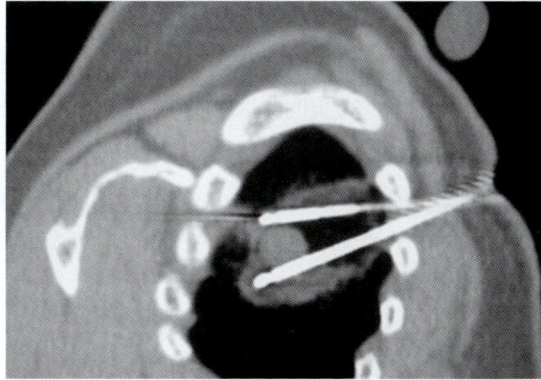

图 3-2-4 左肺上叶腺癌双针冷冻夹击消融

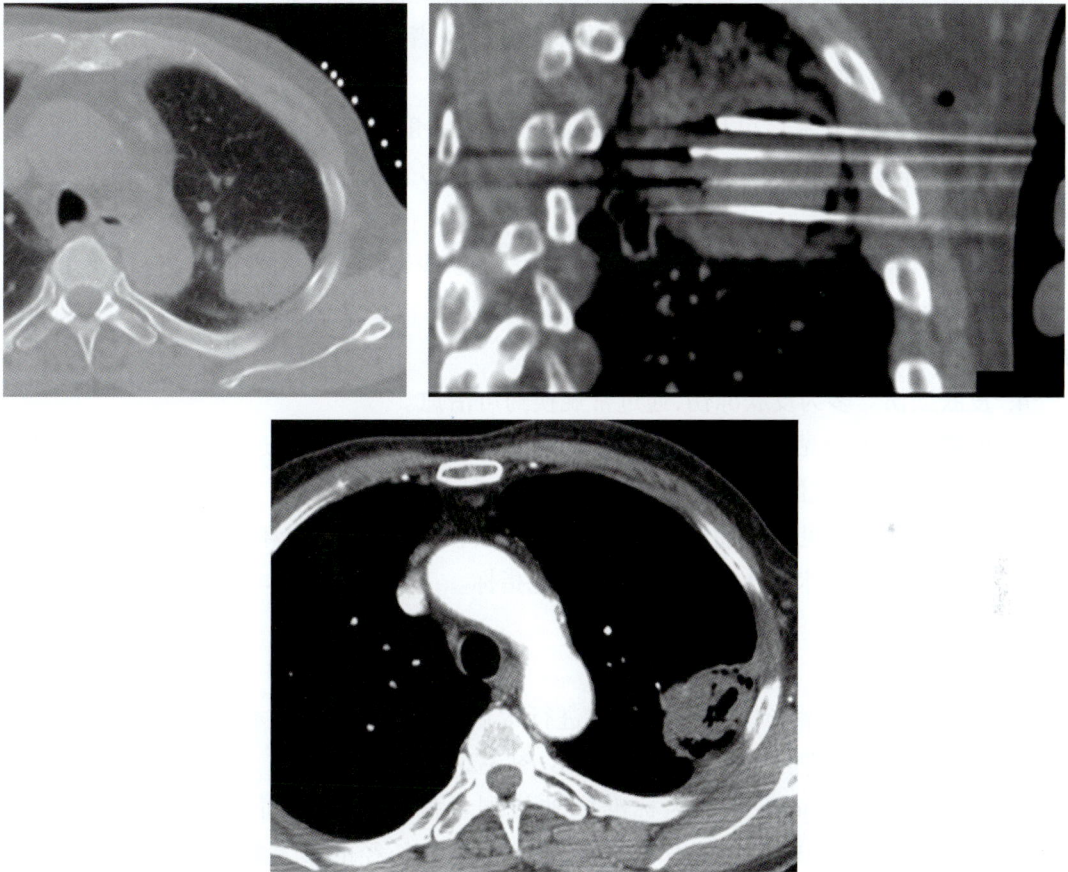

图 3-2-5 瘤内布针适形冷冻,针间距 15mm,肿瘤坏死彻底

后者需行穿刺针道填充止血,体表穿刺点周围区域注意保暖,避免皮肤冻伤。冷冻过程中间隔 5 分钟行 CT 或 MRI 扫描监测冷冻形成形态和涵盖病灶情况,通过调整不同部位冷冻探针的功率形成适合病灶形态的冰球,当冰球边缘超过病灶 1cm,加热使探针周围冰晶融化拔出冷冻探针,局部穿刺针进针点粘贴无菌敷料,行 CT 或 MRI 扫描,了解有无气胸、出血等并发症,结束治疗。

七、术后处理

术后禁食 6 小时，多功能心电监护仪实时监测血压、氧饱和度、心率和心电图等，严密监测生命体征 12 小时以上。持续低流量吸氧，患者如无气胸，一般第二天即可下床正常活动。观察病情变化，有无发热、咯血、胸痛、呼吸困难等，术后 24 小时复查胸部 X 线观察有无出血、气胸等，必要时复查胸部 CT 并酌情对症处理。根据患者情况必要时进行抗生素预防治疗，可酌情使用止咳药物。

八、并发症及防治

1. **气胸** 为胸部常见的穿刺并发症，发生率为 20%～40%，术中或术后均可出现。肺气肿和肺大疱患者胸部穿刺气胸发生率明显增高。气胸患者感觉憋气、呼吸困难，氧饱和度下降。气胸量小于 20% 者可不处理，合并肺气肿的患者可以行抽气治疗；气胸量大于 30% 以及持续性增长者则行穿刺置管胸腔闭式引流。

2. **出血** 术中或术后可出现咯血或痰中带血，一般持续 3～7 天，可以口服止血药物治疗。出血量较多时给予注射用矛头蝮蛇血凝酶 1kU 静脉注射，必要时应用垂体后叶素治疗。

3. **胸腔积液** 多为少量血胸或反应性胸腔积液，少数患者可出现液气胸。除外胸膜转移性胸腔积液，少量胸腔积液多在 1 个月内可自行吸收。如为中等量或大量胸腔积液，可行置管引流。

4. **皮肤损伤** 多为皮肤冻伤，通过常规换药可治愈。

5. **胸膜瘘** 为少见的并发症。肿瘤较大、邻近胸膜、冷冻时间过长可导致胸膜不易愈合而产生。多伴有液气胸，必要时行胸腔闭式引流处理。

6. **肾功能受损** 见于肿瘤体积大、一次冷冻面积大、肿瘤液化坏死显著者，术中静脉输注碳酸氢钠碱化尿液，术后水化，及时检测生化指标。

九、疗效评价

采用实体肿瘤消融影像学评价标准进行术后疗效评估，根据术后 3 个月增强 CT 或 MRI 检查与术前对比评估确定疗效（图 3-2-6、图 3-2-7）。

1. 长径（long diameter，LD）为标准横轴位测量病灶最大层面最长径线；短径（short diameter，SD）为标准横轴位测量病灶最大层面垂直于长径的最大短径；最大径线乘积即 LD×SD。消融率（ablative rate，AR）代表肿瘤坏死程度：AR=［1−（消融术后残留肿瘤最大径线乘积或体积除以消融前肿瘤最大径线乘积或体积）]×100%。

（1）完全消融（complete ablation，CA）：AR=100%。

（2）不完全消融（incomplete ablation，IA）：Ⅰ度 75%≤AR＜100%；Ⅱ度 50%≤AR＜75%；Ⅲ度 AR＜50%。

（3）局部进展（local progression，LP）：肿瘤最大面积/体积超过上一次评估的残留面积/体积。

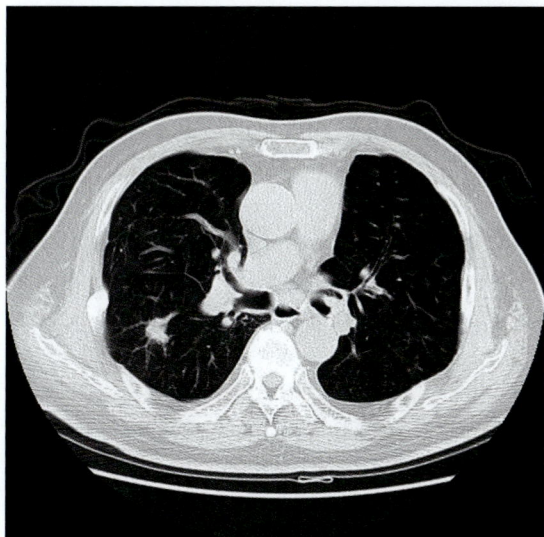

图 3-2-6　右肺腺癌冷冻消融术前　　　　图 3-2-7　冷冻消融术后 3 个月复查病灶完全坏死

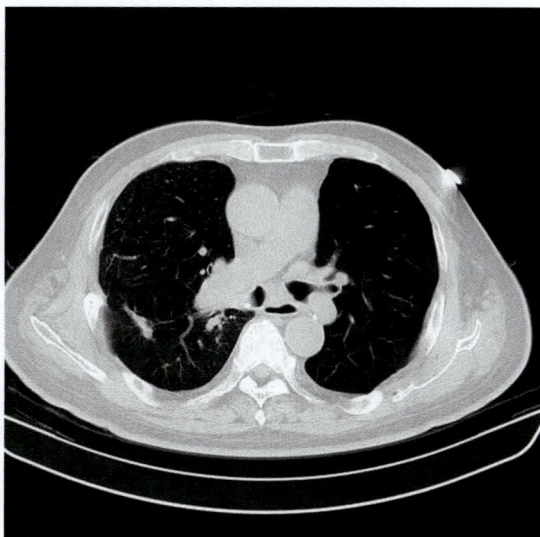

2. 根据局部病灶冷冻消融程度分为完全消融或根治性冷冻消融、不完全消融或减瘤性消融。

（1）完全消融：肿瘤消融区病灶彻底坏死、消失；冷冻范围涵盖全部肿瘤组织且大于肿瘤边缘 1cm 以上者，疗效可以达到类似手术切除。如无局部复发，无淋巴结及远处转移者为临床治愈。

（2）不完全消融：肿瘤消融区病灶残留，目的是减轻肿瘤负荷，冷冻消融范围占肿瘤体积 80% 以上者。术后临床症状明显改善，生存期延长，具有明显临床疗效。但随时间的延长，残留肿瘤细胞不断增殖，2 个月后复查 CT，原术中冷冻坏死区域周围或坏死区内可能出现新生肿瘤组织。再次冷冻消融仍然有效。

3. 近期临床评价主要观察症状、饮食、体重、精神状态改善程度；远期主要观察生存期中位数、局部复发率、远处转移率。远期疗效评价标准主要参考 WHO 标准和生存期中位数及生存率、局部复发率、远处转移率进行评价。将患者死亡作为随访终点。

十、肺癌冷冻消融术后综合治疗和个体化治疗

冷冻使瘤细胞坏死、凋亡刺激宿主免疫系统产生针对原发性和转移性肿瘤的免疫效应。早期临床研究发现肿瘤细胞冷冻消融后发生原发肿瘤及远处转移病灶消退的"远隔效应"，此被认为是与免疫治疗产生全身协同控瘤作用的基础，其作用与肿瘤疫苗相当。

影像引导下的肺癌冷冻消融治疗属于微创局部治疗，临床上应当根据肿瘤病理学类型进行综合治疗和个体化治疗，治疗方案可根据不同情况进行修改。化疗、分子靶向药物治疗，免疫以及中医治疗等会进一步提高肺癌治疗的疗效，达到改善症状、控制肿瘤、提高有效率和延长患者生存期的目的。

（魏颖恬　张　肖　孙维荣　肖越勇）

参 考 文 献

[1] 魏颖恬,肖越勇,亚洲冷冻治疗学会.影像学引导肺癌冷冻消融治疗专家共识2018版[J].中国介入影像与治疗学,2018,15(5):259-262.

[2] YASHIRO H,NAKATSUKA S,INOUE M,et al. Factors affecting local progression after percutaneous cryoablation of lung tumors[J]. J Vasc Interv Radiol,2013,24(6):813-821.

[3] MCDEVITT J L,MOULI S K,NEMCEK A A,et al. Percutaneous cryoablation for the treatment of primary and metastatic lung tumors:identication of risk factors for recurrence and major complications[J]. J Vasc Interv Radiol,2016,27(9):1371-1379.

[4] 肖越勇,田锦林.氩氦刀肿瘤消融治疗技术[M].北京:人民军医出版社,2010:21-25.

[5] ZHANG X,TIAN J L,ZHAO L,et al. CT-guided conformal cryoablation for peripheral NSCLC:initial experience[J]. Eur J Radiol,2012,81(11):3354-3362.

[6] 肖越勇,吴斌,张肖,等.CT引导下经皮穿刺适形冷冻消融治疗肺癌的临床分析[J].中华放射学杂志,2010,44(2):185-189.

[7] 刘士榕,肖越勇,吴斌,等.CT引导下经皮氩氦刀适形冷冻消融治疗非小细胞肺癌的临床研究[J].中华临床医师杂志(电子版),2012,6(2):370-373.

[8] PALMER M K. WHO handbook for reporting results of cancer treatment[J]. British J Cancer,1982,45:484-485.

[9] WANG H W,LITTRUP P J,DUAN Y Y,et al. Thoracic masses treated with percutaneous cryotherapy:initial experience with more than 200 procedures[J]. Radiology,2005,235(1):289-298.

[10] ITO N,NAKATSUKA S,INOUE M,et al. Computed tomographic appearance of lung tumors treated with percutaneous cryoablation[J]. J Vasc Interv Radiol,2012,23(8):1043-1052.

[11] LENCIONI R,LLOVET J M. Modified RECIST(mRECIST)assessment for hepatocellular carcinoma[J]. Semin Liver Dis,2010,30(1):52-60.

[12] KIM M N,KIM B K,HAN K H,et al. Evolution from WHO to EASL and mRECIST for hepatocellular carcinoma:considerations for tumor response assessment[J]. Expert Rev Gastroenterol Hepatol,2015,9(3):335-348.

第三章 肝 癌

一、概述

肝癌可分为原发性肝癌和转移性肝癌。在我国,原发性肝癌是目前第四常见的恶性肿瘤和第二常见的肿瘤致死病因,其中最常见的肝细胞癌与我国乙型病毒性肝炎的流行密切相关。世界上45.3%的肝癌新发病例和47.1%的肝癌死亡病例发生在中国。而在西方国家,转移性肝癌的发病率更高。除原发性脑瘤外,全身各个系统的恶性肿瘤均可转移到肝脏,如结肠癌、胃癌、乳腺癌、肺癌等,其中又以来源于消化系统脏器的最为多见。

原发性肝癌主要包括肝细胞癌(hepatocellular carcinoma,HCC)、肝内胆管细胞癌(intrahepatic cholangiocarcinoma,ICC)和肝细胞癌-肝内胆管细胞癌混合型等不同病理类型,在其发病机制、生物学行为、组织学形态、临床表现、治疗方法以及预后等方面均有明显的不同;由于其中HCC占到90%以上,故临床通常所指的"肝癌"主要是指HCC。

(一)临床诊断标准

有乙型肝炎病毒(hepatitis B virus,HBV)或丙型肝炎病毒(hepatitis C virus,HCV)感染,或有任何原因引起肝硬化者,初诊发现肝内直径<2cm结节,动态增强CT、动态增强MRI、超声造影这三种检查中至少有两种显示动脉期病灶明显强化、门静脉期和/或平衡期肝内病灶强化低于肝实质即"快进快出"的典型特征,则可做出肝癌的临床诊断;对于发现肝内直径≥2cm结节,原则上以上三种影像学检查中只要有一种典型的肝癌特征,即可临床诊断为肝癌。达不到上述影像学检查标准时,如需明确诊断,则要进行连续随访或肝内病灶穿刺活检。

对有肝癌病史的患者,随诊过程中,若以上三种影像学检查中任何一种发现肝内新发直径>1cm且<2cm的病灶,且存在典型肝癌影像学表现,目前研究倾向于将其视同为确诊病灶,特别是合并甲胎蛋白(alpha-fetoprotein,AFP)或异常凝血酶原(protein induced by vitamin K absence or antagonist-Ⅱ,PIVKA-Ⅱ)等肿瘤标志物升高的患者。

有HBV或HCV感染,或有任何原因引起肝硬化者:①随访发现肝内直径≤1cm结节,若上述三种影像学检查中无或只有一种检查有典型的肝癌特征,每2～3个月进行一次影像学复查,并结合AFP水平以明确诊断,也可行肝内病灶穿刺活检明确诊断;②如AFP升高,特别是持续升高,应进行影像学检查以明确诊断,如发现不典型或未发现肝内结节,在排除妊娠、慢性或活动性肝病、生殖腺胚胎源性肿瘤及消化道肿瘤的前提下,应密切随访AFP水平,每2～3个月进行一次影像学复查。

(二)分期

本章肝癌分期主要依据中国肝癌分期方案(China liver cancer staging,CNLC,表 3-3-1)和巴塞罗那临床肝癌分期(Barcelona clinic liver cancer,BCLC,表 3-3-2)。

表 3-3-1 中国肝癌分期方案

临床分期		PS 评分/分	肿瘤状态	肝功能状态
Ⅰ期	Ⅰa	0~2	单个肿瘤,最大直径≤5cm,无血管侵犯、肝外转移	Child-Pugh A/B
	Ⅰb	0~2	1. 单个肿瘤,最大直径>5cm,无血管侵犯、肝外转移; 2. 肿瘤个数 2~3 个,单个肿瘤最大直径≤3cm,无血管侵犯、肝外转移	Child-Pugh A/B
Ⅱ期	Ⅱa	0~2	肿瘤个数 2~3 个,单个肿瘤最大直径>3cm,无血管侵犯、肝外转移	Child-Pugh A/B
	Ⅱb	0~2	肿瘤个数≥4 个,肿瘤大小不论,无血管侵犯、肝外转移	Child-Pugh A/B
Ⅲ期	Ⅲa	0~2	肿瘤情况不论,有血管侵犯、无肝外转移	Child-Pugh A/B
	Ⅲb	0~2	肿瘤情况不论,血管侵犯不论,有肝外转移	Child-Pugh A/B
Ⅵ期	Ⅵ	3~4	肿瘤情况不论;血管侵犯、肝外转移情况不论	Child-Pugh C

表 3-3-2 巴塞罗那临床肝癌分期

临床分期	PS 评分/分	肿瘤状态	肝功能状态[*]
0 期:极早期	0	单个肿瘤,最大直径≤2cm	肝功能储备良好
A 期:早期	0	单个肿瘤	肝功能储备良好
		肿瘤个数≤3 个,单个肿瘤最大直径≤3cm	肝功能储备良好
B 期:中期	0	多结节肿瘤	肝功能储备良好
C 期:进展期	1~2	门静脉侵犯和/或肝外转移	肝功能储备良好
D 期:终末期	3~4	任何	终末期肝功能

注:[*] ALBI、Child-Pugh 分级、MELD 评分。

对于原发性和转移性肝癌,手术切除和肝移植始终是首选的治疗方法。但多中心肿瘤、不可切除的位置、累及门静脉和肝静脉以及合并其他基础疾病等因素的存在,使得这些患者无法手术而失去了彻底治愈的机会。传统的化疗、放疗、介入治疗都是目前肝癌的主要治疗手段,以延长患者寿命。局部消融治疗对于患者的一般状况、肝功能以及其他重要脏器功能的要求低于外科手术的标准。近年来随着介入技术和设备的迅速发展,消融已逐步成为肝癌治疗的主要手段。目前消融可大致分为射频消融、微波消融、冷冻消融及乙醇消融等。

二、适应证

1. 原发性小肝癌(直径<3cm)不愿手术或全身状况无法耐受根治性手术者。
2. 外科手术切除后,肿瘤残余或复发者。

3. 降低肿瘤负荷,为手术切除提供可能。

4. 小肝癌的根治性治疗。

5. 缺乏血供且病灶局限的肝癌。

6. 失去手术机会的患者,与 TACE 联合应用改善患者长期生存率。

7. 病灶数目<3 个,病灶局限的肝脏转移性肿瘤。

8. 病灶局限、直径<10cm 的肝脏良性病变或其他恶性病变。

三、禁忌证

1. 肿瘤体积超过肝 70% 的巨块型肝癌或弥漫型肝癌。

2. 肝外广泛转移或肝外门静脉癌栓。

3. 肝功能 Child-Pugh C 级患者。

4. 机体无法耐受手术者。

5. 伴有活动性感染或无法纠正的凝血功能异常的患者。

6. 终末期肝癌患者。

四、术前准备

1. 术前详细了解患者的临床及影像资料,充分评估手术的可行性和术中可能出现的并发症,制订详细的手术计划。了解病灶与邻近重要脏器的关系,预先设计进针路线、消融范围及冷冻探针组合模型。

2. 术前完善心电图、血常规、凝血功能及肝肾功能等相关实验室检查,以评估患者是否可以耐受冷冻消融。

3. 术前充分沟通并签署冷冻消融治疗知情同意书,包括患者的病情、治疗的必要性、手术方式、并发症、预后及替代治疗方案等。

4. 术前停用抗凝药物 1 周以上。

5. 术前对患者进行心理疏导和屏气训练。

6. 术前预防性使用镇静、镇痛药物。

五、操作过程

根据肝癌的部位和大小、患者肝功能和全身状态,以及术者的技术和设备条件,可采取:①经皮冷冻消融;②腹腔镜下冷冻消融;③腹部(开放式)冷冻消融。以上三种方法在确定靶病灶后的冷冻消融流程大致相同,以下将重点介绍经皮冷冻消融。

(一) 开放式冷冻消融

1. 外科开腹冷冻消融 在全身麻醉下,进腹后分离镰状韧带和下腔静脉,再分离左、右三角韧带和冠状韧带,最大限度地暴露肝脏,将手术超声探头置于肝表面,显示肿瘤部位、大小及与血管、胆管的关系,设计出冷冻探针插入途径和深度。如术前无病理学资料,可取活组织送检。对于位于肝上部,邻近下腔静脉、肝静脉和膈肌的肝癌,经腹途径常不易显露病变,可取经胸途径。冷冻探针的放置:在超声引导下,按设计的途径,将带有鞘的 18G 穿刺导管针插入靶组织远端 1cm 外。拔出针芯,插入有"J"形弯头的金属导引丝,其顶端应伸出导管针,进入肝实质,让其抓住肝组织。拔出导管针,沿"J"形丝插入扩张管和导管鞘。根据需要选用不同规格扩张管扩张针道。常用扩张管直径有 2mm、3mm、5mm 和 8mm 多种。最后将"J"形丝和扩张管顺序拔出,将冷冻探针插入导管鞘内,直至靶组织。将导管鞘向后拔出少许,以暴露冷冻探针头部。开启冷冻系统,要求冷冻范围超过肿块边缘 1cm。一般冷冻 10 分钟后,停止输入制冷源,复温,使靶区温度上升到 0～45℃,然后重复冷冻-复温。至少进行 2 个冷冻-复温循环。

2. 腹腔镜下冷冻 在全身麻醉或局部麻醉下,常规插入腹腔镜,观察腹腔和肝表面状态,重点观察肝肿瘤的位置、大小及其与邻近器官、血管的关系,再在腹腔镜监视下,将冷冻探针插入肝实质和肿瘤内,然后进行 2 个冷冻-复温循环。在冷冻过程中,同时应用腹腔镜超声或腹部超声不断监视肝内冷冻过程。

(二)影像引导下冷冻消融

经皮冷冻消融通常在超声或 CT 或 MRI 引导下进行,具体流程如下。

1. 患者体位 为方便术者操作,根据病灶的位置患者取仰卧位、俯卧位、侧卧位或右前斜位。

2. 确定穿刺点及穿刺路径 应用常规超声探头探测病变位置和大小,按下列原则确定穿刺点:①取最短途径到达病灶,并使穿刺途径经过一段正常肝组织。②对于胆囊旁、肝门大血管旁的肿瘤,应平行于胆囊壁或血管壁进针以确保足够的进针深度和消融范围。③肋间进针或肋缘下进针时应避免穿过肺组织、胸膜腔、胃肠道及胆囊。④病变较深时,应避开大血管。⑤对于靠近横膈的病变,在低于肿瘤平面的肋间或肋缘下避开胸膜腔进针、斜向上穿刺,针尖距离膈肌不少于 5mm;采取经胸腔途径进针时应十分谨慎。⑥超声引导时,为了使超声显像更清楚,可向右胸腔注入生理盐水 200～300ml,制造人工液胸。

3. 插入穿刺套管针及冷冻探针 在确定的穿刺部位做局部麻醉,用尖刀片在皮肤上做一十字形小切口,深及肌层。抽出针芯,套管留在针道内,插入导引金属丝,按拟插入的冷冻探针粗细,应用不同规格的套管,扩张针道。常用的套管内径为 2mm、3mm、5mm、8mm。拔出导引钢丝,将冷冻探针经套管直接插入瘤体内,针头插至距瘤体的远端侧壁约 1cm 处。将套管退出瘤体以外。

(1)超声引导:将常规超声探头更换为已消毒的穿刺探头,或在常规超声探头上装上与穿刺针相偶合的引导器,使监视屏上引导线通过穿刺目标,确定穿刺进路。最佳导向角度以 0°～15° 为宜。

(2)CT 引导:CT 透视下穿刺病灶,CT 引导下步进式穿刺病灶,21G 细针引导并行穿刺。多次扫描观察穿刺位置是否正确,确认冷冻探针分布合理后开始冷冻消融治疗。

(3)MRI 引导:可在 MRI 实时透视下穿刺病灶,红外导航引导下穿刺病灶,21G 细针引导并行穿刺。穿刺完成后扫描确认位置是否正确,对位置不满意的探针进行位置调整,直到 MRI 扫描显示冷冻探针分布满意。

(4)冷冻探针的布局:探针的分布和数量通常取决于肿瘤的大小、形状和位置。为了能获得更大的、具有足够大小的低温区以覆盖肿瘤和消融边缘,可同时插入多根较小口径的探针进行冷冻,此较使用大口径探针冷冻能更适形于肿瘤,可以产生更大的冰球,而且可以产生更高的致死等温线百分比,获得更好的消融效果。布针原则目前基本根据 Littrup PJ 描述的方式实施,针距离肿瘤边缘 1cm,两根针之间距离 2cm(图 3-3-1)。

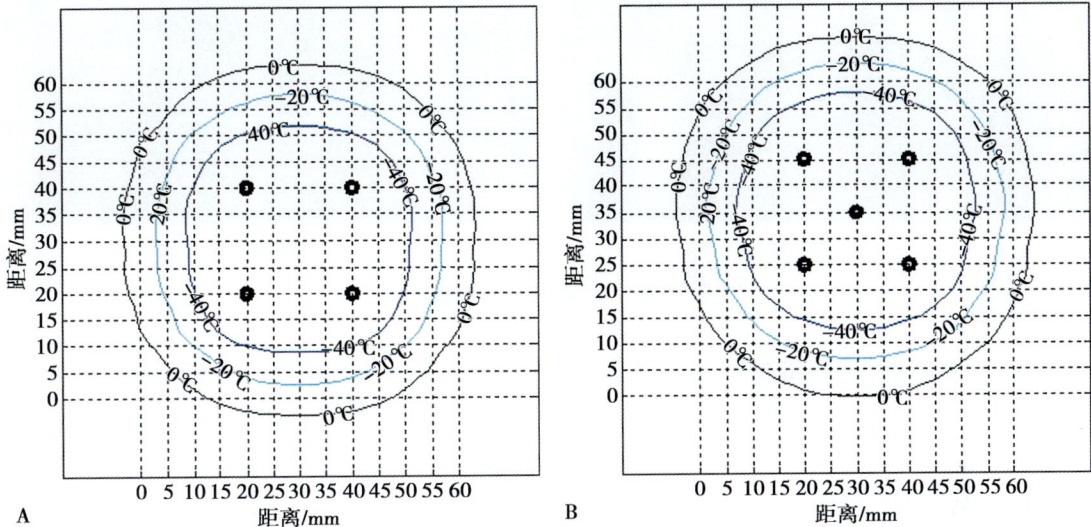

图 3-3-1 布针及冰球形成范围的示意图

1.47mm 探针四针(A)及五针(B)组合以距离 20mm 的方式进行布针及形成的冰球范围等温线示意图。

(5) 冷冻治疗过程:将套管退出瘤体以外,接上冷冻发生器(氩氦冷冻系统),便可开始冷冻消融。临床上,一般采用 2 个冷冻-复温循环。然而,根据最新动物实验研究结果,在相同的冷冻时间下,3 个冷冻-复温循环可获得比 2 个冷冻-复温循环更大的完全坏死区,提示 3 个冷冻-复温循环可能是更强大的冷冻方式。

冷冻过程监控包括冷冻温度监控、冰球形成和局部血流监控。检测仪器包括氩氦冷冻测温系统、超声影像系统、彩色多普勒血流成像(color Doppler flow imaging,CDFI)系统、CT 和 MRI 技术等。氩氦冷冻系统冷冻探针头部设有温差电偶,开机后即显示温度,可动态监测整个冷、热循环治疗的过程,同时配备 4 支外接温差电偶,长约 12cm,可插入肿瘤周边区,实时监控温度变化。术中要求靶区温度迅速降至临界(-180~-140℃)以下,再在短时间内从 -140℃迅速复温至 20~40℃。

1) 超声:是常用的影像学方式,常被用于肝肿瘤消融的术中监控(图 3-3-2)。冷冻治疗开始后,在监视屏上会出现以探针为中心的向外逐渐扩大的强回声团;随着冰球快速增大,出现一结石样强回声半月形光环,后方有因超声波完全反射形成的无回声声影,影响了冰球后方组织的成像。高回声的冰球同样也会导致混响和镜面伪像的出现。组织学显示,上缘强回声半月形光环为靶组织完全结冰,发生冷冻坏死。停止冷冻,自然复温或氦气复温时,随着整个冰球全部溶解,结石样回声由内向外逐渐消失,形成一个低回声区,其周围与正常组织之间有明显的暗环。

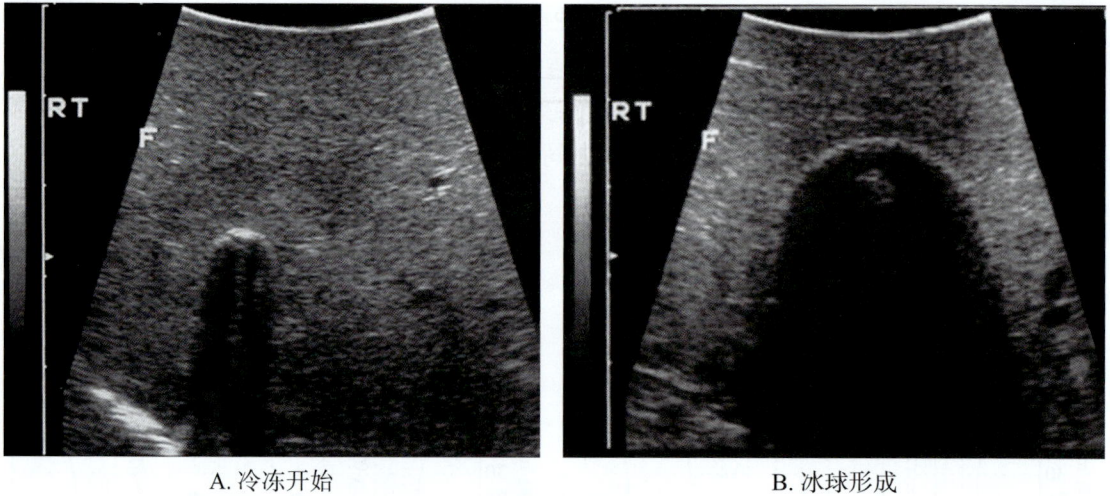

A. 冷冻开始   B. 冰球形成

图 3-3-2　超声引导下冷冻消融

CDFI 可实时监测局部血流的变化。术中不仅可以观察肝内血管及邻近大血管的走行、分布,还能确定冷冻过程中大血管有无损伤。且由于原发或转移性肝癌的血供 90%～95% 来自肝动脉,术中 CDFI 上瘤体周围异常供血动脉的彩色血流逐渐减缓甚至消失,可作为评价肿瘤灭活的重要指标之一。

2)CT:也是常用的引导经皮冷冻消融的方式(图 3-3-3)。尽管低密度的冰球可以与正常肝组织相区分,但难以区分肿瘤、肝周脂肪和生理盐水的冷冻变化。此外,较小的肿瘤和肝内血管、胆管难以在非增强 CT 上被注意到。

3)MRI:具有更好的软组织分辨率,近年来随着 MRI 兼容的冷冻消融系统和冷冻探针等其他仪器的更新,临床上具有垂直或水平磁性取向的介入性开放式 MRI 系统已逐渐开始被用于引导肝癌经皮冷冻治疗。与超声仅能显示冰球前部,后部因声影不能显示不同,MRI 能显示冰球的全部轮廓。但由于费用昂贵,且操作较复杂,目前尚未得到广泛推广。MRI 透视下穿刺病灶,红外导航引导下穿刺病灶。穿刺完成后扫描确认位置是否正确,对位置不满意的探针进行位置调整,直到 MRI 扫描显示冷冻探针分布满意。

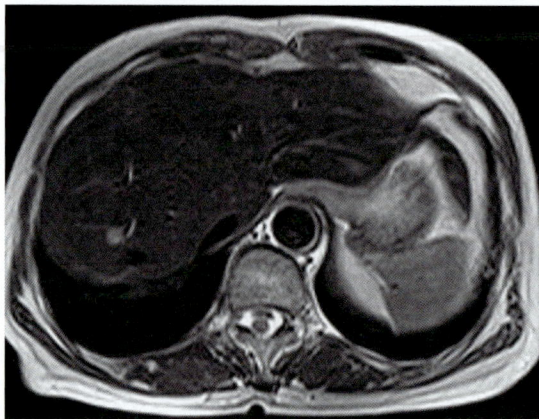

A. 术前 MRI 发现肝 S7 小肝癌复发,直径约 1cm

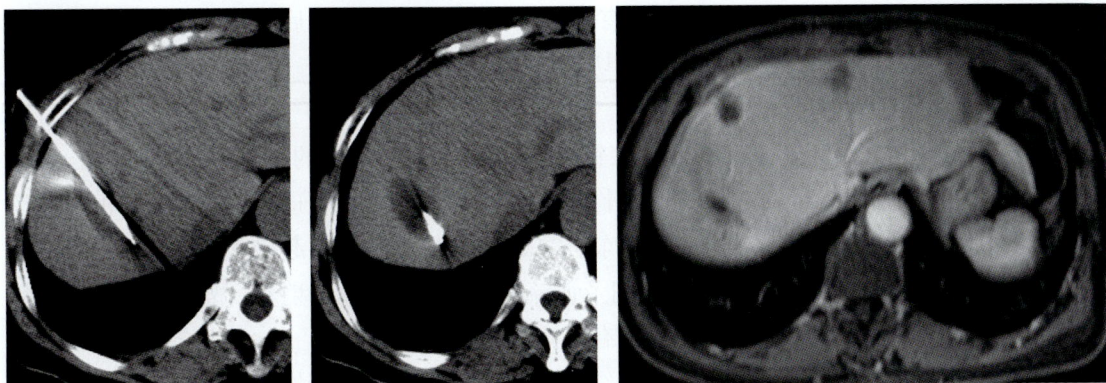

B、C. CT 引导下引入冷冻消融针 1 根至目标靶病灶,冷冻   D. 1 个月后复查 MRI 提示肝内病灶完全消融
形成 2.5cm×3cm 范围的冰球,完全覆盖病灶

图 3-3-3 CT 引导下冷冻消融治疗小肝癌

患者 45 岁,肝细胞癌消融术后复发 2 年。

六、术后处理和随访

冷冻结束拔针拔管后应向针道内灌入生物胶并局部按压 10～15 分钟,注意局部皮肤有无冻伤。患者返回病房后监测生命体征,适当给予补液、护肝和止吐治疗,密切关注患者肝肾功能情况。

术后定期检测肿瘤标志物(AFP、CEA 等)及复查 CT/MRI 了解肿瘤有无进展或复发。冷冻治疗后 CT/MRI 图像上常会显示较原肿瘤区稍大的低密度或低信号区,勿将此认为肿瘤进展,以增强扫描后动脉期病灶的强化范围为准。持续性增强并不代表肿瘤残留或复发,也可能是由于血管瘘或受损血管的再灌注所致,会在 2～7 个月内消失。部分病灶在 CT 上可表现为类似肝脓肿或梗死样改变,需仔细鉴别。

七、并发症的预防和处理

得益于冷冻过程中冰球大小的可控性和大血管血液流动存在的热池效应,与手术切除和传统的热消融相比,肝癌冷冻治疗(尤其是经皮冷冻)的并发症和不良反应相对较少。总体不良反应发生率为 15%～20%,低于肝切除后的 20%～30%。冷冻相关死亡率为 1.5%,与肝切除后相当。主要与冷冻组织的大小、范围、冷冻-复温循环次数和冷冻探针数目有关。

(一) 发热

发热为冷冻治疗后的常见并发症,发生率约为 25%～30%。一般于手术的当日或次日发生,患者体温多在 37.5～38.5℃,通常持续 3～5 天,少数患者体温可达 39.0℃。术后发热大都与组织细胞坏死、周边组织水肿渗出刺激机体产生炎症因子有关,服用水杨酸类药物后便可缓解。怀疑肿瘤坏死引起继发感染者可使用抗生素。

(二) 疼痛

术中或术后的疼痛发生率约为 10%,通常发生在右上腹即冷冻治疗部位,与冷冻刺激肝包膜及肿瘤坏死有关。术前 30 分钟给予盐酸哌替啶 50mg、地西泮 10mg 肌内注射,或术后立刻给予盐酸哌替啶 50mg 肌内注射可有效缓解疼痛。返回病房后,对疼痛等级评分较高者可根据三阶梯原则予镇痛药物,但需密切监测患者情况。

(三) 出血

出血是最常见的不良反应,由冷冻探针针道损伤了周围正常的组织所致,在复温、拔针后可有血液从针道内流出。拔针后向原针道内灌入生物胶并局部压迫可使出血停止。理论上手术过程中有冷冻探针直接损伤或冷冻消融范围累及大血管引起破裂大出血的可能,但术前定位、超声实时监测冰球范围的应用及血流热池效应(相较于射频、微波消融)的存在,大血管损伤发生率极低,仅在相关文献中有个案报道。

热池效应是指在消融过程中,由于组织中温度分布不均匀,导致热量在高温区域聚集的现象。这一现象在射频消融(RFA)等肿瘤治疗方法中尤为重要,因为它直接影响到治疗的效果和安全性。血液流动是影响热池效应的重要因素之一。血流可以带走部分热量,从而降低消融区域的温度,这种现象被称为热沉降效应。不同组织的热传导特性不同,这也会影响热量的分布。例如,脂肪组织和肌肉组织的热传导性不同,会导致热量在不同组织中的分布不均,产生热池效应。

(四) 皮肤冻伤

冷冻消融往往会引起针道周围的皮肤冻伤,根据累及表皮层、真皮层、皮肤全层可分为Ⅰ度、Ⅱ度和Ⅲ度冻伤。Ⅰ度冻伤表现为局部皮肤充血、红肿。Ⅱ度冻伤还可伴有水疱(图3-3-4)。Ⅲ度冻伤又称坏死型冻伤,可深达肌肉骨骼,组织变为黑褐色,后期可伴有感觉异常。

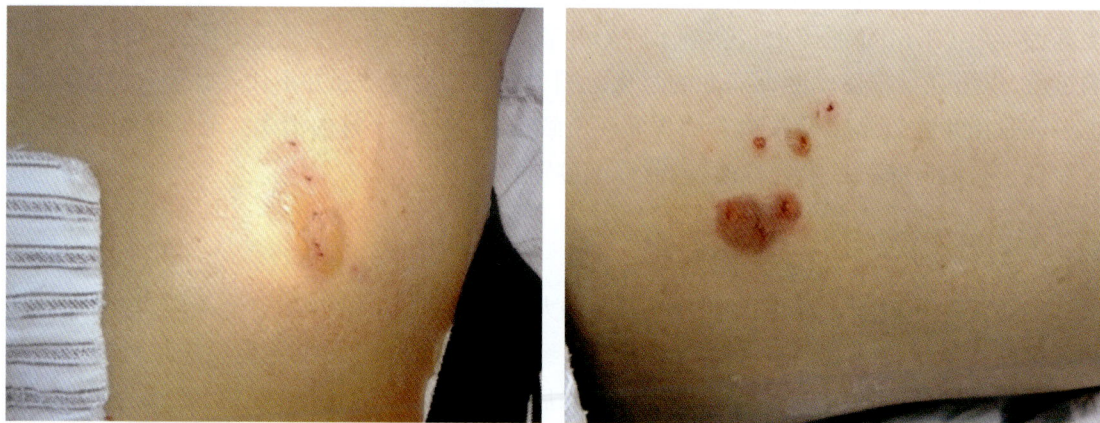

图 3-3-4 冷冻消融皮肤冻伤

术中常规应用干纱布或温盐水纱布隔离周围组织。怀疑有冻伤者需保持创面干燥,采取聚维酮碘消毒和无菌纱布包扎等措施。对于形成的较大水疱,可用注射器抽出其内的液体,创面予以磺胺嘧啶银等冻伤膏,可用 5~6L/min 的氧气喷射局部皮肤促进创面愈合。Ⅲ度冻伤者应及时复温,进行抗感染和抗休克等全身支持治疗,必要时可切除局部坏死组织,后期植皮。

(五) 血清生化异常和血小板减少

几乎所有接受肝冷冻治疗的患者都可出现不同程度的血清生化异常,包括转氨酶、碱性磷酸酶和胆红素的升高,与冷冻治疗引起的邻近正常肝细胞坏死有关。绝大多数患者无须特殊处理,本身肝功能较差的患者应给予保肝、退黄治疗,严重或持续的胆红素升高可能提示大胆管的损伤。

肝冷冻术后外周血血小板计数下降。术前血小板计数在(100~150)×10⁹/L 范围内的患者,特别是术前就有血小板减少的患者(在慢性肝病患者中并不少见)术后发生凝血功能障碍的风险最高。相关研究认为血小板的变化趋势与肿瘤消融区直径无关,而和非肿瘤的正常肝实质受累程度有关。相对轻微的凝血异常可在一周内自行缓解或经对症处理后缓解及消失,严重凝血功能障碍(低于 70×10⁹/L)可通过 IL-11 治疗后恢复。

(六) 感染

包括肝脓肿、腹腔内脓肿和上行性胆管炎等。以肝脓肿较为多见,通常发生于冷冻引起的肝坏死区。在全身使用抗生素的同时进行经皮穿刺引流或切开引流。

(七) 胸腔积液

当病灶靠近右侧膈面时,冷冻消融会刺激邻近膈肌和胸膜,引起反应性胸腔积液。约 2%~4% 的患者在术后一周左右的时间会出现胸痛、胸闷、气促等症状。绝大多数患者无须特殊处理,胸腔积液量较大的患者可予低流量吸氧并行胸腔闭式引流。

(八) 肝脏破裂及胆漏

肝脏破裂的发生率在 1% 左右,由冰球在迅速解冻过程中产生的压力导致邻近的肝表面发生破裂所致。胆漏的发生机制类似,但文献报道的发生率为 5%~10%,可能跟胆囊、胆管没有热沉降效应,在冷冻消融过程中更易被冻伤有关。

二者在临床上均可以表现为腹痛和腹膜刺激征,若患者出现收缩压<90mmHg、心率>100 次/min、尿量<17ml/h 或脉搏细速等低血容量性休克的表现,且患者腹围不断增大、超声提示肝周积血量不断增加时,应高度怀疑肝脏破裂出血,在补液抗休克处理的同时,做好手术止血或介入出血动脉栓塞的准备。对靠近胆囊的肿块进行冷冻消融的时候,将外接温差电偶插入冰球及胆道之间,进行监测。术后早期发生严重高胆红素血症的患者可能提示胆瘘,给予生长抑素和抗生素,腹腔置管引流。

(九) 急性肾衰竭

在冷冻消融过程中,大量坏死组织入血形成内源性肾毒性物质(如肌红蛋白),导致急性肾小管坏死。术后应密切关注患者尿量、尿色、肾功能、尿常规、电解质等情况,鼓励患者多饮水、碳酸氢钠碱化尿液和常规使用利尿剂等措施可预防肾功能严重受损情况的发生。必要时可行血液透析治疗。

(十) 心律失常

术中常见的心律失常为室性期前收缩,表现为二联律、三联律和偶发期前收缩,常和患者精神紧张有关。靠近胆囊的肿瘤在消融时可能会出现胆心反射引起窦性心动过缓,应密切监测患者生命体征,心率低于 40 次/min 时可给予硫酸阿托品 1mg 静脉滴注。

(十一) 冷休克

冷休克罕见(发生率<1%),但后果极其严重,一旦发生,18.2%~29% 的病例将死亡。常表现为寒战、肢体温度低、脉搏细数、血压下降、呼吸困难等,严重者可表现为多器官功能

衰竭和弥散性血管内凝血(disseminated intravascular coagulation,DIC)。

对于较大的病灶,应进行分次冷冻消融以预防冷休克的发生。术前在足背建立静脉通道,以保障组织灌流;术中注意保暖,予持续低流量吸氧、心电监护,保持手术室温度不低于25℃,严密监测生命体征和心电图的变化,注意观察四肢末梢循环;术前有腹水者应加强利尿脱水,严格掌握手术适应证。冷休克重在预防,治疗则以保守综合治疗为主。

八、治疗评价

单独冷冻消融或联合化疗栓塞等其他治疗可用于不适合手术切除的 HCC 或等待肝移植的 HCC 患者的过渡治疗,也适用于手术残留或复发的新肿瘤。各种原发肿瘤的单发或少量肝转移,特别是结肠癌肝转移的患者,也可从经皮冷冻消融中获益。虽然肝切除和肝移植是肝癌的首选治疗方案,但同时累及左右半肝的肿瘤不太可能切除。此外,患者可能由于其他各种原因而不符合手术条件。因此,消融治疗越来越多地被应用于不可切除肝癌患者的治疗中。

现在,几个主要的肝病学会已经将热消融纳入了当前 HCC 的治疗指南当中。尽管射频消融是应用和研究最广泛的消融手段,但冷冻消融独有的优势也吸引越来越多的临床医师将注意力集中到冷冻消融研究中来。热消融在超声、CT/MRI 下的可视性不强,而冷冻消融形成的"冰球"边界在上述影像设备的监视下清晰可见,术者可以在术中实时观测消融的效果。影像设备的实时引导使得术者在消融过程中可以避开心脏、胸壁、胆囊、胃肠道等重要脏器。对于邻近膈肌的肿瘤,也无需像热消融那样用人工腹水隔开膈肌以避免其损伤。此外,已有研究表明,胶原组织和弹性组织耐低温,因此这些结构(支气管、血管和膈膜)附近的肿瘤可以在不破坏其组织完整性的情况下进行安全的冷冻消融治疗。且低温使得患者在消融过程中的疼痛远小于热消融,局部麻醉就足够应对大多数冷冻消融手术。最重要的是,冷冻消融可以根据肿瘤的形状设计多针布针,精确"雕刻"消融坏死区的形状,在达到更好的消融效果的同时避开关键结构。

冷冻消融对肝脏肿瘤患者的长期生存益处尚未确定,目前尚无长期随访的前瞻性随机研究证明经皮冷冻消融和射频消融孰优孰劣。Chen 等的荟萃分析通过比较两组患者的生存期中位数和肿瘤特异性生存期,RFA 组(33 个月,95% CI 28.8~37.2 个月;36 个月,95% CI 29.9~42.1 个月)与 CRA 组相似(32 个月,95% CI 25.1~38.9 个月;34 个月,95% CI 27.2~40.8 个月)(P=0.724;P=0.651)。对于直径>3cm 的早期肝癌,CRA 组的局部肿瘤进展率低于 RFA 组。氩氦刀冷冻治疗的肝癌患者生存期与肿瘤大小及分期有关。Shimizu T 等报告 MRI 引导下经皮穿刺治疗小肝细胞癌患者的 1 年和 3 年生存率分别为 93.8% 和 79.3%。经皮冷冻消融治疗不可切除的肝细胞肝癌患者的 1 年和 3 年生存率分别为 67.6% 和 20.8%。Zhou 等报告冷冻消融治疗后血清 AFP 下降率达 82.6%。同时,冷冻消融治疗引发肿瘤转移概率较小,也不会促进肝内肿瘤生长。Sun 等的一项荟萃分析显示,TACE 联合冷冻消融优于单独使用 TACE[1 年生存率(RR=1.37;95% CI 1.26~1.49),2 年生存率(RR=1.50;95% CI 1.25~1.79),3 年生存率(RR=1.67;95% CI 1.16~2.40),完全性坏死率(RR=2.53;95% CI 2.07~3.10)]。

冷冻消融在治疗转移性肝癌方面也取得了很大的突破。Sheen 等随访一组 57 例肝转移癌患者(41 例直肠癌,16 例非直肠癌)的冷冻消融治疗 7 年随访结果,CEA 水平较术前显著下降,生存期中位数直肠癌肝转移为 22 个月,非直肠癌肝转移为 37 个月。

Osada 等发现冷冻后外周血细胞因子 Th1/Th2(IFN-γ/IL-4)比值升高,血清细胞因子的变化可预测冷冻免疫反应的强度。有学者提出冷冻免疫的治疗模式:冷冻消融联合免疫调节剂可以增强冷冻免疫反应,在冷冻消融控制原发肿瘤的同时,增强机体抗肿瘤免疫反应,有效控制肿瘤复发或转移。通过抑制在免疫调节中发挥重要作用的调节性 T 细胞,可以增强冷冻消融治疗后机体的免疫反应。HBV 相关的 HCC 患者接受 CRA 治疗后,循环血中的 PD-1/PD-L1 表达水平下调,而在肿瘤复发时又再次升高。Tan 等研究指出 PD-L1 抑制剂可以通过抗体依赖细胞介导的细胞毒作用介导肝细胞癌中 PD-L1^{high} CD11b$^+$ 细胞的清除,以提高冷冻消融的疗效。

冷冻消融已成为原发性或转移性肝癌的一种可选治疗方案。如何最大程度地提高治疗效果、减少手术并发症和缩短手术时间是目前冷冻消融技术亟须解决的问题;还需要更多前瞻、随机、大样本的临床研究以比较冷冻消融与其他经皮消融技术治疗肝癌的疗效。

九、临床应用举例

例 1　患者男,89 岁,乙型肝炎。肝 S5、S6、S7 肿块;AFP:858.06μg/L(CNLC Ⅰb 期);肝功能:Child-Pugh A 级(图 3-3-5)。

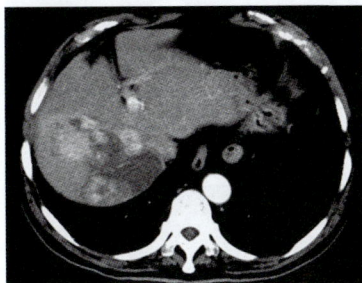

A. CT 增强扫描动脉期横断位肝 S5、S6、S7 肿块,大小约 99mm×92mm×75mm。增强扫描呈"快进快出",其内有无强化坏死区

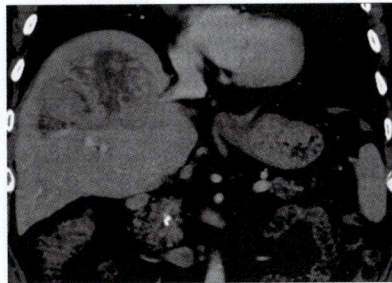

B. 静脉期冠状位病灶

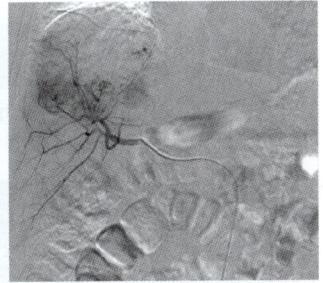

C. 确诊后行选择性肝动脉化疗栓塞术

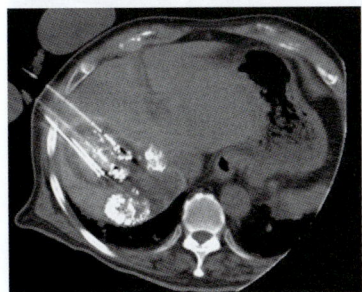

D. CT 引导下将 CRA 电极探针插入瘤体内,可见覆盖 HCC 结节的低密度冰球

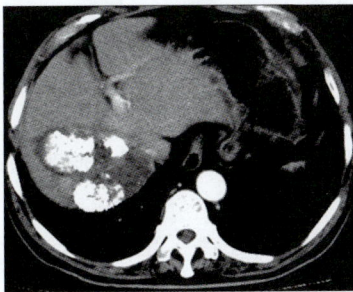

E. 1 个月后复查病灶碘油沉积良好,周围环绕低密度消融区,病灶未见明确血供

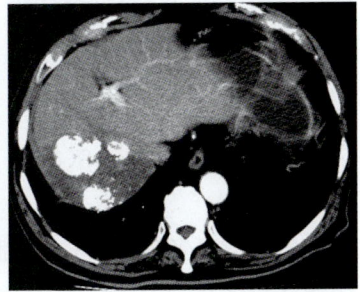

F. 3 个月后复查坏死区增大,病灶未见明确血供,无肿瘤复发征象

图 3-3-5　肝动脉化疗栓塞联合射频消融治疗肝癌

例2　患者男,50岁,乙型肝炎病史10余年。体检CT发现肝左叶肝细胞癌,伴肝内多发子灶。AFP:12.02μg/L(CNLC Ⅱb期);肝功能:Child-Pugh A级(图3-3-6)。

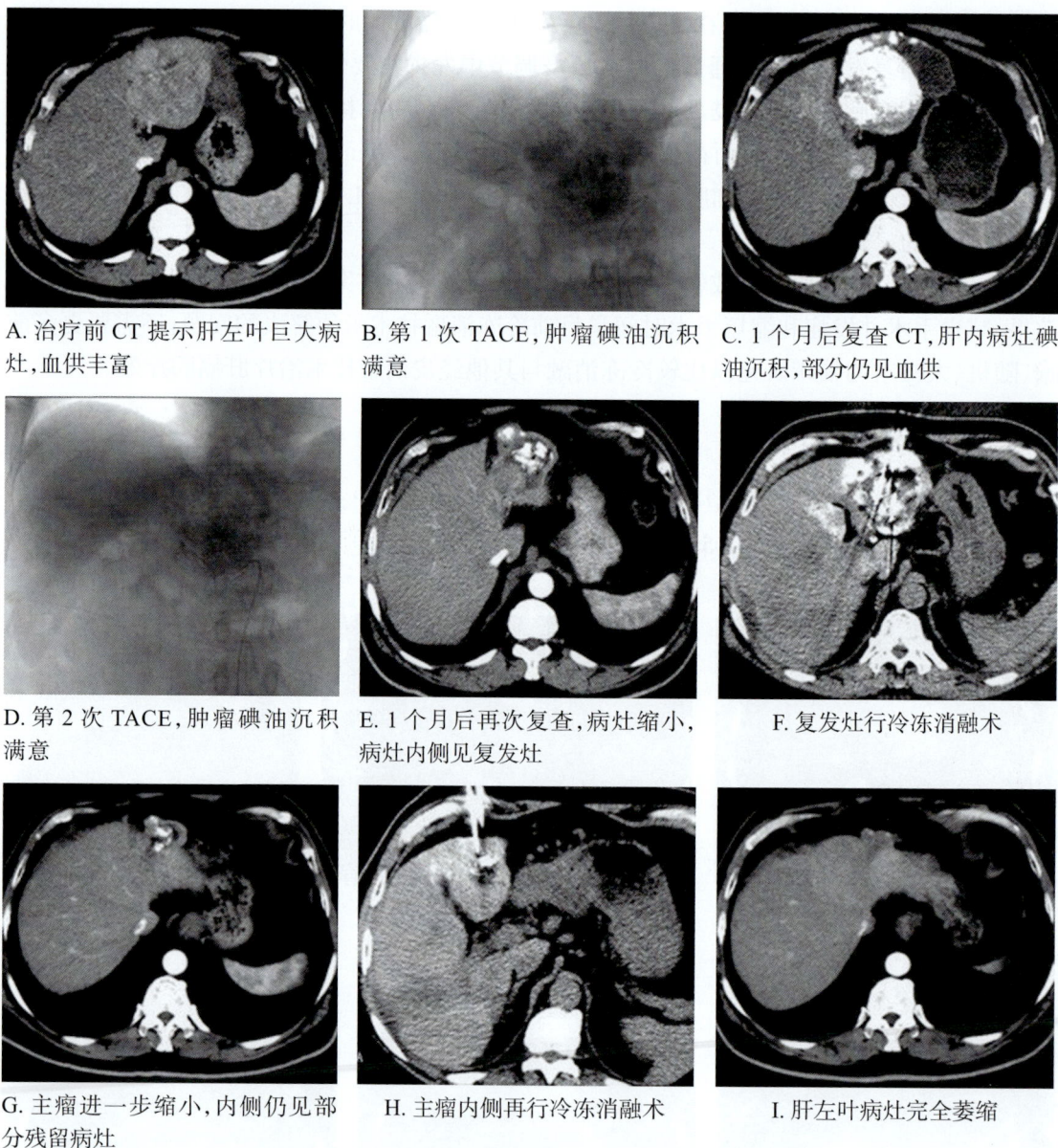

A. 治疗前CT提示肝左叶巨大病灶,血供丰富

B. 第1次TACE,肿瘤碘油沉积满意

C. 1个月后复查CT,肝内病灶碘油沉积,部分仍见血供

D. 第2次TACE,肿瘤碘油沉积满意

E. 1个月后再次复查,病灶缩小,病灶内侧见复发灶

F. 复发灶行冷冻消融术

G. 主瘤进一步缩小,内侧仍见部分残留病灶

H. 主瘤内侧再行冷冻消融术

I. 肝左叶病灶完全萎缩

图3-3-6　肝动脉化疗栓塞联合冷冻消融治疗巨大肝癌

例3　患者男,44岁,肝细胞癌切除术后4年余,AFP升高345.8μg/L(CNLC Ⅰb期);肝功能:Child-Pugh A级(图3-3-7)。

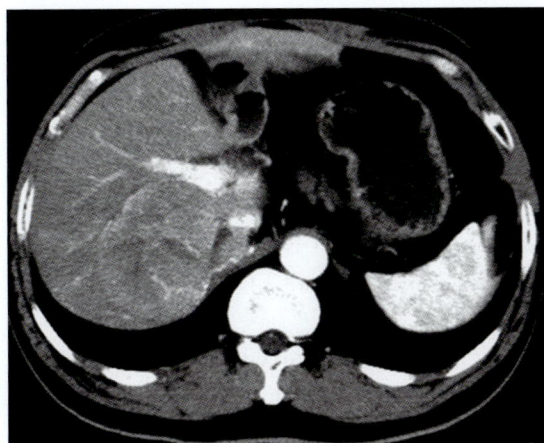

A. 治疗前 CT 提示肝右后叶巨大病灶,血供丰富,大小约 7.7cm

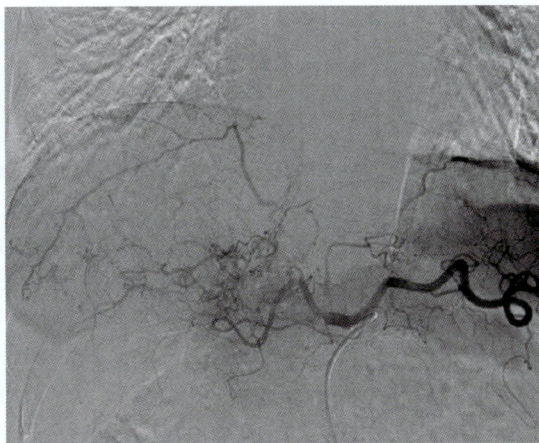

B. 第 1 次 TACE,血供位于右肝动脉分支

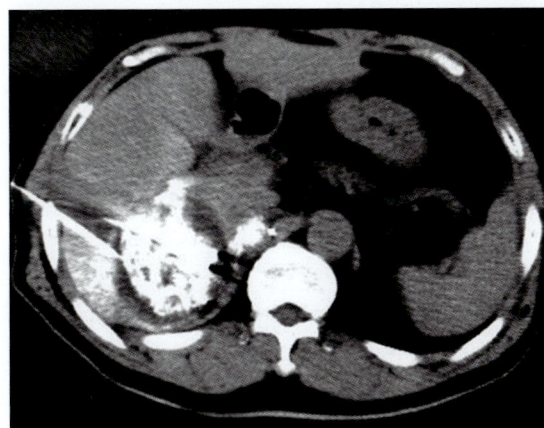

C. 栓塞后 4 周复查 CT,肝内病灶碘油沉积,部分仍见血供,行 CT 引导下双针冷冻消融,冰球形成区域完全覆盖碘油未沉积区域

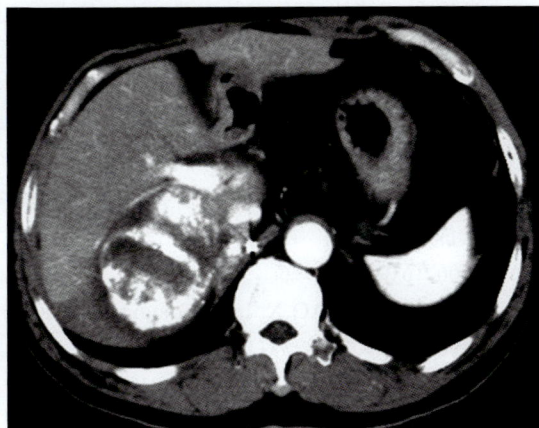

D. 1 个月后复查增强 CT,可见肝内病灶无强化,低密度坏死区完全覆盖瘤体

图 3-3-7 血管介入联合冷冻消融治疗肝巨细胞癌

(李家平 范文哲)

参 考 文 献

[1] AGHAYEV A,TATLI S. The use of cryoablation in treating liver tumors [J]. Expert Rev Med Devices, 2014,11(1):41-52.

[2] NIU L Z,LI J L,XU K C. Percutaneous cryoablation for liver cancer [J]. J Clin Transl Hepatol,2014,2(3): 182-188.

[3] CHEN L,REN Y,SUN T,et al. The efficacy of radiofrequency ablation versus cryoablation in the treatment of single hepatocellular carcinoma:a population-based study [J]. Cancer Med,2021,10(11):3715-3725.

[4] LUO J,DONG Z,XIE H,et al. Efficacy and safety of percutaneous cryoablation for elderly patients with small hepatocellular carcinoma:a prospective multicenter study [J]. Liver Int,2022,42(4):918-929.

[5] SHIMIZU T,SAKUHARA Y,ABO D,et al. Outcome of MR-guided percutaneous cryoablation for hepatocellular carcinoma [J]. J Hepatobiliary Pancreat Surg,2009,16:816-823.

［6］YUAN-DONG S,HAO Z,HUI-RONG X,et al. Combination therapy：meta-analysis of the effects of TACE and cryoablation on hepatocellular carcinoma［J］. Medicine（Baltimore）,2019,98（49）：e18030.

［7］SHEEN A J,POSTON G J,SHERLOCK D J,et al. Cryotherapeutic ablation of liver tumours［J］. Br J Surg,2003,90：272-289.

［8］OSADA S,IMAI H,TOMITA H,et al. Serum cytokine levels in response to hepatic cryoablation［J］. J Surg Oncol,2007,95：491-498.

［9］ZENG Z,SHI F,ZHOU L,et al. Upregulation of circulating PD-L1/PD-1 is associated with poor post-cryoablation prognosis in patients with HBV-related hepatocellular carcinoma［J］. PLoS One,2011,6（9）：e23621.

［10］TAN J,LIU T,FAN W,et al. Anti-PD-L1 antibody enhances curative effect of cryoablation via antibody-dependent cell-mediated cytotoxicity mediating PD-L1^{high}CD11b$^+$ cells elimination in hepatocellular carcinoma［J］. Acta Pharm Sin B,2023,13（2）：632-647.

［11］CHU K F,DUPUY D E. Thermal ablation of tumours：biological mechanisms and advances in therapy［J］. Nat Rev Cancer,2014,14（3）：199-208.

［12］肖越勇,田锦林.氩氦刀肿瘤消融治疗技术［M］.北京：人民军医出版社,2010.

［13］李兆亭,王天宝,尉秀清,等.实用胃肠恶性肿瘤诊疗学［M］.广州：广东科技出版社,2012.

［14］黄建国,贺江虹.中晚期肝肿瘤氩氦刀冷冻治疗前后 T 淋巴细胞 Ag-NORs 的影响［J］.中国误诊学杂志,2010,10：8106-8107.

［15］郑加生.中国肝癌消融治疗现况与未来［J］.肝癌电子杂志,2015,2：21-24.

［16］金鹏,孙刚.肝癌消融治疗的研究进展［J］.中华消化病与影像杂志（电子版）,2016,6（3）：97-102.

［17］张传臣,李成利.氩氦刀靶向治疗的机制及在肿瘤消融治疗中的应用进展［J］.医学影像学杂志,2006,16（9）：991-996.

［18］SI T,GUO Z,HAO X. Immunologic response to primary cryoablation for high-risk prostate cancer［J］. Cryobiology,2008,57（1）：66-71.

［19］SIDANA A,CHOWDHURY W H,FUCHS E J,et al. Cryoimmunotherapy in urologic oncology［J］. Urology,2010,75（5）：1009-1014.

［20］AARNTZEN E H,FIGDOR C G,ADEMA G J,et al. Dendritic cell vaccination and immune monitoring［J］. Cancer Immunol Immunother,2008,57（10）：1559-1568.

［21］REDONDO P,DEL OLMO J,LÓPEZ-DIAZ DE CERIO A,et al. Imiquimod enhances the systemic immunity attained by local cryosurgery destruction of melanoma lesions［J］. J Invest Dermatol,2007,127（2）：1673-1680.

［22］SHI J,NIU L,HUANG Z,et al. Diagnosis and treatment of coagulopathy following percutaneous cryoablation of liver tumors：experience in 372 patients［J］. Cryobiology,2013,67：146-150.

［23］XU K C,NIU L Z,HE W B,et al. Percutaneous cryosurgery for the treatment of hepatic colorectal metastases［J］. World J Gastroenterol,2008,14：1430-1436.

［24］CHEN H W,LAI E C,ZHEN Z J,et al. Ultrasound-guided percutaneous cryotherapy of hepatocellular carcinoma［J］. Int J Surg,2011,9：188-191.

［25］国家卫生健康委办公厅.原发性肝癌诊疗指南（2022 年版）［J］.中华外科杂志,2022,60（4）：273-309.

［26］REIG M,FORNER A,RIMOLA J,et al. BCLC strategy for prognosis prediction and treatment recommendation：the 2022 update［J］. J Hepatol,2022,76（3）：681-693.

第四章　乳　腺　癌

一、概述

近年来,我国乳腺肿瘤的发生率逐年上升,由于乳腺肿瘤筛查的开展和推广,临床上发现的乳腺肿瘤病例越来越多,与此相适应的治疗方法也在不断改进。乳腺纤维瘤的主要治疗手段是手术切除或麦默通(Mammotome)微创旋切术,早期乳腺癌的主要治疗手段是全乳切除或保守性切除加术后放疗。目前乳腺肿瘤外科治疗趋向于采用较保守的方法,乳腺肿块切除术虽较全乳切除有很大的改进,但仍是创伤性的,会破坏乳房外观,给患者的生理及心理造成很大的负担。因此,微创和非手术治疗为乳腺肿瘤的治疗提供了发展方向。

随着医疗影像技术的不断提高,在治疗乳腺肿瘤过程中一些微创技术相继问世,主要包括激光消融、超声聚焦消融、微波消融、射频消融和冷冻消融。冷冻消融具有损伤小、不破坏乳房外观、并发症少、疼痛轻微和恢复快等优点。对于进展型乳腺癌,这些技术也能减少瘤负荷,改善患者的症状,为其他治疗创造条件。

二、适应证

1. 冷冻治疗最理想的对象是小的孤立性侵袭性乳腺癌,Luminal A 型最适合。
2. 钼靶摄影显示肿瘤<20mm,呈低密度,边缘清晰,超声上显示肿瘤后壁者。
3. 小乳腺癌,不适宜或不能耐受手术或化疗者。
4. 两侧乳房以前无乳腺癌病史者。
5. 无淋巴结肿大和转移证据者。
6. Ⅲ期和Ⅳ期乳腺癌不能常规手术治疗者,或复发性乳腺癌伴多个或广泛性转移者,以及对放疗/化疗/内分泌治疗无反应者,可考虑予冷冻治疗,其目的包括制止溃烂瘤灶的出血、减少分泌物、减少瘤负荷、缓解剧烈的疼痛等。
7. 炎症性乳腺癌,因为常常会迅速扩散,应用液氮喷溅技术进行冷冻是治疗和拯救患者的唯一手段。

三、禁忌证

1. 侵袭性乳腺导管癌,常趋向多灶性分布,或有隐匿性小癌灶存在者。
2. 非钙化性乳腺导管原位癌(ductal carcinoma in situ,DCIS)。
3. 乳腺内散在可疑性钙化常合并导管内癌。

4. 退行发育性乳腺癌（regressed mammary carcinoma）冷冻治疗后会加速发展，故列为禁忌证。

5. 某些特殊类型的乳腺癌，如黏液性、髓性（medullary）、顶泌性（apocrine）乳腺癌，由于目前尚缺乏充足资料，冷冻治疗应慎重。

6. 全身状态差，PS 评分＞2 分，预计生存期＜3 个月，凝血功能差，血小板计数＜80×10^9/L。

四、术前准备

（一）术前检查

冷冻治疗前对肿瘤大小、范围和边缘做正确的估计和评价，对于有效地实施冷冻治疗十分重要。应做钼钯 X 线摄影、超声和超声引导下带芯针活检等一系列检查。术前活检尤为重要，因为冷冻将摧毁所有肿瘤组织，术后不能再进行活检，而对乳腺癌作组织学精细研究是评价预后和制订进一步治疗计划（包括内分泌治疗、分子靶向治疗）的基础。MRI 能发现其他技术无法探测到的隐匿性病变，有助于估计肿瘤范围，冷冻治疗前应尽可能使用。

（二）设备及器械

1. 目前临床应用最广的氩氦刀冷冻消融设备为以色列和美国生产的氩氦刀冷冻消融系统，均配备有多种型号冷冻探针，国产新型氩氦刀冷冻消融系统也已应用于临床。氩氦刀冷冻探针具有多种型号，常用直径是 1.47～2.4mm 不同规格的探针。

2. 影像学引导设备，如超声、CT、MRI。

3. 药品包括麻醉、镇静、镇痛药物，止血药、降压药、糖皮质激素等以及常规急救设备（除颤仪、呼吸机等）。

4. 手术相关器材，多功能心电监护仪；气管插管、呼吸机、除颤仪等急救器材及设备；配套温毯机。

（三）患者准备

患者至少于术前 7 天停用任何抗凝及活血药物，并于术前 6 小时禁食、禁水。高血压及糖尿病患者可以继续服用相关治疗药物。对疼痛症状明显者于术前给予镇痛药。术前患者及家属（受委托人）签署手术知情同意书。必要时给予患者心理疏导。

五、操作过程

（一）小乳腺癌

常采用带有细径冷冻探针的氩氦或液氮冷冻系统。目前已有小型专用于乳腺肿瘤的冷冻仪应用于临床（图 3-4-1）。一般在超声引导下经皮穿刺进行冷冻治疗。

应用超声确定肿瘤和进针位置，并在皮肤上标注进针记号。在进针部位用 2% 利多卡因 2～5ml 注射于皮内皮下，行局部麻

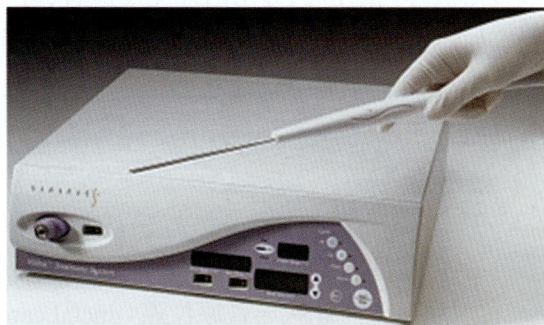

图 3-4-1　专用于乳腺癌治疗的桌面型氩氦冷冻仪

醉,局部做一小切口。从此切口经皮穿入冷冻探针。在超声监视下,将探针插入肿瘤内,其顶端距肿瘤远端 1.0～1.5cm(图 3-4-2)。根据肿瘤大小,可选择不同直径的探针。一般采用 2mm 或 3mm 探针,可在肿瘤不同部位,同时插入 2～3 根或更多探针。目前常采用氩氦冷冻系统实施冷冻治疗。冷冻过程由两轮冷冻-复温组成。每个冷冻循环包括高冷冻期和低冷冻期,两期之间有一间隙,每期时间取决于肿瘤大小。高冷冻期使用 100% 效率的氩气持续冷冻,而低冷冻期采用 10% 效率的氩气冷冻(每 10 秒冷冻期中冷冻 1 秒停止 9 秒)。高冷冻期总时间应为低冷冻期的 1.5～5.0 倍。一般低冷冻期为 2～4 分钟。当冷冻开始后,超声观察到肿瘤会迅速被冰球覆盖。要求冰球体积超过肿瘤边缘至少 1cm。复温可采用被动或主动方式。被动复温一般需 10～12 分钟,主动复温需输入氦气进行。

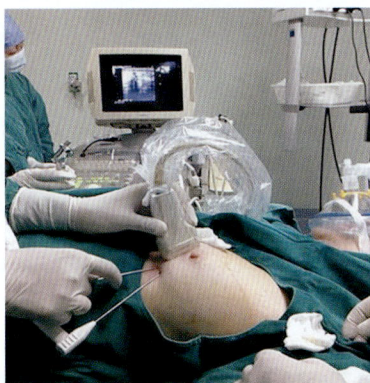

A. 冷冻探针在超声监控下插入乳腺肿瘤内,右侧显示超声探头

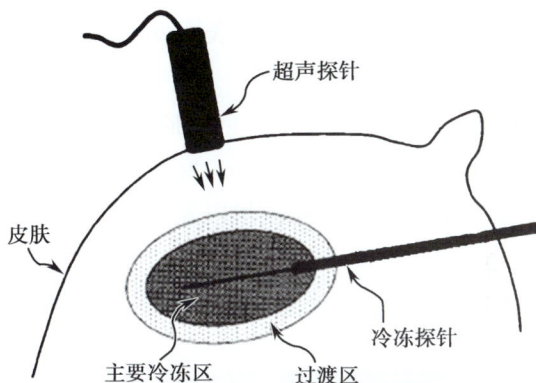

B. 冷冻探针插入的位置示意图

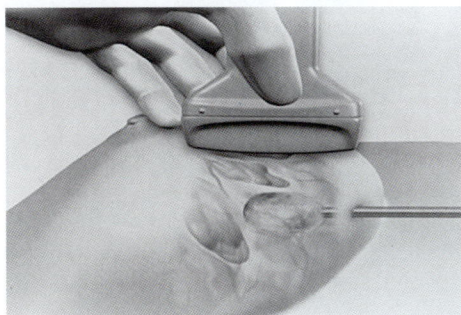

C. 乳腺癌冷冻示意图

图 3-4-2　小乳腺癌冷冻治疗方法

　　整个冷冻过程中,应持续应用超声监测探针位置和冰球大小。在超声上,冰球表现为不断增大的低回声圆形或椭圆形区,后方有浓密的声影。冰球大小大致与肿瘤大小相一致,但一般被消融的组织比超声上显示的冰球要小。为监测靶组织内温度,可同时插入温差电偶针,在冷冻前将电偶针插至肿瘤中心和基底部以及邻近肿瘤的正常组织内。

　　为防止冷冻区皮肤损伤,可将 5～15ml 无菌生理盐水皮下注入冰球前方,使超声上见到的冰球与皮肤距离在 5mm 左右。必要时可反复注射。生理盐水可增加冰球和皮肤之间距离,从而可保护皮肤免受冷冻损伤。拔除冷冻探针后,压迫乳房 20 分钟左右,然后加上压力绷带,以减少皮下血肿形成的危险。

MRI(介入型、开放式)引导冷冻治疗乳腺癌可更清楚显示冷冻过程,可明确区分冷冻与非冷冻区,正确估计冰球大小,因此特别适用于乳腺癌冷冻治疗,但费用贵,难以常规应用。

乳腺癌冷冻治疗的同时可行前哨淋巴结活检(手术活检或者细针穿刺活检),进一步除外微小淋巴结转移,术后应定期检查邻近或腋下淋巴结,必要时应予放疗。通过内科评价,决定是否给予化疗和内分泌治疗。每 3 个月随访一次,连续 2 年,随后每半年随访一次。如果影像学检查发现异常,应行核芯针穿刺活检,获取冷冻中心区、边缘区等多个部位的组织进行检查。对活检阳性的组织应及时给予外科切除和适当内科处理。

(二)进展性乳腺癌

1. 冷冻方法

(1) 接触法:按肿瘤大小、形状,采用带有不同顶端接合器的冷冻探针;如果肿瘤形态不平整,可在肿瘤表面涂凡士林,使表面变平,以增加接合器与肿瘤的接触;分区冷冻;各区之间应交叉。

(2) 穿刺法:可多根冷冻探针同时插入靶组织。当肿瘤大、表面硬,难以穿入冷冻探针时,可用电刀做一小十字切口,从此切口穿入探针。此法缺点是复温拔除探针后可发生出血。为防止此并发症发生,应向针眼内填以氧化纤维素棉花和/或凝血剂,术后胸部绑上弹力绷带。

(3) 接触喷洒法:适用于大乳腺癌。其方法是同时应用液氮喷射器和带宽接合器的冷冻探针进行冷冻。在预定冷冻区周围涂上凡士林,防止液氮伤及保护正常皮肤(图 3-4-3)。

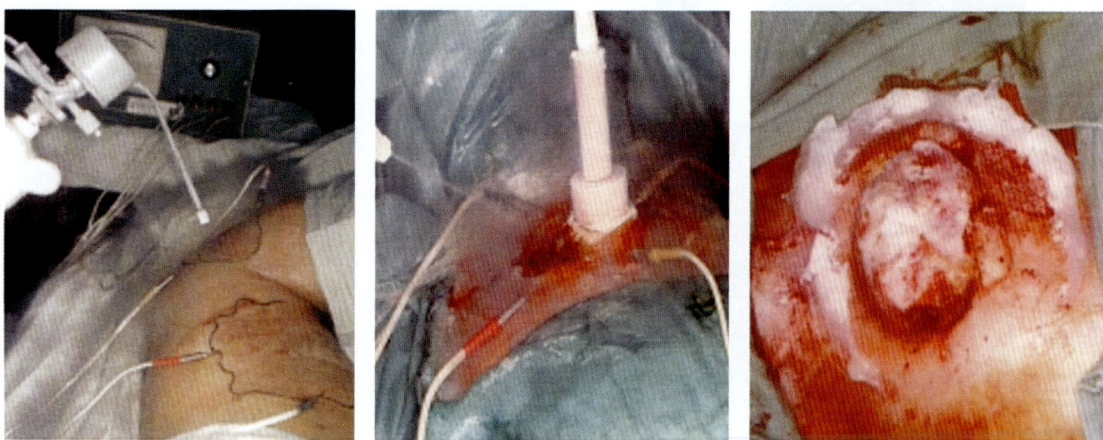

A. 划定冷冻部位,周边插上温差电偶针　　　　B. 冷冻过程中　　　　C. 冷冻后表现,白色是外涂的凡士林

图 3-4-3　接触喷洒法冷冻治疗进展性乳腺癌

(4) 喷洒法:适用于小的皮肤转移。有两种喷洒方式:一是闭合式,将液氮喷洒到专用喷洒圆柱内;二是开放式,直接将液氮喷洒到病变表面(图 3-4-4)。

(5) 穿刺喷洒法:适用于大的肿瘤。

2. 温度监测　在肿瘤内、肿瘤边缘和邻近正常组织内,至少插入 3 根温差电偶。

3. 冷冻温度、时间和次数　冷冻探针顶端温度应降至 $-180\sim-100℃$,冷冻 3～10 分钟;冷冻区超过肿瘤至少 1cm;做 2～3 个冷冻-复温循环。

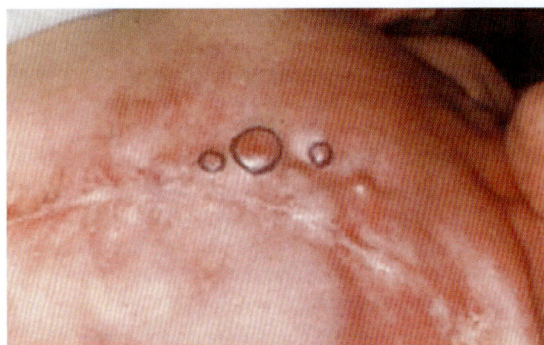

A. 左侧乳腺癌多发性局部复发

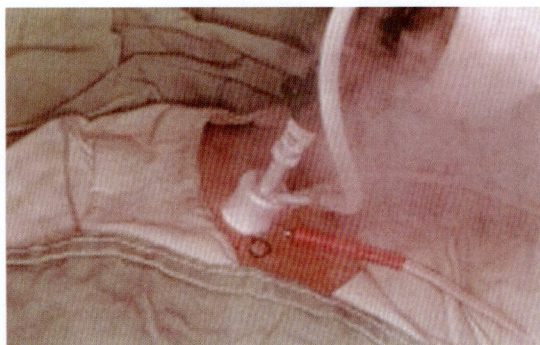

B. 喷洒圆锥体盖于病灶上,液氮直接喷于圆锥体内
（闭合性喷洒）

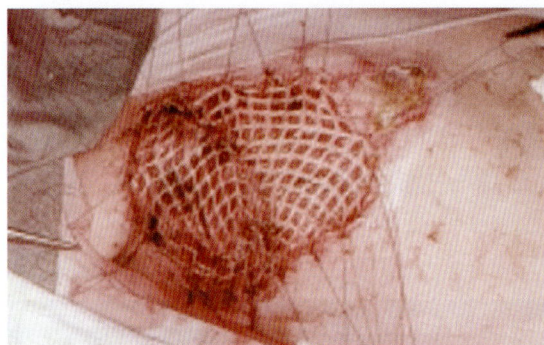

C. 去除坏死组织,给予网状皮片移植

图 3-4-4 喷洒法治疗乳腺癌过程

4. 复温 一般自然复温。如用氩氦冷冻系统则可用氦气主动复温。

5. 坏死组织清除和皮片修补 2～3 周后,用剪刀或电刀将坏死组织去除。同时做活检,如有肿瘤残存,则再次冷冻治疗。在坏死组织去除后 1 个月左右,移植皮片覆盖皮肤缺损处。

（三）乳腺纤维瘤

常规皮肤消毒后,在预定进针点使用 2% 利多卡因皮肤浸润麻醉,进而麻醉肿瘤边缘。进针点一般选择乳腺的侧方和下方,以保持美容效果。进针角度一般选择纤维腺瘤长轴方向。直接插针至肿瘤中心,超声横断扫描以证实位置。

开动冷冻控制装置。如果使用氩氦系统（CryoCare、Endocare、Irvine、Calif 等）,可通过调节工作负荷循环（duty cycles）,改变冷冻时间长度。当使用"100% duty cycle"时,氩气持续流出,使冰球慢慢扩展到肿瘤界限以外。冷却时间以 10 分钟左右为宜。冷冻后继之复温。可采用被动复温,即停止输入氩气,使肿瘤内温度升至 −1℃,此种复温所需时间大约相当于冷冻时间。也可使用氦气主动复温,即停止氩气输入,改输氦气。主动复温需 2～5 分钟。一般进行 2 个冷冻-复温循环。有人主张第 1 个循环采用被动复温,第 2 个循环采用主动复温。

在整个冷冻过程中,不断用超声进行监视。冰球应覆盖整个肿瘤,并超过肿瘤边缘 0.5cm（图 3-4-5）。为了监测温度,可经 18 号动脉针插入温差电偶,使其顶端置于肿瘤外缘之下,如此可防止其被不断扩张的冰球挤向侧方。温差电偶与冷冻探针的距离不一定,一般 4～12mm,取决于肿瘤大小和温差电偶插入深度。

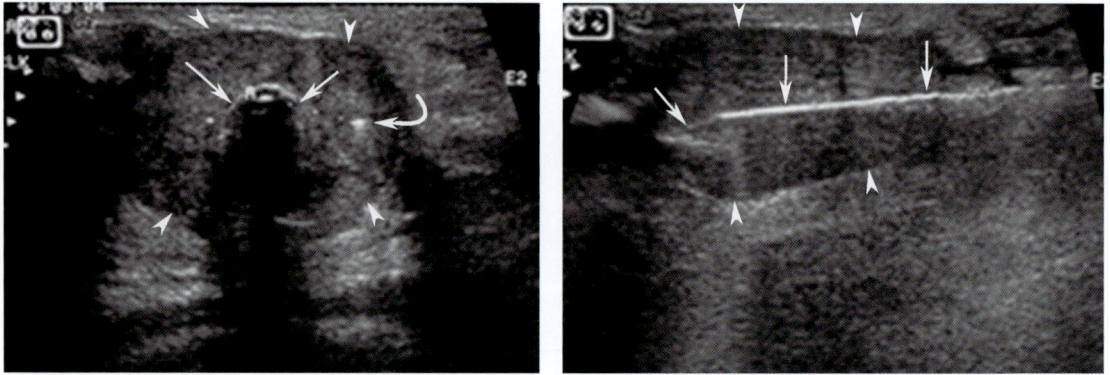

图 3-4-5　乳腺纤维腺瘤经皮冷冻治疗

超声显示正在扩展中的冰球横断面（直径＜1cm；长箭头），纤维腺瘤直径约 2.3cm（短箭头），温差电偶顶端（弯箭头）距冷冻探针 7mm。

在冷冻消融时，保护冷却探针插入部位的皮肤十分重要。可在皮肤上不断洒无菌室温生理盐水，或放置湿纱布。也可在超声引导下向冰球与皮肤之间注射无菌生理盐水，使其间距离至少保持 5mm（图 3-4-6）。

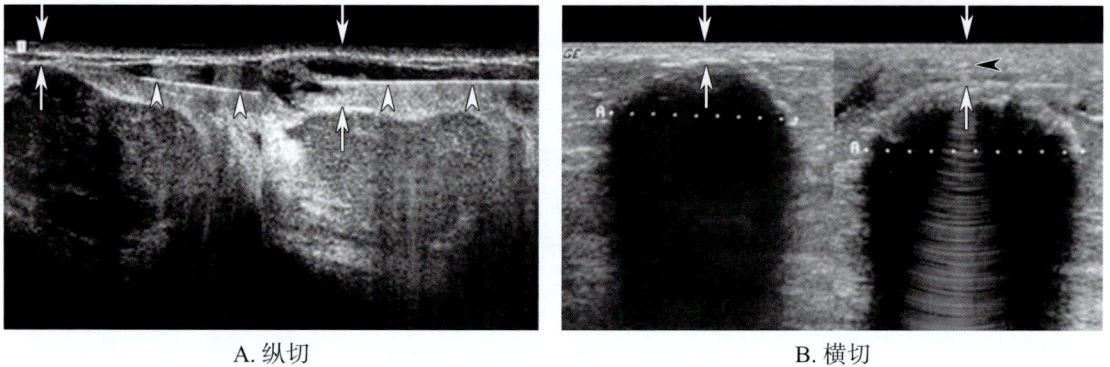

A. 纵切　　　　　　　　　　　　　　　B. 横切

图 3-4-6　超声显示纤维腺瘤与皮肤间注射生理盐水

箭头示注射针。生理盐水注射后皮肤至纤维腺瘤间的距离从不足 3mm 增加到 8mm。

六、并发症的预防和处理

（一）发热

氩氦刀冷冻治疗术后绝大多数患者均会出现不同程度的发热，与冷冻刺激、炎症反应及坏死组织吸收有关。发热的程度、持续时间与冷冻范围的大小有一定关系。多数患者在38℃上下。出现发热时给予对症处理即可，如出汗较多，注意补液及补充电解质。

（二）皮肤冻伤

由于乳腺肿瘤相对浅表，如冷冻范围过大或保护措施不周，则可能发生皮肤冻伤。而且部分患者本身就合并表皮破溃情况。如损伤范围不大，给予局部换药，预防感染并加强支持治疗，创面多可愈合。如范围较大，经久不愈，可以考虑由烧伤整形科进行植皮或转移皮瓣治疗。

七、治疗评价

与传统手术及其他消融技术相比,冷冻消融的优点是操作简单、发病率低、损伤小、不破坏乳房外观、并发症少、疼痛轻微和恢复快,能够刺激机体的免疫系统,抑制肿瘤的生长。而且临床报告结果显示,对小的早期肿瘤,其效果相当于手术切除,对大的局部进展型肿瘤,可配合手术清除肿瘤,也可在影像技术引导下经皮冷冻,消融全部或大部分肿瘤。许多患者对保乳治疗后的美容效果不满意,冷冻消融术可以保证乳房的美容效果,冷冻消融可以减少瘢痕和疼痛,避免给患者造成极大的心理及生理创伤,更好地保护乳房组织,患者乐于接受,且能激发机体抗肿瘤免疫,具有全身治疗的意义。此外,对于 70 岁以上并发其他疾病的患者,选择此种治疗非常合适。

自从免疫疗法被引入各种恶性肿瘤的常规治疗以来,人们对冷冻消融的免疫调节作用产生了极大的兴趣,冷冻消融可产生强刺激反应。冷冻消融和免疫联合治疗的动物实验已经开展,在肺癌、肝癌、胰腺癌中均有所报道,冷冻免疫疗法与单一治疗相比,肿瘤的控制效果显著提高,患者总生存期延长。直到目前,很多方法揭示冷冻免疫反应的存在。

冷冻消融与化疗具有相互促进作用,临床观察发现,化疗与冷冻消融联合可提高疗效;实验研究显示冷冻消融能促进化疗药物进入肿瘤细胞,化疗药物也能强化冷冻消融的效果,可产生协同作用。

未来的研究将充分利用冷冻消融的免疫潜能及联合治疗,乳腺癌影像学及冷冻消融技术持续改进,将提高疗效,有利于扩大合格患者的范围。为了提高冷冻消融作为乳腺癌非手术治疗的替代方法的成功率,需要在技术和患者选择方面进行进一步的改进研究。

八、临床应用举例

例 1 患者女,43 岁,发现左侧乳腺包块逐渐长大,进一步行 CT 和骨扫描显示左侧乳腺肿瘤 6cm×4.5cm×4cm,伴多发骨转移,活检确诊为低分化乳腺腺癌 Luminal A 型,行 4 个疗程化疗后病情稳定,乳腺肿瘤缩小至 5cm×4cm×3.5cm,行局部乳腺癌冷冻消融术(图 3-4-7)。

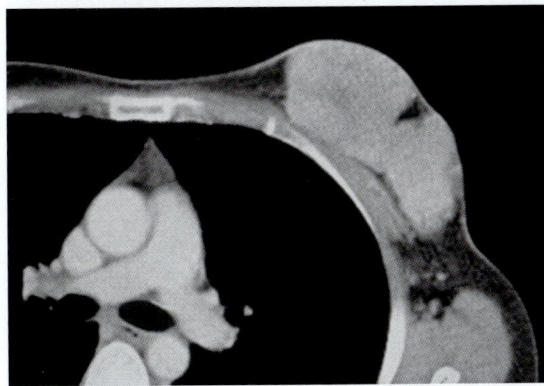
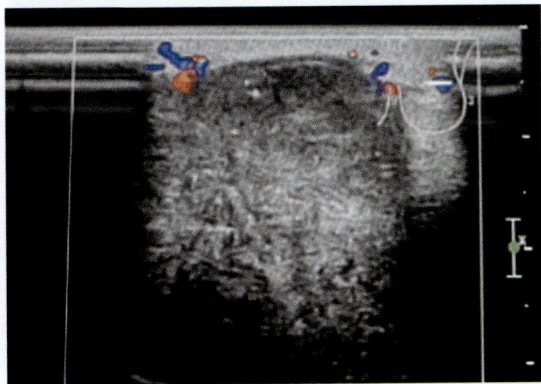

A. 术前肿瘤大小为 5cm×4cm×3.5cm,距离皮肤 5mm　　B. 在超声引导、水隔离辅助下行冷冻消融术,冰球超过肿瘤边缘 5mm

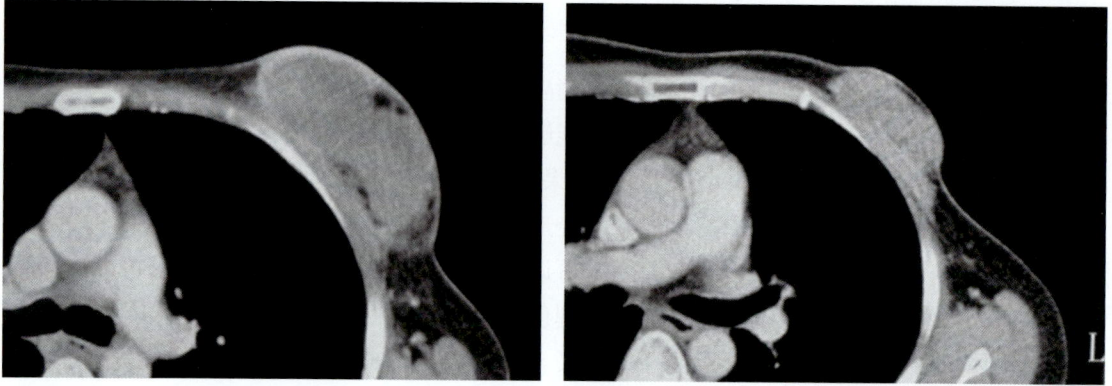

C. 术后 1 个月,增强 CT 未见强化,肿瘤完全坏死　　D. 术后 1 年,增强 CT 未见强化,肿瘤明显缩小至
　　　　　　　　　　　　　　　　　　　　　　　　　　　　　3cm×2.5cm×2.5cm

图 3-4-7　左侧乳腺癌氩氦刀治疗

　　例2　患者女,54 岁,发现乳腺癌 2 年,病理显示中分化导管癌 Luminal A 型,未进行规范治疗,肿瘤局部进展,伴溃烂,行氩氦刀冷冻治疗(图 3-4-8)。

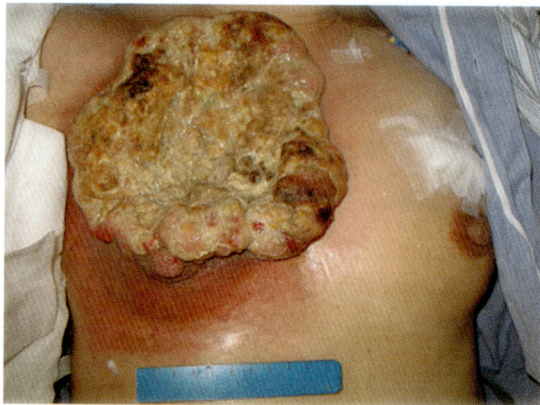

A. 术前乳房完全溃烂,肿瘤直径达 20cm

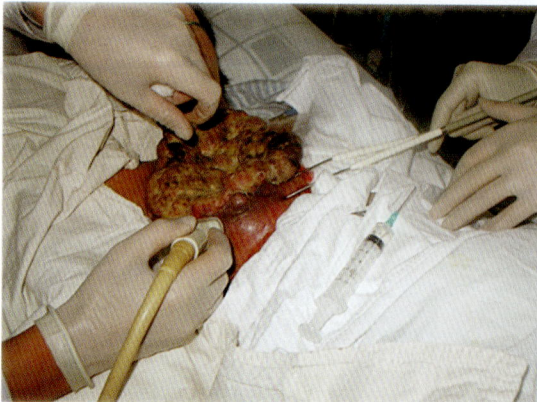

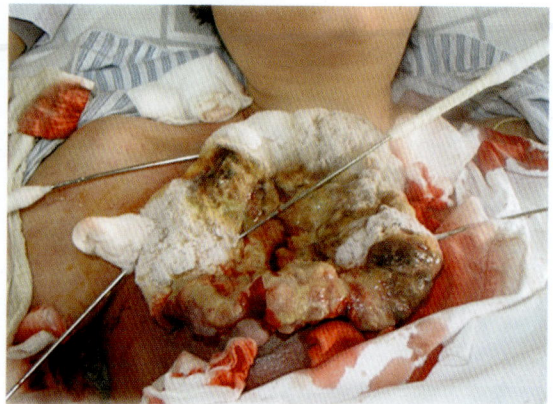

B、C. 术中采用多针对肿瘤进行冷冻消融

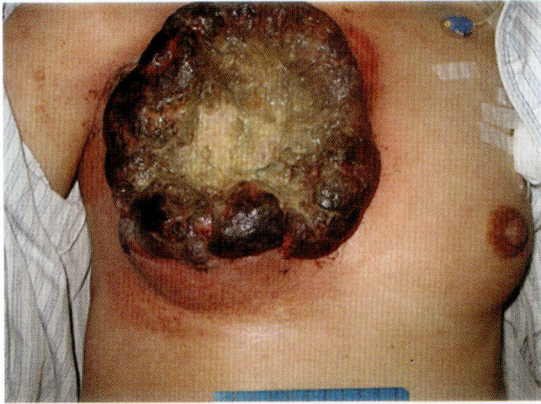

D. 术后 1 周,肿瘤坏死,结痂,分泌物减少

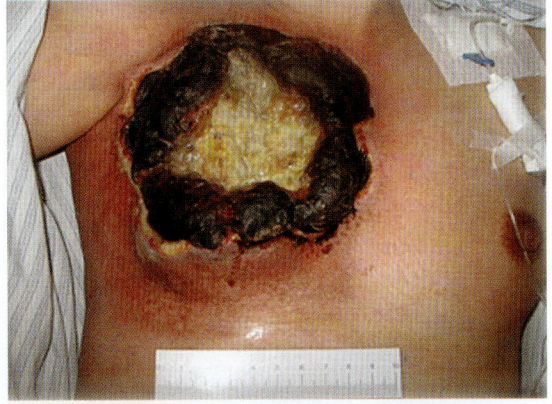

E. 术后 1 个月,肿瘤进一步缩小

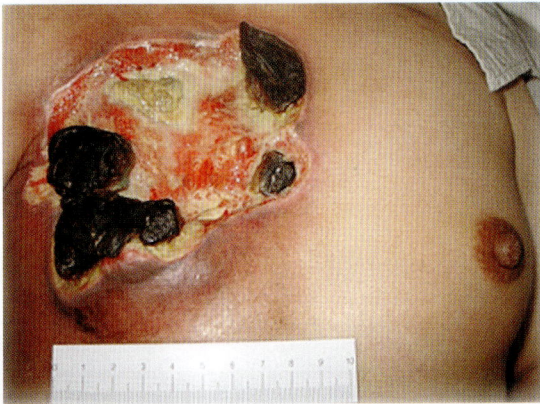

F. 术后 3 个月,肿瘤脱痂,肉芽组织生长

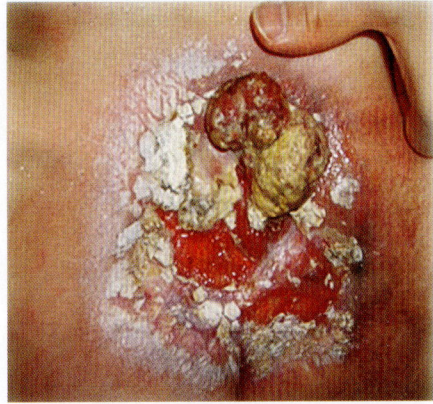

G. 术后 12 个月,肿瘤逐渐缩小,创面基本愈合

图 3-4-8 溃疡型乳腺癌氩氦刀治疗

例 3 患者女,72 岁,确诊乳腺癌,因皮肤不够无法行皮瓣手术,结合患者病情及家属意愿,给予氩氦刀冷冻治疗,术后 47 天肿瘤组织全部坏死脱落,肉芽组织新鲜,周边皮肤聚拢,创面缩小,冷冻术后 55 天瘢痕愈合,肿瘤消失(图 3-4-9)。

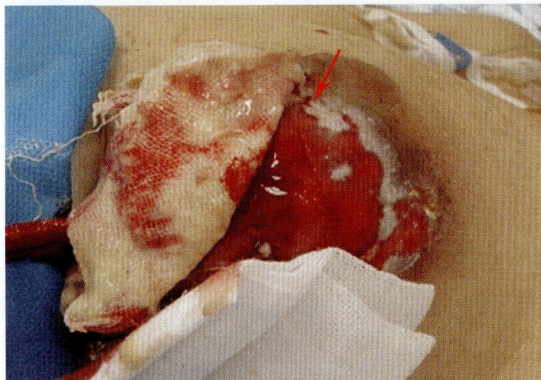

A. 术前

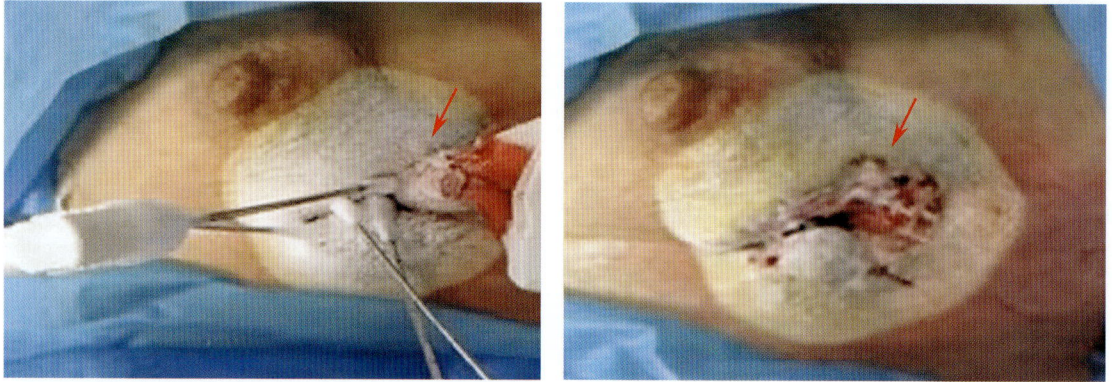

B、C. 术中

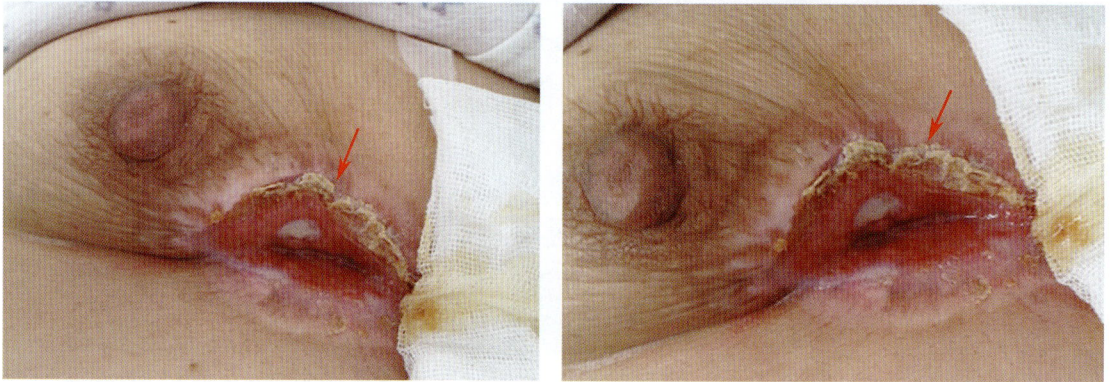

D、E. 术后 47 天

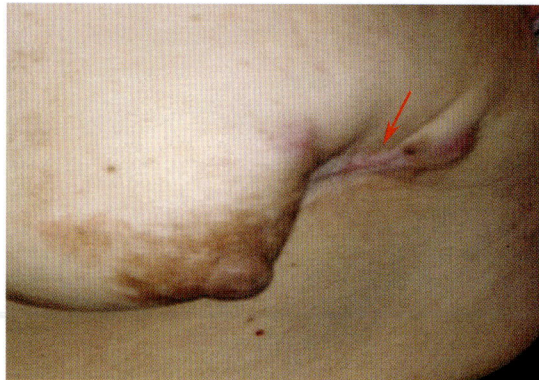

F. 术后 55 天

图 3-4-9 老年乳腺癌氩氦刀冷冻治疗

例 4　患者女,75 岁,左侧乳腺癌 7 年,乳头乳晕区破溃流脓,给予氩氦刀冷冻治疗,术后肿瘤组织全部坏死脱落,破溃处瘢痕愈合。胸骨前有两个凸起结节,考虑皮下转移(图 3-4-10)。

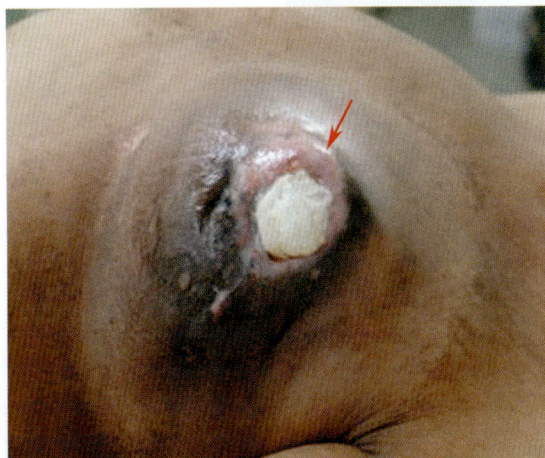

A. 术前,白色团状物为填塞纱布

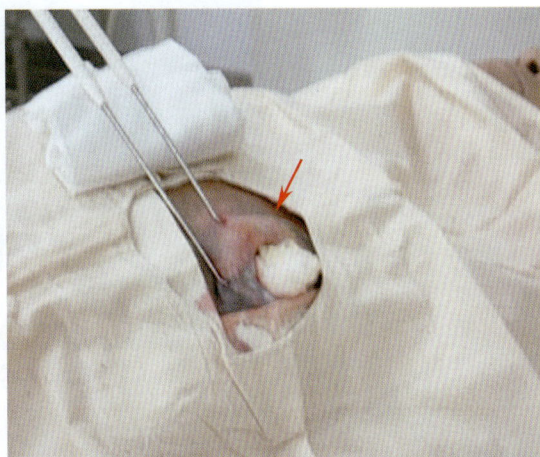

B. 术中,经破溃处斜着插入两把刀头

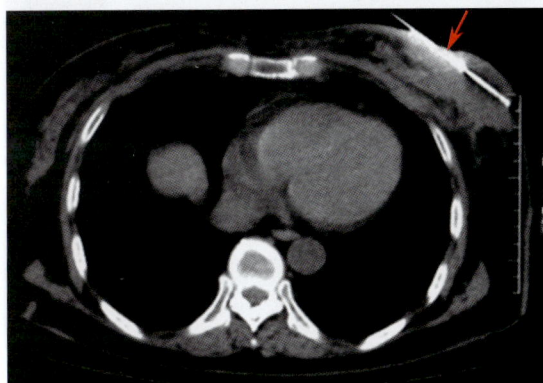

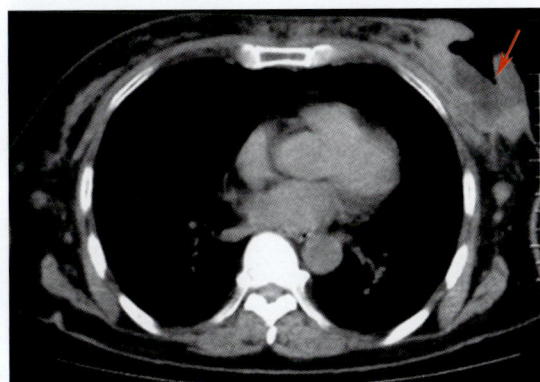

C、D. 白色的刀头周围低密度冰球形成,经乳头层面显示梯形软组织缺损及低密度冰球

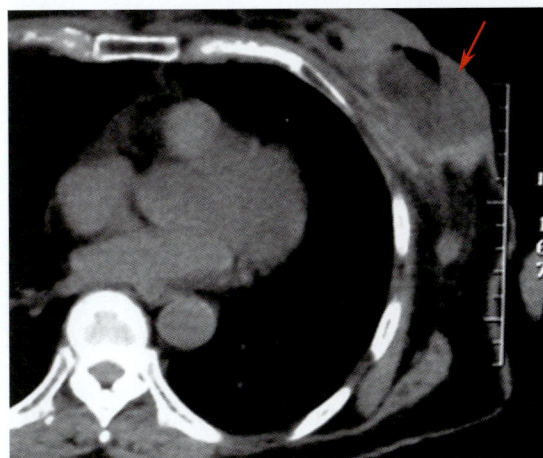

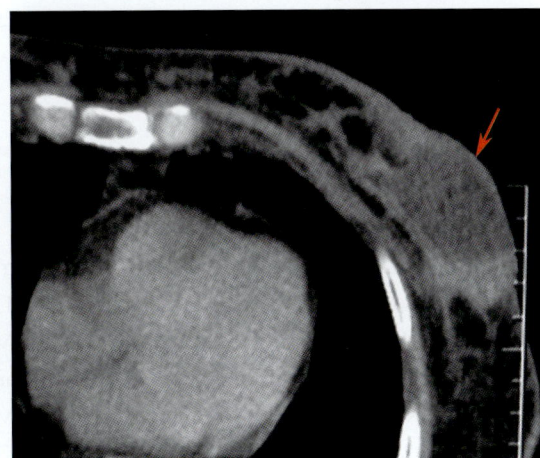

E、F. 不同层面冰球冷冻范围

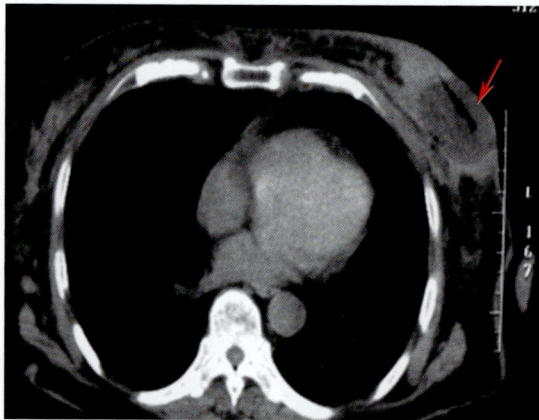

G. 拔刀后立刻行 CT 扫描，冰球影与裂隙状的穿刺针道同时显示

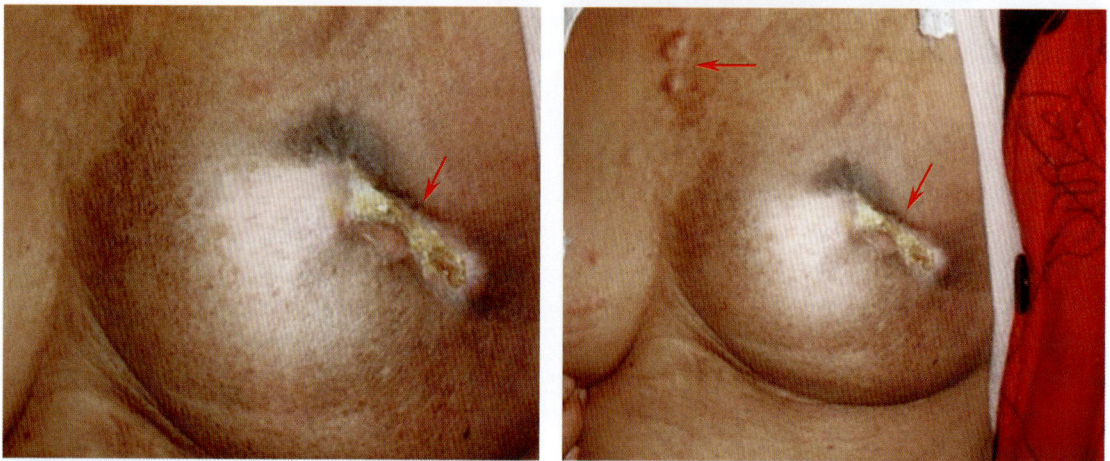

H、I. 半年后复查，整个乳房变软，肿块消失，破溃处瘢痕愈合（斜箭头）。胸骨前有两个凸起结节（横箭头），考虑皮下转移

图 3-4-10　老年溃疡型乳腺癌氩氦刀冷冻治疗

（牛立志　马洋洋　孙继泽）

参 考 文 献

[1] PEEK M C,AHMED M,PINDER S E,et al. A review of ablative techniques in the treatment of breast fibroadenomata [J]. J Ther Ultrasound,2016,4:1.

[2] BOYD N F,MARTIN L J,YAFFE M J,et al. Mammographic density and breast cancer risk:current understanding and future prospects [J]. Breast Cancer Res,2011,13(6):223.

[3] STAREN E D,SABEL M S,GIANAKAKIS L M,et al. Cryosurgery of breast cancer [J]. Arch Surg, 1997,132(1):28-33.

[4] FERRER-MILEO L,LUQUE BLANCO A I,GONZALEZ-BARBOTEO J. Efficacy of cryoablation to control cancer pain:a systematic review [J]. Pain Pract,2018,18(8):1083-1098.

[5] FLEMING M M,HOLBROOK A I,NEWELL M S. Update on image-guided percutaneous ablation of breast cancer [J]. AJR Am J Roentgenol,2017,208(2):267-274.

[6] KUBYSHKIN V A,IONKIN D A,KUNGURTSEV S V,et al. History of cryosurgery [J]. Khirurgiia

（Mosk），2015（5）：62-74.

［7］GAGE A A，BAUST J. Mechanisms of tissue injury in cryosurgery ［J］. Cryobiology，1998，37（3）：171-186.

［8］BROWN N J，BAYJOO P，REED M W. Effect of cryosurgery on liver blood flow ［J］. Br J Cancer，1993，68（1）：10-12.

［9］BASTIANPILLAI C，PETRIDES N，SHAH T，et al. Harnessing the immunomodulatory effect of thermal and non-thermal ablative therapies for cancer treatment ［J］. Tumour Biol，2015，36（12）：9137-9146.

［10］SABEL M S，SU G，GRIFFITH K A，et al. Rate of freeze alters the immunologic response after cryoablation of breast cancer ［J］. Ann Surg Oncol，2010，17（4）：1187-1193.

第五章　胰　腺　癌

一、概述

胰腺癌是指发生于胰头、胰体、胰尾等胰腺外分泌系统中的恶性肿瘤,在胰腺恶性肿瘤中,还有胰腺肉瘤。胰腺癌是较为常见的恶性肿瘤,占全身恶性肿瘤的 1%～4%,占消化道恶性肿瘤的 8%～10%。胰腺癌多见于男性,男女发病之比为 1.6∶1。胰腺癌的发病与年龄有一定关系,25 岁以下发病者罕见,45 岁以下者少见,60 岁以上为发病高峰,75 岁以上男性胰腺癌发病率较一般人群高 8～10 倍,近年来,胰腺癌的发病率在国内外均呈明显的上升趋势。2023 年癌症报告显示,2020 年在美国所有恶性肿瘤中,胰腺癌新发病例男性位列第 10 位,女性第 8 位。根据种族和诊断阶段,研究人员细化了各种癌症的五年相对生存率,2012—2018 年癌症的五年相对生存率增加到 68%,然而胰腺癌生存率仍未改变,在所有的癌症中仍最低,仅为 12%,总体死亡率占恶性肿瘤相关死亡率的第 4 位。根据国家癌症中心发布的最新数据,2024 年我国胰腺癌的发病率和死亡率情况如下:胰腺癌发病率位居我国恶性肿瘤发病率的第 13 位;男性胰腺癌的发病率高于女性;胰腺癌死亡率在城市地区恶性肿瘤死亡率中排名第 5 位,在农村地区排名第 7 位。生存率:胰腺癌的五年相对生存率相对较低(大约只有 5% 左右),是预后最差的癌症之一。综上所述,胰腺癌在我国的发病率和死亡率均处于较高水平,且男性发病率高于女性,城市地区死亡率高于农村地区。由于胰腺癌早期症状不明显,发现时多为晚期,因此预防和早期筛查显得尤为重要。

80% 以上的胰腺癌患者确诊时已属晚期,只有 10% 的病例无远处转移病灶,能切除的不到 20%,所以大部分患者确诊后已失去了根治手术的机会,仅能姑息治疗。晚期患者身体状况日益衰竭,耐受手术的能力也明显下降,靶向冷冻不仅是一种选择,有时还是必需的,甚至是较合适的选择。胰腺癌早期常无明显的症状,中期和晚期出现的一些症状也常缺乏特异性,以致较难获得早期诊断。临床确诊者大多已属晚期,疗效很差,总体术后 5 年生存率仅为 7%～8%,90% 以上的患者在确诊后 1 年内死亡,平均存活期少于 6 个月。总之,胰腺癌是发病率较高、恶性程度高、进展快、预后差的一种疾病。

胰腺癌的诊治现状不容乐观,但在肿瘤学新理念的推动下临床诊疗水平近年取得明显进步:①多学科协作诊疗(multidisciplinary team,MDT)模式得到普及,由多学科专家根据肿瘤临床及分子生物学特征,结合患者体能状况制订个体化治疗方案,贯穿诊疗全程;②高通量测序技术联合系统生物学分析对胰腺癌进行分子分型,同时结合皮下或原位的人源性肿瘤异种移植模型（patient-derived xenograft model，PDX 模型）开展药物敏感性的临床前研究，为胰腺癌"个体化诊疗"提供线索；③临床试验的开展和多中心跨区域合作为胰腺癌新药研发和治疗方案的优化提供了高级别循证医学证据，为改善患者预后提供参考。

二、胰腺癌的临床分型与分期

（一）胰腺癌的病理类型

根据 WHO 分类，胰腺恶性肿瘤按照组织起源可分为上皮来源和非上皮来源，其中上皮来源的主要包括分别来自导管上皮、腺泡细胞和神经内分泌细胞的导管腺癌、腺泡细胞癌和神经内分泌肿瘤以及各种混合性肿瘤。

随着一系列高通量分子病理技术的应用，胰腺癌的分子分型详见表 3-5-1，为临床药物选择提供了一定参考：如基因组不稳定型因合并 BRCA 通路突变或信号异常，被认为对铂类药物敏感；而免疫型因表达较多的肿瘤特异性抗原及存在相关免疫细胞浸润，可能从免疫治疗中获益。然而受目前取材方式的限制和高通量检测过程耗时较长等因素的影响，分子分型尚不能常规开展并用于指导临床治疗，但胰腺癌分子分型的探讨可能会成为未来开展"个体化综合诊疗"的基础。

表 3-5-1　胰腺癌分子分型的研究现状

文献出处	亚型
Nature Medicine（2011）	经典型、类间质型、外分泌样型
Nature（2015）	稳定型、局部重排、分散型、非稳定型
Nature Genetics（2015）	经典型、基底细胞型、间质活化型、正常间质型
Nature（2016）	鳞状型、胰腺祖细胞型、免疫原性型、内/外分泌腺异常分化亚型
JAMA Oncology（2017）	年龄相关型、双链断裂修复型、错配修复型、病因不明型
PLOS Medicine（2017）	Hedgehog 激活型、NOTCH 激活型、细胞周期紊乱型
Gastroenterology（2018）	纯经典型、免疫经典型、纯基底细胞样型、间质活化型、促结缔组织增生型
Gut（2019）	SMAD4（+）； SMAD4（−）、Nuclear PGK1（+）、Cytoplasmic PGK1（+）； SMAD4（−）、Nuclear PGK1（+）、Cytoplasmic PGK1（−）； SMAD4（−）、Nuclear PGK1（−）、Cytoplasmic PGK1（+）； SMAD4（−）、Nuclear PGK1（−）、Cytoplasmic PGK1（−）
Nature Genetics（2020）	基底样 A 型、基底样 B 型、混合型、典型性 A 型、典型性 B 型

（二）胰腺癌的分期

第 8 版美国癌症联合委员会（AJCC）胰腺癌分期系统的实用性和准确性在我国多中心研究中获得验证（表 3-5-2）。但在如何更好地平衡分期系统中肿瘤大小与淋巴结转移的相关性，以及如何结合肿瘤生物学因素进行优化等方面，这一分期系统仍需要更深层次的探讨。

表 3-5-2　第 8 版 AJCC 胰腺癌分期系统

TNM 分期	内容
原发肿瘤（T）	T_X：原发肿瘤无法评估
	T_0：无原发肿瘤证据
	T_{is}：原位癌
	T_1：肿瘤最大径≤2cm
	T_{1a}：肿瘤最大径≤0.5cm
	T_{1b}：肿瘤最大径＞0.5cm 且＜1.0cm
	T_{1c}：肿瘤最大径≥1.0cm 且≤2.0cm
	T_2：肿瘤最大径＞2cm 且≤4cm
	T_3：肿瘤最大径＞4cm
	T_4：肿瘤不论大小，累及腹腔干、肠系膜上动脉和/或肝总动脉
区域淋巴结（N）	N_X：区域淋巴结无法评估
	N_0：无区域淋巴结转移
	N_1：1～3 枚区域淋巴结转移
	N_2：4 枚及以上区域淋巴结转移
远处转移（M）	M_0：无远处转移
	M_1：有远处转移
0	$T_{is}N_0M_0$
I A	$T_1N_0M_0$
I B	$T_2N_0M_0$
II A	$T_3N_0M_0$
II B	$T_{1\sim3}N_1M_0$
III	$T_4N_{any}M_0$ $T_{any}N_2M_0$
IV	$T_{any}N_{any}M_1$

三、胰腺癌的外科治疗

根治性切除（radical resection，RO）仍是目前治疗胰腺癌最有效的方法。术前应开展 MDT 讨论，依据影像学评估将胰腺癌分为：①可切除胰腺癌；②交界可切除胰腺癌；③不可切除胰腺癌局部进展期；④合并远处转移的胰腺癌（表 3-5-3）。

表 3-5-3　胰腺癌可切除性的评估

可切除状态	动脉	静脉
可切除胰腺癌	肿瘤未侵犯腹腔干动脉、肠系膜上动脉和肝总动脉	肿瘤未侵犯肠系膜上静脉和门静脉，或侵犯但没有超过 180°，且静脉轮廓规则

续表

可切除状态	动脉	静脉
交界可切除胰腺癌	胰头和胰颈部肿瘤:肿瘤侵犯肝总动脉,但未累及腹腔干或左右肝动脉起始部,可以被完全切除并重建;肿瘤侵犯肠系膜上动脉,但没有超过180°;若存在变异的动脉解剖(如:副肝右动脉,替代肝右动脉,替代肝总动脉,以及替代或副动脉的起源动脉),应注意明确是否有肿瘤侵犯及侵犯程度,可能影响手术决策	胰头和胰颈部肿瘤:肿瘤侵犯肠系膜上静脉或门静脉超过180°或侵犯虽未超过180°,但存在静脉轮廓不规则;或存在静脉血栓,切除后可进行安全的静脉重建;肿瘤触及下腔静脉
	胰体/尾部肿瘤:肿瘤侵犯腹腔干未超过180°;肿瘤侵犯腹腔干超过180°,但未侵犯腹主动脉,且胃十二指肠动脉完整不受侵犯	胰体/尾部肿瘤:肿瘤侵犯脾静脉门静脉汇入处,或侵犯门静脉左侧没有超过180°,但存在静脉轮廓不规则;且有合适的近端或远端血管可用来进行安全完整切除和静脉重建;肿瘤触及下腔静脉
不可切除胰腺癌局部进展期	胰头和胰颈部肿瘤:肿瘤侵犯肠系膜上动脉超过180°;肿瘤侵犯腹腔干超过180°;肿瘤侵犯肠系膜上动脉第一空肠支	胰头和胰颈部肿瘤:肿瘤侵犯或栓塞(瘤栓或血栓)导致肠系膜上静脉或门静脉不可切除重建;肿瘤侵犯大部分肠系膜上静脉的近侧端空肠引流支
	胰体/尾部肿瘤:肿瘤侵犯肠系膜上动脉或腹腔干超过180°;肿瘤侵犯腹腔干和腹主动脉	胰体/尾部肿瘤:肿瘤侵犯或栓塞(可能是瘤栓或血栓)导致肠系膜上静脉或门静脉不可切除重建
合并远处转移	远处转移(包括非区域淋巴结转移)	远处转移(包括非区域淋巴结转移)

注:胰腺癌的可切除性评估,一方面取决于肿瘤与血管之间的解剖学关系,另一方面则取决于术者的技术水平。因此,不同的临床诊治中心在评估可切除性方面可能会存在差异。此外,鼓励临床医师在影像学资料评估的基础上结合肿瘤的生物学特性来评估胰腺癌的可切除性。

四、胰腺癌的靶向冷冻治疗

胰腺癌被称为"癌中之王",是一种恶性程度极高的消化系统肿瘤。因胰腺解剖位置深在,且胰腺癌起病隐匿,所以早期诊断困难,超过80%的胰腺癌患者在初次诊断时已失去根治手术的机会;约80%患者有顽固性的癌性疼痛;约80%的患者有肝脏转移。因此进展期胰腺癌预后极差,生存时间中位数仅3~6个月。目前针对胰腺癌的传统方法效果差,因此探索有效的胰腺癌综合治疗方法成为当前的研究热点。

单纯冷冻消融技术比单纯热消融技术更精准,可控性强。胰腺内及其周围都有重要血管如肠系膜上动脉和静脉,出现肿瘤后瘤体往往紧邻血管,但由于冷冻消融的热池效应对血管有保护作用,因此冷冻消融技术更适合于胰腺癌的治疗。

(一)胰腺癌冷冻消融治疗途径的选择和趋势

胰腺癌的治疗是一个系统性的过程,要解决的问题包括病理学诊断、肿瘤引起的疼痛、肿瘤引起的胆道梗阻和/或胃肠道梗阻,以及提高冷冻消融治疗的效果及其并发症的处理,都需要选用创伤小、经济、痛苦小、副作用小且有效的治疗方法。在这个原则的指导下,中晚期胰腺癌消融技术的临床应用,经历了以下几个主要阶段。

1. 经皮穿刺胰腺癌冷冻消融治疗　早期的消融技术大多由介入科和肿瘤科医师所掌握,因此都是采用 CT 或超声引导下经皮穿刺的途径进行胰腺癌冷冻消融治疗,但与其他部位的肿瘤相比,效果欠佳,相关报道也很少。主要有以下几方面原因:第一,胰腺的解剖位置较深,前方有胃、小肠、结肠、网膜等组织遮挡,穿刺的空间较小,即使在影像学引导下,穿刺路径的选择也非常有限,常常导致冰球不能满意覆盖肿瘤的治疗范围。第二,胰腺组织较脆,与重要血管毗邻,肿瘤往往早期侵犯血管,这些特点决定了胰腺肿瘤的冷冻消融治疗风险较高,胰瘘、血管损伤、胃肠道损伤、感染等并发症引起的后果严重,甚至有致命的风险。因此,目前在大部分经皮穿刺开展的胰腺癌冷冻消融治疗的过程中,为了防止并发症的发生,往往冷冻治疗范围偏小,常有肿瘤残留,影响治疗效果。第三,该方法无法解决胰腺癌治疗的其他问题。比如为了获取病理,需要内镜超声下行细针穿刺;为了解除胆道梗阻造成的黄疸,需要内镜下置入支架引流等,需要多学科合作才能完成,而且往往价格昂贵,有一定操作失败的概率。传统经皮穿刺主导的肿瘤冷冻消融技术在胰腺癌冷冻消融领域的应用举步维艰,所以目前经皮穿刺进行胰腺癌的冷冻消融治疗已经很少采用。

2. 开腹直视下胰腺癌冷冻消融治疗　笔者从 2017 年 1 月起,创新性地将胰腺外科技术与冷冻消融技术相结合,从肿瘤内科医师和介入科医师手中接过"冷刀",率先大规模开展了术中胰腺癌冷冻消融技术(intraoperative cryoablation and theraphy,IOCT),见图 3-5-1。胰腺外科医师开展冷冻消融技术填补了冷冻治疗在胰腺癌领域的空白,且有其独有的优势:第一,有强有力的外科手术技术作为后盾,熟悉胰腺周围的解剖结构,尤其是血管、胰管的解剖关系,能有效控制术中术后可能的损伤和并发症的发生,并发症处理能力强。第二,在术中充分暴露肿瘤后操作,有效保护胃肠道及其他组织免受冻伤,更安全可靠。第三,开腹暴露肿瘤后可多角度穿刺,在术中超声引导下,冷冻探针的布置更精确。第四,可联合其他的外科治疗手段,一次手术解决多个问题。如术中可同时行胰腺癌穿刺活检获取病理;如胰头癌冷冻消融联合胆肠吻合和胃肠吻合,可在充分通过消融杀伤肿瘤的同时,解除肿瘤造成的

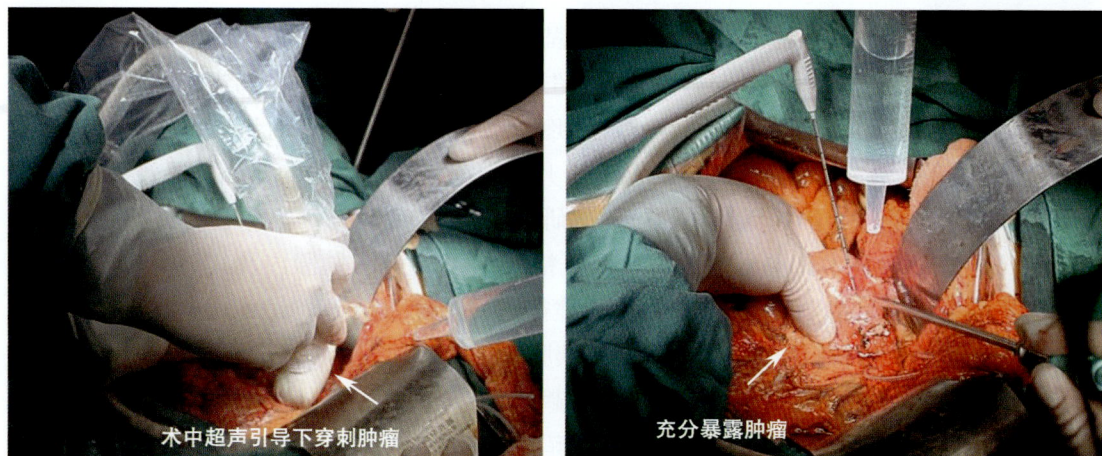

術中超声引导下穿刺肿瘤　　　　充分暴露肿瘤

图 3-5-1　开放术中胰腺癌冷冻消融术

胆道或肠道梗阻,降低术后并发症的发生率。术中冷冻消融技术将冷冻消融的疗效最大化、风险最小化,从根本上解决了经皮穿刺消融存在的肿瘤覆盖不全、消融效果差、并发症发生率高等技术难题,将胰腺癌冷冻消融技术的疗效提上了新的台阶。开腹手术具有直观、安全、对肿瘤的治疗全面、彻底等优点。

3. 腹腔镜下胰腺癌冷冻消融治疗 笔者从 2018 年 4 月起,在原有开腹术中冷冻消融技术的基础上,进一步开展了"双微创"腹腔镜下胰腺癌冷冻消融治疗(laparoscopic intraoperative cryoablation and theraphy, L-IOCT),见图 3-5-2、图 3-5-3。该技术使手术创伤更小,恢复更快,术后能更早地接受序贯抗肿瘤治疗,提高抗肿瘤效果,改善患者生活质量。该技术在国内外均属首创。然而,由于胰腺是腹膜后位器官,位置深,且不同部位的肿瘤周围毗邻关系不同,手术难度和风险也不尽相同。如胰头癌邻近十二指肠及肠系膜上血管或胰尾癌邻近脾脏时,腹腔镜下定位穿刺较困难,风险较高,因此这种方法的使用具有一定的局限性。主要适用于胰腺头颈、颈体交界处和体尾部的肿瘤。

(二)冷热复合消融治疗不可切除胰腺癌的手术方法

笔者从 2019 年起,在原有单纯冷冻消融技术的基础上,与中国科学院/清华大学科研团队合作,对原有单纯冷冻消融技术进行升级探索,在国内外首次实现集深低温冷冻消融与高温热疗于一体的冷热复合消融技术。

胰腺癌术中冷热复合消融技术(intraoperative combined cryoablation and hyperthermia, ICCH)是将外科技术与消融技术联合,在术中充分暴露肿瘤后进行消融治疗的方法。胰腺肿瘤解剖位置深在、周围结构复杂、穿刺风险高且难处理,因此,相比经皮穿刺途径消融,ICCH 是更适合胰腺肿瘤的消融方法。目前,南京医科大学第二附属医院胰腺中心针对中晚期胰腺癌开展的与南京医科大学科研团队合作的 ICCH 相关临床和基础研究正在持续推进中,以期给中晚期胰腺癌患者带来更好的治疗效果。

ICCH 的优点包括:①冷冻消融阶段温度更低,可达到更好的消融效果;②复温阶段能使局部迅速达到 80℃ 的高温,超宽的温度差可使消融区域内的肿瘤组织完全升温,增强了肿

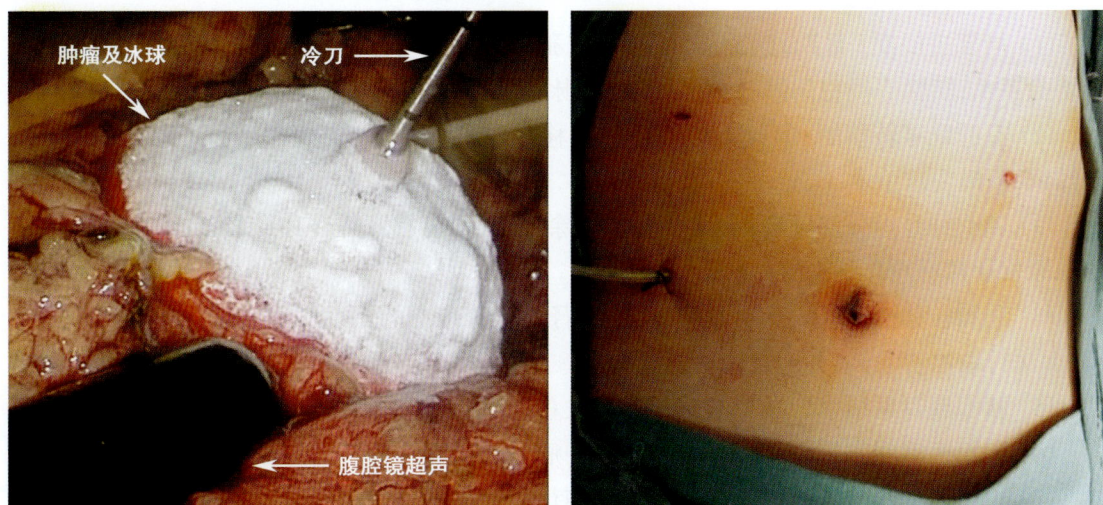

图 3-5-2 腹腔镜下胰腺癌冷冻消融术

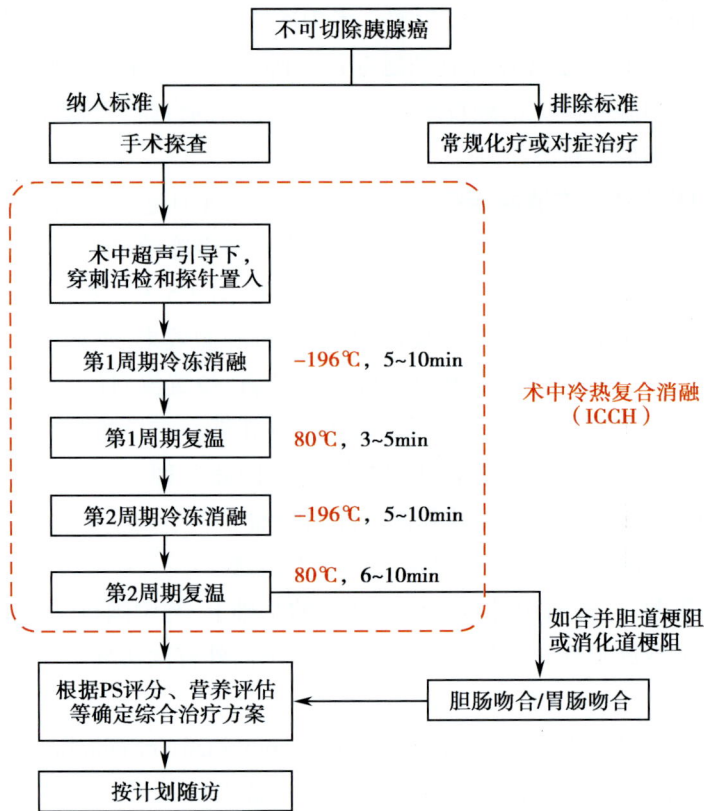

图 3-5-3 腹腔镜下胰腺癌冷冻消融术流程图

瘤灭活的效果;③复温阶段热消融灭活肿瘤的同时,热效应仍局限于冰球范围内,不会增加周围组织的误损伤;④复温阶段80℃的高温使探针周围组织凝固性坏死,有效减少了针道出血、胰瘘和肿瘤残留的风险。

(三) 适应证和禁忌证

1. ICCH 的适应证

(1) 局部进展期(Ⅲ期)胰腺癌:胰腺癌侵犯肠系膜上动脉、肝总动脉、腹腔干,无法行根治切除手术;胰腺癌侵犯门静脉-肠系膜上静脉,无法安全重建;无远处转移。

(2) 有肝脏寡转移的(Ⅳ期)胰腺癌:肝转移灶≤3个;患者全身情况良好;患者及家属充分知情,积极要求手术。

(3) 胰腺神经内分泌肿瘤:无法行根治切除者;若同时有肝脏转移灶者,在术中可同时行胰腺原发灶和肝转移灶消融处理。

(4) 胰腺转移癌:胃肠道、后腹膜、肾脏及肾上腺等来源的恶性肿瘤直接侵犯或转移至胰腺,无法行根治切除,但无远处转移者。

(5) 胰腺癌行根治术后残存胰腺肿瘤复发(残胰癌)。

(6) 胰腺癌消融术后、其他综合治疗后,肿瘤再进展者。

(7) 不可切除胰腺癌行剖腹探查术或单纯行姑息手术后。

(8) 影像学评估为可切除胰腺肿瘤,但患者拒绝,或高龄、经济条件不允许、全身情况差无法耐受根治性切除手术者。

(9) 胰腺癌和消化道肿瘤如胃癌或肠癌等。

(10) 胰腺癌和肺癌同时存在。

2. ICCH 的禁忌证

(1) 胰腺恶性肿瘤伴远处或腹腔广泛转移。

(2) 梗阻性黄疸且肝功能分级为 Child-Pugh C 级,保肝治疗未能明显改善。

(3) 严重肝、肾、心、肺及脑等重要脏器功能不全甚至衰竭。

(4) 患者全身情况差,或因其他基础疾病,无法耐受手术和麻醉者。

(5) 恶病质状态。

(6) 预计生存期<3 个月。

(四) 术前准备

1. 常规检查 胰腺癌 ICCH 术前须常规行相关检查帮助术前诊断,并进一步完善术前准备。主要检查包括血清肿瘤指标(CA19-9、CA125、CEA 等)、增强 CT 及血管重建(CTA+CTV)、核磁共振(MRI+MRCP)等。部分病例有条件的可选择 PET/CT 及三维可视化重建等,进一步明确诊断及帮助手术决策。因术中能简单、安全、经济地行直视下穿刺活检获得病理结果,对于确定手术者,不推荐术前常规行超声内镜下细针穿刺病理检查(EUS+FNA)。

2. 手术耐受能力检查 对高龄或有相关基础疾病者常规行心脏超声、肺功能、血栓风险等检查和评估。

3. MDT 讨论 患者术前须常规行 MDT 讨论,指导临床决策。参与人员一般需包括胰腺外科(普外科)、麻醉科、影像科、介入科、肿瘤内科、消化内科等,职称需副主任医师及以上。针对患者诊断、可切除性、术前准备、手术方式、并发症防治、术后综合治疗方案等方面进行讨论。

4. 术前减黄 一般不建议术前减黄。如梗阻性黄疸伴有腹痛、发热等胆管炎表现、伴严重的肝功能损害或需要一定时间完善术前准备者,可根据具体情况术前行经皮肝穿刺胆管引流(percutaneous transhepatic cholangial drainage,PTCD)、经皮经肝胆囊穿刺引流(percutaneous transhepatic gallbladder drainage,PTGD)或内镜下鼻胆管引流(endoscopic nasobiliary drainage,ENBD)等减黄处理。

5. 营养支持 建议常规应用营养风险筛查(nutritional risk screening,NRS)2002 评分进行营养评估,有营养风险者(NRS 2002≥3 分)术前应行营养支持。首选肠内营养,可根据情况辅以肠外营养支持。

6. 镇痛处理 建议常规行 VAS 评估患者疼痛情况,按三阶梯原则在术前给予有效镇痛处理。

7. 其他 术前宣教及医患沟通。

(五) 治疗计划

进展期胰腺癌暂无公认最优的治疗方案,推荐参加临床研究。以冷热复合消融为核心的综合治疗是可选方案之一,其治疗计划主要为:手术探查→穿刺活检→术中冷热复合消融→旁路手术→术后序贯综合治疗→随访。

1. **病理诊断** 对于通过探查发现胰腺肿瘤为局部晚期者,可在超声引导下行肿瘤穿刺活检,送快速冰冻切片检查;对于有远处转移者(如肝脏、网膜、腹膜等),则取转移灶送快速冰冻切片检查;有需要者可根据要求取组织留送基因检测等。

2. **冷热复合消融** 对于局部晚期胰腺癌在超声引导、监控下行两个周期的冷热复合消融治疗;对于术前 CT 诊断胰腺癌合并肝脏寡转移者,术中进一步通过肉眼和超声明确病变程度,在对原发灶进行冷热复合消融治疗的同时,对肝脏转移灶视情况采取切除、电灼及冷热复合消融处理,将尽可能多的肿瘤组织灭活。

3. **解除及预防肿瘤所致的胆道、十二指肠梗阻** 胰头癌极易导致胆道梗阻,建议采用胆总管-十二指肠吻合;对治疗时未出现黄疸的胰头癌即胰颈部癌偏右侧生长者,建议行预防性胆肠吻合;有十二指肠梗阻者,建议行胃肠吻合,视情况必要时置入胃肠减压管及空肠营养管。

4. **术后综合治疗** 术后恢复满意、体力及营养状态良好者应通过 MDT 讨论制订综合治疗方案,及时序贯辅助化疗和/或放疗,有条件者推荐行基因检测,进一步联合免疫或靶向治疗;治疗期间应严密随访,如有肿瘤进展或转移征象应及时干预,可考虑再次消融、调整综合治疗方案等。

(六) 手术步骤

1. 常规进腹(或腹腔镜)探查,辅以术中超声,进一步明确肿瘤无法切除,探查肝脏、腹盆腔无肉眼及超声所见的转移病灶(术前影像学判断为寡转移者,确认转移灶≤3 个)。

2. 切断胃结肠韧带,暴露胰腺肿瘤。胰腺头颈部及钩突部的肿瘤一般需 Kocher 法游离胰头及十二指肠后间隙。胰体尾部的肿瘤需在横结肠系膜下方十二指肠悬韧带处及胃后用纱垫填塞保护。

3. 术中超声探查肿瘤部位、大小,与血管[肠系膜上动脉(superior mesenteric artery,SMA)、肠系膜上静脉(superior mesenteric vein,SMV)、门静脉(portal vein,PV)、腹腔干(celiac axis,CA)等]、胆胰管及十二指肠的关系,超声定位引导下行肿瘤穿刺活检,术中快速病理检查。

4. 明确病理后,制订冷冻策略。超声引导下用消融探针穿刺肿瘤,行冷热复合消融。一般需进行两个周期,超声实时监测冰球形成及整个消融过程:冷冻消融时间以冰球最大限度覆盖肿瘤区域且不冻伤周围重要结构为准;复温及热疗时间以冰球完全消失且穿刺点周围组织变软易缝合为准。每个周期约 8～15 分钟,分段充分复温后拔除探针。

5. 穿刺点处理,止血材料填塞和/或缝扎处理。

6. 根据情况行其他姑息手术,如胆肠吻合/胃肠吻合解除胆道/消化道梗阻,肝脏寡转移病灶的消融,腹腔神经丛阻滞,胆道塑料支架取出并送培养,必要时置入胃肠减压管及空肠营养管等。

7. 放置引流,关腹。

(七) 疗效评价

1. **术中超声弹性应变率的测定**

2. **短期疗效评价** 胰腺肿瘤消融术后 2 周内,通过临床监测血清肿瘤指标(CA19-9/

CEA/CA125）及 VAS 来评价短期疗效,通过影像学数据比较,按实体瘤临床疗效评价标准 (response evaluation criteria in solid tumor,RECIST) 评价原发灶为疾病稳定或好转,转移灶为部分应答或更好。

3. 长期疗效评价 制订出院后随访计划,监测血清肿瘤指标及影像学表现,按 RECIST 评价消融效果;严密随访,观察术后生存时间（总体生存时间中位数、无进展生存时间、1/2/3 年生存率等）评价长期疗效。

（八）并发症及防治

ICCH 在术中充分暴露胰腺和肿瘤的条件下,仅在胰腺表面行穿刺治疗,纯物理方法消融对机体功能无明显影响,相比于胰腺肿瘤切除手术创伤小,并发症发生率较低,主要的并发症有胰瘘、出血及胃排空延迟等。大多数并发症均主要与穿刺有关,因此术中超声引导的作用尤为重要,建议有腹部超声经验的超声科医师参与合作。

1. 胰瘘 胰腺肿瘤冷热复合消融术后胰瘘主要与穿刺损伤胰管有关,整体发生率较低。术中超声探查时应主动显露胰管,对于胰管扩张的病例应在穿刺和消融过程中监测探针位置和冰球范围,避免胰管损伤,能有效减少术后胰瘘的发生率及程度。如拔除探针后穿刺点有液体溢出或怀疑胰瘘者,可在充分复温后用薇乔或普尔林线缝合关闭穿刺点。

2. 出血 胰腺肿瘤冷热复合消融手术过程不离断胰周主要血管,术野无较大血管残端,故冷冻术后出血往往与胰瘘关系不大,主要原因是穿刺直接损伤血管。术中超声探查时应重点显露肠系膜上动静脉（SMA/V）、脾动静脉（splenic artery/vein,SPA/V）、门静脉（portal vein,PV）、肝总动脉（common hepatic artery,CHA）、胃十二指肠动脉（gastroduodenal artery,GDA）等,穿刺及冷冻过程中注意避免损伤。值得注意的是,门静脉 - 肠系膜上静脉（PV-SMV）或脾静脉（SPV）受侵犯时,会导致系统性或区域性门静脉高压,胰周静脉不同程度曲张增粗,穿刺时尤其要注意。如拔除探针后穿刺点有活动性出血,可用止血棉填塞加压止血,可在充分复温后视具体情况用薇乔或普尔林线缝合关闭穿刺点。

3. 胃排空延迟 胰腺肿瘤冷热复合消融术后胃排空延迟的发生率较低,除了手术及麻醉应激、胃肠吻合手术的因素外,还与冷冻影响十二指肠功能有关。胰头部位的肿瘤行消融时,应注意冰球与十二指肠的距离,避免十二指肠冻伤。另外,腹腔神经丛阻滞在一定程度上增加术后胃排空延迟的风险,建议慎重选用。

4. 组织冻伤 如缺乏有效保护或术中监测不到位,可能造成肿瘤毗邻器官或组织冻伤,常见的有十二指肠、胃、结肠、肾脏及肾上腺等。穿刺及消融前应注意在相关部位填塞纱垫保护,主要位置:横结肠系膜下方十二指肠悬韧带处,小网膜囊胃后壁,Kocher 法游离的胰头十二指肠后方间隙。由于热池效应存在,大于 3mm 的知名血管一般不易冻伤,但应避免直接穿刺损伤血管。

整体而言,胰头及钩突部肿瘤冷热复合消融术后的并发症发生率要高于胰体尾肿瘤。胰体尾周边解剖关系相对简单,脾动静脉走行易避开,所以胰体尾肿瘤行 ICCH 较安全,腹腔镜下消融手术可作为推荐。胰头区解剖结构复杂,主胰管、胆总管、十二指肠、相关血管等解剖关系交错,损伤概率大,对术中超声定位要求高,且冷冻区域不规则,腹腔镜下穿刺角度受限制。因此,胰头及钩突部肿瘤目前仍以开放手术为主,可选择性应用腹腔镜。除手术操作外,围手术期营养管理也是减少并发症的重要环节。

(九) 随访策略

胰腺肿瘤冷热复合消融术后应制订个体化的随访策略,可供参考的方案如下。

1. 术后1周 常规检查评估术后恢复情况;复查血清肿瘤指标、疼痛评分、免疫指标等。

2. 术后2周 复查血清肿瘤指标、疼痛评分;复查腹部增强CT,按mRICIST评价消融效果。

3. 出院后 每个月复查血清肿瘤指标,疼痛评分;第3、6、12、18、24个月复查腹部增强CT,按mRICIST标准评价消融效果。

如发现肿瘤进展或转移征象,及时干预,通过MDT讨论确定治疗方案。

(钱祝银)

参 考 文 献

[1] SIEGEL R L,MILLER K D,WAGLE N S,et al. Cancer statistics,2023[J]. CA Cancer J Clin,2023,73(1):17-48.

[2] GU Y,ZHANG B,YANG X,et al. Intraoperative cryoablation of locally advanced pancreatic cancer:report of two cases[J]. Int J Clin Exp Med,2018,11(6):6302-6308.

[3] 张彬,顾玉青,钱祝银,等. 术中冷冻消融在局部进展期胰腺癌治疗中的应用[J]. 南京医科大学学报(自然科学版),2019,36(5):163-169.

[4] 吴迎春,张彬,钱祝银,等. 超声引导技术在术中冷冻消融治疗局部进展期胰腺癌中的应用[J]. 中国超声医学杂志,2020,1(36):50-52.

[5] 钱祝银,张彬,陈奕秋,等. 术中冷冻消融和冷热复合消融治疗不可切除胰腺癌的临床研究[J]. 南京医科大学学报(自然科学版),2021,41(5):319-323.

[6] WU Y,GU Y,ZHANG B,et al. Laparoscopic ultrasonography-guided cryoablation of locally advanced pancreatic cancer:a preliminary report[J]. Jpn J Radiol,2022,40(1):86-93.

[7] 钱祝银,余建和,程志,等. 消融联合化疗和单纯化疗在Ⅳ期胰腺癌治疗中的临床和实验研究[J]. 南京医科大学学报(自然科学版),2022,42(6):849-853.

[8] SHI S,LIANG C,XU J,et al. The strain ratio as obtained by endoscopic ultrasonography elastography correlates with the stroma proportion and the prognosis of local pancreatic cancer[J]. Ann Surg,2020,271(3):559-565.

[9] DIETRICH C F,SAFTOIU A,JENSSEN C. Real time elastography endoscopic ultrasound (RTE-EUS),a comprehensive review[J]. Eur J Radiol,2014,83(3):405-414.

[10] CARRARA S,AURIEMMA F,DI LEO M,et al. Endoscopic ultrasound-elastography (strain ratio) in the diagnosis of solid pancreatic lesions:a prospective cohort study[J]. Endosc Ultrasound,2017,6(Suppl 2):S54.

第六章 肾及肾上腺肿瘤

一、概述

肾肿瘤在泌尿系肿瘤中发病率仅次于膀胱肿瘤,根据国内外统计,占全身肿瘤的0.4%~3%。中国医学科学院肿瘤医院1980—1990年间收治泌尿男性生殖系肿瘤904例,其中肾肿瘤216例,占23.9%,随着影像诊断技术的发展和普及,很多无症状的肾肿瘤包括恶性肿瘤,在常规体检或因其他腹内疾病进行超声检查或CT检查时发现。

肾肿瘤种类很多,至今还没有一个统一的分类方法,根据肿瘤的来源,主要分为下列9类:①来自肾实质的肿瘤,有肾腺瘤和肾癌(又称肾细胞癌);②来自肾盂上皮的肿瘤,有移行乳头状瘤、移行细胞癌、鳞状细胞癌和腺癌;③来自肾胚胎组织的肿瘤,有肾母细胞瘤、胚胎癌和肉瘤;④来自间叶组织的肿瘤,有纤维瘤、纤维肉瘤、脂肪瘤、脂肪肉瘤、平滑肌瘤和平滑肌肉瘤;⑤来自血管的肿瘤,有血管瘤、淋巴瘤和错构瘤;⑥来自神经组织的肿瘤,有神经母细胞瘤、交感神经母细胞瘤;⑦来自肾包膜的肿瘤,有纤维瘤、平滑肌瘤、脂肪瘤、混合瘤;⑧囊肿,有孤立性囊肿、多发性囊肿、囊腺瘤、皮样囊肿、囊腺癌;⑨转移性肿瘤。肾肿瘤大多为恶性,占95%左右,预后不良,病理复杂,临床表现不一,其中以肾细胞癌最为常见,其次为肾盂移行细胞癌和肾母细胞瘤。

肾上腺肿瘤包括原发性及转移性肿瘤两大类。原发性肾上腺肿瘤大多发生于皮质或髓质细胞,亦可发生于肾上腺的其他组织,如神经鞘瘤、神经纤维瘤、脂肪瘤、平滑肌瘤等,但很少见。同时肾上腺也是转移瘤的好发部位之一。根据有无内分泌功能又可分为非功能性肾上腺肿瘤和功能性肾上腺肿瘤。肾上腺皮质肿瘤主要有皮质腺瘤和腺癌,多数具有内分泌功能,根据肿瘤发生的部位及其分泌的主要激素,出现不同的综合征,如发生于球状带的肿瘤,表现为醛固酮增多症;发生于束状带的肿瘤,表现为皮质醇症;肿瘤累及网状带时表现为肾上腺性征异常。少数肿瘤无内分泌功能,临床上称为"非功能性肿瘤"。肾上腺髓质肿瘤主要有神经母细胞瘤(好发于婴幼儿)、节细胞神经瘤和嗜铬细胞瘤。神经母细胞瘤属于恶性,一般不出现内分泌紊乱症状。节细胞神经瘤属于良性,一般属非功能性肿瘤。嗜铬细胞瘤大多良性,少数恶性,多为功能性肿瘤。肾上腺血供丰富,是常见的转移瘤好发部位之一,尸检发生率约9%。最常见的原发肿瘤为肺癌,其次为肾癌、恶性黑色素瘤、胃肠道肿瘤、乳腺癌和肝胆管肿瘤等。大多数的转移瘤临床上是非功能性肿瘤,极少数能产生激素,即功能性肿瘤,约1/3肾上腺转移瘤可引起肾上腺功能不足。

自1998年首次临床应用冷冻消融治疗肾癌以来,肾癌的消融治疗成为继腹腔镜手术后朝向微创治疗的又一进展,具有疗效肯定、可保留较多正常肾单位、操作简便、患者易耐受,住院时间短、恢复快,并发症少等优点。

二、适应证

1. 经病理证实的肾细胞癌,肿瘤最大径≤4cm(T_{1a} 期),肿瘤数目<3 个,无肾静脉癌栓及肾外转移,可实现完全消融。

2. 肿瘤最大径>4cm 且<7cm(包括 T_{1b} 和部分 T_{2a} 期),或肿瘤数目>3 个,无肾静脉癌栓及肾外转移,在多学科联合会诊同意后可行分次减瘤姑息性消融。

3. 行一侧肾肿瘤根治性切除或部分肾切除术后,肾癌复发者。

4. 单肾合并肾癌者,例如孤立肾肾癌。

5. 双侧肾癌者,包括具有家族遗传趋势的肾多发性肿瘤综合征如希佩尔-林道病(von Hippel-Lindau disease)及遗传性乳头状肾癌等。

6. 拒绝外科手术者。

7. 年老体弱,伴有严重心肺疾病等无法承受全身麻醉、手术创伤的肾癌患者。

三、禁忌证

1. 难以纠正的凝血功能障碍(热消融血小板计数<50×10^9/L,冷冻消融血小板计数<80×10^9/L 或凝血酶原时间>25 秒或凝血酶原活动度<40%)。

2. 严重心肺肝功能不全者。

3. 严重感染或糖尿病未得到有效控制者。

4. 部分肾血管畸形(如动脉瘤)。

5. 肿瘤负荷过大,预期生存期<6 个月,PS 评分>2 分。

6. 肿瘤紧邻肾盂、肠管为相对禁忌证,技术成熟单位可在辅助隔离技术下应用。

四、术前准备

(一) 操作前准备

1. 操作室　操作室要求空间能从容放置影像仪器及消融相关设备,内设空气净化系统或空气消毒机。有条件单位可搭建数字一体化手术室。

2. 人员及职责

(1) 介入操作医师 2 名,负责超声/CT/MRI 引导技术和穿刺布针消融,决策并组织完成整个介入手术。

(2) 如全身麻醉,须配备麻醉医师 1 名,负责手术过程中的麻醉及患者生命体征监测。

(3) 配备巡回护士和设备操作人员,负责术前患者准备、术中器具和用药保障、仪器操作和术后患者的观察监护等。

3. 仪器、器具及材料

(1) 麻醉及呼吸、心电监护系统。

(2) 影像引导设备:彩色多普勒超声,配有 2~6MHz 腹部探头及相应的穿刺引导架、超声造影功能。推荐 CT 扫描排数＞128 排,重建层厚＜5mm、层间隔＜5mm,MRI 需配备穿刺和消融治疗专用的开放性核磁,建议配备三维图像重建和融合软件。

(3) 消融仪:配有各种型号的消融针,推荐配备测温系统用于重要结构的热场监测保护。

(4) 介入治疗包:配备直钳、弯钳、消融针固定钳、消毒弯盘等物品。

(5) 药品:备有止血、抗过敏、纠正心律不齐、升压及降压等急救药品。

(二) 患者术前准备

1. 影像检查包括超声、超声造影及增强 CT/MRI,以详细了解病变的位置、形态、大小、肿瘤内部及周边血供情况、肿瘤与肾盂及周边肠道等结构的关系,确定最佳进针部位和路径。

2. 常规行胸部 X 线及心电图检查,必要时行肺 CT 检查。合并心肺疾病者检查超声心动图、24 小时动态心电图及肺功能,在治疗前作充分准备并在麻醉通知单上注明,同时备药。

3. 行血尿便常规及肝功能、肾功能、传染病指标、凝血功能、血糖、电解质等检验。

4. 肿瘤位于肾盂内或紧邻输尿管者,消融前植入输尿管导管,建议行尿液肿瘤细胞学检查。单侧肾癌、肾功能不全者术前可行肾图检查。

5. 患者需禁食禁水 6～8 小时,常规建立静脉通道,肿瘤邻近肠道者需清洁肠道。

6. 对富血供肿瘤及有出血倾向者,术前术后使用止血药物,如注射用矛头蝮蛇血凝酶 0.5～1U,肌内注射或静脉注射。

7. 所有初发肿瘤均需通过穿刺活检明确病理诊断,建议在术前通过影像引导使用同轴针以 18G 穿刺针活检获取病灶标本 2～3 条进行病理诊断,可以行术中快速病理检测,明确病理同步消融。

8. 作为微创技术,不建议门诊消融,无论局麻还是静脉麻醉,均推荐安排患者住院消融,便于完善治疗前后检查及观察处理围消融期并发症。

9. 签署手术知情同意书。遵循知情同意原则,治疗前向患者和/或家属说明病情并介绍消融治疗的意义、治疗过程及治疗中和治疗后可能发生的并发症及其应对措施。

五、操作过程

(一) 制订术前治疗计划

术前治疗计划是保证消融能否成功的关键环节,主要包括:①确定肿瘤病变区域,即影像学能界定的病变区域,包括确定病灶的位置、大小、形态、与邻近器官的关系;②选择合适体位及穿刺点的体表定位;③选择穿刺路径,从穿刺点到达病灶的穿刺通道遵守最短且路径安全无障碍原则,规划进针路线、角度及深度;④初步制订消融参数,包括功率、针距、针布放位置。麻醉方式的选择需根据患者的状况、肿瘤的位置及特性,以全身麻醉为首选。

(二) 穿刺消融

穿刺进针层面应尽量与术前计划的层面一致,选择合理的穿刺路径。影像引导下将消融针穿刺至预定的肿瘤部位,穿刺到位后固定消融针,并记录消融针的角度、深度,避免因患者术中疼痛自主运动,致消融针移位。根据病灶大小、位置及与邻近脏器的关系,设定消融时间、功率,保证消融范围能够彻底覆盖病灶,肾肿瘤消融范围以适形为原则。所使用的消融参数(温度、功率、时间、循环等)根据不同的设备进行不同选择。靠近肠管等危险部位肿瘤使用水隔离技术分开肿瘤和肠管,保证安全彻底消融。冷冻探针具有多种型号,常用直径有 1.47mm、1.70mm、2.00mm,不同型号探针用于冷冻消融所形成的冰球形状及范围不同。病灶较小(最大径≤3cm)时采用 2~3 根冷冻探针分布于病灶边缘进行夹击冷冻,病灶较大(最大径 3~5cm)时采用 4~6 根冷冻探针按照 2.0cm 间距适形排列,使消融范围尽量涵盖全部肿瘤,超过肿瘤边界 0.5~1.0cm。标准压力下氩气(≥21.37MPa)快速冷冻 10~15 分钟,氦气快速复温 2~5 分钟,采用二次循环冷冻方式,根据影像学显示"冰球"大小情况决定是否增加冷冻时间。

(三)术中观察

治疗中麻醉医师通过监护仪连续监测患者的血压、脉搏、呼吸和血氧饱和度,及时调整麻醉药量。超声影像可实时监测辐射后回声的改变,同时观察肾脏周围及腹腔内有无异常积液。根据术前规划所设定的消融能量及术中影像监视判定肿瘤局部消融是否满意(如病灶整体被超声强回声完全覆盖或 CT 值降低,消融边界大于肿瘤 0.5~1.0cm),消融完毕后拔出消融针时,行针道消融,观察针道有无渗血,必要时行压迫或针道消融止血。回病房后继续监测患者生命体征变化情况,尤其是血压,必要时给予降压、止血、止痛等对症处理。

(四)辅助技术

对于邻近肠管、肾盂的肿瘤,各种消融技术均可采取辅助技术以提高肿瘤完全灭活率并降低并发症。包括在肿瘤与肠管之间穿刺置管(建议使用软外套长套管针或引流管)进行水灌注隔离保护肠管,通过膀胱镜置入输尿管支架管和/或经皮肾盂细针穿刺或置管(建议使用 6F 引流管),注入冷盐水预防输尿管肾盂热损伤粘连梗阻。分期为 T_{1a} 以上或复杂位置、单一影像显示不清的 T_{1a} 期肾癌,消融前可用三维可视化软件系统规划消融路径和热场参数,并进行导航消融。

六、并发症的预防和处理

(一)出血

表现为肾周血肿,发生率<3%。予以止血药多可控制,如药物控制不理想且超声可见明确出血处,可考虑彩超或超声造影引导下局部注射凝血酶冻干粉、止血胶或消融止血;出血量多时需要介入栓塞止血并输血。术前良好的定位、术中精准穿刺、针道凝固并密切的动态监视以及术后密切观察症状、生命体征的变化是预防和早期发现出血并发症的主要方法。

(二)输尿管狭窄及尿瘘

发生率约 2.8%。主要由于消融热场累及肾集合系统所致,肾盂输尿管连接处狭窄,可行介入治疗置入输尿管支架 3~6 个月,如无法放置可行经皮肾盂置管引流。

(三)邻近器官组织的损伤

如结肠穿孔、胰腺损伤等,使用水隔离技术后,此类并发症发生率较低,约为 0.2%,肠道损伤需要手术处理。

（四）脓肿

发生率约为 0.2%。多因合并糖尿病、病灶侵及肾盂、消融范围过大或患者体质虚弱抵抗力弱所致,可行介入治疗置入引流管持续通畅引流,并根据细菌培养结果应用抗生素。

（五）大量胸腔积液或气胸

发生率<1%。多因消融伤及膈肌或患者合并慢性肾功能不全、严重肝硬化所致,可行介入置入引流管持续通畅引流治疗。

（六）术中高血压

肿瘤靠近肾上腺时消融易引起术中高血压,建议手术在全麻下进行,行动脉持续测压监测,防止高血压危象,麻醉师全程管理。

（七）低温综合征及冷休克

肾上腺肿瘤冷冻消融诱发低温综合征及冷休克研究报道较少。低温综合征是肾上腺冷冻消融过程中一项较为少见的并发症。患者常表现为寒战出汗、体温降低,继而出现血压下降及心率加快等。发生低温综合征时,应积极采取复温措施,并及时补液、给予升压药物等纠正低血压。术中也可以采取保温措施预防低温综合征的发生。

冷休克是冷冻治疗中罕见的并发症,表现为多器官功能衰竭、凝血机制障碍、DIC,多发生于体质较差及病灶邻近大血管的患者。冷休克的机制尚未明确,可能与冷冻消融后炎症细胞因子激活及释放入血有关,可以通过设计进针路线控制冷冻范围,减少炎症反应发生,及时补充血小板和对症治疗。

七、治疗评价

冷冻消融通过冷冻和解冻的交替循环导致细胞死亡。冷冻和解冻的交替循环使细胞膜受到机械应力,导致细胞内冰晶的形成和低渗细胞的破坏,还有可能引起微血管血栓的形成。与其他基于热的消融技术如射频消融、微波消融相比,肾上腺肿瘤冷冻消融的主要优势是在 CT 或 MRI 引导下能够清晰地显示消融区域,可以减少对相邻易损结构的意外伤害,并且可以确保消融的完整性。此外,冷冻消融可以同时应用多根探针以覆盖肿瘤及其边缘,因此具有更大的灵活性以实现适形消融。

肾上腺恶性肿瘤如原发性皮质腺癌及肾上腺转移瘤为全身性疾病,必须根据肿瘤类型及患者自身情况予以个体化综合治疗。可以在冷冻消融治疗基础上联合其他治疗方法,如放疗、化疗、靶向药物治疗、免疫治疗及生物治疗。

冷冻消融术已经用于治疗肾上腺肿瘤,可以大大改善肾上腺肿瘤患者的预后和生存期,成为介入放射学或介入肿瘤学实践中许多技术的重要补充。但目前尚无大型随机对照试验证明这种治疗在局部进展和生存方面的有效性。如何提高临床疗效,进一步减少并发症的发生,改善患者生存质量和延长患者生存期还有待进一步的研究。

八、临床应用举例

例 1　患者男,55 岁,左肾占位,行肾动脉栓塞术后 1 个月,肿瘤大小为 6cm×4cm×4.4cm,行冷冻消融术(图 3-6-1)。

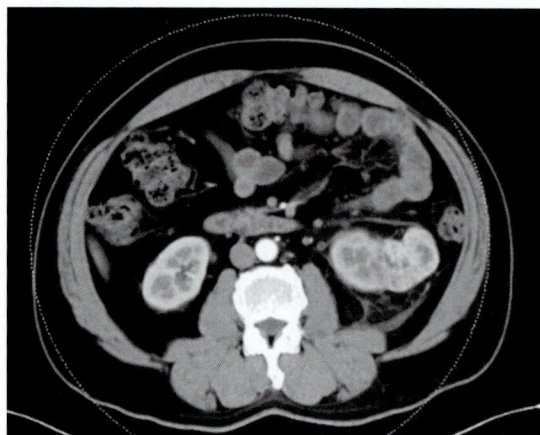

A. 术前 CT,肿瘤大小为 6cm×4cm×4.4cm

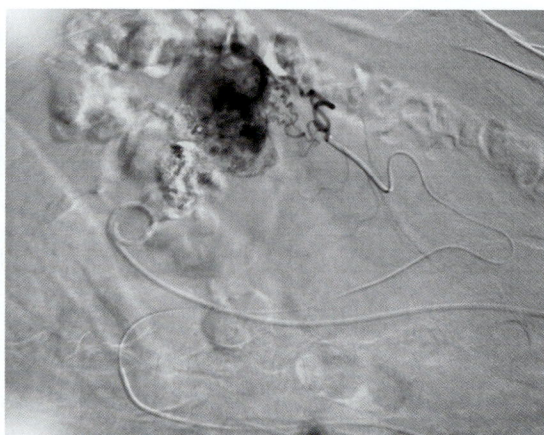

B. 术中血管造影,肿瘤血管染色丰富

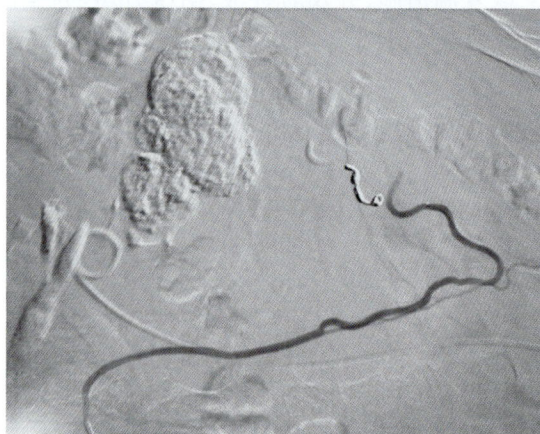

C. 采用碘油加弹簧圈介入栓塞,肿瘤血供消失

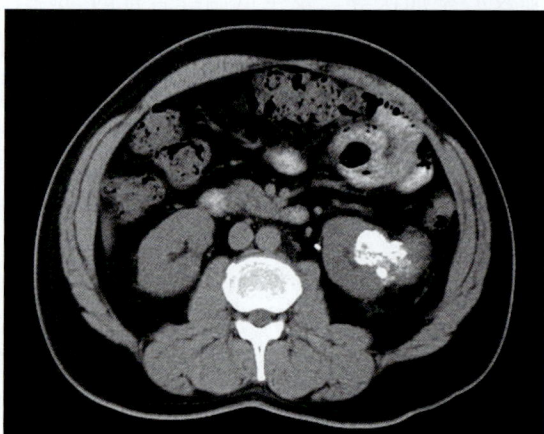

D. 介入栓塞后碘油沉积,肿瘤明显缩小,部分肿瘤残留,肿瘤大小为 4cm×3cm×3cm,邻近结肠

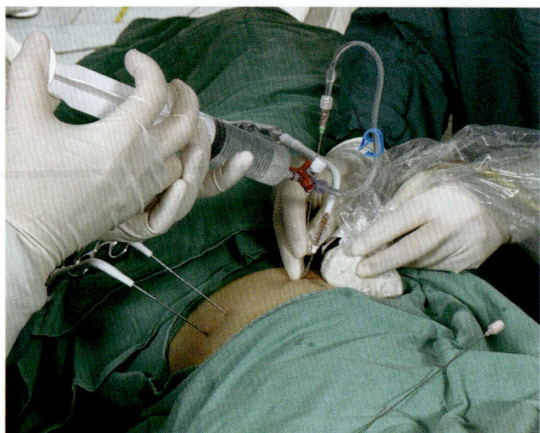

E. 冷冻消融加水隔离

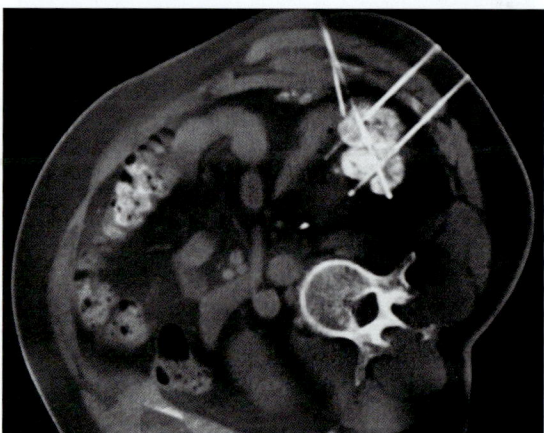

F. 水隔离辅助下,交叉布针冷冻消融

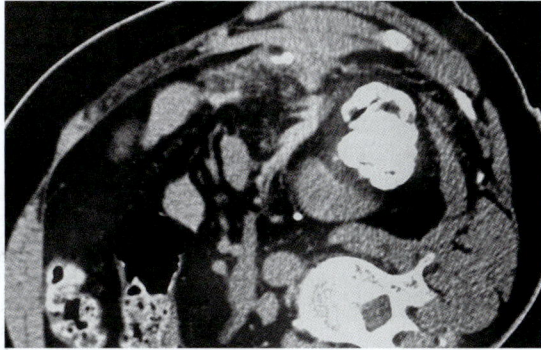

G. 术后即刻冰球覆盖肿瘤边缘 5mm

图 3-6-1　左肾肿瘤冷冻消融

例 2　患者男,45 岁,左侧肝癌术后,左侧肾上腺转移,肿瘤大小为 3cm×3cm(图 3-6-2)。

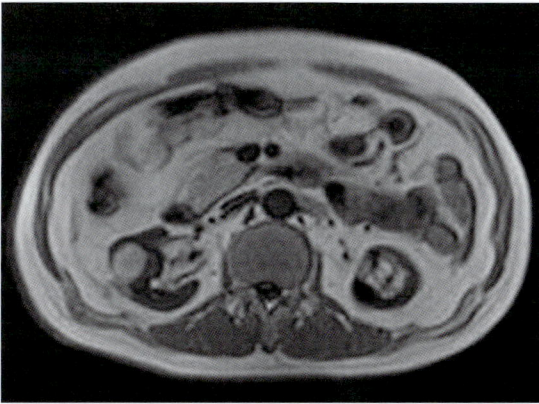

A. 术前 CT,肿瘤大小为 3cm×3cm

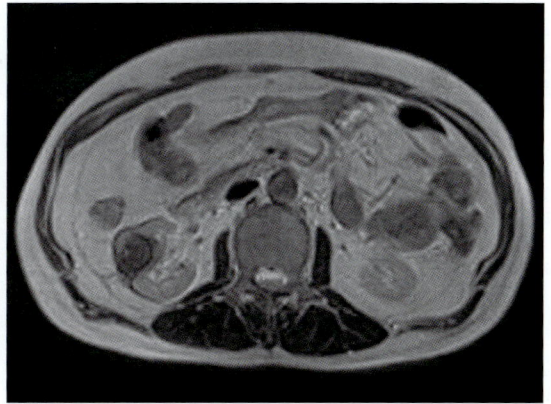

B. 术中行双针穿刺,结肠紧靠肿瘤,计划水隔离后行冷冻消融治疗

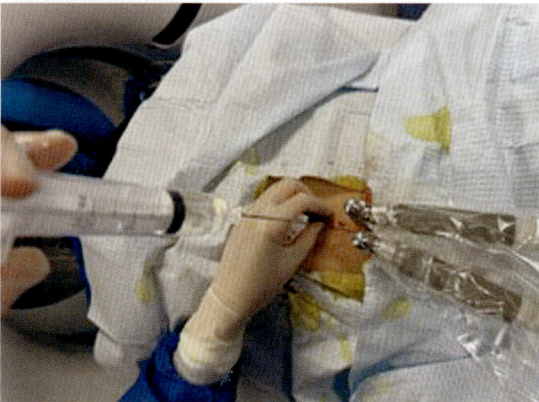

C. 术中行水隔离后冷冻

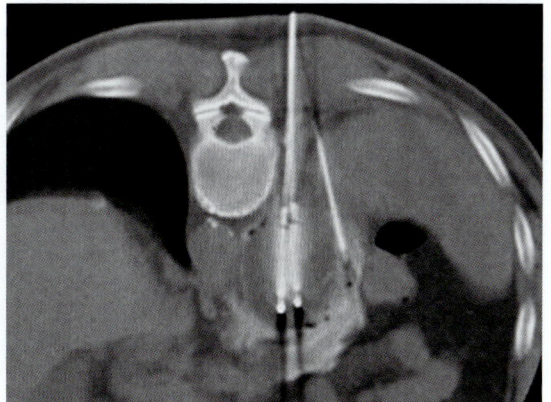

D. 术中含造影剂的水隔离液将结肠和胰腺隔开

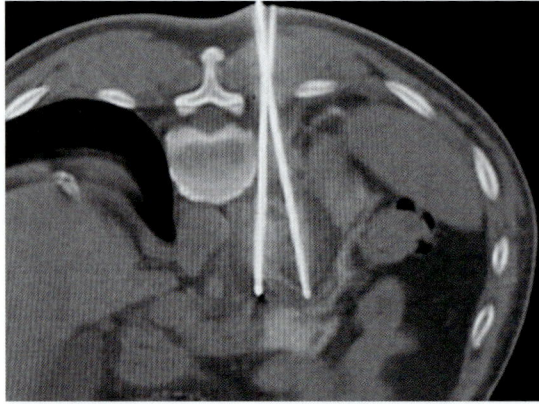

E. 术中行冷冻消融,冰球超过肿瘤边界 5mm

图 3-6-2 左肾上腺癌冷冻消融

例 3 患者男,56 岁,肾上腺原发肿瘤伴醛固酮增多症,表现为顽固性的高血压低血钾,穿刺活检为良性肾上腺瘤,不适宜手术,行冷冻消融术(图 3-6-3)。

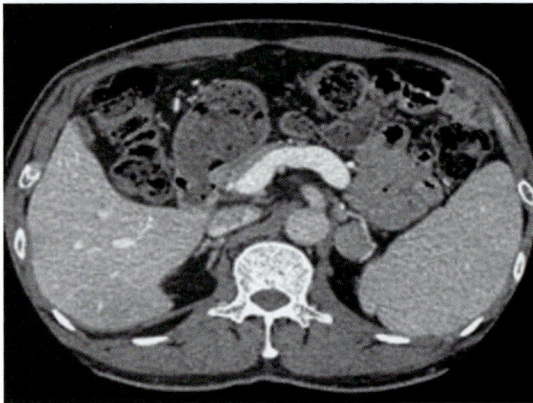

A. 术前 CT 显示左侧肾上腺肿瘤最大径为 2cm,前段紧靠胰腺

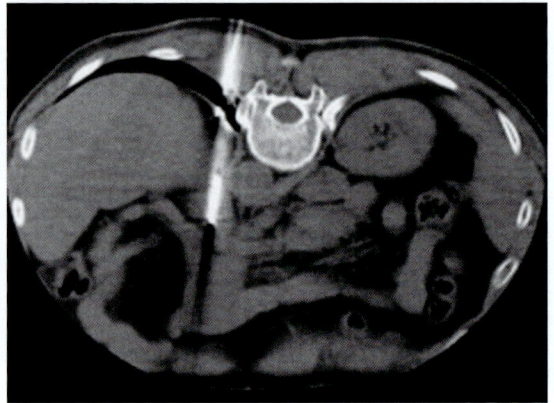

B. 术中冷冻针穿刺肿瘤中心

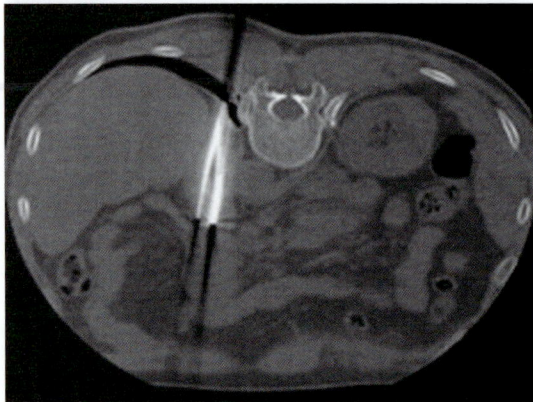

C. 术中穿刺水隔离针至胰腺边缘

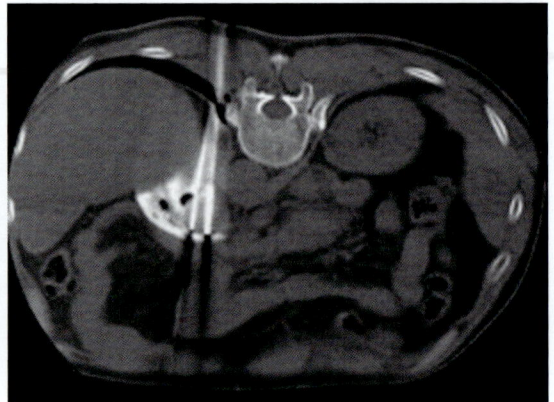

D. 术中含造影剂的水隔离液将胰腺隔开

第六章 肾及肾上腺肿瘤

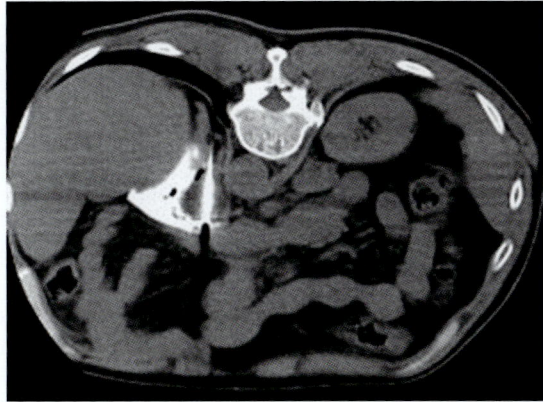

E. 术中冷冻消融肿瘤,术后第 2 天患者高血压、低血钾改善

图 3-6-3 　左肾上腺肿瘤冷冻消融

（牛立志　马洋洋）

参 考 文 献

[1] ZEGEL H G,HOLLAND G A,JENNINGS S B,et al. Intraoperative ultrasonographically guided cryoablation of renal masses:initial experience [J]. J Ultrasound Med,1998,17(9):571-576.

[2] LJUNGBERG B,BENSALAH K,CANFIELD S,et al. EAU guidelines on renal cell carcinoma:2014 update [J]. Eur Urol,2015,67(5):913-924.

[3] MOTZER R J,JONASCH E,BOYLE S,et al. NCCN guidelines insights:kidney cancer,version 1.2021[J]. J Natl Compr Canc Netw,2020,18(9):1160-1170.

[4] KROKIDIS M E,ORSI F,KATSANOS K,et al. CIRSE guidelines on percutaneous ablation of small renal cell carcinoma [J]. Cardiovasc Intervent Radiol,2017,40(2):177-191.

[5] NISHIMURA K,HIDA S,OKADA K,et al. Staging and differential diagnosis of renal cell carcinoma:a comparison of magnetic resonance imaging(MRI)and computed tomography(CT)[J]. Hinyokika Kiyo,1988,34(8):1323-1331.

[6] HADDAD M M,SCHMIT G D,KURUP A N,et al. Percutaneous cryoablation of solitary,sporadic renal cell carcinoma:outcome analysis based on clear-cell versus papillary subtypes [J]. J Vasc Interv Radiol,2018,29(8):1122-1126.

[7] CAZZATO R L,DE MARINI P,LEONARD-LORANT I,et al. Safety and oncologic outcomes of magnetic resonance imaging-guided cryoablation of renal cell carcinoma:a 10-year single-center experience [J]. Invest Radiol,2021,56(3):153-162.

[8] MORKOS J,POROSNICU RODRIGUEZ K A,ZHOU A,et al. Percutaneous cryoablation for stage 1 renal cell carcinoma:outcomes from a 10-year prospective study and comparison with matched cohorts from the National Cancer Database [J]. Radiology,2020,296(2):452-459.

[9] BREEN D J,KING A J,PATEL N,et al. Image-guided cryoablation for sporadic renal cell carcinoma:three- and 5-year outcomes in 220 patients with biopsy-proven renal cell carcinoma [J]. Radiology,2018,289(2):554-561.

[10] SCHMIT G D,THOMPSON R H,KURUP A N,et al. Percutaneous cryoablation of solitary sporadic renal cell carcinomas [J]. BJU Int,2012,110(11 Pt B):E526-531.

149

第七章 前 列 腺 癌

一、概述

前列腺癌是世界范围内男性最常见的恶性肿瘤之一,2022 年全球和中国新发前列腺癌 146.7 万例和 13.4 万例,分别是男性第 2 大和第 9 大高发癌症。《柳叶刀》前列腺癌重大报告指出,2024 年全球前列腺癌发病标化率为 14.67/10 万,死亡标化率为 3.33/10 万;预测全球前列腺癌病例数将从 2020 年的每年 140 万例增加到 2040 年的每年 290 万例,全球每年死于前列腺癌的人数将从 2020 年的 37.5 万增加到 2040 年的近 70 万,增幅约为 85%。

中国前列腺癌的发病率低于西方国家,但近年一直呈上升趋势。相较于西方国家前列腺癌早诊人群,中国前列腺癌患者初诊时中晚期病例比例更高,在初诊时 25%～30% 处于高危局部进展期。我国肿瘤登记年报显示,前列腺癌居中国男性恶性肿瘤发病率第 6 位。

前列腺癌目前主要治疗方法有等待观察、前列腺癌根治术、内分泌治疗、新辅助内分泌治疗联合化疗、外放射治疗、内放射治疗、局部消融治疗等。目前早期的、局限性的前列腺癌主要治疗方法仍是前列腺癌根治术,但是并发症仍较多。由于老年患者增多,考虑到手术副作用多,越来越多的人选择使用前列腺癌冷冻消融治疗(cryosurgery of prostate cancer, CPC)。冷冻消融因其微创、并发症发生率低、可重复性、住院时间短等优点,受到国内外研究者的关注。

二、适应证

(一) 适应证

1. 手术治疗、激素治疗、放疗失败后的挽救性治疗。

2. 预期寿命<10 年的局限性前列腺癌患者,或由于其他原因不适合行外科手术治疗的局限性前列腺癌患者。

3. 血清 PSA<20ng/ml。

4. Gleason 评分<7 分。

5. 前列腺体积≤40ml;如前列腺体积>40ml,先行新辅助内分泌治疗使腺体体积缩小;其还可应用于姑息性局部治疗及挽救性局部治疗。

(二) 相对适应证

已经发生转移的前列腺癌患者姑息性治疗,以控制局部肿瘤发展,缓解由其引起的症状。

三、禁忌证

1. 有癫痫病史或严重心律失常病史的患者。
2. 近期发生过心肌梗死的患者。

四、术前准备

(一) 一般准备

患者治疗前应严格评估病情,完善血常规、尿便常规、肝肾功能、凝血功能、心肌酶谱、肿瘤标志物、心电图、心脏彩超、相关部位彩色超声检查,CT 或 MRI 或 PET/CT 等影像学检查。

术前常规进行肠道准备,预防性使用抗生素,取截石位,麻醉师评估病情后,诱导麻醉使用依托咪酯、瑞芬太尼和苯磺顺阿曲库铵诱导麻醉;术中维持用药:苯磺顺阿曲库铵、瑞芬太尼、丙泊酚和七氟烷等。

(二) 器械及药品准备

美国 CryoCare 冷冻手术治疗系统;18F 三腔硅胶导尿管;测温针;盐酸哌替啶注射液(100mg);盐酸异丙嗪注射液(25mg);1% 利多卡因注射液(10ml);0.9% 氯化钠注射液(500ml)。

五、操作过程

前列腺冷冻消融采用美国 CryoCare 冷冻手术治疗系统进行,术式为全前列腺冷冻消融术。术前半小时肌内注射盐酸哌替啶(50~100mg)和盐酸异丙嗪(25mg)。患者取截石位,消毒铺巾后,留置 18F 三腔硅胶导尿管 1 根,在经直肠彩超引导下用 1% 利多卡因 10ml 行会阴部穿刺点局部浸润麻醉(图 3-7-1)。冷冻消融针在经直肠彩超引导下经会阴部穿刺置入前列腺肿瘤处,每针大约间距 1cm,根据前列腺肿瘤体积和解剖置入 1~4 支 1.47mm 冷冻消融针,消融针距离尿道 5~10mm,距膀胱颈约 10mm,距直肠 15~20mm(图 3-7-2、图 3-7-3)。再于超声监视下于尿道括约肌和直肠前间隙置入测温针。直肠前列腺间隙注入温生理盐水分离该间隙以保护直肠。通过三腔硅胶导尿管用 42℃温盐水持续膀胱冲洗以预防尿道冻伤。由腹侧至背侧按序开启冷冻消融针,迅速降温至 −160℃,冷冻持续时间 10~15 分钟后快速复温至 20℃以上。冷冻-复温重复两个循环。双平面经直肠超声实时监测冷冻-复温循环过程。术后继续保持温生理盐水膀胱冲洗 20 分钟以上,持续膀胱冲洗保持 24 小时,术后常规留置尿管 5~7 天,每 3 个月随访一次,主动进行直肠指检、监测血清 PSA 及前列腺相关影像学检查来评估疗效、及时发现是否有复发转移等情况。

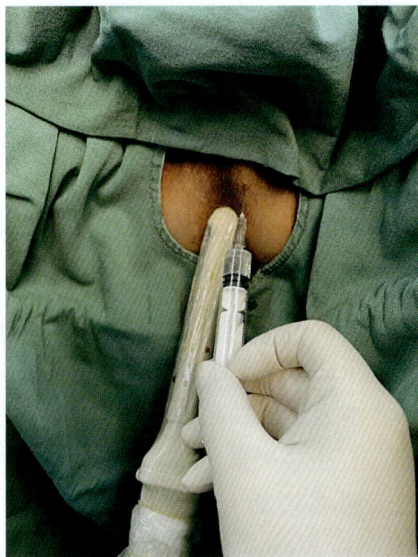

图 3-7-1 患者取截石位消毒铺巾,经直肠彩超探查前列腺位置,经会阴部局部注射 1% 利多卡因注射液行穿刺点局部浸润麻醉。目前术前备皮被认为可能存在局部皮肤黏膜损伤,同时局部消融为局部穿刺治疗,多数患者未行备皮处理

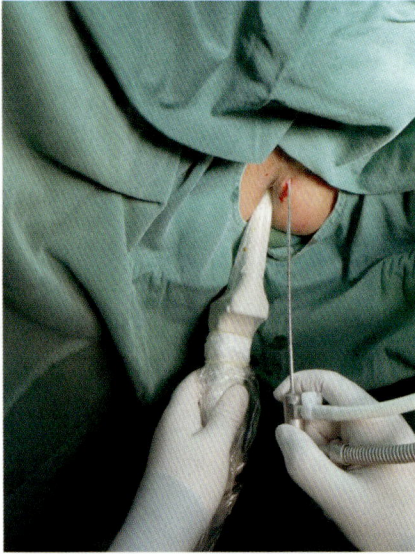

图 3-7-2　经直肠超声定位前列腺肿瘤位置后，取冷冻消融针在彩超引导下精准穿刺到前列腺肿瘤位置，并确保消融针距离尿道 5～10mm，距膀胱颈约10mm，距直肠 15～20mm

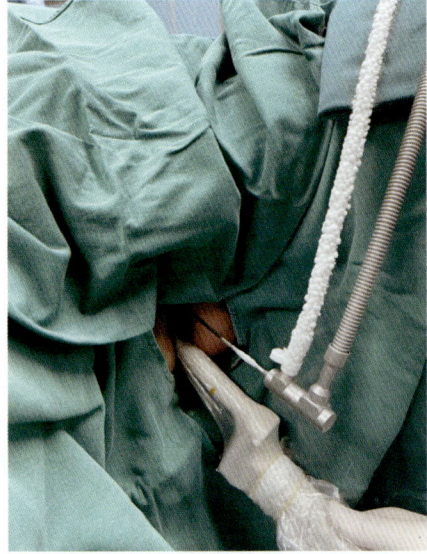

图 3-7-3　冷冻消融过程中需应用经直肠彩超密切监测冷冻冰球消融范围，避免损伤周围尿道、直肠、膀胱等器官

六、并发症的预防和处理

（一）勃起功能障碍

这是最常见的并发症，前列腺癌患者术后很多都有勃起功能障碍，这可能与冷冻消融时形成的冰球范围超出前列腺腺体，损伤了阴茎的血管、神经，影响了阴茎的血供有关，从而导致勃起功能障碍。既往研究显示，前列腺癌冷冻消融术后，勃起功能障碍的发生率为47.0%～49.9%。Roberts 等研究了 SEER 数据库中的统计结果，显示在 2004—2005 年，发生勃起功能障碍的概率随着时间的延长而增加，结果提示该并发症可能不仅在术后快速发生，也可能随时间推移缓慢发生。患者随访 6～12 个月，术后勃起功能障碍的发生率从 13.2%增长至 20.1%。连慧波等研究了 12 例患者，在行局灶冷冻治疗局限性前列腺癌病例中，2 例患者术后出现勃起功能障碍。

（二）尿失禁

尿失禁发生概率相对较低，许多研究报道了治疗后尿失禁的发生率为 1.3%～9.5%。Mustafa 等研究报道，8 年期间，共有 27 例患者接受多次（2～3 次）冷冻消融治疗（24 例患者2 次，3 例患者 3 次），只有 2 例在重复冷冻消融后出现尿失禁现象，发生率为 7.4%。

（三）尿道狭窄

据文献报道，目前冷冻消融后尿道狭窄的发生率为 1.7%～17%，治疗过程中应充分引流，必要时可经尿道切除前列腺坏死组织，术中使用有效的尿道加温设备，术后合理使用抗生素，保持尿道通畅，尿道狭窄形成的概率相对会降低。

（四）直肠尿道瘘

直肠尿道瘘是因为前列腺后部被完全冷冻,尿液外渗或并发感染而导致,是最为严重的并发症,发生率<1%,Roberts 等研究中没有发现有直肠尿道瘘发生。若发生直肠尿道瘘时,部分患者可保守治疗。而行挽救性冷冻消融的患者不考虑保守治疗,一般早期行尿粪分流,待炎症消退后于 4～6 个月行瘘管修复术。

（五）其他

其他并发症包括术后盆底疼痛、会阴部不适、阴囊水肿、尿潴留等,术后发生率相对较低。

七、治疗评价

前列腺癌冷冻消融治疗,与前列腺根治手术、放射治疗等全腺体治疗相比,能在控制肿瘤的同时,更好地保全患者的排尿功能及性功能,亦能最大限度地减少治疗并发症发生。

前列腺肿瘤局部治疗效果较好的有冷冻消融、高强度聚焦超声、激光消融等,研究显示术后无生化复发生存率为 76%～100%。冷冻消融的主要优点在于消融面积大、消融时间短,缺点主要是前列腺周缘区因邻近直肠,消融冰球无法达到完全消融而产生残留病灶。高强度聚焦超声的安全性和有效性比较确切,但是该疗法治疗过程相对复杂,专业性高,临床难以普及。激光消融主要是单根光纤消融范围小,时间长,而多根光纤消融成本高。

2009 年 Liu 等通过对前列腺癌原发病灶及其转移灶的基因比对分析,发现前列腺癌转移灶是起源于前列腺内病理分级最高的病灶,并称其为前列腺指示癌病灶,即前列腺指示癌是决定肿瘤发生发展的最重要病灶,这一发现为前列腺癌局部治疗提供了理论依据。目前的专家共识主张采用影像学与系统穿刺相结合的方法来评估指示癌的位置及范围,并据此制订局部治疗的方案。近期研究显示前列腺癌冷冻消融不仅摧毁癌细胞,而且同时激发机体免疫反应。虽然其优点明显,但也看到目前临床病例仍略显不足,后续仍需开展大规模临床研究明确其在前列腺癌治疗中的地位及适应人群。

八、临床应用举例

患者男,67 岁,2018 年 3 月因排尿困难行全腹部 MRI 平扫+增强:结合病史,符合前列腺癌表现;不排除膀胱后壁受侵可能。行前列腺肿瘤穿刺活检术,病理回报示低分化腺癌,Gleason 评分 9 分(图 3-7-4)。

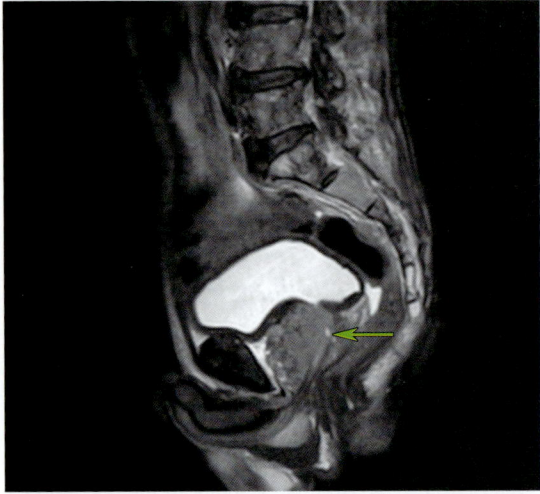

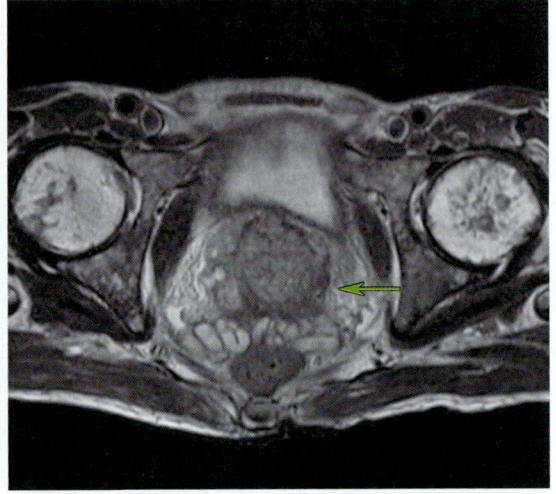

A、B. 患者术前 MRI 检查,箭头示肿瘤

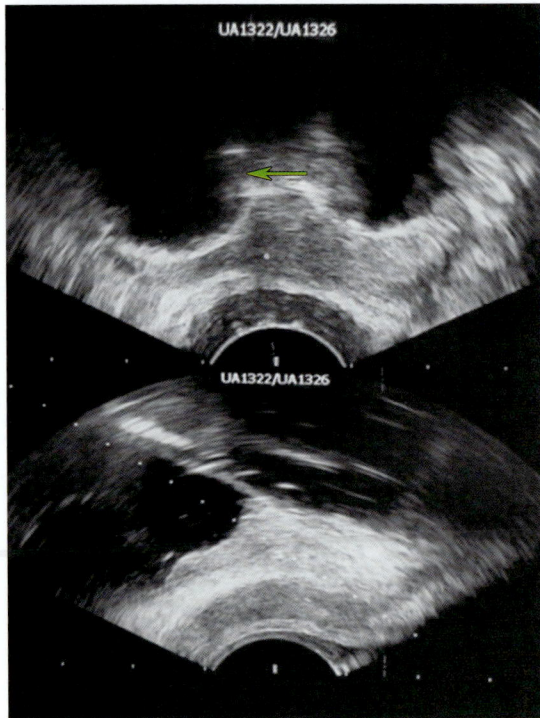

C. 患者术中彩色超声探查提示冷冻冰球形成(箭头)

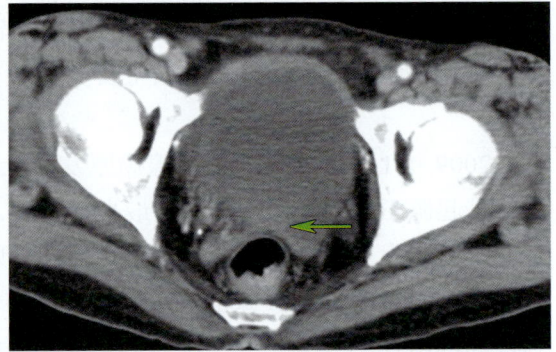

D. 术后 2 个月 CT 检查,肿瘤明显缩小(箭头)

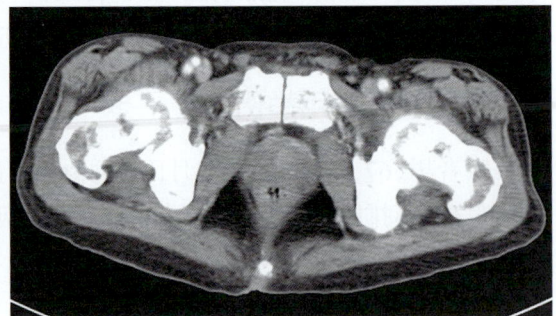

E. 术后 2 个月 CT 检查,肿瘤明显缩小(箭头)

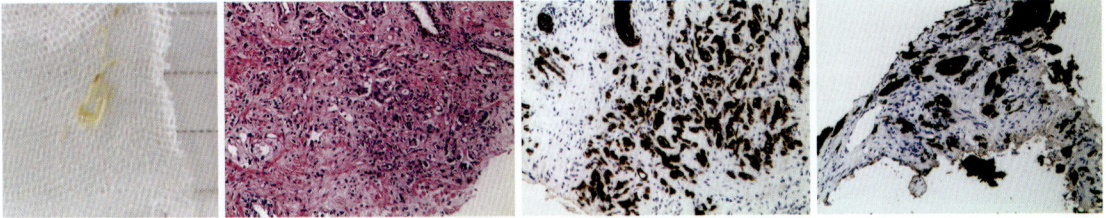

F. 术中同步穿刺活检病理诊断为前列腺癌

图 3-7-4 前列腺癌冷冻消融

（梁 冰 刘树鹏）

参 考 文 献

[1] BRAY F, FERLAY J, SOERJOMATARAM I, et al. Global cancer statistics 2018: GLOBOCAN estimates of incidence and mortality worldwide for 36 cancers in 185 countries [J]. CA Cancer J Clin, 2018, 68 (6): 394-424.

[2] COOPERBERG M R, LUBECK D P, MENG M V, et al. The changing face of low-risk prostate cancer: trends in clinical presentation and primary management [J]. J Clin Oncol, 2004, 22 (11): 2141-2149.

[3] MUSTAFA M, DELACROIX S, WARD J F, et al. The feasibility and safety of repeat cryosurgical ablation of localized prostate cancer [J]. World J Surg Oncol, 2015, 13: 340.

[4] MUSTAFA M, DELACROIX S, WARD J F, et al. The feasibility and safety of repeat cryosurgical ablation of localized prostate cancer [J]. World J Surg Oncol, 2015, 13: 340.

[5] ROBERTS C B, JANG T L, SHAO Y H, et al. Treatment profile and complications associated with cryotherapy for localized prostate cancer: a population-based study [J]. Prostate Cancer Prostatic Dis, 2011, 14 (4): 313-319.

[6] 连惠波, 汪唯, 杨荣. 冷冻治疗单病灶前列腺癌 12 例临床分析 [J]. 中华泌尿外科杂志, 2011, 32 (9): 3.

[7] BAHN D K, LEE F, BADALAMENT R, et al. Targeted cryoablation of the prostate: 7-year outcomes in the primary treatment of prostate cancer [J]. Urology, 2002, 60 (2 Suppl 1): 3-11.

[8] TAY K J, SCHELTEMA M J, AHMED H U, et al. Patient selection for prostate focal therapy in the era of active surveillance: an International Delphi consensus project [J]. Prostate Cancer Prostatic Dis, 2017, 20 (3): 294-299.

[9] SI T, GUO Z, HAO X. Immunologic response to primary cryoablation of high-risk prostate cancer [J]. Cryobiology, 2008, 57 (1): 66-71.

第八章 宫颈病变冷冻治疗

一、概述

宫颈冷冻治疗是宫颈癌前病变消融治疗的物理方法之一，通过消除癌前病变达到阻止疾病进展成为浸润性肿瘤的目的。对浸润性肿瘤或者可疑浸润性肿瘤的使用尚需要更充分依据。相关疾病是否需要治疗，主要取决于自然病程中该疾病进展为肿瘤的风险。

宫颈转化区是多数宫颈癌首发部位，因此目前的治疗方法重在清除宫颈转化区的病变组织。治疗成功与否，不仅在于是否彻底清除病变组织，还与人体能否彻底清除残余人乳头状瘤病毒（human papilloma virus，HPV）有关。HPV 具有多种免疫逃逸机制，免疫力低下的人群治疗失败的风险增加。

二、适应证

针对我国国情，中华预防医学会在《子宫颈癌综合防控指南》中特别指出消融治疗（包括宫颈冷冻治疗）仅限于宫颈上皮内瘤变 2 级（cervical intraepithelial neoplasia grade 2，CIN 2）。美国阴道镜和宫颈病理学会（American Society of Colposcopy and Cervical Pathology，ASCCP）等指出：经组织学确诊为高级别鳞状上皮内病变（high-grade squamous intraepithelial lesion，HSIL）（CIN 2、CIN 3 或 CIN 2～3）可使用消融或病灶切除处理（需满足一定条件）。因为治疗仅破坏宫颈表层，没有术中的送检标本，术前需要谨慎除外浸润癌。

对大多数组织病理诊断的 CIN 1 推荐观察。如果低级别鳞状上皮内病变（low-grade squamous intraepithelial lesion，LSIL）超过 2 年，以及患者要求治疗时，可选择治疗，包括宫颈冷冻治疗。

年轻女性及妊娠期女性的治疗策略是特殊的。由于 HPV 与性活跃程度有关，在年轻女性中 CIN 2 是常见病。但与年长女性相比，年轻女性进展为肿瘤的风险较低。因此多个指南对年轻、有随访条件的 25 岁以下 CIN 2 患者建议可随访观察。如 CIN 2 和 CIN 2～3 持续 2 年及以上者，建议治疗。对于不同年龄的 CIN 3 患者均建议治疗。

在妊娠期进行 CIN 的宫颈手术可能带来母胎风险，相关治疗强调个体化处理；充分评估出血、早产、流产、死产等风险。在孕期原有宫颈癌前病变进展为浸润性癌的风险较低，因此建议治疗可待产后再启动。对于高度怀疑浸润癌的情况，必要时行诊断性锥切。

精准的治疗需要在开始治疗之前进行充分评估（包括细胞学检查、阴道镜检查），组织学确认病变程度。国内专家建议冷冻消融治疗对象为 CIN 2 以及持续 LSIL 患者,且满足以下条件:①全部宫颈鳞-柱状交界必须完全可见;②全部病变(包括近端和远端)的边缘必须可见;③子宫颈管无 HSIL 存在。宫颈管取样可以来自子宫颈管内膜刮除术(endocervical curettage,ECC)、宫颈刷取样。

三、禁忌证

浸润性子宫颈癌不能选择冷冻作为治疗手段。当以下情况存在时,较隐匿的早期浸润癌的风险增加,也不能选择冷冻治疗:①病变面积超过子宫颈的 75%;②病变向子宫颈管延伸超过 5mm;③组织学报告 LSIL,但细胞学或阴道镜提示严重病变;④病变呈外生型,病变表面轮廓呈不规则结节型或乳头状突起;⑤其他情况也要慎重,如冷球蛋白血症、产科瘢痕等影响冷冻探头作用于子宫颈转化区,宫颈 HSIL 治疗史。

四、术前准备

(一)一般准备

患者治疗前应严格评估病情,完善血常规、尿便常规、肝肾功能、凝血功能、心肌酶谱、肿瘤标志物、心电图、心脏彩超、相关部位彩色超声检查,CT 或 MRI 或 PET/CT 等影像学检查。

术前月经干净后,排除阴道炎症,预防性使用抗生素,取截石位,麻醉师评估病情后,诱导麻醉使用依托咪酯、瑞芬太尼和苯磺顺阿曲库铵诱导麻醉;术中维持用药:苯磺顺阿曲库铵、瑞芬太尼、丙泊酚和七氟烷等。操作开始前,在宫颈与阴道间隔处间断放置生理盐水棉球,隔开阴道壁与宫颈,避免造成阴道壁传导性冻伤。

(二)器械及药品准备

器械及药品准备可参照第二篇。冷冻常用的是 CO_2 或其他致冷源。

五、冷冻治疗操作

在冷冻治疗中,气体从气瓶经冷冻仪到达冷冻探头,进一步作用于宫颈病灶。操作者可以根据病变范围和子宫颈轮廓选择探头的大小及形状。WHO 推荐的冷冻治疗技术是 3 分钟冷冻,随后解冻 5 分钟,然后再行 3 分钟的冷冻。另一种方法是持续冷冻,直到探头顶端边缘形成 5～7mm 冰球。冷冻深度与侧向延伸相等同。

冷冻过程中,大多数女性会有月经样的轻微坠痛。随后 2～4 周会出现水样阴道分泌物,多无出血。继发于冷冻治疗后严重的并发症非常少见。出血与感染罕见。术前需要常规除外急性下生殖道感染,除外妊娠。

没有明确数据提示冷冻治疗会导致生育力受损。

六、CIN 治疗后的随访

文献报道 CIN 的复发率和持续存在率约为 1%～21%。即使治愈,这些女性罹患子宫颈癌的远期风险仍较无病史人群高。因此,治疗后的规律随访应持续 20 年。随访方式包括:

单独细胞学、HPV 检测或联合检查,必要时联合阴道镜检查。ASCCP 建议术后 12 个月、24 个月两次筛查阴性者,3 年后需再次进行联合筛查。如复查结果仍为阴性,再转为常规筛查。

(游 珂 杨 毅)

参 考 文 献

［1］中华预防医学会妇女保健分会. 子宫颈癌综合防控指南［M］. 北京:人民卫生出版社,2018:59-65.

［2］PERKINS R B,GUIDO R S,CASTLE P E,et al. 2019 ASCCP risk based management consensus guidelines for abnormal cervical cancer screening tests and cancer precursors［J］. J Low Genit Tract Dis,2020,24(2): 102-131.

［3］MOSCICKI A B,MA Y,WIBBELSMAN C,et al. Rate of and risks for regression of cervical intraepithelial neoplasia 2 in adolescents and young women［J］. Obstet Gynecol,2010,116(6):1373-1380.

［4］CONNOR J P. Noninvasive cervical cancer complicating pregnancy［J］. Obstet Gynecol Clin North Am, 1998,25(2):331-342.

［5］MITCHELL M F,TORTOLERO-LUNA G,COOK E,et al. A randomized clinical trial of cryotherapy,laser vaporization,and loop electrosurgical excision for treatment of squamous intraepithelial lesions of the cervix ［J］. Obstet Gynecol,1998,92(5):737-744.

［6］BERGET A,ANDREASSON B,BOCK J E. Laser and cryosurgery for cervical intraepithelial neoplasia:a randomized trial and long-term follow-up［J］. Acta Obstet Gynecol Scand,1991,70(3):231-235.

第九章 骨 肿 瘤

一、概述

骨肿瘤包括原发性骨肿瘤、继发性骨肿瘤及骨瘤样病变等。骨肿瘤来源于骨基本组织和骨的附属组织。骨基本组织包括软骨、骨、骨膜、腔纤维组织等；骨附属组织包括骨内神经、血管、骨髓等。骨肿瘤虽有良性和恶性之分，但并非截然分开，有些肿瘤表现为良性与恶性之间的中间型性质。

骨骼也是除了肺和肝脏之外最常见的转移部位。骨骼相关事件（skeletal-related event，SRE），特别是疼痛和骨折，不仅影响患者的预期生存期，还会影响生活质量。目前临床上常用的传统治疗方法主要包括药物（抗肿瘤药、消炎镇痛药和骨改良药物）、手术和放疗，但这些方法都具有一定的局限性。患者在药物治疗耐受后可能导致依赖或继发性骨质疏松；对于放疗不敏感的肿瘤，可能没有效果；即使对于放疗敏感的肿瘤，患者的疼痛也很难在短时间内缓解。此外，手术是创伤性的，并非所有患者都能耐受。对于骨原发良性但伴有疼痛症状的肿瘤（例如骨样骨瘤），通常采用非甾体抗炎药缓解疼痛。

影像引导下经皮冷冻消融治疗是一种成熟的技术，可以利用冷热能量治疗乳腺、肺、肝、肾脏、前列腺、骨骼和软组织病变。1966 年，Gage 等人将液氮用于冷冻活体杂交狗的股骨，随后将此技术用于治疗人类骨肿瘤。在冷冻消融过程中，低温使细胞外形成冰晶，细胞内的水分子因为胞外的高渗状态而转移到细胞外，从而导致细胞脱水、萎缩，胞内电解质浓度持续升高，最终导致细胞膜破裂。如果冷却过程迅速，细胞内水分没有完全转移至细胞外，则在胞内即刻形成冰晶破坏细胞膜。在缓慢复温过程中，胞内结晶会再次结晶，进一步破坏细胞膜。反复循环的冷冻-复温过程可以增加组织坏死的程度。研究发现，冷冻消融在骨髓中的表现最为显著。因此，冷冻消融已被证实可以有效治疗疼痛性骨肿瘤，并已成功用于治疗骨寡转移者。与其他消融技术相比，它可以治疗体积较大且不规则的病灶，同时可以实时评估消融区域，比射频和微波等热消融技术疼痛更轻。与放射治疗相比，该技术重复性强，有效性与肿瘤组织学无关，并且可以同期联合骨水泥加固治疗从而降低随后的骨折风险。临床研究证实，冷冻消融是目前治疗骨肿瘤安全、有效且直接的治疗方式。手术相关并发症发生率为 9.1%，其中严重并发症仅为 2.5%。

二、适应证

（一）良性骨肿瘤

骨样骨瘤；成骨细胞瘤；骨软骨瘤；骨巨细胞瘤；动脉瘤样骨囊肿；纤维性结构不良；骨母

细胞瘤;软骨黏液样纤维瘤;嗜酸性肉芽肿;单纯性骨囊肿。

(二)恶性骨肿瘤

高分化软骨肉瘤;低度恶性骨肿瘤;转移性骨肿瘤。

三、禁忌证

(一)绝对禁忌证

神经穿行在消融区域;凝血功能不足(INR>1.5,血小板计数<50 000 个/μl);局部感染;没有安全的穿刺通道;患者不能配合或者不愿意手术,或者无法获得知情同意。

(二)相对禁忌证

影像资料不完整;患者近期使用血小板抑制剂;病灶邻近关节软骨。

四、术前准备

(一)医师术前准备

1. 完善实验室和影像学检查,评估病变范围和邻近结构。
2. 根据肿瘤部位,进行体格检查,记录患者神经系统状态,包括肌力、感觉等。
3. 临床评估和手术规划。
4. 签署知情同意书,充分告知患者手术相关并发症、获益、治疗目标以及替代疗法。
5. 确定手术引导的类型和设备(CT 或者 X 线检查)。
6. 确定麻醉方式(脊髓麻醉、局部神经阻滞或者清醒镇静)。

(二)患者术前准备

1. 开放静脉通路,给予患者镇静(咪达唑仑)、镇痛(芬太尼)和预防性抗生素治疗。
2. 除了必要的口服药物,术前禁食 8～12 小时。
3. 术中心电监护和血氧饱和度监测。
4. 根据术前规划,将患者置于舒适体位(仰卧位、俯卧位和侧卧位),确保最佳穿刺通道,便于手术操作。
5. 对穿刺区域消毒和铺巾。

五、操作过程

(一)CT 引导下骨肿瘤冷冻消融过程

1. 使用 25G 注射器在穿刺点处注射 1% 利多卡因进行局部麻醉。
2. 利用同轴系统穿刺靶病灶。对于组织坚固或者硬化的病灶,先将更粗的骨穿针穿入病灶,再撤出针芯更换消融探针。开始消融前,应确认探针位于靶病灶区域内,且不邻近任何重要的正常结构。
3. 严格遵守消融发生器使用说明。一般进行两个周期的冷冻(15 分钟)和解冻(5 分钟)过程。
4. 术中 CT 监测冷冻消融冰球的范围。如果是根治性消融,建议冰球范围超过病灶边界 10mm;如果是姑息性消融,冰球范围尽可能覆盖病灶边界。

5. 术中均采取保护措施,避免损伤周围关键脏器。

6. 消融结束后,撤出消融探针。如有必要,可以将骨穿针进一步穿入病变中并注射骨水泥。

7. 压迫穿刺部位防止血肿的形成。当拔除骨穿针后,可沿着穿刺通道注射少量利多卡因,减轻患者的不适。

(二) 术后管理

1. 患者术后返回病房后继续心电监测2～4小时。

2. 术后1小时内,每15分钟监测一次生命体征和穿刺部位。此后每小时监测一次。对于病灶靠近神经根的患者,还应监测下肢运动和感觉功能,排除神经损伤。

3. 对于穿刺部位轻微疼痛的患者,通常采用非甾体抗炎药或对乙酰氨基酚联合可待因来处理。

六、并发症及处理

1. 邻近神经结构的损伤导致神经靶分布的运动和/或感觉功能障碍

(1) 如果神经损伤不严重,神经干损伤可能自行修复。

(2) 如果怀疑有神经损伤(即运动功能受损、疼痛或神经麻醉),可以口服非甾体抗炎药(例如布洛芬200～600mg/次,每4小时一次)。

(3) 在受影响神经部位附近经皮注射类固醇(例如曲安奈德80mg)可能会有所帮助,但尚无客观数据证实。

(4) 如果患者预期存活时间较长,可进行神经移植。

2. 出血和血肿 局部按压并监测穿刺点处,尤其对于凝血功能异常或者血小板较低的患者。

3. 皮肤冻伤 轻度冻伤可以涂抹冻伤膏,严重者可能需要皮肤移植。

4. 皮肤感染 抗生素对症处理。

5. 术后疼痛 镇痛药对症处理。

6. 二次骨折 建议联合骨水泥加固处理。

7. 邻近关节软骨坏死 可能导致关节疼痛和退行性改变。

8. 肌肉或肌腱等正常组织的意外损伤 严重者可能需要肌腱修复或者移植。

9. 肿瘤种植转移

七、治疗评价

影像引导下消融治疗已成为骨肿瘤多学科治疗的重要组成部分,为传统局部治疗提供替代方案。经皮冷冻消融和射频消融是临床最常用的骨肿瘤消融方式,患者疼痛可有明显缓解。CT引导下冷冻消融的可视化消融区域让临床医师能够清楚地了解易受损伤的解剖结构,并且利用多探针来适形消融瘤内和瘤周范围。此外,具有麻醉效果的极低温度能够显著减轻患者术中及术后的疼痛。承重骨(如脊柱、髋臼上和长骨)的消融治疗可增加术后骨折的风险,因此需要考虑联合预防性骨水泥成形术,经皮螺钉固定(骨合成),或骨科钉固定。

骨肿瘤通常邻近重要的结构,包括脊髓、外周神经、血管和肠道。因此,冷冻消融术的最大风险是对这些结构的损伤。许多关键的神经结构在 X 线检查、CT 和超声这些传统的影像下并不可见,因此需要介入放射科医师在术前评估中了解预期和变异的解剖位置,并采用适当的防护技术,从而最大限度地减少温度损伤。当温度降至 10℃以下时,运动神经开始受损;当温度降至 0～5℃时,运动和感觉神经均丧失功能。

总之,经皮骨肿瘤冷冻消融治疗是安全的,进而推进微创消融在治疗骨疾病中的作用。

八、临床应用举例

例 1 患者男,43 岁,肝癌骨转移。T$_{12}$ 椎体及椎旁转移(图 3-9-1)。

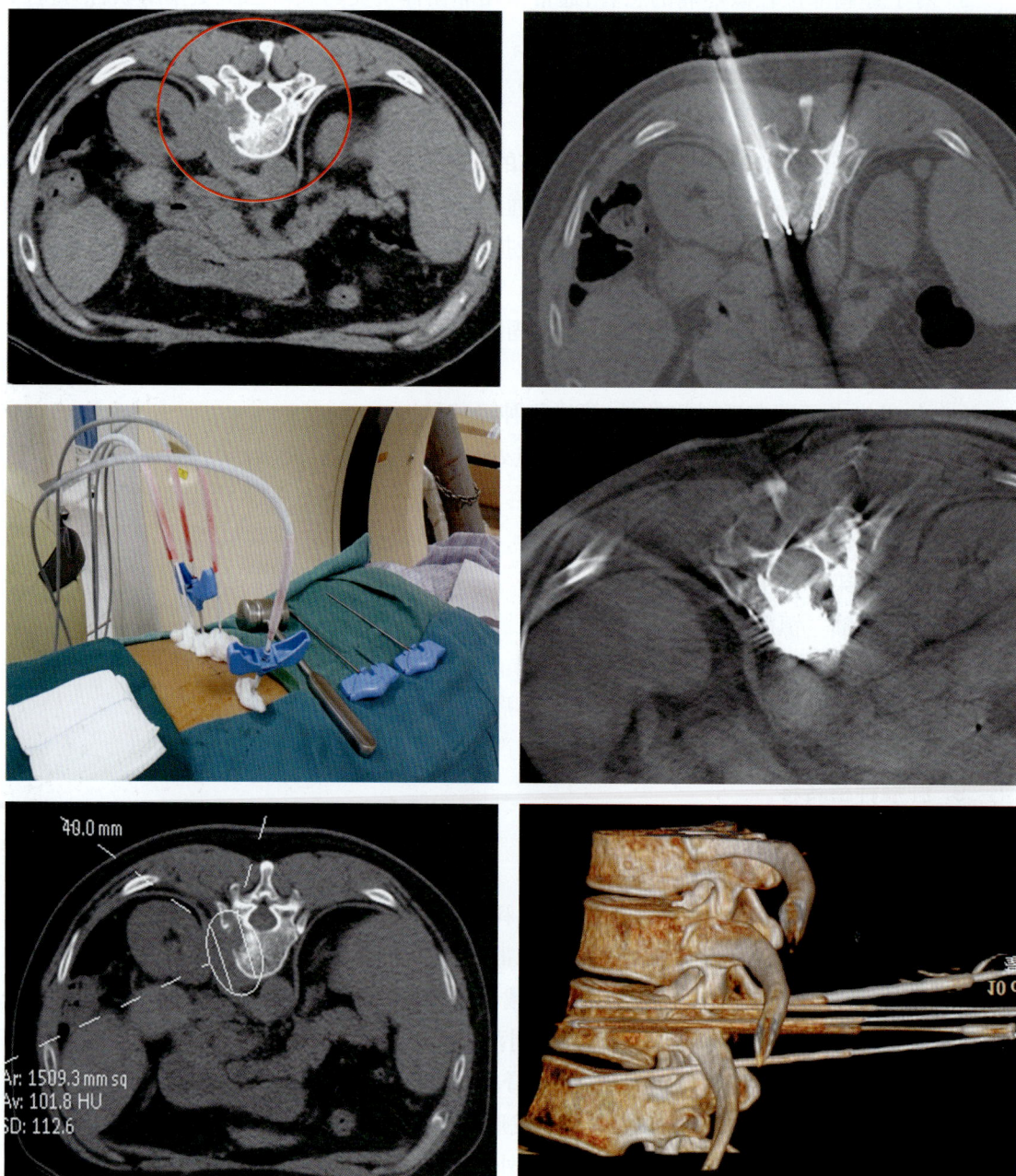

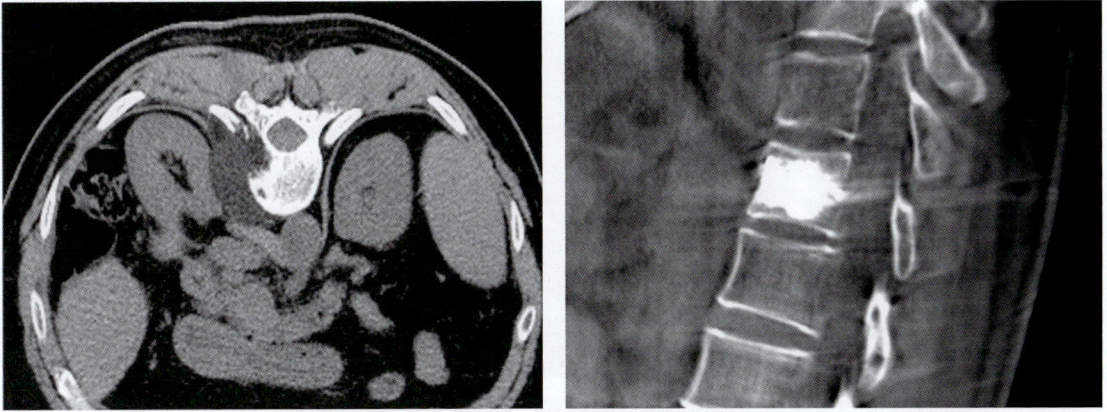

图 3-9-1 肝癌骨转移冷冻消融联合椎体成形术

例 2 患者女,51 岁,乳腺癌骨转移。右侧骶骨转移(图 3-9-2)。

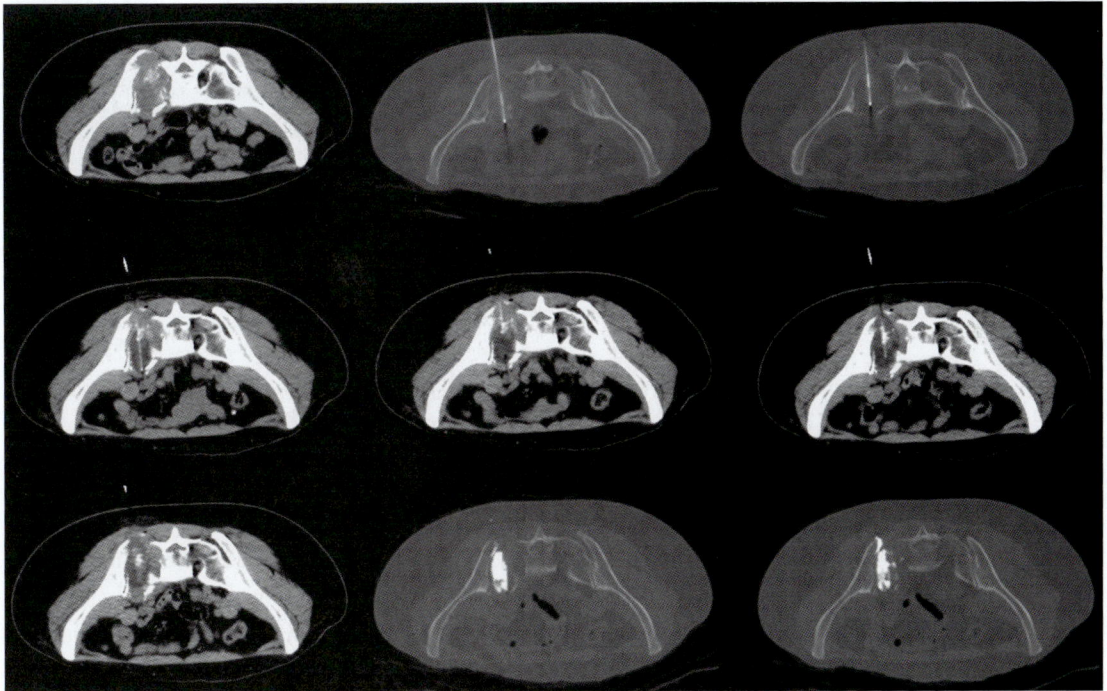

图 3-9-2 乳腺癌骨转移冷冻消融联合骨水泥填塞术

例3 患者女,41岁,乳腺癌骨转移。L_1转移,侵犯椎管(图3-9-3)。

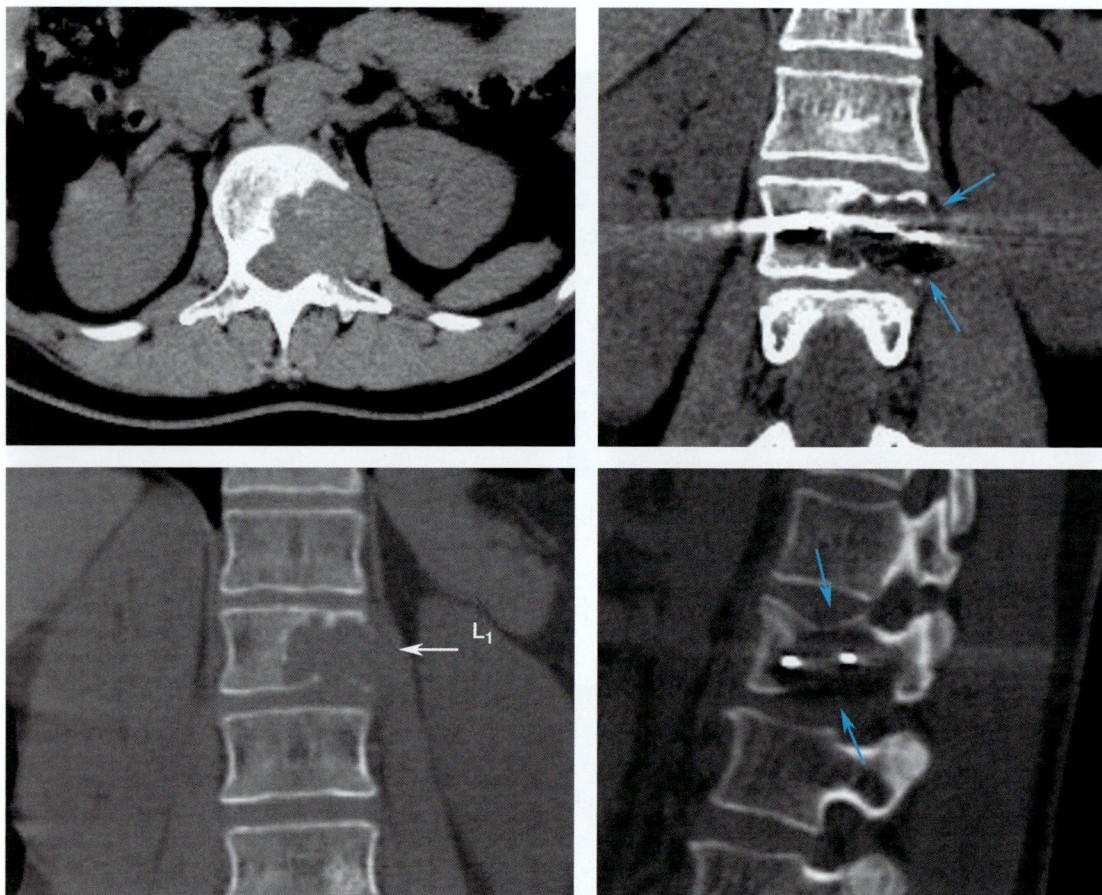

图 3-9-3 乳腺癌骨转移冷冻消融术

（黄浩哲 许立超 李文涛）

参 考 文 献

[1] GAGE A A,GREENE G W,NEIDERS M E,et al. Freezing bone without excision. An experimental study of bone-cell destruction and manner of regrowth in dogs [J]. JAMA,1966,196(9):770-774.

[2] CAZZATO R L,GARNON J,RAMAMURTHY N,et al. Percutaneous image-guided cryoablation:current applications and results in the oncologic field [J]. Med Oncol,2016,33(12):140.

[3] CALLSTROM M R,DUPUY D E,SOLOMON S B,et al. Percutaneous image-guided cryoablation of painful metastases involving bone:multicenter trial [J]. Cancer,2013,119(5):1033-1041.

[4] DESCHAMPS F,FAROUIL G,TERNES N,et al. Thermal ablation techniques:a curative treatment of bone metastases in selected patients? [J]. Eur Radiol,2014,24(8):1971-1980.

[5] MCMENOMY B P,KURUP A N,JOHNSON G B,et al. Percutaneous cryoablation of musculoskeletal oligometastatic disease for complete remission [J]. J Vasc Interv Radiol,2013,24(2):207-213.

[6] AULOGE P,CAZZATO R L,ROUSSEAU C,et al. Complications of percutaneous bone tumor cryoablation:a 10-year experience [J]. Radiology,2019,291(2):521-528.

第十章　颅 内 肿 瘤

一、概述

颅内肿瘤是指在颅骨内生长的包括脑部、脑膜和颅神经等部位的肿瘤。根据世界卫生组织（WHO）的数据，全球每年约有 140 万人被诊断出患有颅内肿瘤。其中，脑部肿瘤是最常见的类型，约占所有颅内肿瘤的 75%。2024 年国家癌症中心数据显示，我国脑肿瘤的标化年发病率约为 4.17/10 万，在全身肿瘤中位居前列。近年来我国脑肿瘤的发病率呈上升趋势，居全身肿瘤的第 9 位。

颅内肿瘤根据性质，可分为良性和恶性。根据来源，恶性肿瘤又可分为原发性和继发性两大类。原发性颅内肿瘤可发生于脑组织、脑膜、脑神经、血管及胚胎残留组织等。继发性颅内肿瘤指身体其他部位的恶性肿瘤转移或侵入颅内形成的转移瘤。

不同类型的颅内肿瘤在不同地区和人群中的发病率也有所不同。另外还与年龄、性别、遗传因素等有关。以下是一些常见的颅内肿瘤类型及其发病情况。

1. 胶质瘤　胶质瘤是较常见的颅内肿瘤类型之一，约占所有颅内肿瘤的 40%。它通常发生在成年人身上，男性比女性更容易患上。

2. 脑膜瘤　脑膜瘤是一种良性肿瘤，通常发生在中年人身上。它可以发生在任何部位的脑膜上，但最常见的是在颅底或颞叶区域。

3. 垂体腺瘤　垂体腺瘤是一种良性肿瘤，通常发生在成年人身上。它可以影响身体的激素水平，导致头痛、视力问题、月经不规律等症状。

4. 神经鞘瘤　神经鞘瘤是一种罕见的肿瘤类型，通常发生在年轻人身上。它可以发生在任何部位的神经组织上，但最常见的是在听神经或三叉神经附近。

二、治疗

颅内肿瘤的治疗方法取决于肿瘤类型、大小、位置和患者的身体状况等因素。以下是一些常见的颅内肿瘤治疗方法。

（一）手术切除

手术切除是治疗颅内肿瘤的主要方法之一，可以尽可能地去除肿瘤组织，减轻症状并延长患者的生存时间。但是，手术可能会对周围正常脑组织造成损伤，因此需要谨慎选择手术方式和时机。

(二) 消融治疗

如冷冻消融、热消融等。目前国内只有少数医院开展过颅内肿瘤的冷冻治疗,可供借鉴的临床资料不多。王洪武教授早期曾于海军总医院行脑机器人引导下经皮穿刺冷冻治疗脑膜瘤、脑垂体瘤,发现术后脑水肿较重;其于应急总医院与神经外科医师合作,结合氩氦刀切除脑胶质瘤,取得了较好的效果。

1. 冷冻治疗脑肿瘤的适应证 颅内相对表浅部位的脑胶质瘤、脑膜瘤、各种转移性脑肿瘤,海绵状血管瘤、动静脉畸形。

2. 冷冻治疗脑肿瘤的禁忌证 ①全身状况差,耐受不了手术;②凝血功能障碍及严重的心肺等脏器衰竭;③脑干部位、脑神经、丘脑及脑重要结构部位的肿瘤;④颅内重要脑血管部位的肿瘤;⑤高颅压。

3. 冷冻治疗脑肿瘤的方法

(1) 经皮穿刺脑肿瘤冷冻治疗方法:根据影像学资料和颅脑解剖学标志计算出颅内肿瘤的具体部位,并在头皮上做好标记。麻醉可选局部麻醉或全身麻醉,常规消毒铺无菌巾。应用颅锥或颅钻经皮钻通颅骨及硬脑膜,选择合适的氩氦刀探头,根据治疗计划系统,在 CT 引导下按一定的方向和深度沿着已钻的通道经皮、颅骨、硬膜将氩氦刀插入肿瘤靶位。启动氩氦刀治疗程序(冷冻 10 分钟→复温 5 分钟→冷冻 10 分钟→复温 2 分钟),2 个循环后待复温至氩氦刀松动时拔出氩氦刀,缝合头皮。

立体定向技术的应用进一步提高了冷冻治疗的准确率,同时扩大了其治疗的范围,明显减少了治疗的并发症,提高治疗效果。因定位精确,立体定向技术可使脑皮质的深部、较小的病灶甚至靠近脑重要功能区以及血管附近的肿瘤得到氩氦刀治疗(图 3-10-1)。

(2) 开放手术联合氩氦刀治疗:插管全身麻醉,常规开颅暴露肿瘤,将氩氦刀插入肿瘤,启动冷冻程序,待氩氦刀开始冷冻形成一定大小的冰球后,即停止冷冻,开始沿冰球边缘切除已经冻成冰球的部分肿瘤,如此循环往复逐步将肿瘤切除。在切除的过程中遇到相对粗大的动脉或静脉血管时,冷冻后再予电凝烧灼。每次冷冻时冰球不宜过大,以 1～2cm 为宜,以免在切除肿瘤的过程中牵拉冰球对周

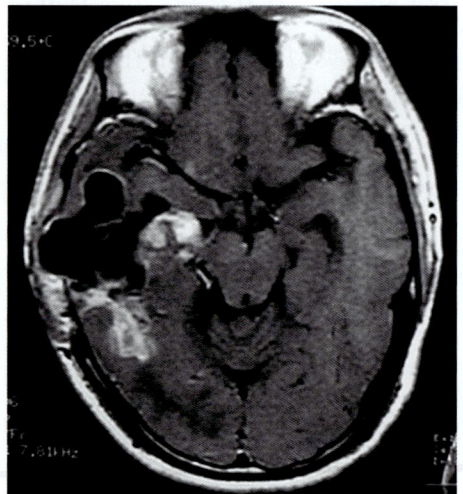

图 3-10-1 立体定向技术下氩氦刀治疗脑部肿瘤

围脑组织造成压迫损伤。对于仅能部分切除的肿瘤,根据残余肿瘤大小及厚度,选择冷冻程序对残余肿瘤进行冷冻或结合光动力治疗,不再切除此部分肿瘤。随后进行常规关颅。此方法适用于血供丰富的肿瘤、脑血管畸形等,能明显减少出血,增加手术的安全性。另外对于较大的肿瘤、手术难以全切除者,对残余肿瘤进行冷冻治疗可以减缓肿瘤的复发。

4. 冷冻治疗脑肿瘤的并发症 主要并发症是冷冻的范围不准确造成的邻近脑细胞的

损伤,出现新的临床症状和体征,引起患者的病情加重,另外就是脑水肿,其他并发症同锥颅和开颅手术出现的并发症,如颅内感染、出血等。

(三) 靶向治疗

靶向治疗是一种针对特定分子靶点的治疗方法,可以抑制癌细胞生长和扩散。它通常用于某些类型的颅内肿瘤的治疗中。

(四) 对症支持治疗

对于一些不能治愈的颅内肿瘤患者,需要进行对症支持治疗,如控制疼痛、缓解恶心呕吐等症状,提高生活质量。

1. 降低颅内压治疗 颅内压增高是产生临床症状并危及患者生命的直接原因,因此降低颅内压治疗在颅内肿瘤的整个治疗过程中始终是个中心问题。降低颅内压最根本的办法是彻底摘除肿瘤。有的肿瘤无法手术根治而给予化学药物或放射治疗,在此治疗过程中乃至手术过程中为了缓解颅内压增高的症状,赢得治疗时机,采取一些临床降低颅内压的措施是十分必要的。内科降颅内压治疗通常要采取综合的治疗措施。

2. 合理体位 除合并休克外,应将床头抬高 15°~30°,避免颈部扭曲及胸部受挤压,以利于颅腔静脉回流。

3. 限制水入量 对需要强烈脱水的患者应严格控制水入量,不能进食者每天的输液量应限制在 1 500~2 000ml(小儿按 60~80ml/kg 计算)。钠盐的供给应限制在体内需要的最低限度,以防止水钠潴留而致脑水肿。

4. 保持呼吸道通畅 呼吸道通畅对昏迷患者是至关重要的,因为缺氧可使脑水肿加重,必要时给予气管切开。

5. 脱水药物的应用 常用脱水药物按其药理作用可分为两类,即渗透性脱水药物和利尿型脱水药物。脱水药物的作用时间有一定的限度,一般不超过 6 小时,以后颅内压还可以回升,甚至达到比用药前更高的水平,这种现象称为“反跳”。一般脱水作用越强的药物“反跳”作用也越强,因此必须重复使用。强烈脱水时应特别注意防止水、电解质平衡紊乱。对于老弱患者及小儿应注意脱水所致的休克、虚脱等。休克及严重脱水的患者未得到纠正前不能应用脱水药物。

6. 冬眠降温 可以降低脑组织的代谢率,从而提高脑神经细胞对缺氧的耐受力,改善脑血管及神经细胞膜的通透性,减少脑水肿的发生。

7. 激素的应用 肾上腺皮质激素可调节血脑屏障、改善血管通透性、抑制垂体后叶抗利尿激素、减少潴钠和排钾以及促进细胞代谢,增强机体对伤病的应急能力等,对防治脑水肿起一定作用。

8. 其他 中药治疗,预防高热、感染、癫痫等,对预防脑水肿都有重要意义。

(五) 化疗

在颅内恶性肿瘤的综合治疗中,化学药物治疗已经成为重要的治疗手段。

1. 颅内肿瘤化疗药物的选用原则 中枢神经肿瘤在生物学行为和生长环境等方面与颅外其他部位的肿瘤有着很大的差异。因此,在化疗药物的选择方面有着自己的特点。具体原则为:①选择脂溶性高、分子量小、非离子化、对正常脑组织毒性较小的药物。②对于不能通过血脑屏障的药物,应选择适用于瘤腔内放置的药物或鞘内给药。此外还可以颈动脉用高渗性药物或罂粟碱开放血脑屏障,随后动脉内注射化疗药物。③根据肿瘤细胞动力学原理,选择作用于不同周期的药物联合应用。可选择用对增殖期和非增殖期细胞均有杀伤作用的细胞周期外特异性药物,行大剂量短期突击疗法,然后再改用细胞周期特异性的药物,交替使用,以提高疗效。④对脑转移癌患者,可参考原发肿瘤的病理类型,选择合适的化疗药物。

2. 几种常用的化疗药物

(1) 卡莫司汀(BCUN):为亚硝基类药物。该药为高度脂溶性,能透过血脑屏障进入脑内和脑脊液。对恶性脑瘤的总有效率为40%~50%。静脉快速点滴,每天80~10mg/m²或每天2.5~3.0mg/kg,连续3天,每6~8周重复一次。

(2) 洛莫司汀(CCNU):为亚硝基脲药物,脂溶性很高,能透过血脑屏障进入脑内和脑脊液。口服,每次100~300mg/m²,每6~8周重复一次。

(3) 甲氨蝶呤(MTX):为抗代谢类药物,水溶性,不易透过血脑屏障,常用鞘内注射或动脉内给药。MTX对髓母细胞瘤、颅内转移瘤特别是绒癌颅内转移效果较好。鞘内每次0.2~0.5mg/kg,每周1~2次,共5~7次。

(4) 替莫唑胺:能透过血脑屏障进入脑内和脑脊液。口服,每一个治疗周期28天,最初剂量为口服150mg/kg,每天1次,连续服用5天,下一个周期剂量为200mg/kg,每天1次,在28天的治疗周期内连续服用5天。对脑胶质瘤,特别是多形性胶质母细胞瘤或间变性星形细胞瘤效果较好。

(5) 其他:如多柔比星、长春新碱等均有一定的效果。

(六) 放射治疗

放疗可以通过高能射线杀死癌细胞,减小或消除肿瘤。它通常用于术后或术前无法完全切除肿瘤的患者,或者作为单独治疗使用。亦可在影像引导下经皮穿刺植入放射性粒子,或术中对残余肿瘤植入放射性粒子,进行近距离放疗。

对于手术不能彻底切除的肿瘤,术后辅以放射治疗可推迟肿瘤复发,延长患者生命。部分肿瘤因位置较深而不宜切除,或因肿瘤浸润重要功能区,手术会带来严重的神经系统功能缺损,或因患者的全身状况不允许手术,且肿瘤对放射线敏感者,放射治疗可以作为首选治疗方法。随着放射物理学、放射生物学、诊断学和综合疗法的日趋进步,近年来颅内肿瘤的放射治疗效果不断提高,并降低了对正常脑组织的放射性损伤。因而放射治疗越来越受到神经外科的重视,在一些设备先进的国家和地区,放射治疗的适应证范围日趋扩大,对于颅内恶性肿瘤如胶质瘤、转移瘤等,甚至取代了手术疗法。

放射治疗的并发症主要是放疗反应,亦即正常脑组织对放射线的反应,主要表现为血管扩张、充血、脑水肿及脑实质的急性炎症反应,因而能够加重颅内压增高症状,如表现为剧烈头痛、频繁喷射性呕吐,严重者可有体温升高、烦躁不安甚至昏迷,或形成脑疝而死亡。大面积大剂量照射反应可在24小时内出现,少数延迟7天方显症状。因而放射治疗早期应特别注意观察。放疗期间应给予脱水降颅内压处理,必要时给予脑脊液分流手术。

颅内肿瘤的放射治疗分为体内照射疗法和体外照射疗法。

1. 体内照射疗法 即将放射性同位素植入肿瘤组织内进行照射,又称间质内放疗。这种方法可以减少对正常脑组织的放射性损伤。同位素可通过开放手术、经皮穿刺或立体定向穿刺植入肿瘤实质或残腔内。如导管引导下 ^{192}Ir 治疗或病灶内植入 ^{125}I 粒子和化疗粒子等。

2. 体外照射法 即采用高能辐射,如 ^{60}Co γ 射线、高能电子束、快中子等。高能辐射比普通 X 线穿透力强,有皮肤剂量低、骨吸收量小和旁向辐射量少等优点。目前体外放射治疗主要有普通放射治疗、等中心直线加速器治疗和伽马刀治疗三种方法。

(1) 普通放射治疗:用于普通放疗的放射源有 X 线机、^{60}Co 和加速器;在颅外远距离照射,每天患者接受 18~20Gy 的放射剂量,常规治疗剂量为 50~60Gy(5 000~6 000rad)。

(2) 等中心直线加速器治疗:又称 X 刀,在 CT 和 MR 成像及计算机辅助下,利用立体定向技术,使照射源围绕患者的头部和颅外肿瘤部位做等中心移动旋转,将 X 线聚焦肿瘤的靶点。能用 X 刀治疗的疾病不仅有脑深部肿瘤中小型脑血管畸形,垂体腺瘤、脑转移瘤、听神经瘤以及脑内神经核团和神经通路的定向损毁,还有脊髓肿瘤和其他颅外肿瘤。

(3) 伽马刀治疗:是利用立体定向技术和计算机辅助高能 γ 射线聚焦,聚焦后产生相当大的能量,足以使肿瘤细胞退变、坏死,其聚焦的精确度为 0.1mm。除聚焦点外 γ 射线不会对正常的脑血管造成严重损伤,是一种安全有效的治疗方法。适合伽马刀治疗的疾病有中、小型血管畸形,听神经瘤,鞍内垂体腺瘤,鞍区及颅底脑膜瘤,脑室及脑干内肿瘤以及功能性神经外科疾病等。

三、临床应用举例

例 1 患者女,18 岁,右颞叶Ⅳ级星形细胞瘤接受手术切除,术后残留瘤块。入院再次手术,术中给予瘤内冷冻,同时埋置 Ommaya 囊,作瘤床局部免疫治疗。一年后复查肿瘤消失(图 3-10-2),迄今已无复发存活 3 年。

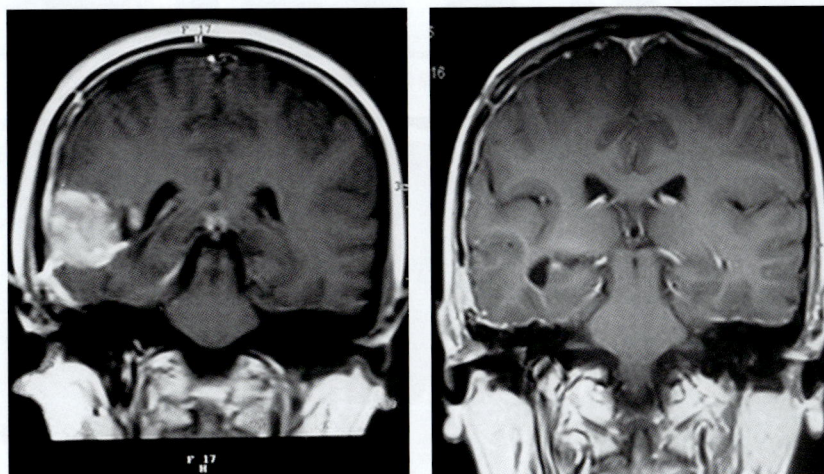

A、B. 右颞叶Ⅳ级星形细胞瘤治疗前表现

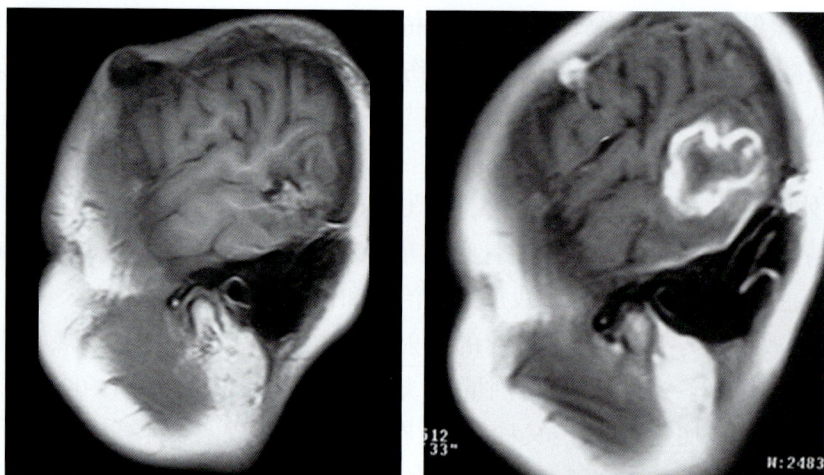

C、D. 治疗后 1 年, 肿瘤不复见到

图 3-10-2 脑胶质瘤治疗前后 MRI 表现

例2 患者女, 62 岁, 因癫痫发作 3 个月, 经 CT 和 MRI 诊断为左顶枕叶星形细胞瘤Ⅳ级。对病灶部先冷冻, 后切除, 术后作瘤床局部免疫治疗。3 年后复查无复发, 肿物基本消失(图 3-10-3), 已存活 3 年 10 个月, 能正常生活和从事家务劳动。

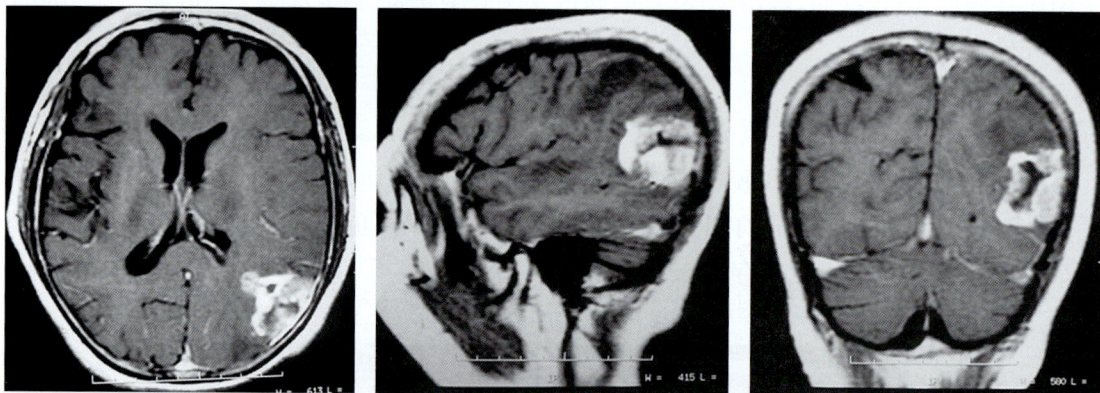

A、B、C. 治疗前, MRI 显示左顶枕叶星形细胞瘤

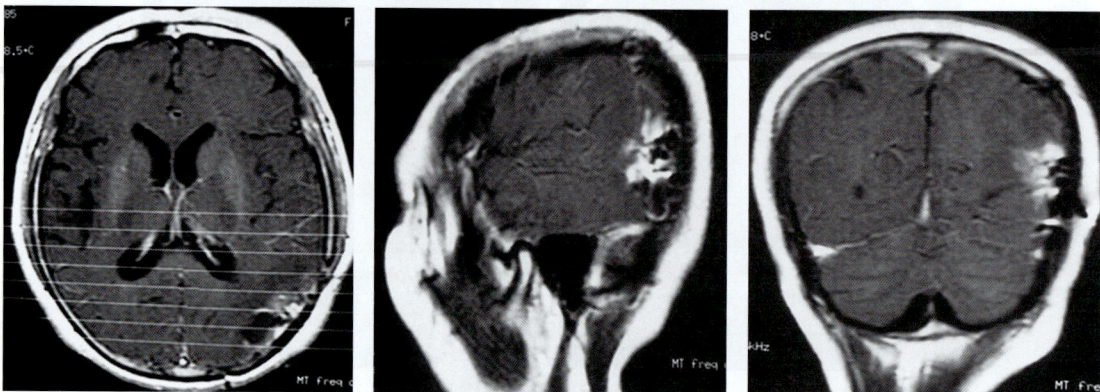

D、E、F. 治疗后, MRI 显示原肿瘤大部分消失

图 3-10-3 脑胶质瘤治疗前后 MRI 表现

例3 患者男,36岁,因右颞叶Ⅲ级星形细胞瘤,曾接受手术治疗,术后6个月肿瘤复发。给予术中冷冻-局部免疫综合治疗。一年半后复查MRI,局部病变基本消失(图3-10-4),患者已无复发存活2年5个月。

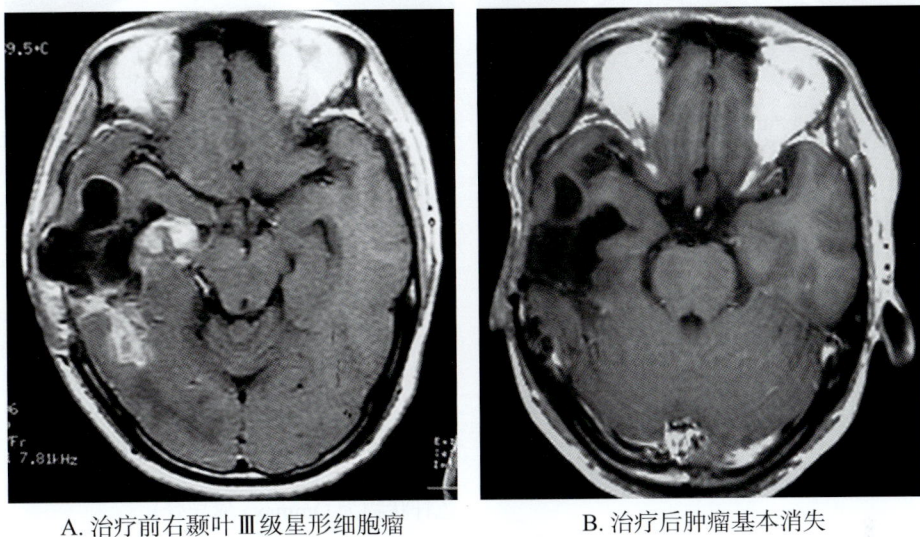

A. 治疗前右颞叶Ⅲ级星形细胞瘤　　　　　　B. 治疗后肿瘤基本消失

图 3-10-4　脑胶质瘤治疗前后 MRI 表现

例4 患者男,30岁,右额叶星形细胞瘤Ⅱ级,曾作手术治疗,8个月后复发。给予冷冻,同时作瘤床局部免疫治疗。1年后复查CT,原肿瘤已消失(图3-10-5)。患者已无复发存活18个月,恢复工作。

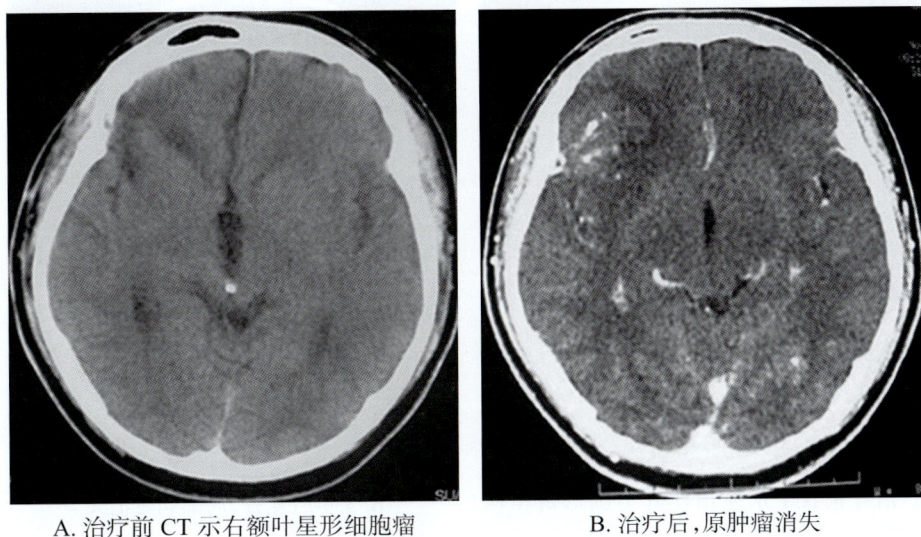

A. 治疗前 CT 示右额叶星形细胞瘤　　　　　　B. 治疗后,原肿瘤消失

图 3-10-5　脑胶质瘤治疗前后 CT 表现

例5 患者男,42岁,右额叶星形细胞瘤Ⅱ～Ⅲ级,二次手术后复发。给予术中冷冻-切除,术后作瘤床局部免疫治疗。2年后复查肿瘤基本消失(图3-10-6)。已无复发存活3年。

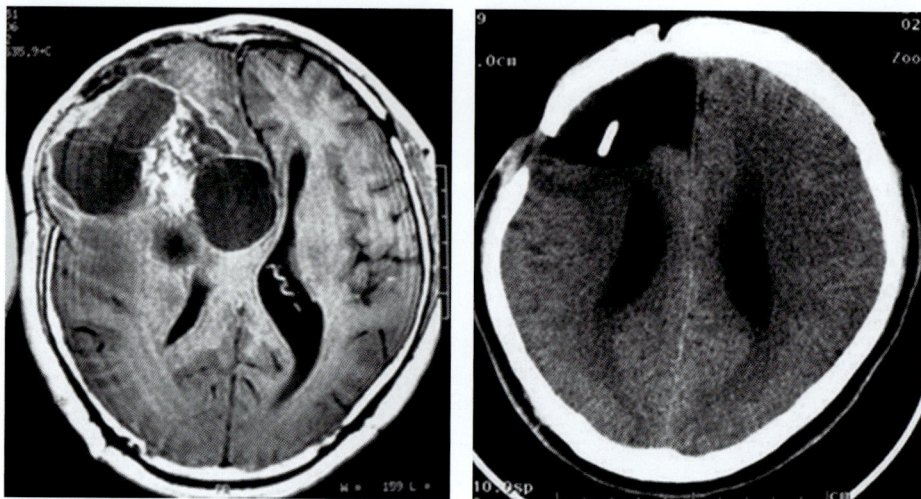

A. 治疗前 CT 显示右额叶复发性肿瘤　　B. 治疗后,CT 显示原肿瘤消失(病变区白色杆状物为 Ommaya 囊导管)

图 3-10-6　脑胶质瘤治疗前后影像学表现

例6 患者男,30岁。因左眼视力下降伴头痛4个月,MRI证实为左顶枕叶类圆形占位。全麻下开颅探查,术中快速切片证实为星形细胞瘤Ⅱ级,行冷冻切除术,出院后已恢复工作。术后多次 CT 复查,未见肿瘤复发。患者已无复发存活3年4个月(图3-10-7)。

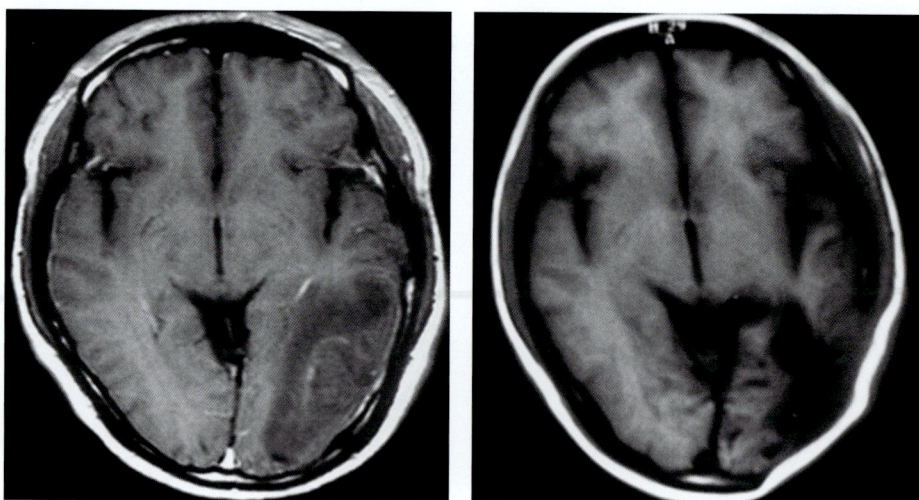

A. 治疗前,CT 示左顶枕叶类圆形占位性病变　　B. 3 年后复查,局部病变消失

图 3-10-7　左顶枕叶胶质瘤治疗前后 MRI 表现

（王洪武　牛立志）

参 考 文 献

［1］王忠诚.神经外科学［M］.武汉：湖北科学技术出版社，2004：504-589.

［2］周良辅.现代神经外科学［M］.上海：上海医科大学出版社，2001：375-427.

［3］薛庆澄.神经外科学［M］.天津：天津科学技术出版社，1991：242-255.

［4］崔世民，张蕾莉，刘梅丽，等.颅内肿瘤3 740例分析［J］.现代神经疾病杂志，2002，2（1）：27-29.

［5］CHEN W，LI J，ZHANG H，et al. Clinical application of Argon-Helium cryosurgery in the treatment of intracranial tumors［J］. Chinese J Neurosurgery，2015，8（4）：267-271.

［6］WANG Y，ZHANG X，LI J，et al. The use of Argon-Helium cryotherapy in the treatment of brain tumors：a systematic review and meta-analysis［J］. J Neurosurgery Res，2018，16（3）：239-246.

［7］LIU Y，ZHANG L，LI J，et al. Clinical study of Argon-Helium cryosurgery for the treatment of intracranial tumors［J］. J Neurosurgery，2019，17（2）：167-173.

［8］GUO Y，WANG Q，LI J，et al. Efficacy of Argon-Helium cryosurgery in the treatment of intracranial tumors：a single-center experience［J］. J Neurosurgery，2020，18（1）：73-78.

第十一章　软组织肿瘤

第一节　概　述

软组织肿瘤起源于间叶组织,包括黏液组织、纤维、脂肪、平滑肌、滑膜、横纹肌、血管淋巴管等。软组织良性肿瘤临床常见,可发生于任何部位,其病理分类繁多,软组织良性肿瘤包括各类组织起源,其中包括纤维瘤、各类血管瘤、血管球瘤、脂肪瘤、平滑肌瘤、横纹肌瘤、腱鞘巨细胞瘤、纤维性间皮瘤、神经鞘瘤、间叶瘤等。

软组织良性肿瘤病程较长,肿瘤生长缓慢,有时肿瘤数十年不生长。浅表肿瘤易发现,而深部良性肿瘤有时难以发现。不同肿瘤有其好发部位,血管瘤多见于面部、上肢及躯干皮肤,淋巴管瘤多见于颈部及腋窝处,血管球瘤多见于指(趾)甲下,脂肪瘤多见于皮下脂肪组织,纤维瘤可位于皮下浅筋膜处,良性神经鞘瘤多见于头颈部、舌、咽部及口腔处。

恶性软组织肿瘤称为肉瘤,软组织肉瘤发生率较低,约为(1～3)/10万,约占全身恶性肿瘤 1%～2%。男女比例约为(2～3):1,可发生于任何年龄,但以 30～50 岁人群多见。发病部位约 75% 位于四肢,按不同部位其发病率依次为躯干、下肢、头颈、上肢。不同病理类型亦有其相对好发部位,如滑膜肉瘤多见于关节附近的筋膜,脂肪肉瘤多见于体腔及肌肉深面,横纹肌肉瘤好发于四肢等。

一、软组织肿瘤病因

大部分软组织肿瘤的病因尚不清楚,只有少数肿瘤(大部分为软组织肉瘤)的发生经研究证实与遗传因素、环境因素、放射线、病毒感染和免疫缺陷等因素有关,绝大部分软组织肉瘤的病因尚不明确。

(一) 化学因素

研究表明暴露在木材防腐剂和苯氧除草剂氯酚中的工人患软组织肉瘤的风险增加,另外长期暴露在氯乙烯工作环境中的人,肝血管肉瘤风险也有一定比例增加。

(二) 物理因素

放射线照射后可引发第二肿瘤,以软组织肉瘤最多见,发生率约为 0.2%～3%。大部分为接受放疗的乳腺癌患者,随着放射剂量的增加,第二肿瘤发生率也增加。大部分患者接受 50Gy 的放射剂量,从接受照射到诊断肿瘤平均时间约为 10 年。这些肿瘤中一半以上为恶性纤维组织细胞瘤,大部分为高度恶性。具有视网膜母细胞瘤基因(*RB1*)胚系突变的患者,在放射治疗后肉瘤的发生率明显提高。

(三) 生物因素

人类疱疹病毒 8 型在卡波西肉瘤(Kaposi sarcoma)的发生中有很关键的作用,且肿瘤的发生与患者的免疫状态密切相关。EB 病毒与免疫缺陷患者的平滑肌肿瘤相关。斯图尔特-特里夫斯综合征(Stewart-Treves syndrome)为发生于慢性淋巴水肿的血管肉瘤,尤其好发于乳腺癌根治术后。

(四) 遗传易感性

一小部分良性肿瘤有家族或遗传基础,但在肿瘤中占比非常小,最常见的为多发性脂肪瘤(血管脂肪瘤常见)。韧带样瘤可见于加德纳综合征(Gardner syndrome,即家族性多发性结肠息肉-骨瘤-软组织瘤综合征)患者。神经纤维瘤病(Ⅰ型和Ⅱ型)与多发性良性神经肿瘤相关,Ⅰ型神经纤维瘤病患者,约 2% 可从良性神经鞘瘤发展为恶性外周神经鞘瘤。利-弗劳梅尼综合征(Li-Fraumeni syndrome)是罕见的常染色体显性遗传疾病,由肿瘤抑制基因 *TP53* 胚系突变导致,该突变对肉瘤的发生非常重要。遗传性双侧视网膜母细胞瘤在 *RB1* 基因位点存在胚系突变,该突变也与肉瘤发生有关。

二、软组织肿瘤临床表现

(一) 肿块

良性肿瘤的直径一般较小,恶性肿瘤的直径多>5cm,且生长较迅速,位于深层组织的肿瘤边界多不清晰(图 3-11-1)。

(二) 疼痛

良性肿瘤一般无明显疼痛或为轻度疼痛。高分级肉瘤因生长较快,常伴有钝痛。若肿瘤累及邻近神经则疼痛为首要症状。肉瘤出现疼痛常预后不佳。

(三) 部位

纤维源性肿瘤多见于皮下组织,脂肪源性肿瘤多见于臀部、下肢及腹膜后,间皮瘤多见于胸、腹腔,平滑肌源性肿瘤多见于腹腔及躯干部,滑膜肉瘤则易发生于关节附近及筋膜等处。

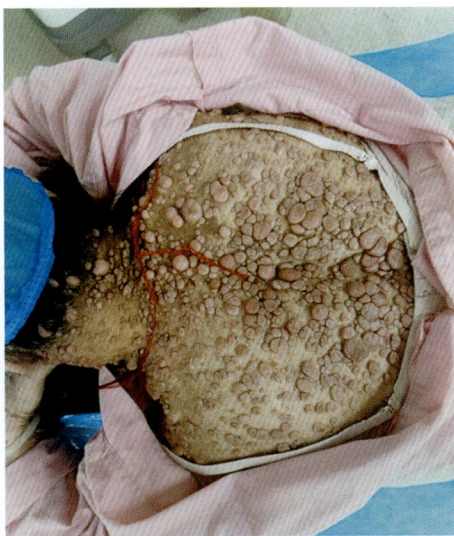

图 3-11-1　神经纤维瘤病

(四) 硬度

与肿瘤的组织成分有关,与良恶性关系不大。肿瘤中纤维、平滑肌成分较多者质地较硬,而血管、淋巴管及脂肪成分较多者质地较软。

(五) 活动度

良性及低度恶性肿瘤,生长部位常表浅,活动度较大。生长部位较深或周围组织浸润的肿瘤,其活动度较小。腹膜后肿瘤因解剖关系多为固定型。

(六)温度

良性肿瘤局部温度正常。软组织肉瘤血供丰富,新陈代谢旺盛,局部温度可高于周围正常组织。

(七)区域淋巴结

淋巴结转移虽在软组织肉瘤中较为少见,但也应详细检查。软组织肉瘤可沿淋巴转移,滑膜肉瘤、横纹肌肉瘤常有区域淋巴结肿大,有时融合成团。

三、软组织肿瘤诊断

(一)影像学检查

对于确定肿瘤分期、制订肿瘤治疗方案及疗效评价,确定肿瘤的确切解剖部位及其侵犯范围,影像学检查是至关重要的。

1. X 线检查　应用 X 线检查对软组织肿瘤进行诊断是比较困难的,但 X 线可提示肿瘤是否存在,有时可以提示肿瘤的良恶性质。

2. 超声检查　对于肢体及躯干的软组织肿瘤可提供诊断依据,可用于判断肿块的血供情况、区别囊性和实性肿块。

3. CT　是诊断软组织肿瘤重要的检查方法,可以清楚地显示肿瘤的边界、范围及与邻近组织的关系(图 3-11-2)。CT 比较适合胸腹腔肉瘤的检查,因为在 MRI 中气体/组织的界面和由移动造成的假象经常降低成像质量,同时胸腔 CT 扫描在诊断肺部转移时非常重要。

4. MRI　MRI 经常用于软组织肿瘤检查、描述和分期,它可以准确描述肿物的大小、与肌肉间隔、筋膜的关系及与骨和神经血管结构的关系,还可以提供肿瘤出血、坏死、水肿、囊性变、黏液变性和纤维化等信息。另外,MRI 可以指导肿瘤活检、分期、计划手术、疗效评价以及长期随访观察局部有无复发(图 3-11-3)。

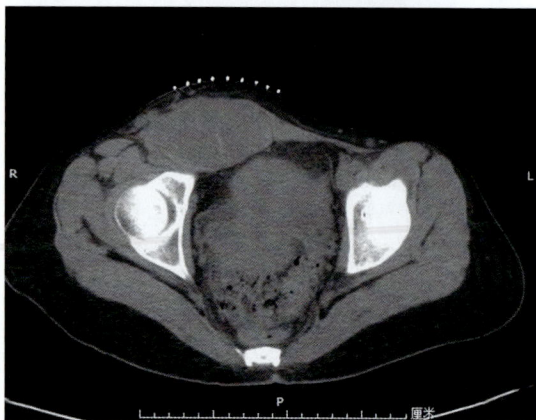

图 3-11-2　腹壁硬纤维瘤病

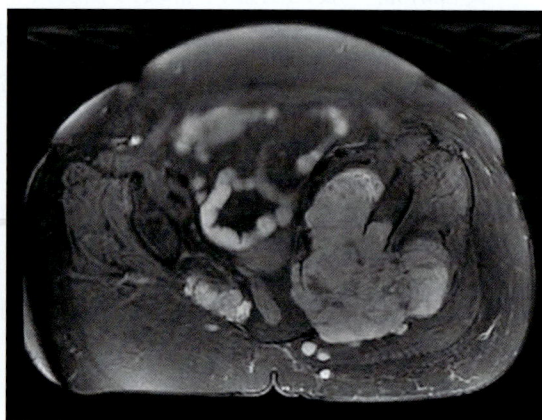

图 3-11-3　骶骨脊索瘤

5. 核医学检查

(1) 发射计算机断层成像(emission computed tomography,ECT):是具有较高特异性的功能显像和分子显像,主要用于甲状腺癌、骨骼肿瘤的检查,尤其常用于骨转移性肿瘤的检查,也是软组织肉瘤患者早期发现骨转移的首选检查。

（2）PET/CT：不同组织来源和性质的软组织肿瘤对 ^{18}F-FDG 的摄取存在差异，如侵袭性或低度恶性肿瘤往往摄取 ^{18}F-FDG 较少。PET/CT 在判断术后复发、残留和远处转移，以及对于转移性软组织肉瘤患者寻找原发灶等有确切的价值。

（二）病理学检查

在手术或者其他治疗前应取得病理学证据，以便明确诊断，从而正确分期。病理学力求获得较明确的诊断，包括尽可能准确分级。

1. 活检　对于软组织肿瘤进行活检，以获取其病理学信息，活检方法包括穿刺活检、钳取活检、切取活检、切除活检。

2. 细胞学检查　细胞学检查是一种简单、快速、准确的病理学检查方法。适用于以下几种情况：①已破溃的软组织肿瘤，用涂片或刮片的采集方法取得细胞，镜检确诊；②肿瘤引起的胸腔积液、腹水，常用新鲜标本，立即离心沉淀浓集，然后涂片；③穿刺涂片检查，适用于瘤体较大、较深的肿瘤，也适用于转移病灶及复发病灶。

3. 免疫组织化学　免疫组织化学可将光镜下形态相似的肿瘤正确分类。用于免疫组织化学的标志物有很多，如一般标志物、内皮细胞标志物、肌细胞标志物等。

（三）其他分子诊断方法

包括细胞遗传学、电子显微镜、分子基因测定等方法，其中分子基因测定为协助诊断的一种很有效的方法。多数分子诊断方法使用 FISH 或 PCR 进行测定。很多软组织肉瘤有一些特定的基因缺陷，包括单碱基的替换、缺失、扩增和易位。软组织肉瘤依据分子基因测定大致分为两类：①有特定基因改变的肉瘤，如染色体易位、点突变；②无特定基因改变或者复杂的不平衡染色体核型的肉瘤。

四、软组织肿瘤治疗

小的良性软组织肿瘤无须治疗，对于大的肿瘤以手术切除为主。恶性肿瘤既往以手术切除、手术切除后辅助放化疗为主，近年来，随着微创治疗技术如激光、微波、射频、超声聚焦刀和冷冻等的发展，为软组织肿瘤的治疗带来了新的方法，取得了与传统外科手术切除相媲美的效果。

（一）手术治疗

目前软组织肿瘤最有效的方法仍是外科手术切除，对于较小及表浅的良性肿瘤，手术切除能够取得良好的治疗效果。恶性肿瘤局部切除术后，有 75%～90% 局部复发，扩大切除术后有 20%～60% 局部复发。

手术切除的临床目标不仅要完整切除肿瘤，而且要求肿瘤周围带有正常组织边缘，以此获取安全外科边界。手术策略依据肿瘤分期、分级和累及的周边组织而定。对于侵及邻近骨骼、关节、大血管、神经或体积较大、较深而预计一期手术难以根治性切除，对放化疗相对敏感的肿瘤，需要借助术前化疗、同步放化疗或介入供血动脉栓塞等治疗手段对外科边缘进行预处理，使肿瘤坏死、缩小及形成假包膜，从而获得相对安全的外科边界。软组织肉瘤外科手术不需要常规行区域淋巴结清扫，但对于上皮样肉瘤、透明细胞肉瘤、胚胎性横纹肌肉瘤、血管肉瘤、未分化肉瘤等容易发生淋巴结转移的软组织肉瘤,应常规行淋巴结检查。如果影像学怀疑有区域淋巴结转移,在切除原发肉瘤病灶的同时需行区域淋巴结清扫,术后病理证实区域淋巴结转移及侵犯包膜外者,需补充放疗。

(二) 放射治疗

尽管局部广泛切除＋手术区放疗已成为可手术切除的四肢及躯干软组织肉瘤的标准治疗模式,但放疗的疗效取决于软组织肉瘤的肿瘤负荷量和病理类型。通常高级别软组织肉瘤如横纹肌肉瘤、尤因肉瘤等对放疗比较敏感,肿瘤负荷量越小,放疗效果越好。软组织肿瘤中不同的组织类型对放射线的敏感性不同,同一组织类型的肿瘤中每例患者对放射线的敏感性差别也很大。对一些生长迅速、放射敏感的肿瘤,术前放疗可使肿瘤缩小30%～90%,以便于手术切除或微创治疗,减少截肢率。术后放疗可减少局部复发,提高生存率。

(三) 化疗

化疗有助于增加保肢机会、提高肿瘤 R0 切除率,可降低术后复发转移风险,对于复发转移的晚期患者可延长患者的总生存期和提高生活质量。化疗分为新辅助化疗、辅助化疗和姑息性化疗等,给药途径有口服、静脉化疗、动脉灌注化疗、隔离肢体热灌注化疗等。化疗中对软组织肿瘤有效的药物很多,主要为多柔比星(ADM)、达卡巴嗪(DTIC)、环磷酰胺(CTX)及异环磷酰胺(IFO)等。

(四) 分子靶向治疗

分子靶向药物在软组织肉瘤中的应用主要为失去手术机会或转移性肿瘤的二、三线治疗。多个研究证实分子靶向药物对软组织肉瘤的有效性,随着人们对肿瘤生物学行为认识的不断加深,对于软组织肉瘤发生、发展关键信号通路和治疗靶点的研究不断进展,并陆续研制出新的靶向治疗药物,且取得了不错的临床疗效,但目前尚无一种单一的靶向药物可以完全治愈肉瘤。CD117(c-KIT)是一种酪氨酸激酶受体,在某些类型的肉瘤中存在突变或过度表达的情况。因此,一些针对 CD117 的靶向药物已经被用于治疗这些肉瘤。

1. 伊马替尼(imatinib) 一种酪氨酸激酶抑制剂,主要用于治疗慢性髓性白血病和胃肠道间质瘤等肿瘤。在一些研究中,伊马替尼也被发现对某些类型的软组织肉瘤有一定的疗效。

2. 舒尼替尼(sunitinib) 一种酪氨酸激酶抑制剂,主要用于治疗肾细胞癌和胃肠道间质瘤等肿瘤。在一些研究中,舒尼替尼也被发现对某些类型的软组织肉瘤有一定的疗效。

3. 瑞戈非尼(regorafenib) 一种多靶点酪氨酸激酶抑制剂,主要用于治疗结直肠癌和胃癌等肿瘤。在一些研究中,瑞戈非尼也被发现对某些类型的软组织肉瘤有一定的疗效。

(五) 微创治疗

微创治疗技术包括经皮穿刺动脉灌注化疗与栓塞术、经皮穿刺激光消融术、经皮穿刺微波消融术、经皮穿刺射频消融术、高强度超声聚焦刀和氩氦刀冷冻消融术等,用于控制肿瘤生长、缩小肿瘤,以便手术切除或取代外科手术,达到微创化治疗。近年来发展起来的氩氦刀冷冻治疗在软组织肿瘤治疗中占有重要地位,不仅能使肿瘤清除,而且能使患者长期存活,有的甚至治愈。可根据患者情况,选择术中冷冻或经皮冷冻。

五、氩氦刀冷冻治疗软组织肿瘤

(一) 软组织肿瘤冷冻消融适应证及禁忌证

1. 适应证　①不适于或拒绝外科手术的患者;②恶性软组织肿瘤已经发生转移,或放化疗及其他治疗效果欠佳;③手术切除后残留或术后复发病灶;④因高龄、基础疾病或解剖位置关系无法手术切除的局限性原发或继发软组织肿瘤;⑤较局限的良性骨肿瘤或肿瘤样病变;⑥采用多种治疗方法后局部病灶稳定但不能消失的软组织肿瘤。

2. 禁忌证　①广泛转移瘤无法通过消融治疗改善病情;②病灶侵犯或包绕重要神经;③消融治疗穿刺部位感染;④患者全身状况差、明显恶病质、凝血功能障碍、心肺等重要脏器功能障碍无法耐受手术或生存期<3 个月。

(二) 术前准备

术前仔细研究患者的临床资料及影像学资料,特别是 CT/MRI 平扫及增强扫描图像,充分了解肿瘤邻近血管及神经走行情况,制订术前方案,预估冷冻所引起的并发症,和患者及家属做好交流与沟通,争取良好配合。

根据患者肿瘤的位置,选择合适体位,固定体位后,在患部周围垫以棉垫至舒适为宜。常规建立静脉通路,监测心电血压及血氧饱和度,测试冷冻探针的冷冻情况,准备好术中所用一切物品。

(三) 手术操作步骤及冷冻消融方法

1. 术中操作　根据术前影像学检查选择适当体位。连接多功能心电监护仪实时检测血压、血氧饱和度、心率和心电图等(MRI 引导时需采用磁兼容设备),建立静脉通道。消融病灶位于胸部时,给予低流量吸氧。开动温毯机以保持体温。

2. 术中定位　对病灶部位进行常规 CT/MRI 扫描以显示肿瘤准确位置,同时确定体表进针点、穿刺路径,预设冷冻探针的几何分布情况及深度,避免损伤大血管、神经等重要结构,必要时进行术中增强扫描,以确保消融手术安全实施。

3. 消毒及麻醉　手术区域消毒需至少包括穿刺点周围 15cm,铺覆手术洞巾及大单。对体表穿刺点采用 1% 利多卡因注射液进行局部浸润麻醉,特殊情况下也可采取静脉麻醉或全身麻醉。消融靠近重要神经部位的肿瘤时,需保持患者清醒,术中测试神经功能,防止损伤神经。

4. 设备测试　将冷冻探针与设备连接后于体外进行测试,观察冷冻冰球冻融情况,确保冷冻探针正常工作。

5. 冷冻探针　根据病灶所在软组织形态及病灶性质,利用冷冻探针按照术前规划路径进行穿刺,将冷冻探针置于指定区域,再次通过 CT/MRI 扫描确认最终探针位置。

6. 冷冻消融及影像学监测　冷冻探针穿刺至预设点后进行氩气冷冻 12～15 分钟,然后氦气复温 3～5 分钟,术中一般采用 2 次冻融循环过程。根据术中影像学监测显示的冰球覆盖病灶情况决定是否增加冷冻时间及冻融循环。冷冻消融中一般间隔 5 分钟行 CT/MRI 扫描,以监测冷冻靶区冰球形成及涵盖病灶情况,通过调整各冷冻探针功率形成适合靶区病灶形态的冰球。进行根治性消融时,如消融边界超过病灶边缘 1cm,则复温使探针周围冰球结构融化,最后拔出冷冻探针。在消融的同时将无菌热水袋贴于周围皮肤,防止皮肤冻伤。消融完成后使用相应敷料或止血贴封闭皮肤穿刺点,对整体消融治疗部位行 CT/MRI 扫描,观察有无并发症。

(四)术后处理及并发症防治

1. 术后处理原则　主要包括:①术后监测患者血压、心率及血氧饱和度等,监测生命体征变化并维持 12 小时;②术后常规禁食 6 小时;③密切观察病情变化,如有无疼痛、肢体活动异常、肾功能异常、皮肤冻伤等,酌情对症处理,必要时进行相关影像学检查;④对于超过 5cm 的软组织肿瘤,冷冻消融时常规进行术中及术后碱化尿液,预防肾脏功能损伤;⑤根据《抗菌药物临床应用指导原则》必要时合理使用抗生素进行预防治疗。

2. 并发症防治

(1) 疼痛:原发性软组织肿瘤术前无疼痛症状者,术后可能由于冷冻损伤引起局部轻度疼痛,一般较轻微,不需要处理,疼痛明显时使用镇痛药后可缓解。转移性软组织肿瘤患者一般术前局部疼痛症状明显,术后会明显减轻。

(2) 出血:一般为局部少量出血,应用止血药可控制,血肿在 1 周左右逐渐吸收。对于穿刺引起的较大的动脉出血,按压止血及止血药控制不佳时,可考虑血管造影,经血管栓塞出血动脉。

(3) 发热:发热是常见的并发症,因肿瘤细胞坏死释放致热原所致,体温 37.5~38.5℃,持续 1~5 天。体温高于 38℃时,口服解热镇痛药物,同时配合物理降温,如冷敷、鼓励多饮水等。

(4) 肾功能损伤:常见于肿瘤体积较大、单次消融范围过大、肿瘤坏死显著等情况,一般通过术中输注碳酸氢钠、术后继续水化、碱化尿液,可减轻肾功能损伤,同时还应密切监测相关生化指标。

(5) 冷休克:较少见,通常由于肿瘤体积及冷冻消融范围较大,大面积冷冻后患者体温下降明显,出现血小板降低、凝血功能障碍及多器官功能不全,导致血压降低、心率加快等表现,一般给予多巴胺药物、及时补液等措施。

(6) 神经损伤:肿瘤位置靠近神经结构时,冷冻消融可能造成局部神经损伤,出现局部皮肤感觉减退或缺失、皮肤萎缩及肌肉瘫痪等临床表现,一般为暂时性,也可出现永久性麻痹。一般来说,冷冻引起的神经损伤多数可于 6~42 周恢复。

(7) 皮肤损伤:多为皮肤冻伤,通过常规换药可治愈。

(五)疗效评价及随访

疗效评价包括消融治疗评价及并发症情况、近期疗效及远期疗效评价、根治性及姑息性消融疗效评价。随访于术后 1、3、6、12 个月分别进行超声、CT 或 MRI 检查,必要时行 PET/CT 检查。复查过程中如任何一次影像学检查出现肿瘤残留、局部进展或新发肿瘤等情况,对符合消融适应证者可根据患者及家属意愿再次进行消融治疗,如不符合消融适应证,则采取其他治疗方案。

六、临床应用举例

例 1　患者男,68 岁,确诊神经鞘瘤,术后 1 年复发,给予氩氦刀冷冻治疗,患者氩氦刀冷冻治疗后定期复查,CT 显示病灶为凝固性坏死,病灶无活性(图 3-11-4)。

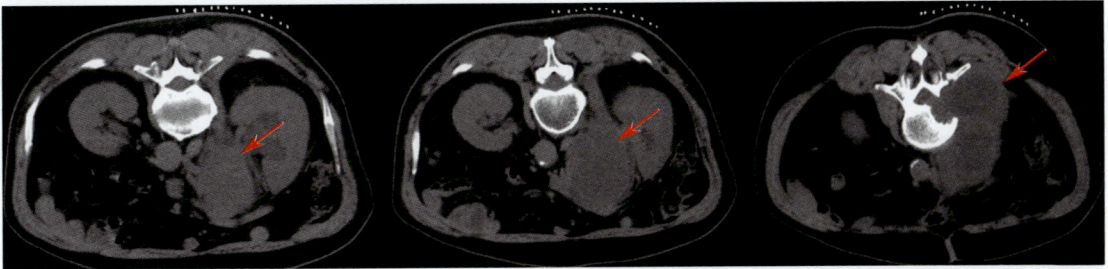

A. 术前 CT 检查

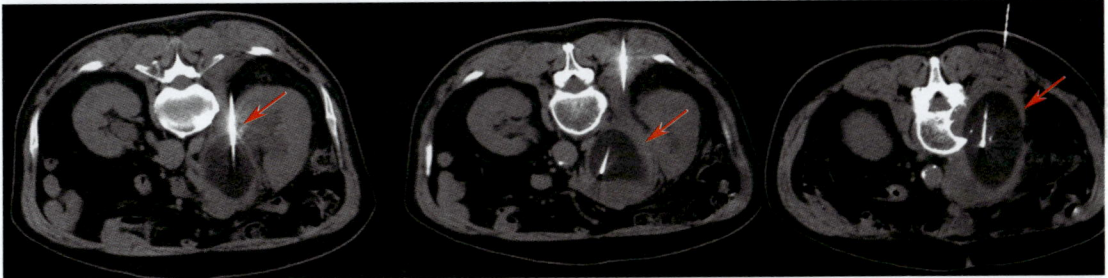

B. 术中 CT 检查

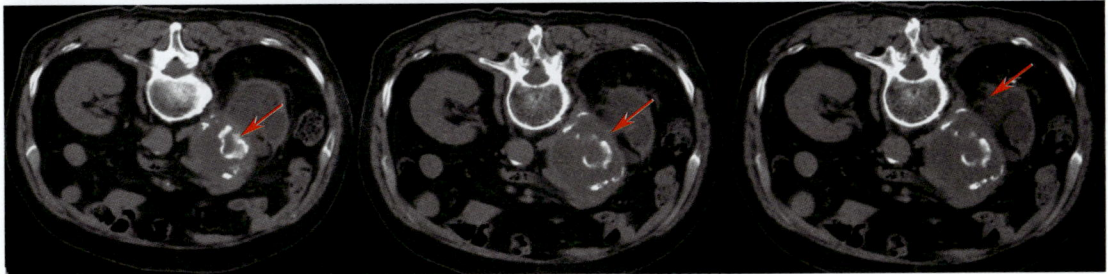

C. 术后 6 年复查

图 3-11-4　神经鞘瘤氩氦刀冷冻治疗

例 2　患者男,34 岁,确诊腹壁硬纤维瘤病,给予氩氦刀冷冻消融治疗,术后 2 年复查 CT,病灶由 8.6cm×7.6cm×5.6cm 缩小到 3.2cm×2.5cm×2.2cm,病灶明显缩小(图 3-11-5)。

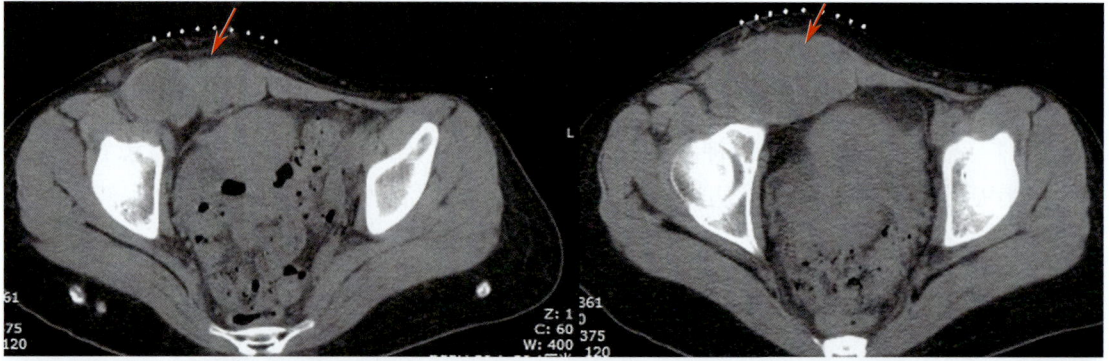

A. 术前 CT 检查

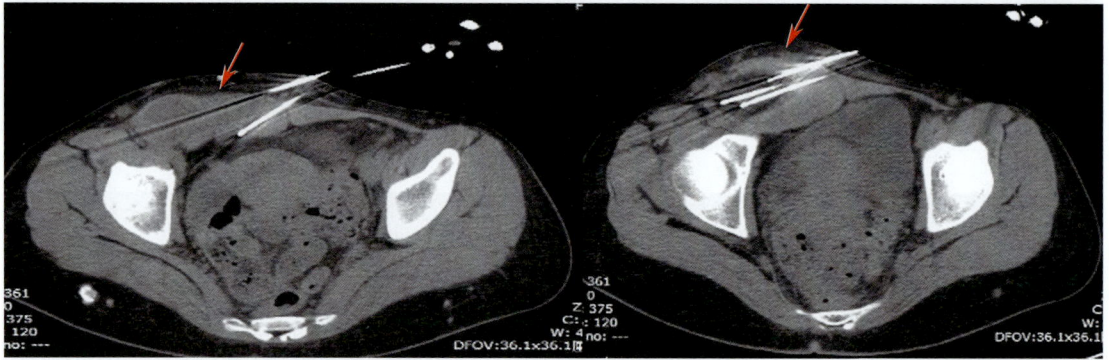

B. 术中 CT 检查（第 1、2 循环）

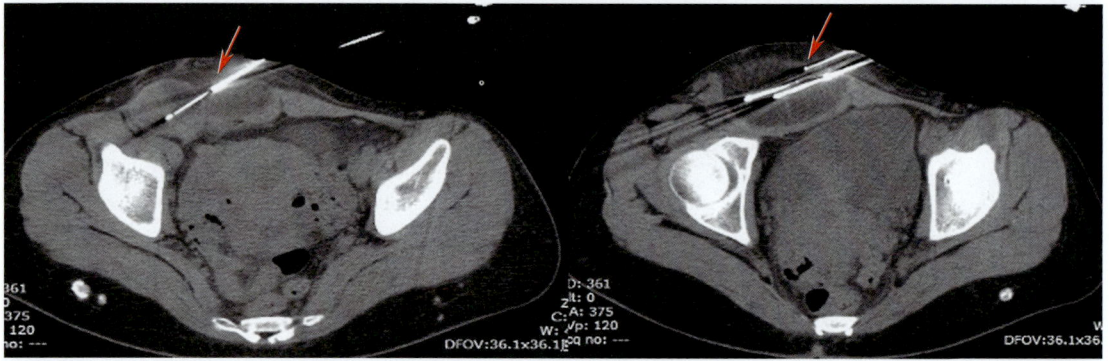

C. 术中 CT 检查（第 3 循环）

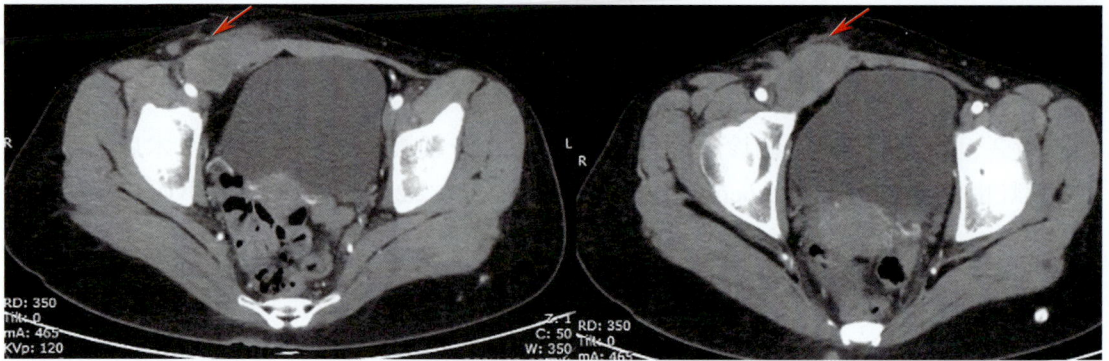

D. 术后 2 年复查

图 3-11-5 腹壁硬纤维瘤病氩氦刀冷冻治疗

例 3　患者女,27 岁,确诊左小腿侵袭性纤维瘤病,术后复发,给予氩氦刀冷冻治疗(图 3-11-6),术后出现腓总神经损伤,表现为足下垂,伴有小腿外侧麻木,后逐渐恢复,3 个月后完全康复,正常行走。

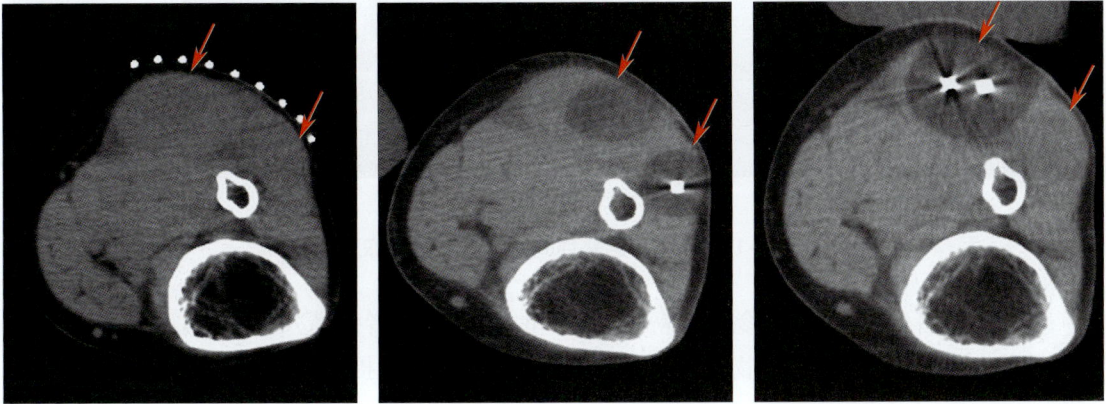

A. 术前 CT 检查　　　　　　　　　　　B、C. 术中 CT 检查

图 3-11-6　侵袭性纤维瘤病氩氦刀冷冻治疗

例 4　患者男,51 岁,确诊腹膜后恶性间质瘤,给予氩氦刀冷冻消融治疗,半个月后复查消融完全(图 3-11-7)。

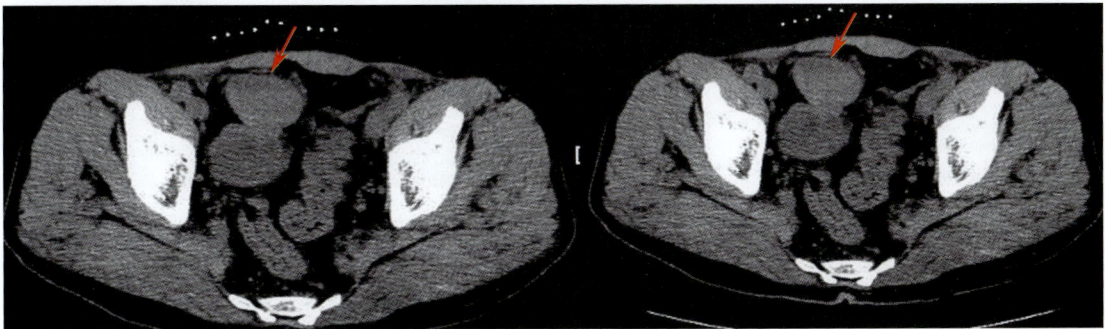

A. 术前 CT 检查

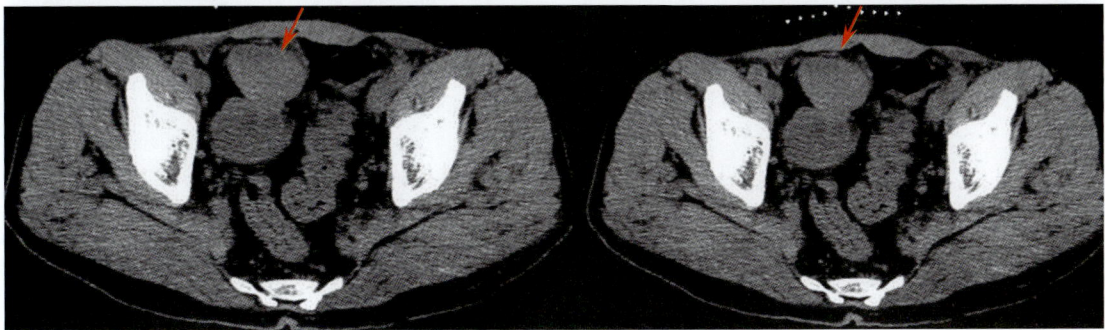

B. 术中 CT 检查

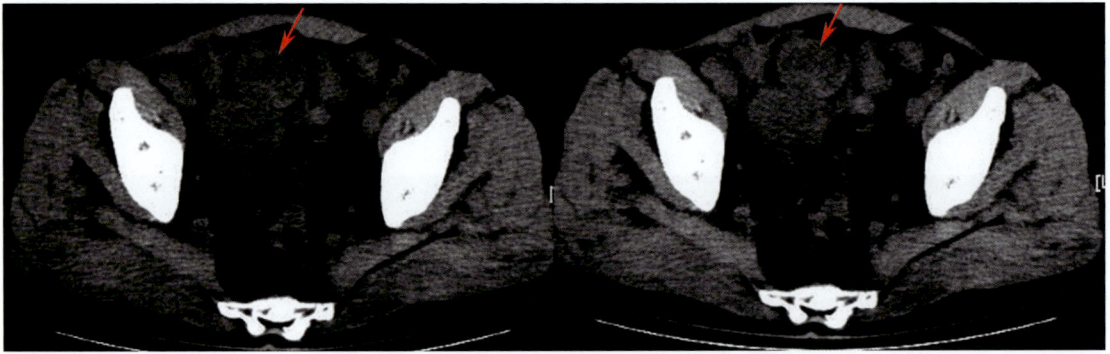

C. 术后半个月复查

图 3-11-7 腹膜后恶性间质瘤氩氦刀冷冻治疗

例5 患者女,74岁,确诊外阴癌,生活质量差,结合患者病情及家属意愿,给予氩氦刀冷冻治疗,术后患者外阴部肿物明显缩小,患者生活质量大大提高(图 3-11-8)。

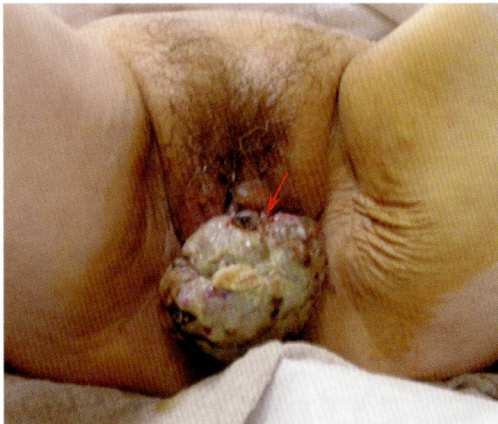

A. 术前

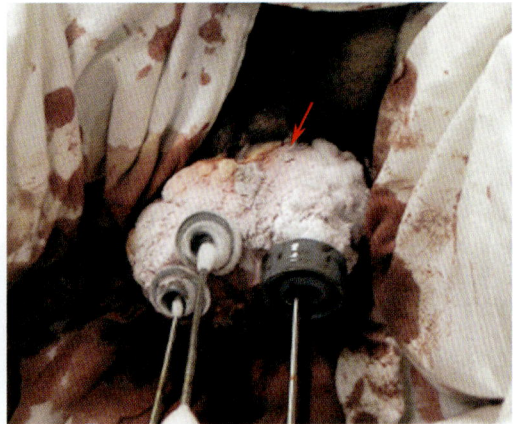

B. 术中

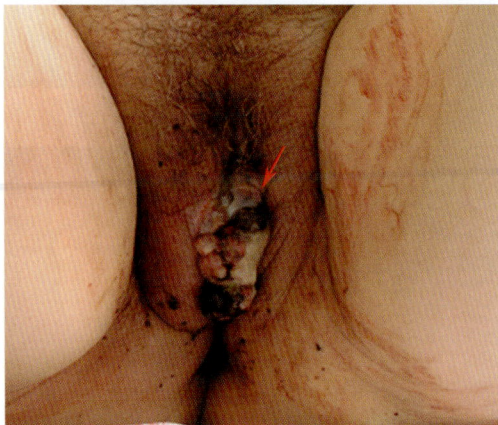

C. 术后 14 天

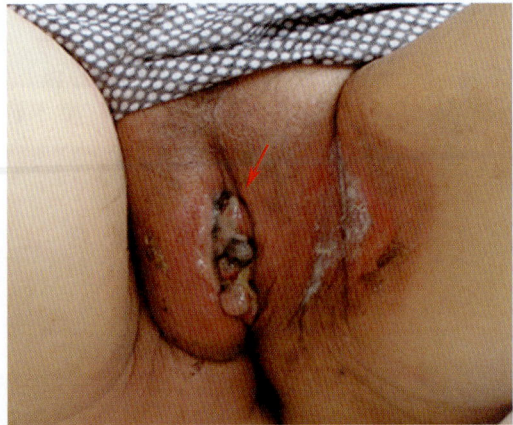

D. 术后 20 天

图 3-11-8 外阴癌氩氦刀冷冻治疗

(曹文丽 徐 伟 孙继泽)

参 考 文 献

［1］中国抗癌协会肉瘤专业委员会. 软组织肉瘤诊治中国专家共识（2015 年版）［J］. 中华肿瘤杂志,2016,38（4）:310-320.

［2］SHERMAN K L,WAYNE J D,AGULNI K M,et al. Assessment of multimodality therapy use for extremity sarcoma in the United States［J］. J Surg Oncol,2014,109（5）:395-404.

［3］SIEGEL R L,MILLER K D,JEMAL A. Cancer statistics,2019［J］. CA Cancer J Clin,2019,69（1）:7-34.

［4］CORMIER J N,POLLOCK R E. Soft tissue sarcomas［J］. CA Cancer J Clin,2004,54（2）:94-109.

［5］SAMPATH S,HITCHCOCK Y J,SHRIEVE D C,et al. Radiotherapy and extent of surgical resection in retroperitoneal soft-tissue sarcoma:multi-institutional analysis of 261 patients［J］. J Surg Oncol,2010,101（5）:345-350.

［6］CALVO F A,SOLE C V,CAMBEIRO M,et al. Prognostic value of external beam radiation therapy in patients treated with surgical resection and intraoperative electron beam radiation therapy for locally recurrent soft tissue sarcoma:a multicentric long-term outcome analysis［J］. Int J Rad Oncol Biol Physics,2014,88（1）:143-150.

［7］DANGOOR A,SEDDON B,GERRAND C,et al. UK guidelines for the management of soft tissue sarcomas［J］. Clin Sarcoma Res,2016,6（1）:20.

［8］NOVAIS E N,DEMIRALP B,ALDERETE J,et al. Do surgical margin and local recurrence influence survival in soft tissue sarcoma?［J］. Clini Orthopaedics and Related Research,2010,468（11）:3003-3011.

［9］PISTERS P W,O'SULLIVAN B,MAKI R G. Evidence-based recommendations for local therapy for soft tissue sarcoma［J］. J Clin Oncol,2007,25（8）:1003-1008.

［10］GRONCHI A,MICELI R,FIORE M,et al. Extremity soft tissue sarcoma:adding to the prognostic meaning of local failure［J］. Ann Surg Oncol,2007,14（5）:1583-1590.

［11］DELANEY T F,KEPKA L,GOLDBERG S I,et al. Radiation therapy for control of soft-tissue sarcomas resected with positive margins［J］. Int J Radiat Oncol Biol Phys,2007,67（5）:1460-1469.

［12］张啸波,肖越勇,李成利. 影像学引导骨与软组织肿瘤冷冻消融治疗专家共识 2018 版［J］. 中国介入影像与治疗学,2018,15（12）:711-716.

［13］ZHANG X,ZHANG J,XIAO Y Y,et al. Clinical application of MPR nerve display technology in CT-guided desmoplastic fibroma cryotherapy［J］. Int J Clin Exp Med,2016,9（2）:3711-3716.

［14］GARDNER C S,ENSOR E,AHRAR K,et al. Cryoablation of bone metastases from renal cell carcinoma for local tumor control［J］. Bone Joint Surg Am,2017,99（22）:1916-1926.

［15］IGUCHI T,SAKURAI J,HIRAKI T,et al. Safety of percutaneous cryoablation in patients with painful bone and soft tissue tumors:a single center prospective study（SCIRO-1502）［J］. Acta Medica Okayama,2016,70（4）:303-306.

［16］LAWRENZ J M,ILASLAN H,LIETMAN S A,et al. Minimally invasive techniques for pain palliation in extraspinal bone metastases:a review of embolization,laser photocoagulation,percutaneous ethanol ablation,and microwave ablation［J］. Current Orthopaedic Practice,2017,28（1）:97-103.

［17］SI T,GUO Z,YANG X,et al. The oncologic results of cryoablation in prostate cancer patients with bone metastases［J］. Int J Hyperthermia,2018,34（7）:1044-1048.

［18］CHEN C,GARLICH J,VINCENT K,et al. Postoperative complications with cryotherapy in bone tumors［J］. J Bone Oncol,2017,7:13-17.

［19］LENCIONI R,LLOVET J M. Modified RECIST(mRECIST)assessment for hepatocellular carcinoma［J］. Semin Liver Dis,2010,30(1):52-60.

［20］EDELINE J,BOUCHER E,ROLLAND Y,et al. Comparison of tumor response by Response Evaluation Criteria in Solid Tumors(RECIST)and modified RECIST in patients treated with sorafenib for hepatocellular carcinoma［J］. Cancer,2012,118(1):147-156.

第二节　恶性软组织肿瘤

一、概述

恶性软组织肿瘤发病率大约在(1.28～1.72)/10万,在成人恶性肿瘤中,占全部恶性肿瘤的0.73%～0.81%,在<15岁儿童恶性肿瘤中,所占比例为6.5%。该肿瘤可发生于人体多个部位与器官,常发生于四肢、腹膜后、盆腔、胸腹壁或背部,毗邻神经、胃肠道、输尿管、膀胱、关节等脏器;其中有50%～60%发生于四肢,20%～25%发生于腹膜后和腹腔,15%～20%发生于躯干(胸腹壁和背部),5%发生于头颈部。WHO软组织肿瘤分类中共19个组织类型,50多种亚型,常见病理类型有未分化多形性肉瘤、脂肪肉瘤、平滑肌肉瘤、滑膜肉瘤、恶性神经鞘瘤。但不同型有其共同特点,即大部分肿瘤不发生区域性淋巴结转移,以局部浸润生长为主,但血管肉瘤、透明细胞肉瘤、横纹肌肉瘤发生区域淋巴结转移率较高,常见的远处转移部位有肺、骨、肝、脑、腹膜后等。

恶性软组织肿瘤的治疗具有一定的难度,主要原因如下:

1. 难以早期诊断　由于恶性软组织肿瘤的症状不明显,常常被误诊为其他疾病,导致错过了最佳治疗时机。

2. 高度异质性　恶性软组织肿瘤的病理类型繁多,不同类型的肿瘤对治疗的反应和预后也有所不同。

3. 难以手术切除　由于恶性软组织肿瘤通常位于深部肌肉、筋膜等组织中,手术切除难度较大,容易造成术后残留或复发。

4. 化疗耐药性　部分恶性软组织肿瘤对常规化疗药物产生耐药性,治疗效果不佳。

目前,恶性肿瘤的治疗均遵循多学科治疗模式,对于恶性软组织肿瘤的治疗,同样需要外科、肿瘤内科、放疗科、影像学科(包括CT、MRI、核医学、影像介入科)、病理科的参与。诸多研究证实,对绝大多数恶性软组织肿瘤,手术切除是唯一可能根治的治疗方法。位于四肢的恶性软组织肉瘤,常用手术方法包括间室切除、广泛切除和截肢手术;位于躯干的恶性软组织肉瘤,外科切除率远低于四肢,且局部控制率低于四肢;位于腹腔、盆腔的恶性软组织肿瘤,由于肿瘤常常广泛累及周围重要的脏器、血管、神经,所以手术难度较大,往往只是姑息的减瘤手术。虽然外科手术是治疗恶性软组织肿瘤的首选,但仍然面临诸多问题。第一,仅有约70%患者手术成功,有近30%的患者无法手术或手术失败。第二,术后复发及转移率高达40%～50%,复发或转移后再切除仍是重要的治疗手段。但很多患者在复发后,由于体质差、花费高、手术切除创伤大等难以耐受或拒绝再手术;还有部分患者由于肿瘤恶性程度高,再手术后复发率高,失去了再手术的意义。对于有 3 处以上或单个器官有限转移的患者,有效的局部治疗能提高局部控制率。因此,局部效果好、创伤小的治疗手段越来越多地用于术后复发的患者治疗中。

除术后复发者外,有超过 10% 的患者在确诊时已发生了远处转移;还有部分患者在确诊时肿瘤广泛累及周围重要的脏器、血管、神经、关节等,因无法完整切除肿瘤而拒绝外科手术。那么对于这部分失去外科根治性手术机会者,由于恶性软组织肿瘤对放疗、化疗等传统治疗并不敏感,因此,如何在综合治疗的基础上增加局部控制率、提高生活质量、延长生存期,是广大肿瘤工作者面临的一大难题。虽然已有众多研究证实,RFA、CA 等消融手段是除手术、化疗、放疗等传统治疗外治疗恶性软组织肿瘤的有效手段,但对如何选择优势人群并无过多探讨。

二、适应证

1. 所有患者术前均有明确病理类型。
2. 所有病理类型均在 2013 版 WHO 软组织肿瘤分类范围内。
3. 所有患者均为术后复发或转移,且转移灶数目≤3 个。
4. KPS 评分≥60 分。
5. 无广泛转移。

三、禁忌证

1. 恶病质,难以配合手术。
2. 无法纠正的出凝血功能障碍,严重的出血倾向。
3. 穿刺部位皮肤合并感染、破溃。
4. 血小板计数≤80×10^9/L。
5. 广泛转移。

四、术前准备

(一) 一般准备

术前完善相关检查,包括血常规、血凝试验、肝肾功能、传染病、心电图等。常规行增强 CT 或 MRI 检查,明确肿瘤血供及与周围脏器关系、神经走行。术前经多学科会诊,明确手术适应证,术前谈话,签署知情同意书。科室术前讨论,明确手术方案,分为姑息消融和根治性消融,模拟术中进针位置,模拟消融范围。术前禁食禁水 6 小时。腹腔肿瘤、盆腔肿瘤术前予胃肠道准备,口服"聚乙二醇电解质"等药物清洁肠道或清洁灌肠,口服抗感染药物,如三代头孢联合奥硝唑。建立静脉通路。当肿瘤较大,直径超过 5cm 时,术前应适当补液、碱化尿液。

(二) 器械及药品准备

冷冻消融设备及冷冻探针(MRI 引导下需具有磁兼容性);多层螺旋 CT 扫描仪、彩色多普勒超声仪或大孔径 MR 扫描仪、磁体 MR 扫描仪;氧气、氩气、氦气;手术相关器材;多功能心电监护仪;麻醉、镇静、止血、降压等急救药品;气管插管、呼吸机、除颤仪等急救器材及设备;温毯机。

(三)患者准备

患者至少于术前 7 天停用任何抗凝及活血药物,并于术前 6 小时禁食禁水。高血压及糖尿病患者可以继续服用相关治疗药物。疼痛症状明显者于术前给予镇痛药。术前患者及家属(受委托人)签署手术知情同意书。必要时给予患者心理疏导。

五、操作过程

(一)术中操作

根据术前影像学检查选择适当体位。连接多功能心电监护仪实时检测血压、氧饱和度、心率和心电图等(MRI 引导时需采用磁兼容设备),建立静脉通道。消融病灶位于胸部时,给予患者低流量吸氧。开动温毯机以保持体温。

(二)术中定位

对病灶部位进行常规 CT/MRI 扫描以显示肿瘤准确位置,同时确定体表进针点、穿刺路径,预设冷冻探针的几何分布情况及深度,避免损伤大血管、神经等重要结构,必要时进行术中增强扫描,以确保消融手术安全实施。

(三)消毒及麻醉

手术区域消毒需至少包括穿刺点周围 15cm,铺覆手术洞巾及大单。对体表穿刺点采用1% 利多卡因注射液进行局部浸润麻醉,特殊情况下也可采取静脉麻醉或全身麻醉。消融靠近重要神经部位的肿瘤时,需保持患者清醒,术中测试神经功能,防止损伤神经。

(四)设备测试

将冷冻探针与设备连接后于体外进行测试,观察冷冻冰球冻融情况,确保冷冻探针正常工作。

1. 冷冻探针 穿刺采用步进式穿刺方法,或在导航设备引导下,根据病灶所在软组织形态及病灶性质,按照术前穿刺规划路径进行穿刺;将冷冻探针置于指定区域,并再次通过CT/MRI 扫描确认最终探针位置。

2. 冷冻消融及影像学监测 冷冻探针穿刺至预设点后进行氩气冷冻 12～15 分钟,然后氦气复温 3～5 分钟,术中一般采用 2 次冻融循环过程。根据术中影像学监测显示的冰球覆盖病灶情况决定是否增加冷冻时间及冻融循环。冷冻消融中一般间隔 5 分钟行 CT/MRI扫描,以监测冷冻靶区冰球形成及涵盖病灶情况,通过调整各冷冻探针功率形成适合靶区病灶形态的冰球。进行根治性消融时,如消融边界超过病灶边缘 5～10mm,则复温使探针周围冰球结构融化,最后拔出冷冻探针。在消融的同时将无菌热水袋贴于周围皮肤,防止皮肤冻伤。消融完成后使用相应敷料或止血贴封闭皮肤穿刺点,对整体消融治疗部位行 CT 或MRI 扫描,观察有无并发症。根据病灶部位、病变性质及大小等情况选择冷冻探针的型号、数量及适当的消融方法、通过多冷冻探针的立体几何布针、调整不同探针的功率及消融时间,可实现术中适形冷冻及"差时"冷冻,以最大限度地消融肿瘤组织及保护靶区邻近正常组织。

六、并发症的预防和处理

(一)疼痛

局部疼痛加剧,多发生在浅表肿瘤的氩氦刀冷冻消融中。术后疼痛的出现与术后肿瘤溶解局部水肿压迫及术中冷冻损伤正常组织关系密切,多在术后 24 小时可缓解。一般不需要特殊处理,若疼痛感较严重时,可给予镇痛药物。

(二)毗邻脏器损伤

包括皮肤冻伤、胃肠道损伤、泌尿道的损伤等,一部分脏器损伤不会引起相应临床症状(如肝脏、肾脏等);但胃肠道、神经、膀胱等脏器损伤时,往往会引起严重的临床症状,需进一步干预和治疗,因此将这些脏器称为危险脏器。为了降低毗邻脏器的冷冻损伤,我们应用注射生理盐水或无菌过滤气体的办法使靶病变与毗邻脏器进行分离;应用测温探针实时监测毗邻脏器的边缘温度。

(三)神经血管束损伤

位于盆腔及骨盆的肿瘤常毗邻这些神经或神经走行区,术中实时监测神经功能,当出现症状时,应立即停止手术,寻找可能引起症状的探针,调整进针位置或结合其他治疗办法,避免进一步损伤。我们应该熟悉各神经的走行区,了解各神经的支配部位,评估损伤给患者所带来的影响。

(四)胸腔积液

多为少量胸腔积液,可自行吸收,一般发生在术后 1~3 天。少量患者无临床症状,当胸腔积液量较多时,则会出现胸闷等症状。给予胸腔闭式引流,一般为一过性的,即引流后,未再产生。

(五)血小板减少

血小板减少与肿瘤大小、冷冻时间长短有关。肿瘤直径越大、使用冷冻探针数量越多、冷冻时间越长,氩氦刀冷冻消融术后出现血小板减少的概率越大,且血小板减少越明显。可给予升血小板药物,包括白介素-11、重组人血小板生成素、升血小板胶囊、咖啡酸片等;严重者,有出血倾向时可输注血小板,以预防出血等并发症。

(六)冷休克

较少见,通常因肿瘤体积及冷冻消融范围较大,于大面积冷冻后患者体温下降明显,出现血小板降低、凝血功能障碍及多器官功能不全,导致血压降低、心率加快等表现,一般给予多巴胺药物、及时补液等措施后较易缓解。

七、治疗评价

软组织肿瘤包括良性和恶性(肉瘤),手术切除是主要治疗手段。对于不能手术切除的肿瘤,可根据患者情况,选择手术中冷冻或经皮冷冻予以清除或使瘤负荷减少。我们治疗的患者中,绝大多数的肿瘤为进展性或复发性,未能也难以被完全清除,经冷冻治疗后,有的患者长期存活,有的被认为治愈。这些患者为什么能长期存活?这单纯用冷冻的直接破坏作用似乎甚难解释,很可能冷冻激发的抗肿瘤免疫起一定作用。

软组织肿瘤附近常有血管和神经,有的瘤内即有神经通过。冷冻一般不会引起大血管损伤,但却会对神经造成损伤,从而引起肢体功能障碍。冷冻治疗软组织肿瘤甚易并发外围神经麻痹。神经损伤是主要并发症,但多为暂时性,最终可以恢复。

八、临床应用举例

例 1　患者男,90 岁,纤维肉瘤,手术后复发,局部疼痛,行冷冻消融术(图 3-11-9)。

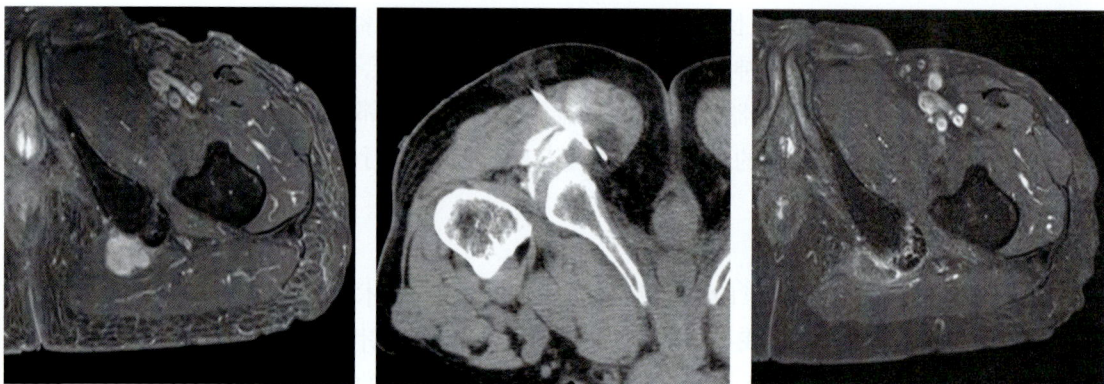

A. 术前肿瘤紧靠坐骨 2.5cm,局部疼痛明显,不能就坐

B. 术中 CT 引导下俯卧位从臀部进针,行冷冻消融治疗

C. 术后 3 个月,肿瘤明显缩小,疼痛减轻

图 3-11-9　左臀部纤维肉瘤氩氦刀治疗

例 2　患者男,47 岁,右侧腹股沟低分化肉瘤,术后及放化疗后复发,行冷冻消融术(图 3-11-10)。

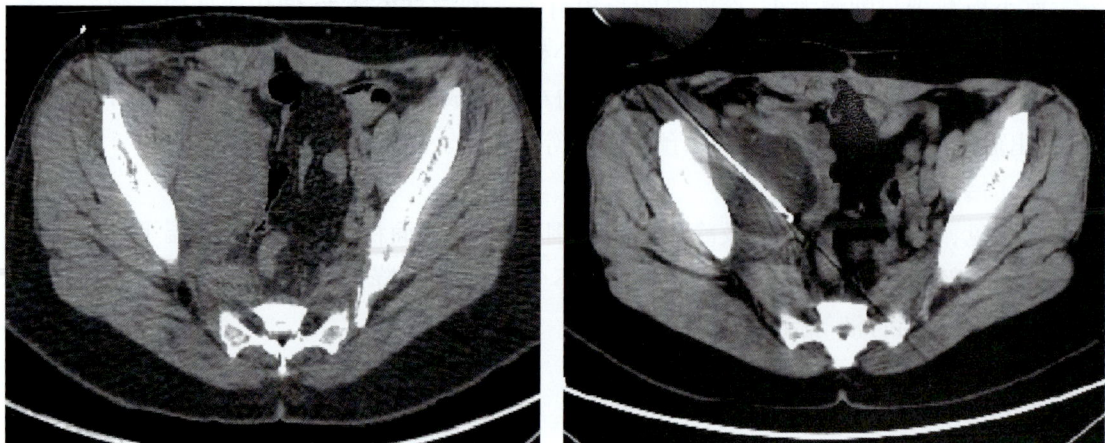

A. 术前右侧腹股沟区密度不均的软组织肿块,不均匀强化,最大截面约 9.5cm×7.8cm

B. 术中冷冻消融 2 个循环后,冰球完全覆盖病变,避免损伤肿瘤边缘走行的神经及皮肤

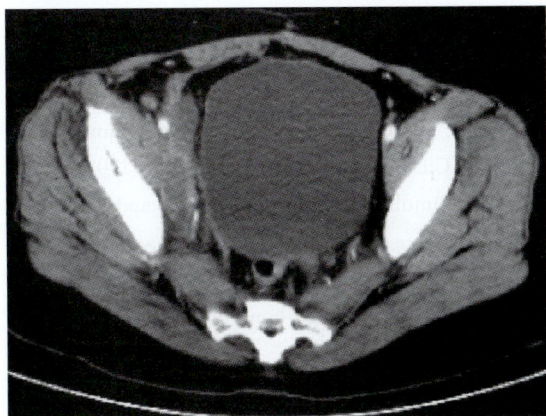

C. 术后 6 个月复查, 病变较前缩小, 呈环形轻度强化, 内为无强化的低密度区

图 3-11-10 右侧腹股沟低分化肉瘤氩氦刀治疗

例 3 患者男, 45 岁, 腹壁硬纤维肉瘤, 术后复发, 局部疼痛 (图 3-11-11)。

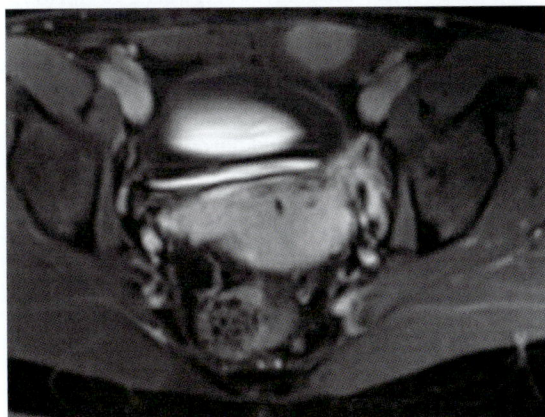

A. 术前左侧下腹部肿瘤大小为 3.5cm×3cm×2.5cm, 侵犯腹直肌

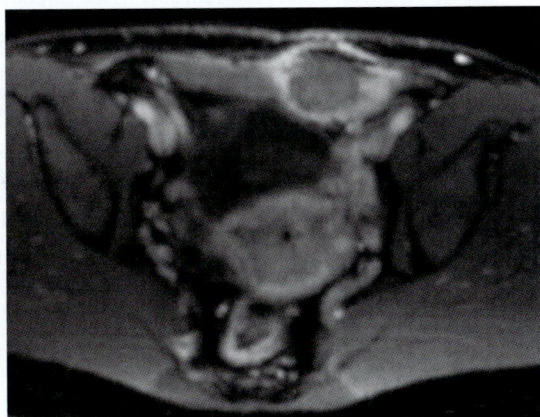

B. 术后 2 个月, 肿瘤坏死, 无强化

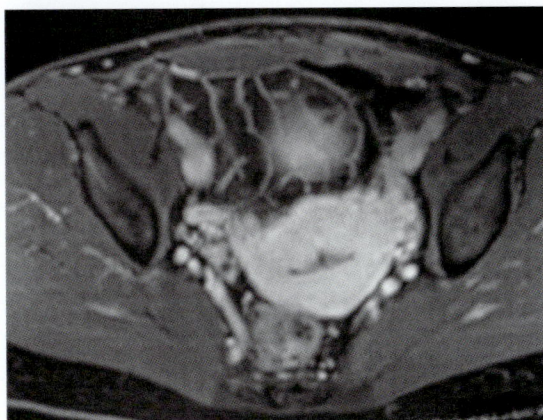

C. 术后 31 个月, 腹壁肿瘤消失, 形成瘢痕

图 3-11-11 腹壁硬纤维肉瘤氩氦刀治疗

(牛立志 马洋洋)

191

参 考 文 献

［1］ PAPALEXIS N,SAVARESE L G,PETA G,et al. The new ice age of musculoskeletal intervention：role of percutaneous cryoablation in bone and soft tissue tumors［J］. Curr Oncol,2023,30(7)：6744-6770.

［2］ NISHIDA H,YAMAMOTO N,TANZAWA Y,et al. Cryoimmunology for malignant bone and soft-tissue tumors［J］. Int J Clin Oncol,2011,16(2)：109-117.

［3］ GETTLEMAN B S,RICHARDSON M K,AYAD M,et al. Complications of cryoprobe cryoablation as a surgical adjuvant for the treatment of metastatic carcinoma to bone,benign bone tumors,and soft tissue tumors：a series of 148 patients［J］. J Surg Oncol,2023,128(7)：1171-1178.

［4］ SUSA M,KIKUTA K,NAKAYAMA R,et al. CT guided cryoablation for locally recurrent or metastatic bone and soft tissue tumor：initial experience［J］. BMC Cancer,2016,16(1)：798.

［5］ IGUCHI T,SAKURAI J,HIRAKI T,et al. Safety of percutaneous cryoablation in patients with painful bone and soft tissue tumors：a single center prospective study(SCIRO-1502)［J］. Acta Med Okayama,2016,70(4)：303-306.

［6］ LIPPA N,SARGOS P,ITALIANO A,et al. Standardization of selection criteria for percutaneous image-guided cryoablation of recurrent soft-tissue sarcomas［J］. Diagn Interv Imaging,2014,95(11)：1071-1077.

［7］ DOSHI A,ZHOU M,BUI N,et al. Safety and feasibility of cryoablation during immunotherapy in patients with metastatic soft tissue sarcoma［J］. J Vasc Interv Radiol,2021,32(12)：1688-1694.

［8］ FAN W Z,NIU L Z,WANG Y,et al. Initial experience：Alleviation of pain with percutaneous CT-guided cryoablation for recurrent retroperitoneal soft-tissue sarcoma［J］. J Vasc Interv Radiol,2016,27(12)：1798-1805.

［9］ CORNELIS F,HAVEZ M,LIPPA N,et al. Radiologically guided percutaneous cryotherapy for soft tissue tumours：a promising treatment［J］. Diagn Interv Imaging,2013,94(4)：364-370.

第十二章 皮肤肿瘤

一、概述

皮肤恶性肿瘤(skin malignancy)即皮肤癌(skin cancer),是一类起源于表皮基底细胞或者毛囊外根鞘的恶性肿瘤。根据肿瘤细胞的来源不同而有不同的命名,包括表皮、皮肤附属器、皮肤软组织、周围神经、黑素细胞、皮肤淋巴网状组织和造血组织等。皮肤癌主要包括鳞状细胞癌、基底细胞癌、恶性黑色素瘤、恶性淋巴瘤、特发性出血性肉瘤、汗腺癌、血管肉瘤等,还包括由其他部位转移至皮肤的继发性癌。

皮肤癌的病因尚不完全清楚,病理改变涉及调节细胞存活、细胞周期和基因组稳定相关的关键基因及通路异常,是遗传和表观遗传学改变逐步累积的多步骤过程。易患因素包括:紫外线照射;免疫系统抑制;接触化学性致癌物质,如砷、沥青和煤焦油;感染,如 HPV 感染;慢性溃疡,如慢性腿部溃疡、烧伤瘢痕、皮肤结核;遗传性疾病,如着色性干皮病;放射线照射等。恶性皮肤肿瘤临床主要依靠病理组织切片来确诊。

手术是治疗皮肤癌的首选方法,一旦确诊后,适合手术的患者,应尽早采用手术治疗。皮肤肿瘤手术治疗的基本原则是尽量彻底切除,避免发生转移,可触及肿大淋巴结是进行区域性淋巴清扫术的指征。如对于基底细胞癌,理想的疗法是手术切除或者切除后植皮。对于无法彻底切除的肿瘤,一般根据肿瘤的大小、位置和浸润情况可进行局部放疗,包括邻近组织的放疗。对于晚期不适合手术的患者,还可以采用化疗、免疫疗法、放射疗法、中药治疗等综合治疗。

(一) 鳞状细胞癌

皮肤鳞状细胞癌(cutaneous squamous cell carcinoma,cSCC)是非黑色素瘤皮肤癌(non-melanoma skin cancer,NMSC)中最常见的肿瘤之一。据中国第 6 次人口普查及上海市 NMSC 流行病学调查数据估算,我国 60 岁以上人群中 cSCC 患者约 29.7 万人,发病年龄中位数为 57 岁,男女比例约为 2.08:1。

紫外线照射是 cSCC 最主要的危险因素。长期日晒、特定部位的总曝光量和晒伤次数与 cSCC 的发生密切相关,且浅肤色人群风险更大。cSCC 发病涉及多个基因和通路驱动基因突变,紫外线照射引起的 *TP53* 突变在 cSCC 中最常见,多达 90%。

不同阶段的 cSCC 临床表现不同,并具有特定的临床亚型。cSCC 发生于免疫功能抑制人群或继发于瘢痕和慢性炎症部位时易发生转移。当出现淋巴结转移时,可有区域淋巴结肿大;浸润神经时,可出现感觉异常、麻木、疼痛或局部运动神经功能障碍。

对于疑似 cSCC 的皮损可考虑皮肤影像学检查,这对 cSCC 的早期诊断有一定提示作用。组织病理学检查为确诊 cSCC 的金标准,如病理提示高风险组织学特征,应对患者进行详细而全面的体检,对皮损引流区淋巴结详细触诊,疑似转移区域行超声、CT 等检查,必要时活检以明确诊断。MRI 可用于局部神经浸润、软组织转移及其范围检查。组织病理分型包括原位 cSCC 和侵袭性 cSCC,侵袭性 cSCC 又可分为促结缔组织增生型、棘层松解型、梭形细胞型、腺鳞癌、肉瘤样分化型等亚型。不同的 cSCC 组织病理类型具有不同的风险级别,处理流程及随访方案也不同,2021 年 NCCN 指南根据局部复发或转移的风险因素,将 cSCC 分为极高危型、高危型和低危型。

1. **极高危型特征**

(1)临床特征:皮损直径≥4cm(任何部位)。

(2)病理学特征:组织学低分化,促结缔组织增生型,肿瘤浸润深度≥6mm 或超过皮下脂肪,真皮深部或直径≥0.1mm 的神经鞘内肿瘤细胞,有血管或淋巴管受累。

具备上述任一极高危型临床或病理学特征即为极高危型 cSCC,具备的危险特征越多,复发的风险越高。

2. **高危型特征**

(1)临床特征:原发皮损位于躯干和四肢,直径 2～<4cm,或位于头、颈、手、足、胫前、肛门生殖器(任何大小);边界不清;复发性肿瘤;有免疫抑制状态、局部放射治疗史或慢性炎症病史、肿瘤快速生长、神经受累症状。

(2)病理学特征:高风险组织学亚型(棘层松解型、腺鳞癌、肉瘤样分化型、梭形细胞型);有神经周围浸润。

具备上述任一高危型临床或病理学特征即为高危型 cSCC,具备的危险特征越多,复发或转移的风险越高。

3. **低危型特征**

(1)临床特征:原发皮损位于躯干或四肢,皮损直径<2cm,边界清楚;原发性肿瘤;无免疫抑制状态、局部放射治疗史或慢性炎症病史、肿瘤快速生长、神经受累症状。

(2)病理学特征:高分化或中分化肿瘤,非高风险组织学亚型;肿瘤厚度≤6mm 且浸润未超过皮下脂肪层,无神经周围浸润;无血管或淋巴管浸润。

具备上述所有低危型临床和病理学特征即为低危型 cSCC。

4. **治疗** cSCC 治疗目标是确保原发肿瘤的完全切除,防止转移并兼顾美观。如治疗对外观或功能会产生较大影响,治疗方法的选择应权衡利弊,应由皮肤科、外科、放射科及肿瘤科医师共同讨论。

(1)低危型 cSCC 的治疗:一线治疗推荐标准切除加术后切缘评估;不能进行手术的患者,可选择冷冻治疗、电干燥和刮除术(注意不用于毛发旺盛区域),或选择放射治疗;二线治疗推荐光动力疗法(photodynamic therapy,PDT)及外用咪喹莫特等。

(2)高危型及极高危型 cSCC 的治疗:手术切除是主要的治疗方法,建议采用 Mohs 显微描记手术或慢 Mohs 显微描记手术切除。对于不能进行手术的患者,放疗可作一线治疗方案,化疗、放化疗、免疫治疗及口服维 A 酸可作为二线治疗方案。总之,对局部或早期转移患者推荐行个体化的多学科综合治疗和管理,晚期患者应予相对较好的姑息及支持治疗以缓解症状,并最大限度地提高生活质量。

(二) 基底细胞癌

皮肤基底细胞癌(basal cell carcinoma,BCC)是最常见的皮肤恶性肿瘤,生长缓慢,较少转移,但可局部浸润性生长,破坏组织和器官,引起器官功能障碍,甚至危及生命。我国人群中 BCC 占所有皮肤恶性肿瘤的 29.3%~47.5%。BCC 发病年龄中位数为 58~65.39 岁,男女比例相当。BCC 起病时常无症状,初期多为基底较硬斑块状丘疹,有的呈疣状隆起,而后破溃为溃疡灶改变,不规则,边缘隆起,似火山口,底部凹凸不平,生长缓慢。转移者先发生边缘半透明结节隆起浅在溃疡,继之渐扩大,可侵蚀周边组织及器官,成为侵蚀性溃疡。

紫外线暴露是最重要的环境危险因素,浅色皮肤、多次晒伤、年龄较大人群易发生 BCC。其他危险因素包括:皮肤癌家族史、免疫抑制(包括 HIV 感染和器官移植术后)、电离辐射和化学致癌物(尤其是砷暴露)等。另外,某些遗传病患者发生 BCC 的风险升高,包括着色性干皮病、皮肤白化病等。一些抑癌基因和原癌基因的突变驱动了 BCC 的发生。Hedgehog(HH)蛋白家族是参与器官发生和组织修复的高度保守的发育通路,包括 PTCH1 受体、SMO 信号转导因子、GLI 转录因子等,大多数 BCC 中存在 Hedgehog(HH)蛋白家族的过度活化。抑癌基因 *TP53* 是参与 BCC 形成的第二重要基因,其编码 P53 蛋白通过激活 DNA 修复、调节细胞周期、诱导细胞凋亡参与维持基因组稳定。

从风险评估角度,临床主要分为 5 型:结节型、浅表型、硬斑病样型/浸润型、色素型和纤维上皮瘤型。此外,还有两种以多发 BCC 为主要表现的综合征:痣样基底细胞癌综合征(nevoid basal cell carcinoma syndrome)和 Bazex-Dupré-Christol 综合征。

结节型 BCC 为最常见的类型,约占所有 BCC 的 80%。表现为凸起的、伴毛细血管扩张的淡红色或肤色光滑丘疹、斑块、结节,多可见到珍珠样隆起的边缘,好发于面部。随着皮损增大,可出现溃疡。浅表型 BCC 好发于躯干,表现为淡红色斑疹或斑片,皮损直径数毫米至数厘米,边界清楚,常呈线状隆起,有时含有程度不等灰褐色、蓝灰色色素。硬斑病样型 BCC 也称为浸润型 BCC,表现为扁平、轻度萎缩或境界不清的斑块,质地硬,淡红色或肤色,可有毛细血管扩张。肿瘤的实际浸润范围常远大于临床所见,手术切除时应注意。色素型 BCC 表现与结节型 BCC 相似,但通常含有明显色素,为黑色丘疹、斑块或结节,表面可有糜烂、溃疡、结痂。纤维上皮瘤型 BCC 为少见类型,典型皮损为光滑的、淡红色的结节或斑块。痣样基底细胞癌综合征,又称戈林综合征(Gorlin syndrome),是一种罕见的常染色体显性遗传、肿瘤易感性疾病,与 *PTCH1* 或 *SUFU* 基因突变有关。典型的临床表现为多发 BCC、牙源性角化囊肿、骨发育异常、掌跖点状凹陷、异常钙化等,易伴发其他良性或恶性肿瘤。Bazex-Dupré-Christol 综合征临床罕见,呈 X 连锁显性遗传,特征性临床表现为先天性毛发稀少、毛囊性皮肤萎缩、粟丘疹和多发性 BCC。

BCC 的基本病理特点为嗜碱性基底样肿瘤细胞构成的肿瘤团块,团块周边肿瘤细胞呈栅栏状排列,伴数量不等的纤维黏液样基质,肿瘤细胞团块与周围的纤维基质间常可见收缩间隙。从辅助临床角度,BCC 组织病理可分为高危型和低危型,各病理类型之间存在一定重叠,分型以占 50% 以上的主要病理类型为准。

临床怀疑 BCC 的患者均建议活检,不建议在活检报告前给予有创性治疗。治疗应综合考虑肿瘤风险、患者耐受性、治疗成本以及患者具体情况。评估病变风险等级是 BCC 治疗方式选择最重要的一步,既要注意防止过度治疗,也要防止因治疗不充分产生的严重后果。治疗方法主要包括手术切除、Mohs 显微描记手术、电干燥和刮除术、外用药物、光动力疗法、冷冻疗法和放疗等。多种手术治疗联合非手术手段可提高肿瘤组织清除率,降低治疗不良反应以及获得良好的美容效果。

(三) 恶性黑色素瘤

黑色素瘤在我国虽然是少见恶性肿瘤,但病死率高,发病率也在逐年增加。临床症状包括出血、瘙痒、压痛、溃疡等,一般来讲,黑色素瘤的症状与发病年龄相关,年轻患者一般表现为瘙痒、皮损的颜色变化和界限扩大,老年患者一般表现为皮损出现溃疡,通常提示预后不良。在亚洲人和其他有色人种中,原发于肢端的黑色素瘤约占 50%,常见的原发部位多见于足底、足趾、手指末端及甲下等肢端部位,原发于黏膜(如直肠、肛门、外阴、眼、口鼻咽部位)的黑色素瘤占 20%～30%。在我国,皮肤黑色素瘤的高危因素主要包括严重的日光晒伤史,皮肤癌病史,肢端皮肤有色素痣、慢性炎症,以及对其不恰当的处理,如盐腌、切割、针挑、绳勒等。

皮肤黑色素瘤多由痣发展而来,早期诊断是关键,痣的早期恶变症状可总结为以下 ABCDE 法则。A 非对称(asymmetry):色素斑的一半与另一半看起来不对称;B 边缘不规则(border irregularity):边缘不整或有切迹、锯齿等,不像正常色素痣那样具有光滑的圆形或椭圆形轮廓;C 颜色改变(color variation):正常色素痣通常为单色,而黑色素瘤主要表现为污浊的黑色,也可有褐、棕、棕黑、蓝、粉、黑甚至白色等多种不同颜色;D 直径(diameter):色素痣直径>5～6mm 或色素痣明显长大时要注意,黑色素瘤通常比普通痣大,对直径>1cm 的色素痣最好做活检评估;E 隆起(elevation):一些早期的黑色素瘤,整个瘤体会有轻微的隆起。黑色素瘤进一步发展可出现卫星灶、溃疡、反复不愈、区域淋巴结转移和移行转移。晚期黑色素瘤根据不同的转移部位症状不一,容易转移的部位为肺、肝、骨、脑。眼和直肠来源的黑色素瘤容易发生肝转移。

组织病理学是黑色素瘤确诊的最主要手段,免疫组织化学染色是鉴别黑色素瘤的主要辅助手段。无论是黑色素瘤体表病灶或者转移灶活检还是手术切除组织标本,均需经组织病理学诊断。病理诊断须与临床证据相结合,全面了解患者的病史和影像学检查等信息,诊疗须重视多学科诊疗团队的模式,从而避免单科治疗的局限性,为患者提供一站式医疗服务、促进学科交流,并促进建立在多学科共识基础上的治疗原则和指南。黑色素瘤的主要治疗手段为手术及术后辅助治疗。

早期黑色素瘤在活检确诊后应尽快做原发灶扩大切除手术,扩大切除的安全切缘是根据病理报告中的肿瘤浸润深度决定的。对于活检病理未能报告明确深度,或病灶巨大者,可考虑直接扩大切除 2cm,同时需要对前哨淋巴结活检,前哨淋巴结阳性者,需要做淋巴结清扫或者超声检查随访。对于局部复发或有肢体的移行转移者可采取的治疗方法有手术、隔离肢体热输注化疗和隔离肢体热灌注化疗。对于局部复发者,手术仍是最主要的治疗方法;不能耐受手术放疗者,全身治疗包括分子靶向药物治疗、化疗、免疫治疗等。

（四）皮肤恶性淋巴瘤

原发性皮肤淋巴瘤是一组异质性 T 细胞和 B 细胞淋巴瘤，诊断时没有皮肤以外病变的证据。发病原因不明，病因可能涉及文身反应、昆虫咬伤、外伤，包柔氏螺旋体属感染等。

分局限性或播散性两种。局限性者，皮损呈豌豆大或较大的单个坚实性皮肤结节或成群结节，主要发生于颜面，特别是额部和耳垂。结节表面通常光滑，呈肉色、淡红色、淡黄褐色或紫色。偶尔结节亦发生于身体其他部位。女性最常见，未发现内脏损害或血液改变。通常皮损在数月、有时 1～2 年后自行消退。播散性多见于中年人，呈粟粒性丘疹或大而硬的结节，主要位于颜面、躯干和四肢。损害可持续多年，但可自行消退。根据临床表现、皮损特点、组织病理特征即可诊断。但有些病例，需要长期随访，若未出现淋巴结和内脏损害进展，才能进一步排除淋巴瘤可能。

组织病理检查可见主要由成熟淋巴细胞构成的致密性结节性浸润，伴发多少不等的组织细胞。浸润上方可见无浸润带将结节性浸润与表皮分开。在深部通常可见界限清楚的生发中心，或混合存在的细胞。单克隆抗体检查显示浸润细胞为一种多克隆 T 细胞增生或由 B 细胞、周围为 T 细胞构成的结节。

X 线放射疗法为首选疗法，可用 100kV（HVL 1～3mm Al），剂量 100rad，皮损可在 1～2 周内消退。亦可试用羟氯喹或丙喹酮治疗。如疏螺旋体及蜱抗体试验阳性，则青霉素治疗可迅速治愈。

尽管手术治疗是皮肤肿瘤的首选治疗方式，但仍有很多皮肤肿瘤患者因各种原因无法接受治疗，这些患者病情得不到有效控制，预后不佳。因此国内外学者一直致力于寻求皮肤肿瘤替代疗法的探索。近年来，超低温冷冻治疗作为一种新型治疗手段逐渐被应用到皮肤癌的治疗中。超低温冷冻治疗应用历史久远，随着新技术的应用和冷冻方法的不断改进，近些年在临床得到长足发展，体现出越来越良好的治疗效果以及更少的不良反应，在皮肤肿瘤的治疗方面有很好的应用前景。

二、适应证

超低温冷冻治疗适应于以下皮肤肿瘤的治疗：

1. **良性皮肤肿瘤**　如痣、色素痣、血管瘤等。
2. **早期恶性皮肤肿瘤**　如基底细胞癌、鳞状细胞癌等。
3. **不能手术切除的局部晚期皮肤恶性肿瘤**　如黑色素瘤等。
4. **对手术切除有禁忌或不能耐受手术者**
5. **对放射治疗不敏感或不能耐受者**

对于不能耐受手术或者不愿意接受手术的皮肤癌患者，冷冻治疗可以作为替代方案应用于临床：①患者不愿意接受手术切除治疗；②检查示癌灶不能完全切除；③局部癌灶稳定但不能消失或缩小不明显；④其他部位的肿瘤出现皮肤单发或多发转移病灶，可能需要反复治疗。

三、禁忌证

冷冻消融治疗属局部微创治疗，总体上非常安全，无绝对禁忌证。相对禁忌证包括：①癌灶呈现弥漫性,消融治疗无法改善病情;②严重的寒冷性荨麻疹、冷球蛋白血症,或者其他严重全身系统疾病,需要专科医师进行评估后决定是否能接受手术;③大血管包绕癌灶导致穿刺困难;④严重出血,血小板计数<70×10⁹/L 和凝血功能严重紊乱;⑤重要脏器功能严重不全,严重贫血、脱水和营养代谢严重紊乱,无法在短期内纠正或改善。

四、术前准备

(一) 一般准备

1. 同局麻手术一样,包括各项常规实验室检查,如血常规、血型、血清生化、凝血功能、心电图等。

2. 皮肤表面肿瘤需要提前备皮,术前 4 小时禁食。

3. 签署知情同意书。

(二) 麻醉及体位

冷冻治疗通常采用局部麻醉即可满足治疗需要,充分暴露病灶部位即可。如果行局部扩大切除联合冷冻治疗,宜选择全身麻醉。

五、操作过程

(一) 液氮喷射冷冻法(简称喷射法)

喷射法主要使用便携式液氮治疗仪。治疗时需在肿瘤表面铺设一薄层棉花,再按压通气孔,释放液氮。该法可使组织迅速降温,冷冻速度快、破坏力强,适用于形状不规则、范围较大的病灶。缺点是液氮喷射时,术者需通过控制喷射速度来控制冷冻范围,避免冻伤病灶周围正常组织,且需要助手及时吸走未经气化的液氮,避免伤及正常组织,特别是黏膜。喷射法适合于厚度不超过 1cm、范围广泛的较大病灶的肿瘤。厚度超过 1cm 的肿瘤宜采用手术切除或经皮穿刺冷冻消融。

(二) 经皮穿刺超低温冷冻消融技术

1. **麻醉** 患者接受局部麻醉或全身麻醉,以确保手术过程中不会感到疼痛。

2. **定位** 使用超声或 CT 等影像学技术确定肿瘤的位置和大小,做好治疗计划。

3. **穿刺及冻融** 将冷冻探针插入到肿瘤组织中,启动冷冻-升温双循环(15 分钟-5 分钟),使用温水手套保护好周围正常组织。冷冻后肿瘤组织会结冰,肉芽可见冷冻范围。

4. **术毕复查 CT 或 B 超** 确定消融范围,以确保冷冻范围超过肿瘤边界 1cm。

对于无法一次完成冷冻消融的巨大病灶,可以分次进行,通常间隔时间为 2~3 周,其间可联合化疗、免疫等全身治疗,以期发挥冷冻的抗肿瘤免疫增强效应。氩氦刀技术的开展不但需要进行专业人员资质培训,还需要专门的设备和场地,价格也较昂贵,国内开展还不普遍。

六、并发症的预防和处理

(一) 疼痛

疼痛常由于病灶区组织血管受冷冻收缩后极度扩张所致,治疗开始即会出现,通常持续约 2~3 小时后消失。对于疼痛严重者,可术后给予非甾体抗炎药物镇痛。对于术中疼痛剧烈影响治疗者,可以使用地佐辛止痛。

(二) 肿胀

皮肤及皮下组织水肿,肿胀程度与冷冻温度、时间、范围和组织部位有关,冷冻温度越低、时间越长、范围越大,肿胀越严重。舌、口底和颊等皮肤疏松组织肿胀明显,腭部、牙龈等致密组织肿胀较轻。肿胀通常在治疗 12~24 小时后达到高峰,5~7 天后消退。冷冻后 1 周左右,冷冻局部的组织开始坏死,呈灰白色,从边缘开始逐渐脱落,应当注意加强消毒护理,口腔病灶应注意加强口腔护理,预防感染。

(三) 出血

因冷冻损伤肿瘤及其周围血管导致,发生时需采用压迫、填塞等方式止血。出血量较大时注意监测患者的生命体征,必要时及时补液。在组织坏死脱落期,也容易发生出血,因此需告知患者进食软食,禁止撕脱坏死组织。

(四) 呼吸道梗阻

冷冻术中,因液氮喷射不当或吸引不及时导致冷冻液的误吸误咽,可引起呼吸道冻伤继而水肿梗阻。因此治疗时,应保持适当匀速的液氮喷射及通畅的负压吸引。同时指导患者采取鼻吸口呼的呼吸方式。软腭、舌根、咽侧壁部肿瘤冷冻治疗后出现肿胀也容易发生呼吸道梗阻,可采用糖皮质激素等控制水肿,注意监测血氧,严重者应行气管插管或者气管切开。

(五) 继发感染

冷冻创面直接暴露于空气或者口腔环境中,患者局部或全身抵抗力低下时,可发生局部感染,应给予外科换药,应叮嘱患者注意口腔卫生,应用含有抗生素的漱口水,必要时用抗生素治疗。

七、治疗评价

冷冻消融治疗安全性高、不良反应轻微,能够保护肿瘤邻近组织器官的生理功能。冷冻治疗后,细胞脱水,膜系统的脂蛋白退化,组织发生缺血性梗死,营养缺乏,最后坏死。冷冻后,肿瘤组织要先后经历水肿、坏死、脱落、纤维组织修复的过程,因此通常于冷冻治疗后 4~6 周评价治疗效果。对于表浅的局限肿瘤经肉眼即可判定冷冻效果,以及是否有肿瘤残留;而位于深部的肿瘤需根据影像学测量评估疗效。冷冻治疗属于局部治疗,应通过冷冻力争将肿瘤完全消除,对于有肿瘤残留者可再次冷冻,对于肿瘤体积较大者通常需要多次冷冻消融才能达到消除或控制肿瘤的效果。部分肿瘤容易复发,可反复冷冻治疗。

液氮冷冻治疗操作简单、易于推广,在无冷冻喷射器械条件下,也可用接触法冷冻两个周期后再行切除手术。氩氦刀冷冻消融更适合瘤体大、侵犯深部组织的皮肤肿瘤。冷冻疗法在保护患者口腔功能、提高生活质量方面发挥重要作用。

在复温过程中,受损组织蛋白具有新的抗原性,刺激机体免疫系统产生自身免疫反应。因此,冷冻治疗局部原发性恶性肿瘤可能会抑制远处转移肿瘤的生长。冷冻消融的免疫增强效应还可为肿瘤的全身系统治疗提供更有利条件,使局部根治性治疗和全身辅助性免疫治疗有机结合、近远期疗效获益最大化。

八、临床应用举例

患者男,47 岁。2022 年 8 月因发现颈部肿物 15 年,喘憋后气管切开 13 年就诊。

患者于 2007 年发现左侧颈部肿物,同时出现声音嘶哑,在当地切除左侧甲状腺,术后病理提示甲状腺癌,但未进行其他治疗。2009 年再次喘憋气促,为此行气管切开,并长期留置金属气切套管。2012 年出现左侧颈部皮下肿物,逐渐增大,影响吞咽,行胃造瘘后经胃造瘘管进食。2019 年起患者喘憋气促加重,在当地查支气管镜提示气切套管末端气道狭窄,此后多次行支气管镜下治疗,均能暂时改善。2022 年 8 月 3 日因喘憋再次加重入我科治疗。当时见患者气管切开状态,左侧颈部肿物多个(图 3-12-1A),皮色略暗,质地较硬,表面干燥,偶有少量分泌物渗出,触之易出血。DSA 下造影发现左侧甲状腺上动脉和下动脉侧支呈网状,并与左侧颈部肿瘤吻合,相关血管给予栓塞。于 2022 年 8 月 8 日在 CT 引导下,以 2 把 2.4mm 氩氦刀经皮穿刺到左侧颈部肿物。冷冻消融 2 个循环,每个循环冷冻 8 分钟,复温 5 分钟(图 3-12-1B、C、D)。同步穿刺活检,消融后复查 CT,提示冰球覆盖左侧颈后肿物约 90%,拔出氩氦刀后局部纱布加压止血,返回病房。后病理回报为低分化鳞癌,约 2 周后局部肿瘤组织坏死脱落,结痂(图 3-12-1E),后续患者进行化疗加免疫治疗。

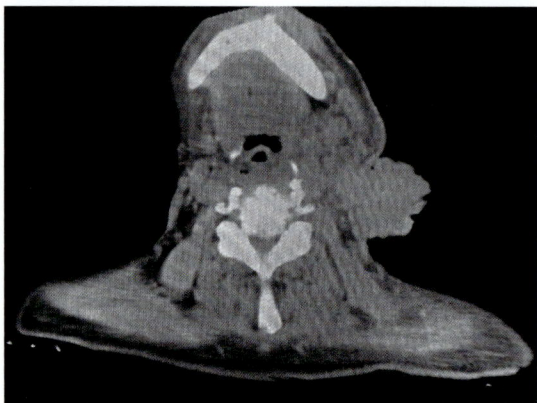

A. 术前检查

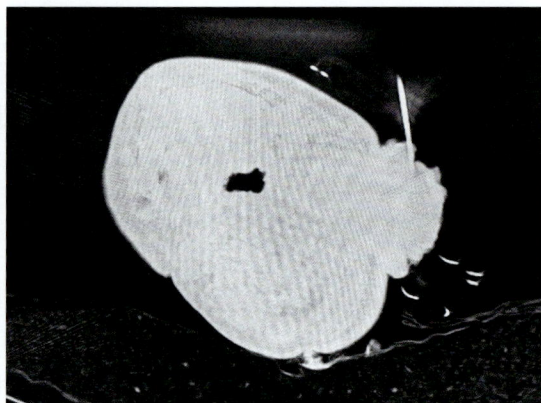

B. 术中

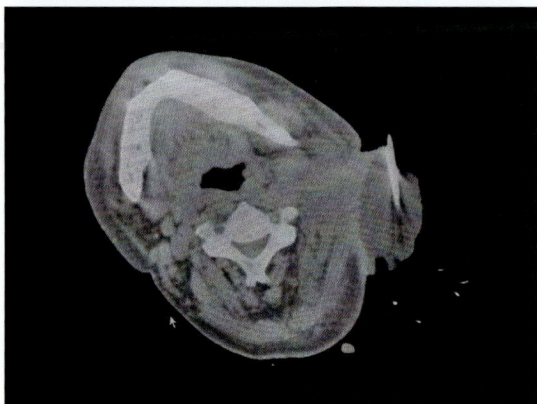

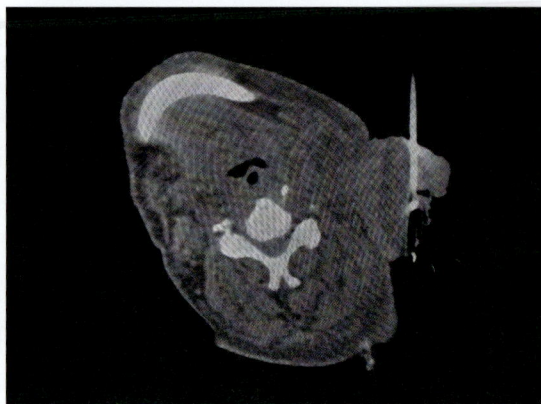

C、D. 术中

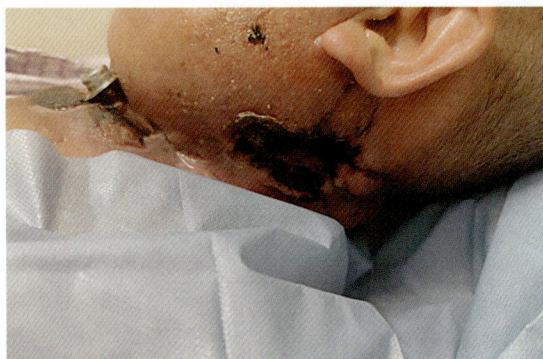

E. 术后 2 周,局部肿瘤脱落后结痂

图 3-12-1 颈部皮下肿瘤氩氦刀治疗

(任传云)

参 考 文 献

[1] 中华医学会皮肤性病学分会皮肤肿瘤研究中心,中国医师协会皮肤科医师分会皮肤肿瘤学组. 皮肤鳞状细胞癌诊疗专家共识(2021)[J]. 中华皮肤科杂志,2021,54(8):653-664.

[2] 中华医学会皮肤性病学分会皮肤肿瘤研究中心,中国医师协会皮肤科医师分会皮肤肿瘤学组. 皮肤基底细胞癌诊疗专家共识(2021)[J]. 中华皮肤科杂志,2021,54(9):757-764.

[3] 中国临床肿瘤学会指南工作委员会. 中国临床肿瘤学会(CSCO)黑色素瘤诊疗指南[M]. 北京:人民卫生出版社,2021.

[4] 中华人民共和国国家卫生健康委员会. 淋巴瘤诊疗指南(2022 年版)[J]. 中国肿瘤临床与康复,2023,30(3):135-158.

[5] 陈定宝,沈丹华. 皮肤淋巴瘤研究进展[J]. 诊断病理学杂志,2022,29(10):889-892.

[6] CHEN Y,LI J,ZHANG H,et al. The use of argon plasma coagulation in the treatment of skin cancer[J]. Journal of Dermatology Research,2019,7(3):e165.

[7] WANG L,ZHANG Y,LIU X,et al. Argon plasma coagulation for the treatment of basal cell carcinoma on the face[J]. Journal of Dermatology Research,2018,6(3):e159.

第十三章 血 管 瘤

一、概述

血管瘤是一种良性血管肿瘤,系因血管内皮细胞增生而增大,继发于内皮细胞增殖的良性血管肿瘤。先天性血管瘤在子宫内就会发生增殖,因此通常在出生时就已存在并完全生长。根据其自然史,先天性血管瘤可分为三大亚型:快速消退型、部分消退型和不消退型。不消退型的发病率低于快速消退型,通常累及头颈部、躯干或四肢。不消退型不会自发发作;因此,大多数病例需要干预以减少相关并发症的发病率,如疼痛、持续肿胀或肿块、美容毁容和身体活动受限。

手术切除被认为是治疗不消退型先天性血管瘤患者的主要方法,然而,经皮冷冻消融已被证明是低流量血管畸形的一种有前途的替代治疗选择。

肝血管瘤是常见的肝脏良性肿瘤,在任何年龄段均可发病,其检出率随着医学影像学技术的不断发展也在逐年上升,成人发病率为 0.4%～20.0%,多见于 40～60 岁的女性,男女比例为 1∶5,尸检的发现率为 0.4%～7.4%,但其发病机制目前尚未明确。肝血管瘤生长缓慢,大约 10% 的血管瘤会进行性增大,虽然目前研究表明肝血管瘤无恶变潜能,但当其直径过大时,可引起患者腹部不适、食欲缺乏、消化不良等症状。肝血管瘤自发性破裂出血的病例虽然罕见,但瘤体破裂时可在短时间内大量出血,引发出血性休克,对患者生命造成威胁。因此,瘤体破裂出血的潜在风险与瘤体大小均为肝血管瘤外科治疗的重要手术指征。

根据组织病理学,肝血管瘤分为海绵状血管瘤、硬化性血管瘤、血管内皮细胞瘤和毛细血管瘤。①肝海绵状血管瘤在临床上最为常见,约占所有肝血管瘤的96%,其外观呈暗红色,界限清晰,切面呈海绵状,可见不规则的纤维性包膜。肝海绵状血管瘤的瘤体主要由网格状、大小不等的异常血窦构成,血窦内壁衬有单层扁平内皮细胞,血窦之间存在纤维组织。肝海绵状血管瘤的血供通常来自肝动脉,其血流速度与窦腔大小成反比。腔径较小($35～50\mu m$)时,为高流量海绵状血管瘤;腔径较大($500～600\mu m$)时,为低流量海绵状血管瘤;大多数腔径不等,分布于瘤周的异常血窦小于瘤中央的异常血窦,为中等流量海绵状血管。②硬化性血管瘤极少见,也被认为是海绵状血管瘤演变的终末阶段,硬化性改变可能与海绵状血管瘤内血栓形成有关。随着海绵状血管瘤体内血管腔的扩张,瘤体膨胀式增大,血流速度改变,血管腔内可形成血栓,进而继发局部坏死钙化、纤维瘢痕和玻璃样变性等改变,最终演变为硬化性血管。硬化性肝血管瘤组织结构坚硬,热消融治疗效果欠佳,建议首选手术切除。③肝血管内皮细胞瘤又称婴儿型肝血管内皮细胞瘤,自然演变过程通常包括增生、退变和消失三个阶段。肝血管内皮细胞瘤在婴儿出生后数周出现，随后进入快速增生期，通常持续 1 年左右，进入缓慢消退期，消退时间可为数月至数年不等，平均 3.5 年；最后为退化完成期，约为 5.8 年，瘤体内血管在此阶段被纤维、脂肪组织替代。④肝毛细血管瘤由直径 20μm 的毛细血管增殖而成，瘤体边界清晰，通过纤维包膜与邻近肝实质分离。肝毛细血管瘤的相关文献均为个案报告，诊断仍存在争议，尚未被 WHO 纳入。

肝血管瘤的临床表现与肿瘤大小和位置有关。小血管瘤通常生长缓慢，无明显症状。瘤体巨大时可压迫邻近组织和脏器，产生腹胀、腹痛等临床症状。右肝巨大血管瘤主要表现为右季肋区不适感或胀痛，左肝巨大血管瘤压迫胃肠道可引起早饱、恶心、呕吐等。

肝血管瘤无特异性肿瘤标志物，诊断主要依靠影像学检查。超声是肝血管瘤的首选检查方法，其灵敏度和特异度分别为 96.9% 和 60.3%。小肝血管瘤多表现为边界清晰的高回声结节，较大肝血管瘤则表现为边界清晰、内部回声杂乱且强弱不均的占位。超声造影对较小病灶的检出更有优势，增强后早期病灶呈周边强化，随后呈向心性填充。增强 CT 诊断肝血管瘤的灵敏度和特异度分别为 98.3% 和 55.0%，"早出晚归"征是其特征性表现。MRI 的灵敏度和特异度分别为 90%～100% 和 91%～99%，T_2 加权像表现为特征性的"灯泡"征。肝血管瘤的诊断并不困难，多种影像手段联合应用，可明显提高诊断准确率，少数情况下，须与肝脏血管源性恶性肿瘤鉴别。数字减影血管造影技术较少用于肝血管瘤的诊断，但在鉴别肝肿瘤良恶性或行栓塞治疗时有较好的应用价值。

氩氦刀冷冻治疗肝血管瘤在临床上已经是一种常见的治疗手段。目前相关文献较少，最早见于 2003 年的报道，2020 年，《肝血管瘤治疗指征与处理策略》这篇文章明确推荐冷冻消融是治疗肝血管瘤方法之一。氩氦刀治疗适用于直径＜5cm 且病灶周围无重要脏器的血管瘤；重要脏器周围的血管瘤及肝巨大血管瘤为氩氦刀冷冻治疗的禁忌证。

二、适应证

1. 肿瘤长径＞5cm，且近 2 年瘤体有明显的增大倾向（肿瘤长径增加值＞1cm）或虽无明显增大倾向，但存在与血管瘤相关的持续腹部疼痛或不适，胃肠镜检查排除胃肠道疾病可能。

2. 肿瘤长径＜5cm，具有明显的生长倾向，且位置位于第二、三肝门处，与肝门部胆管、门静脉、肝动脉、肝静脉或下腔静脉关系密切，瘤体进一步增大会给未来治疗增加困难。

3. 体积巨大，占位效应明显。

三、禁忌证

1. 肿瘤长径＞5cm，但无明显生长倾向，且无明显症状。

2. 体积巨大，外生性生长，主瘤体较为游离者，应将手术切除作为首选。

3. 硬化性肝血管瘤。

4. 肿瘤长径＞5cm，虽然有明显生长倾向，但无明显症状，且患者年龄＞80 岁。

5. 婴儿型肝血管内皮细胞瘤。

6. 合并活动性感染、凝血功能障碍和/或恶性肿瘤者。

7. 全身情况差,PS 评分＞2 分,凝血功能差,血小板计数＜80×10⁹/L。

四、术前准备

(一) 一般检查

评估患者心、肺功能情况是否符合手术要求;于术前 2 周内对病灶部位行增强 CT 或 MRI 检查,必要时进行 PET/CT 检查;完善相关实验室检查(包括血尿便常规、凝血功能、普通生化检查、肿瘤标志物检查、血型检查、血清检查等);对于有特殊疾病或存在基础疾病者需要补充相关检查,以准确评估冷冻消融手术风险。

(二) 手术设备及器械

冷冻消融设备及冷冻探针(MRI 引导下需具有磁兼容性);多层螺旋 CT 扫描仪、彩色多普勒超声仪或大孔径 MRI 扫描仪、磁体 MRI 扫描仪;氧气、氩气、氦气;手术相关器材;多功能心电监护仪;麻醉、镇静、止血、降压等急救药品;气管插管、呼吸机、除颤仪等急救器材及设备;温毯机。

患者至少于术前 7 天停用任何抗凝及活血药物,并于术前 6 小时禁食、禁水。高血压及糖尿病患者可以继续服用相关治疗药物。对疼痛症状明显者于术前给予镇痛药。术前患者及家属(受委托人)签署手术知情同意书。必要时给予患者心理疏导。

五、操作过程

(一) 术中操作

根据术前影像学检查选择适当体位。连接多功能心电监护仪实时检测血压、氧饱和度、心率和心电图等(MRI 引导时需采用磁兼容设备),建立静脉通道。消融病灶位于胸部时,给予患者低流量吸氧。开动温毯机以保持体温。

(二) 术中定位

对病灶部位进行常规 CT/MRI 扫描以显示肿瘤准确位置,同时确定体表进针点、穿刺路径,预设冷冻探针的几何分布情况及深度,避免损伤大血管、神经等重要结构,必要时进行术中增强扫描,以确保消融手术安全实施。

(三) 消毒及麻醉

手术区域消毒需至少包括穿刺点周围 15cm,铺覆手术洞巾及大单。对体表穿刺点采用 1% 利多卡因注射液进行局部浸润麻醉,特殊情况下也可采取静脉麻醉或全身麻醉。消融靠近重要神经部位的肿瘤时,需保持患者清醒,术中测试神经功能,防止损伤神经。

(四) 设备测试

将冷冻探针与设备连接后于体外进行测试,观察冷冻冰球冻融情况,确保冷冻探针正常工作。冷冻探针穿刺采用步进式穿刺方法,或在导航设备引导下,根据病灶所在组织形态及病灶性质按照术前穿刺规划路径进行穿刺;将冷冻探针置于指定区域,并再次通过 CT/MRI 扫描确认最终探针位置。

(五) 冷冻消融及影像学监测

冷冻探针穿刺至预设点后进行氩气冷冻 12～15 分钟,然后氦气复温 3～5 分钟,术中一般采用 2 次冻融循环。根据术中影像学监测显示的冰球覆盖病灶情况决定是否增加冷冻时间及冻融循环。冷冻消融中一般间隔 5 分钟行 CT/MRI 扫描,以监测冷冻靶区冰球形成及涵盖病灶情况,通过调整各冷冻探针功率形成适合靶区病灶形态的冰球。进行根治性消融时,如消融边界超过病灶边缘 1cm,则复温使探针周围冰球结构融化,最后拔出冷冻探针。在消融的同时将无菌热水袋贴于周围皮肤,防止皮肤冻伤。消融完成后使用相应敷料或止血贴封闭皮肤穿刺点,对整体消融治疗部位行 CT 或 MRI 扫描,观察有无并发症。

(六) 多针组合适形冷冻消融

多针组合适形冷冻消融为采用不同数量的冷冻探针在肿瘤内以不同空间分布达到消融范围符合病灶形态的消融方法,适用于各种形态不同、大小不同的病灶。通过多冷冻探针的立体几何布针、调整不同探针的功率及消融时间,可实现术中适形冷冻及"差时"冷冻,以最大限度地消融肿瘤组织及保护靶区邻近正常组织。病灶最大径<3cm 时,将 2～3 根消融探针置于病灶边缘区,使消融区域完全涵盖病灶;病灶最大径≥3cm 时,通常以 4～6 根消融探针垂直于病灶长轴进针,进行间距 1.5cm 的平行面布局冷冻消融。

六、并发症的预防和处理

(一) 疼痛

术后可能由于冷冻损伤作用引起局部轻度疼痛,一般使用镇痛药后可缓解。

(二) 神经损伤

肿瘤位置靠近神经结构时,冷冻消融可能造成局部神经损伤,出现局部皮肤感觉减退或缺失、皮肤萎缩及肌肉瘫痪等临床表现,一般为暂时性,也可出现永久性麻痹。一般来说,冷冻引起的神经损伤多数可于 6～42 周恢复。

(三) 皮肤损伤

多为皮肤冻伤,通过常规换药可治愈。

(四) 冷休克

较少见,通常因肿瘤体积及冷冻消融范围较大,于大面积冷冻后患者体温下降明显,出现血小板降低、凝血功能障碍及多器官功能不全,导致血压降低、心率加快等表现;一般给予多巴胺药物、及时补液等措施后较易缓解。

七、治疗评价

近年来,肝血管瘤的消融治疗因其疗效确定、安全、微创等优点得到了较快的推广和普及,但相关并发症的防治、消融策略的优化、消融设备的改良等诸多问题仍有待于进一步研究。我们相信越来越多的相关基础与临床研究必将进一步提升肝血管瘤冷冻消融治疗的安全性,使更多的患者获益。

八、临床应用举例

例 1　患者男,24 岁,左侧股内侧肌不消退型先天性血管瘤,行冷冻消融治疗(图 3-13-1)。

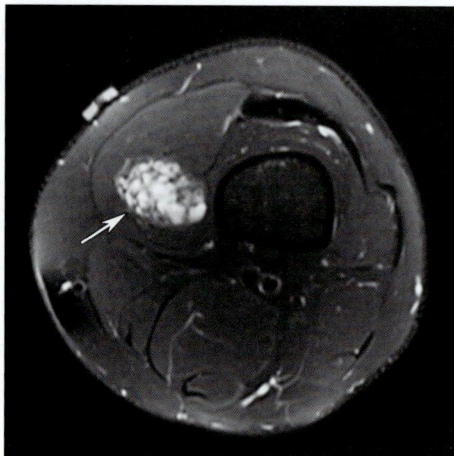

A. 术前 MRI 成像显示左股内侧肌内有 3.4cm×2.5cm×3.1cm 的非均匀肌内肿块(箭头),病灶周围轻度水肿,提示低级别肿瘤

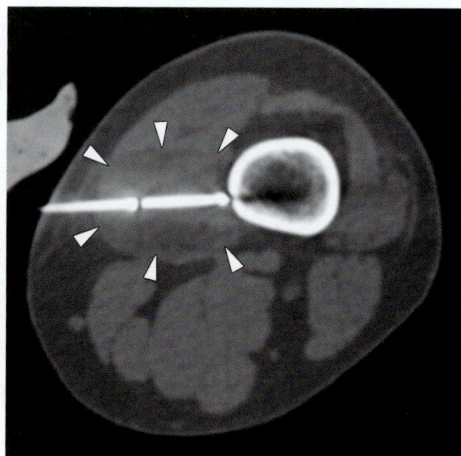

B. 消融后即刻 CT 显示病灶完全覆盖,在冰球下方可见完整的神经血管束

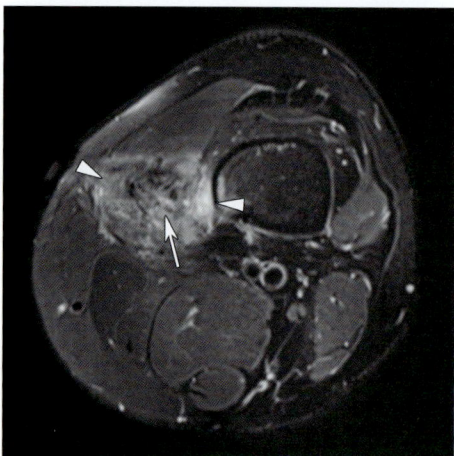

C. 术后 MRI 显示一个界限不清的肿块,尺寸为 2.1cm×2.4cm×2.5cm(箭头),伴有明显的术后病灶周围水肿

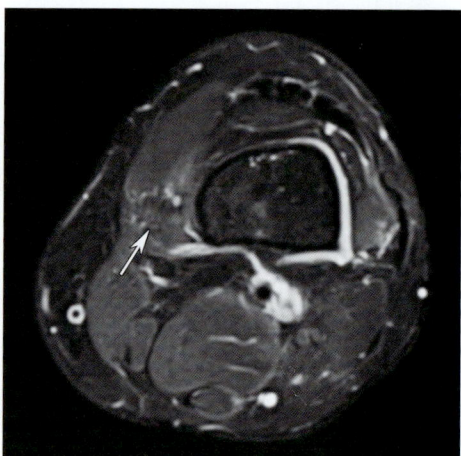

D. 1 年后的 MRI 成像显示病变尺寸明显减小,为 1.1cm×1.7cm×0.7cm(箭头),伴有轻度病灶周围水肿

图 3-13-1　左侧股内侧肌先天性血管瘤冷冻消融治疗

例2　患者女,25 岁,右侧股内侧肌不消退型先天性血管瘤(图 3-13-2)。

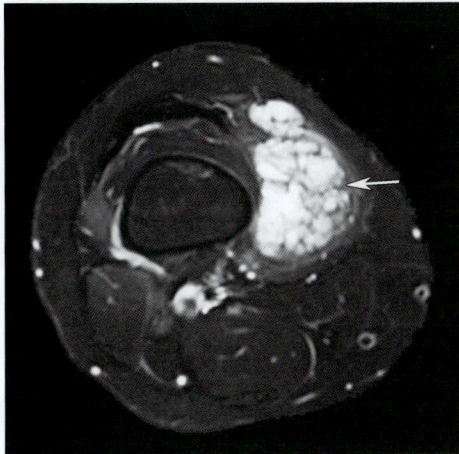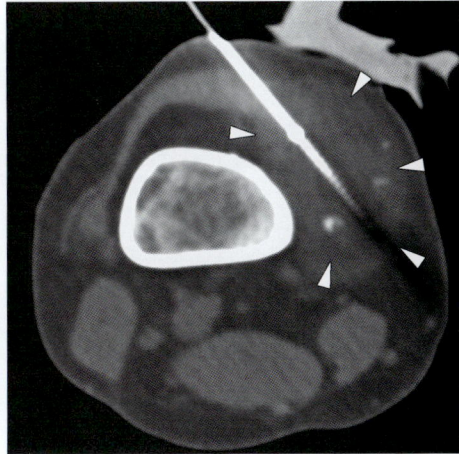

A. 术前MRI成像显示右侧股内侧肌内有一个　　　B. 术中实时 CT 图像显示,冷冻消融探头
不均匀的高强度肿块(箭头),尺寸为 4.7cm×　　　(1/4)放置在未缠绕的先天性血管瘤内,形成
3.2cm×6.9cm　　　　　　　　　　　　　　　　一个 5.6cm×4.5cm 的冰球(箭头),包围整个
　　　　　　　　　　　　　　　　　　　　　　病灶

图 3-13-2　右侧股内侧肌先天性血管瘤冷冻消融治疗

　　例3　患者女,47 岁,患有肝脏多灶性双叶上皮样血管内皮细胞瘤。活检确认后接受了为期 9 个月的监测,消融术前没有接受过治疗。随后,进行分阶段消融术治疗 5 个肝脏肿瘤,肿瘤大小从 1.6cm 到 3.5cm 不等(图 3-13-3)。

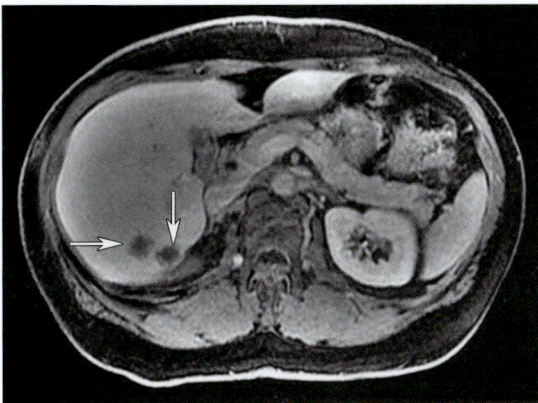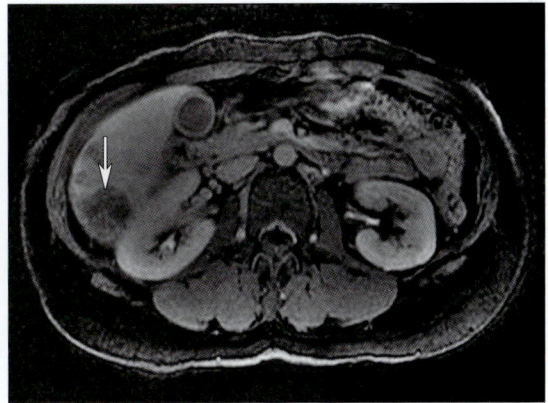

A. 治疗前对比增强 T₁ 加权 MRI　　　　　　B. 第 6 节段肿瘤(箭头),肿瘤大小为 3.5cm

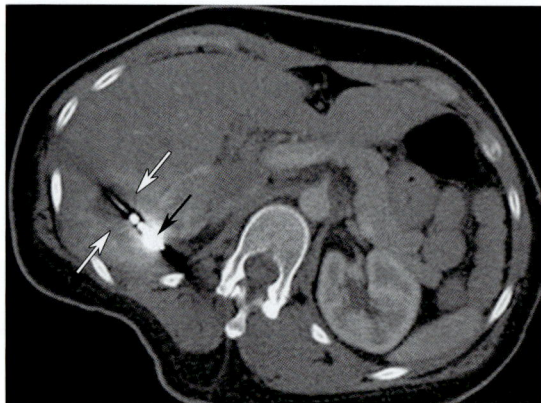

C. 微波消融后即刻增强 CT 图像

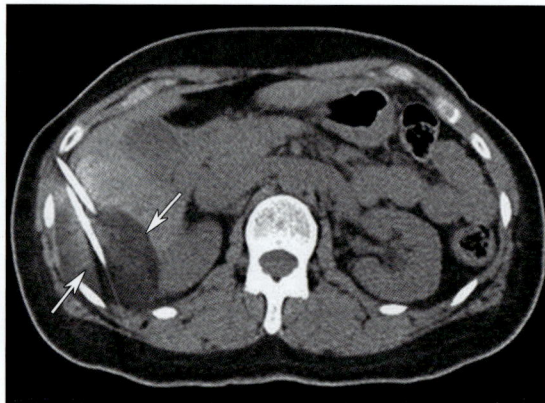

D. CT 引导下对大小为 2.9cm 和 3.5cm 的相邻第 6 节段肿瘤进行冷冻消融,冰球(箭头)包围肿瘤和冷冻探针

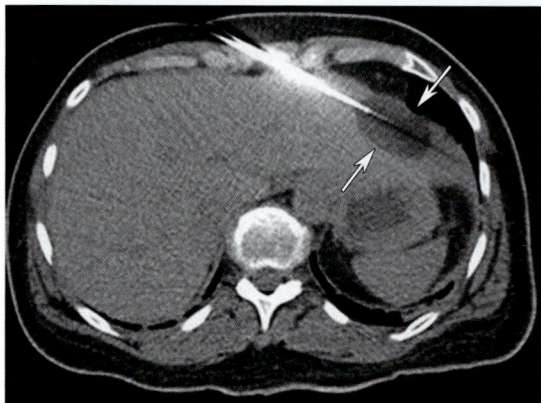

E. CT 引导下对第 2 节段病灶进行冷冻消融,冰球(箭头)包裹肿瘤

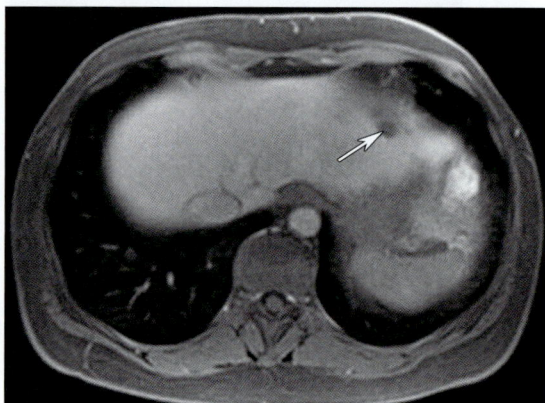

F. 肿瘤消融区(箭头)减退

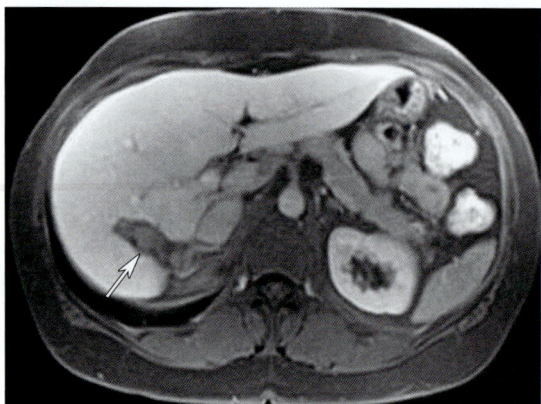

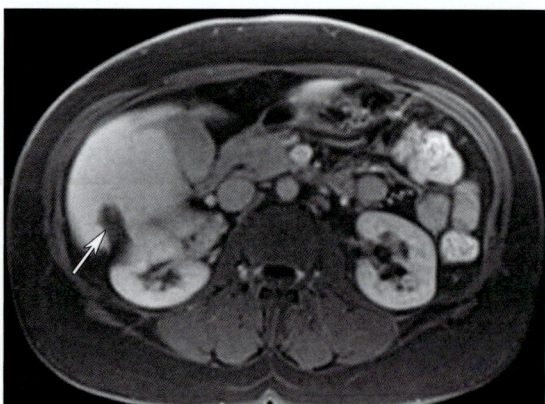

G、H. 之前治疗过的多个肿瘤消融区(箭头)消退。患者在第一次消融手术后近 6 年没有复发迹象

图 3-13-3 肝脏血管内皮细胞瘤冷冻消融治疗

(牛立志 马洋洋)

参 考 文 献

[1] KHALIL A,GARG T,WEISS C R. Percutaneous cryoablation for symptomatic peripheral congenital hemangioma [J]. J Vasc Interv Radiol,2022,33(11):1349-1354.

[2] DROLET B A,SWANSON E A,FRIEDEN I J,et al. Infantile hemangiomas:an emerging health issue linked to an increased rate of low birth weight infants [J]. J Pediatr,2008,153(5):712-715.

[3] GRANTZOW R,SCHMITTENBECHER P,CREMER H,et al. Hemangiomas in infancy and childhood. S 2k Guideline of the German Society of Dermatology with the working group pediatric dermatology together with the German Society for Pediatric Surgery and the German Society for Pediatric Medicine [J]. J Dtsch Dermatol Ges,2008,6(4):324-329.

[4] BATTA K,GOODYEAR H M,MOSS C,et al. Randomised controlled study of early pulsed dye laser treatment of uncomplicated childhood haemangiomas:results of a 1-year analysis [J]. Lancet,2002,360 (9332):521-527.

[5] ZOUBOULIS C C. Cryosurgery in dermatology [J]. Eur J Dermatol,1998,8(7):466-474.

[6] KOLARKODI S H,JAVED M Q,PK M R,et al. Non-surgical management of lingual hemangioma by combined sclerotherapy and cryotherapy [J]. J Coll Physicians Surg Pak,2022,32(8):1080-1082.

[7] ADZICK N S,STROME M,GANG D,et al. Cryotherapy of subglottic hemangioma [J]. J Pediatr Surg, 1984,19(4):353-357.

[8] ASHOKKUMAR P,SIRORAJ P,GOVINDARAJAN VALANTHAN VEDA G,et al. Cryosurgery of multiple haemangiomas of oral cavity [J]. BMJ Case Rep,2022,15(12):e253654.

[9] 易峰涛,宋华志,张玉星.氩氦靶向超低温治疗血管瘤[J].华南国防医学杂志,2003(1):2.

[10] 张津玮,秦建民.肝血管瘤治疗指征与处理策略[J].肝胆外科杂志,2020,28(4):317-320.

第十四章 CO_2 冷冻在恶性气道肿瘤治疗中的应用

英国伯明翰放射学家 Hall-Edwards 于 1911 年第一次在 *The Lancet* 上描述了 CO_2 搜集器的模型,并在 1913 年详述了 CO_2 的应用和搜集方法。但 19 世纪 60 年代以前 CO_2 冷冻主要应用于皮肤良性病变。1986 年英国学者 Maiwand 首先报道用冷冻技术姑息性治疗气管内肿瘤,现已在临床广泛应用。

一、适应证

1. **冻取** 适用于管内型、管壁型气道内恶性肿瘤、坏死组织等。对体积较大的肿瘤可采取冻取的办法,迅速减瘤负荷,畅通气道。

2. **冻融** 适用于管内型、管壁型气道内恶性肿瘤,使肿瘤慢慢坏死。

二、禁忌证

经支气管镜腔内冷冻治疗的禁忌证为主气道重度狭窄,主气道狭窄过于严重时,患者濒临呼吸衰竭,冷冻疗法因延迟效应,而不能用于此类患者。

三、操作方法

支气管镜下 CO_2 冷冻术前准备同普通的支气管镜检查,包括禁食、检查身体状况、麻醉和停用药物等。

冷冻治疗可在硬质镜和可弯曲镜两种方式下进行,由于硬质镜冷冻探头操作较笨拙,现在一般都在可弯曲镜下进行。冷冻探针前端的直径约为 1.1~2.4mm,长度约为 100cm,末端长度约为 7mm。冷冻探头伸出支气管镜约 1cm,直接作用于肿瘤区域。探针冷冻后,头端在 15mm 范围内出现一个冰球,根据需求进行冻融或冻取。

(一)冻融

在肿瘤区或残留区域进行 2 个冷冻-复温周期,直至将所有能看到的肿瘤组织全部冷冻,此谓冻融(图 3-14-1),并保持

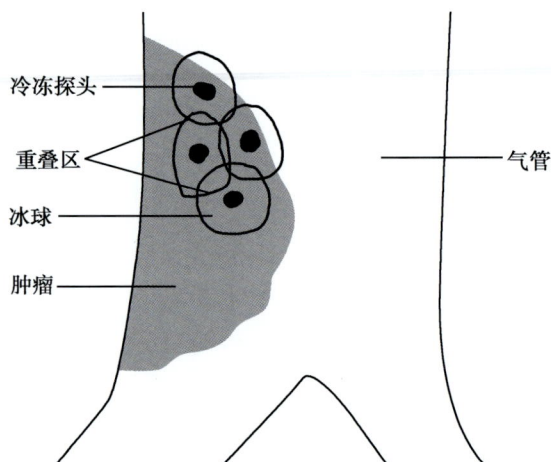

图 3-14-1 受冷冻的组织相互有重叠

冷冻探头
重叠区
冰球
肿瘤
气管

创面不出血，必要时与氩等离子体凝固术（argon-plasma coagulation，APC）结合应用止血。

每次冻融持续约 1～3 分钟，如病灶较大，可设定几个冷冻点，冷冻组织温度可达 −40～−30℃（图 3-14-2）。

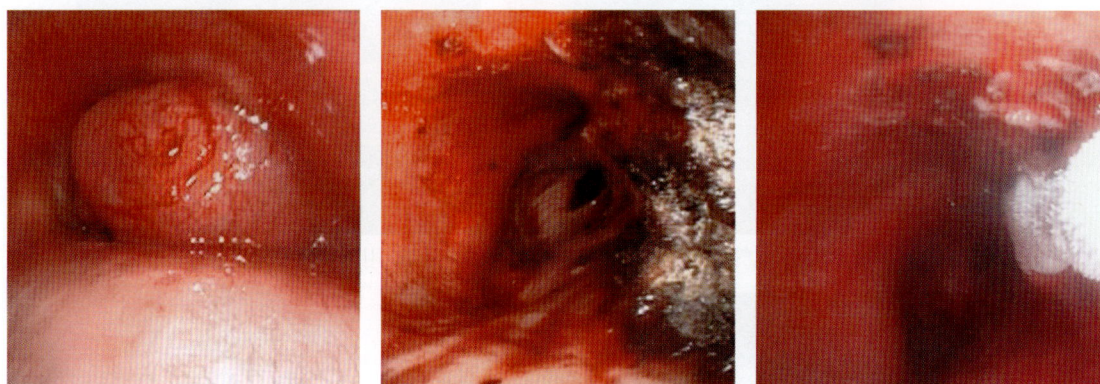

A. 肝癌右中间段支气管转移　　B. 经电圈套器套取肿瘤，局部用　　C. 用 CO_2 冻融残余肿瘤
　　　　　　　　　　　　　　　　APC 处理止血

图 3-14-2　对残留肿瘤组织进行冻融治疗

（二）冻取

1. 直接冻取　将冷冻探头的金属头部放在肿瘤表面或推进到肿瘤内，使其能在周围产生最大体积的冰球，在冷冻状态下将探头及其黏附的肿瘤组织取出（这是硬质镜优于软镜的最大好处），此谓冻取，然后再插入探头，直至将腔内的肿瘤全部取出（图 3-14-3）。

如果肿瘤阻塞气道，特别是由肺内蔓延到气道内的肿瘤，可在全麻下，利用硬质镜，大块肿瘤即可被快速冻取，且冷冻过程中能保持周围结构清楚，出血少，可很快畅通气道，这是激光或 APC 所无法比拟的。

一般堵塞一侧支气管内的肿瘤（单侧全肺不张），1 小时左右即可将腔内肿瘤全部取出，而用 APC 则需 4 次以上操作。APC 操作过程中由于耗氧较多，患者极易发生低氧血症，而术中又不宜吸高浓度氧，需中断操作，待血氧饱和度上升之后才能继续进行，所需时间较长；而冷冻过程中患者可持续高浓度吸氧，无燃烧之虞，患者不会发生低氧血症，大大缩短了操作时间，并发症也较少，而 APC 将组织烧灼后，结构模糊，容易发生出血等并发症。但哪些肿瘤适合直接冻取，哪些肿瘤首先采用 APC，需视肿瘤来源和表面性状而定。一般从远端支气管蔓延到近端支气管的肿瘤（游离肿瘤，与管壁无粘连）或有蒂肿瘤适合直接冻取，而基底较宽、较表浅的肿瘤，则需首选 APC，凝结部分再用冷冻粘出。基底较宽、明显突出管壁的肿瘤，如果质地较韧，可直接冻取，同时配合 APC 止血；如果质地较脆，触之易出血，则宜先采用 APC，将表面显露的血管或脆弱的部分烧灼，然后结合冷冻将肿瘤取出。直接冻取肿瘤时，冷冻的范围要足够大（勿冻管壁即可），以最少的冻取次数将腔内的肿瘤全部取出。

2. 硬质镜铲切后或电圈套器套扎后再冻取　对有蒂或悬壁肿瘤可先行硬质镜铲切、电圈套器套扎等方式将肿瘤取出，出血较少，必要时结合钳取、冻取等，同时结合 APC 止血处理。硬质镜铲切是利用半弧形的硬质镜前端直接将肿瘤铲下，再利用活检钳或冷冻将肿瘤

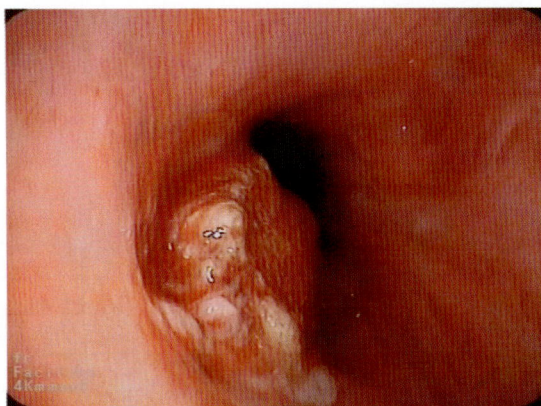

A.类癌位于右中间段支气管,肿瘤堵塞管腔

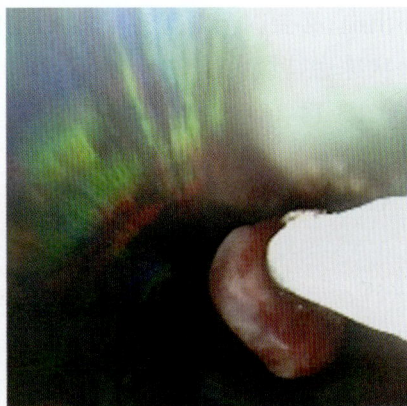

B.用冷冻将肿瘤全部取出

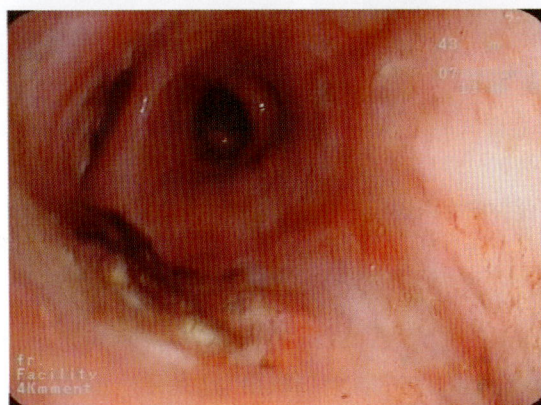

C.右中间段支气管肿瘤大部分取出,残余部分用APC处理

图 3-14-3　用冷冻将管腔内肿瘤直接取出

取出。基底较宽或肿瘤表面血管丰富或已有出血的肿瘤,则先用 APC 止血,然后冻切或硬质镜铲除,再随时结合 APC 止血。通过硬质镜进行冻取可反复进行,速度较快,因此对气道狭窄 75% 以上的恶性肿瘤均以硬质镜治疗为佳,治疗后气管阻塞程度、气促指数和 KPS 均有明显改善。

作者曾报道 77 例患者采用气管镜下圈套治疗 85 例次,其中只有 3 例次单独在电子支气管镜下完成,其余 82 例次均采用硬质支气管镜结合电子支气管镜完成。30 例原发肿瘤圈套治疗 32 例次,40 例转移性肿瘤完成圈套治疗 46 例次。有蒂肿瘤可一次性切除,较大的或宽基底的肿瘤需多次圈套器套扎,或与冷冻、APC 等结合应用。治疗后气道内病变大多消失,管腔通畅。经治疗后,78 例次恶性肿瘤 CR 24 例次(30.8%),PR 47 例次(60.3%),MR 7 例次(9.0%)。有效率(CR+PR)为 91%,临床获益率(CR+PR+MR)为 100%。

根据 Kaplan-Meier 生存曲线,恶性肿瘤生存时间超过 1 年者占 27.1%(原发气管癌与转移性气管癌相似)。生存时间中位数为 6 个月,平均生存时间为 8.3 个月。

四、疗效判断标准

冻融治疗效果较慢,通常在第一次冷冻治疗后 8～10 天,进行气管镜复查,并评估组织的破坏情况,取出坏死组织。如果需要的话,再进行第 2 次冷冻治疗。若单次治疗即通畅气道,有引起气道管壁或动脉壁穿孔的危险。治疗的间歇时间分别为 2 周、4 周和 8 周,根据患者的治疗反应和临床情况决定,因冷冻疗法引起的坏死肿瘤组织在下一次治疗时可以用活检钳轻松钳出,一般不致出血,必要时也可局部应用 1:1 000 肾上腺素。在冷冻治疗后的任何时候,也可加用其他治疗。

冷冻治疗只破坏恶性肿瘤支气管内的可见部分,因此,要评价其确切疗效比较困难,取决于采用的评价方法和标准,如内镜的观察、肿瘤组织学或临床症状。对支气管恶性肿瘤来说冷冻治疗是一种姑息性治疗。不管应用哪种疗效评价的方法和标准,冷冻治疗的总有效率为 70%～80%。经冷冻治疗后,患者的支气管阻塞症状可以减轻,生活质量无疑可以得到改善。但恶性肿瘤患者的生存率是否可以明显改善、生存期是否可以明显延长则还没有证明。

英国 Asimakopoulos 等报道气管内肿瘤冷冻后,患者的呼吸困难、咳嗽和咯血症状明显减轻,肺功能明显改善。冻融两个疗程的效果明显优于一个疗程的效果。冻融两个疗程的患者平均生存时间为 15 个月,而一个疗程者为 8.3 个月,冷冻加放疗可使患者的生存时间更加延长。

德国 Hetzel 报道 60 例气道内肿瘤患者 83% 成功地在软镜下用冷冻去除全部或部分肿瘤。只有 10% 患者出现肿瘤出血,均用 APC 止血,不需要用硬质镜。

五、冷冻治疗的优势

经支气管镜腔内冷冻治疗体现了一些优势:容易使用,并发症少,费用低。经支气管镜腔内冷冻治疗与激光及 APC 相比具有如下的优点:①更容易控制深度,因而穿孔危险性最小;②不损伤软骨;③由于没有高频电效应,因而可用于装有起搏器的患者;④无失火危险;⑤花费低;⑥不损伤支架,可用于支架内良、恶性组织增生的治疗。

激光或 APC 的使用需要受过专门的训练,而冷冻治疗就不必;冷热消融技术相互补充,冷冻可治疗激光难以触及的病灶。用可弯曲冷冻探针甚至能破坏小气道中的肿瘤而无须直视,这用激光是难以想象的。冷冻治疗后肿瘤再生要比激光治疗缓慢,长远结果看起来更好。此外冷冻治疗和放疗或化疗的结合非常重要,需进一步研究。

六、并发症

经支气管镜腔内冷冻治疗的并发症很少,可有出血、穿孔、水肿等。有报道冷冻治疗后部分病例可有轻度发热,极少患者发生心律失常,但这在通常的支气管镜检查中也可发生。但冻融后如不及时清理,坏死的物质亦可堵塞管腔,引起不同程度的气道狭窄。支气管镜下冻取引起大出血的概率相对较低,一般在 1% 以下。对需冻取的肿瘤,事先需行增强 CT 评估其血管情况,如血供丰富,需行支气管动脉栓塞后,再行镜下冻取,以减低大出血的风险。

将冷冻治疗的结果与文献报道的最受广泛研究的激光治疗进行比较,表明在咯血的好转、肺萎陷的复张、患者 PaO_2 的改善以及气道阻塞的缓解等方面,两种疗法显示的疗效基本相同,而对于出血、气胸、气道内失火等并发症的发生率,激光疗法反而常见。冷冻治疗的疗效及并发症的发生率与操作者和麻醉师的技术及经验、患者情况、肿瘤性质等密切相关。但总的说来,冷冻治疗是清除支气管内阻塞性病变的有效安全方法。

有研究表明在冷冻治疗后接着进行化疗是比较有效的。在冷冻治疗后,抗癌物可迅速聚集在肿瘤部位。一些研究显示,化疗药物的浓度在冷冻区域和相邻的低温区是比较高的,对肿瘤的破坏作用超过了单用化疗或冷冻的效果。肿瘤的组织学类型并不影响此效应。也有研究提示,冷冻治疗和放射治疗具有协同作用。放射治疗在冷冻治疗后 2 周开始实施,疗效会更好。

(王洪武)

参 考 文 献

[1] 王洪武.支气管镜引导下的腔内 CO_2 冷冻[J].中国实用内科杂志,2014,34(7):651-652.

[2] 王洪武,经气管镜电圈套器联合 CO_2 冷冻等治疗气道内肿瘤和息肉[J].中国医学创新,2014,9(23):128-130.

[3] 王洪武,李涛,王晓燕,等.支气管镜下二氧化碳冷冻治疗中央型肺癌的临床疗效观察[J].中国内镜杂志,2018,24(11):115-118.

[4] 刘志刚,张伟,李梅,等.支气管镜下二氧化碳冷冻治疗中央型肺癌的临床疗效观察[J].中国内镜杂志,2018,24(11):115-118.

[5] 王洪武,金发光.硬质支气管镜临床应用专家共识[J],中华肺部疾病杂志(电子版),2022,15(1):6-10.

[6] 王洪武,李冬妹,张楠,等.硬质气管镜治疗810例次呼吸道病变的疗效分析[J].中华结核和呼吸杂志,2013,36(8):626-627.

[7] 王洪武,周云芝,李冬妹,等.电视硬质气管镜下治疗中央型气道内恶性肿瘤[J].中华结核和呼吸杂志,2011,34(3):230-232.

[8] 王洪武,刘强.硬质支气管镜在肺癌治疗中的应用[J].肿瘤防治研究,2023,50(1):45-48.

[9] 王洪武,李冬妹,张楠,等.电圈套器联合二氧化碳冷冻及氩等离子体凝固治疗气道肿瘤和肉芽肿[J].中国肺癌杂志,2013,16(6):294-298.

第十五章 CO₂冷冻在良性气道狭窄治疗中的应用

一、概述

良性气道狭窄是一种复杂的异质性疾病,其发病机制尚不清楚,患者通常表现为呼吸困难、气喘、咳嗽甚至晕厥,在严重气道狭窄的情况下,患者可能会有嘶鸣、吞咽困难和发音困难,严重时甚至于窒息危及生命。多种病因可以引起气道狭窄,包括胃食管反流病(gastroesophageal reflux disease,GERD)、气道感染、辐射、吸入性或化学损伤、全身性自身免疫性疾病、良性气道肿瘤,以及由气道操作(气管插管或气管切开术)创伤引起的医源性疾病。

尽管良性气道狭窄的复发频率和反应持续时间各不相同,但复发率通常很高,为25%~71%,往往需要反复治疗。机械气道扩张包括球囊扩张和硬质支气管镜扩张,尽管气道扩张能立即起效,但扩张造成的黏膜破坏实际上可导致产生肉芽组织,并加快狭窄的复发,因此常同时采用其他技术来维持气道通畅,包括激光、二氧化碳冷冻、支架置入术。

支气管镜下CO_2冷冻有两种治疗模式。第一种是冻融(图3-15-1)。第二种是冻取(图3-15-2)。冷冻消融的组织穿透深度约为3mm,但这取决于冷冻时间和组织的冷冻敏感性。此特点加上软骨对冷冻治疗的耐受性,该方法造成气道穿孔的风险低于其他支气管镜消融技术(如激光或电烙术)。

支气管镜冷冻疗法成功治疗不可手术非恶性病变所致中央气道狭窄的相关证据较恶性

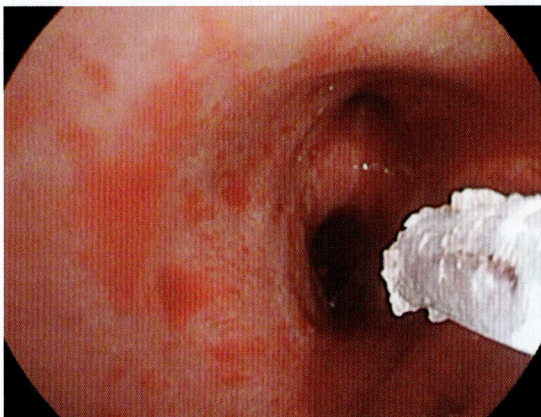

图 3-15-1 支气管镜下冻融治疗

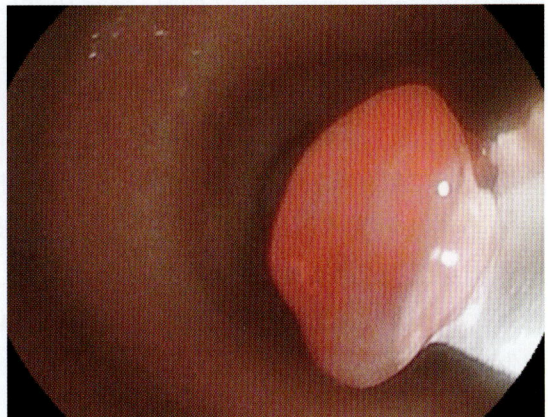

图 3-15-2 支气管镜下冻取治疗

中央气道狭窄的证据要少。良性的肿瘤、肉芽组织对冷冻较敏感,而某些支气管内非恶性病变如纤维组织相关性病变对冷冻不敏感。仅仅应用冷冻消融术治疗纤维性气管狭窄较困难,往往需要与硬质支气管镜、机械扩张及电外科等联合应用。冷冻消融术的破坏效果不仅仅是即刻的,而且存在延迟,需数日至数周才能达到完全的组织坏死效果,其间组织持续脱落,常需在随访期间通过支气管镜清除坏死组织。严重气道狭窄在开通气道之前不要使用冻融,因其可引起气道水肿,加重气道狭窄从而导致窒息。

良性气管-支气管肿瘤是罕见的,根据美国国家癌症研究所的数据,从1973年到2004年,美国只报告了574例原发性气管支气管良性肿瘤,保守估计发病率可能为2.6/10万人。在成年人中,脂肪瘤、平滑肌瘤、错构瘤和炎症性息肉占主要气道肿瘤的20%。良性气管-支气管肿瘤可导致气道异常狭窄,严重时阻塞中央气道,可危及生命。对于中央气道良性肿瘤的治疗,由于外科手术切除创伤较大,风险较高,且不适用于FiO_2较低的患者,限制较多,而支气管镜下不仅可以评价肿瘤的边缘且可以进行内镜下切除。二氧化碳冷冻黏附术联合冷冻消融术可移除大量支气管内肿瘤。对支气管内减瘤治疗颇有优势。

对于非肿瘤性良性中央气道狭窄,如气管插管、气管切开等造成的中央气道狭窄,支气管镜下二氧化碳冷冻治疗已有广泛的应用。对于此类气道狭窄发展的一个潜在机制是损伤后炎症反应的改变、气管黏膜缺血和过度瘢痕形成。气道狭窄瘢痕的病理特征表现为成纤维细胞的过度增生、细胞外基质的过度沉积和成分改变。创伤性气道瘢痕狭窄常见的原因为气管插管或气管切开术、气管外伤、烧伤、化学或物理损伤、气管手术或支气管袖状切除术、腔内热消融治疗或光动力治疗(PDT)后。国外报道气道瘢痕狭窄的常见病因依次为:肺移植、支气管袖状切除、长期气管插管或气管切开术后等。在我国肺移植手术尚待普及,随着医疗技术不断发展,危重患者气管插管时间较长、气管切开后长期使用呼吸机,故气管插管或气管切开术引起的创伤是气道狭窄最常见的获得性原因。插管后气道狭窄的危险因素包括创伤性插管、插管时间长(>14天)、气囊压力高(>30cmH$_2$O)等。气管切开术后气道狭窄的危险因素包括气管切开术时用力过度,伴软骨骨折、局部缺血性坏死、气管切开部位感染、气管切开部位高、气管切开远端管与气管壁之间的摩擦。在18%的病例中,气道狭窄的病因可能仍未确诊。气管插管、气管切开后的良性气道狭窄往往是肉芽组织增生和瘢痕形成,气管插管后早期的狭窄多数以肉芽增生(增殖)为主,二氧化碳冷冻冻取可以迅速冻切新生的肉芽组织,快速打通狭窄气道,进而解除呼吸困难症状;对于纤维瘢痕组织,因含水量较小,对冷冻不敏感,但可以应用冷冻探头黏附其表面再应用硬质支气管镜进行铲切,以消除瘢痕。二氧化碳冷冻冻融通过快速降温直接造成90%细胞死亡,缓慢解冻组织可使细胞内冰晶在融化前体积增大,导致组织进一步破坏,因此对于富含水分的肉芽组织,可以直接造成肉芽组织坏死,对肉芽组织基底部进行反复冻融可以造成肉芽组织进一步坏死,但对于纤维瘢痕组织,冻融则不敏感,但也有研究者认为冷冻可以对气管起到"重塑"的作用,具体机制不详。

气道创伤性瘢痕狭窄治疗相对比较困难。单一治疗方法很难达到满意效果,常需要多种方法联合,常见的联合治疗方法有:①球囊导管扩张联合二氧化碳冷冻。通常采用球囊扩张治疗,在扩宽气道、改善通气后进行狭窄环处二氧化碳冷冻冻融治疗,抑制肉芽及瘢痕组织增生。②球囊导管扩张联合电针及二氧化碳冷冻。对于严重瘢痕狭窄,在球囊扩张前可先行电针呈放射状切割瘢痕组织,以防球囊扩张术中气管黏膜严重撕裂。③球囊导管扩张联合二氧化碳冷冻、气道支架。对于反复的瘢痕狭窄或难治性瘢痕狭窄,可联合气道支架治疗。另上述各种方法均可以联合气管镜下注射药物治疗,目前应用较多的是黏膜下注射丝裂霉素、曲安奈德等药物。

二、适应证

1. 良性中央气道肿瘤(如脂肪瘤、平滑肌瘤、错构瘤、神经鞘瘤、乳头状瘤等)。
2. 气管插管、气管切开后的肉芽增生性狭窄及纤维瘢痕性中央气道狭窄。
3. 肺叶切除术或肺移植术后支气管吻合所致肉芽组织。
4. 其他疾病造成的肉芽组织增生及瘢痕狭窄(如感染性疾病、风湿免疫系统疾病等)。

三、禁忌证

1. 气道外部压迫,由于支气管镜冷冻消融术需要冷冻探针直接接触病变部位才能起效,故气道狭窄为外部压迫所致时,此方法无效。但必要时可对外部病变的腔内阻塞部分进行冷冻消融。

2. 有支气管镜操作的禁忌证患者;另外支气管镜冷冻消融术采用可弯曲支气管镜或硬质支气管镜,通常需要程序镇静或全身麻醉,程序镇静和/或全身麻醉的禁忌证也是该术的禁忌证。

3. 由于二氧化碳冻融后会出现延迟的气道黏膜水肿、坏死从而加重气道梗阻,大面积坏死脱落会造成中央气道阻塞,故建议进行二氧化碳冻融时根据患者的具体情况进行冻融,且应及时进行气道内清理,对于无法解除的严重气道狭窄,避免二氧化碳冻融。

四、术前准备

(一) 一般准备

术前准备同常规支气管镜检查,应高度注意凝血状态的评估,禁用抗凝或抗血小板的药物。同时应行胸部 X 线检查、胸部增强 CT 及肺功能检查,以判断了解气道狭窄的部位和范围以及气道狭窄远端肺功能情况。建立静脉通道,以便术中镇静及给予其他药物,并保留至术后恢复期结束。

(二) 器械及药品准备

1. 准备鼻导管或面罩吸氧,应用多功能心电血压监护仪进行无创血压、心电、呼吸、血氧饱和度监测。

2. 准备麻醉药物。二氧化碳冷冻治疗多在建立人工气道或硬质支气管镜下进行,一般需要局麻加镇静镇痛或全凭静脉麻醉。

3. 慢性阻塞性肺疾病及支气管哮喘患者在支气管镜检查术前应预防性使用支气管舒张剂。

（三）设备或者计划系统等准备（根据情况）

CO_2 冷冻设备主要包括 3 个部分：制冷源（CO_2 储存罐）、控制装置和冷冻探头。应用 CO_2 冷冻可使探头顶端温度达 $-80℃$。根据临床不同的需求，设计了周围不传热的冷冻探头，可成角、弯曲，顶端也可更换；有在软镜下使用的可弯曲性冷冻探头，也有在硬质镜下使用的硬质探头。目前国内可供选择的 CO_2 冷冻治疗设备主要为德国公司产品及国产北京公司的产品。

五、操作过程

对于支气管镜下二氧化碳冷冻治疗选择可弯曲支气管镜还是硬质支气管镜通常取决于术者的技能素质、现有设备及患者的一般健康状况和心肺功能状况。一般而言，硬质支气管镜用于气道不稳定或存在基础心肺疾病，并且可能无法耐受纤维支气管镜程序镇静的患者。

1. 二氧化碳冻取 对于直接凸入腔内的病变，应将冷冻探针的金属尖端置于靶组织上或扎入其中，这样可产生最大体积的环形冷冻区。对于浸润性、扁平病变，应使冷冻探针与靶组织侧切向接触。实施冷冻切除时，支气管镜和冷冻探针将冷冻的组织整体移除。需注意，通过该技术切除组织时可发生严重出血，必须尽快将支气管镜放回气道以评估这种并发症。

2. 二氧化碳冻融 将冷冻探头的金属头部放在组织表面或推进到组织内，使其能在周围产生最大体积的冰球，持续冷冻 1～3 分钟，复温后再进行另外 2 个冷冻-复温周期，移动探头，直至将所有能看到的组织全部冷冻，组织原位灭活，不必将冷冻组织取出。

六、并发症的预防和处理

经支气管镜腔内冷冻治疗的并发症很少（≤5%），文献报道的病例均无出血、穿孔、水肿等并发症的发生，最常见的为迟发性出血和气道水肿，通常不严重。此外，术后 48～72 小时坏死常导致黏液堵塞和肺不张，须复行支气管镜清除坏死物、黏液及分泌物。极少数情况下，水肿和分泌物可能导致气道狭窄或呼吸功能不全，有时需要气管插管和机械通气。有报道冷冻治疗后部分病例可有轻度发热，极少数患者发生心律失常，但这在通常的支气管镜检查中也可发生。冷冻治疗的疗效及并发症的发生率与操作者和麻醉师的技术和经验、患者情况、肿瘤性质等密切相关。但总的说来冷冻治疗是清除支气管内阻塞性病变的有效安全方法。

七、治疗评价

早在 1984 年就有学者报道应用二氧化碳冷冻消融治疗婴儿气道内血管瘤起到了很好的疗效。2015 年有学者报道在 57 例中央气道良性肿瘤患者中，63.1% 的病例行单次气管镜下介入治疗后完全根除，2 年无复发，8.8% 需要在几个月内进行第二次干预，复发相关的组织型为乳头状瘤和炎症性息肉，12.3% 的患者因多次复发而接受手术。有学者报道 64 例气管切开术早期肉芽增生所致的气道狭窄患者，给予二氧化碳冻切和冻融治疗后，患者狭窄段管腔直径均较治疗前增加，气促指数均较治疗前降低。目前关于气道创伤性瘢痕狭窄的常用的治疗方法,有临床研究提示:球囊扩张联合二氧化碳冷冻组疗效优于单纯球囊扩张组,球囊扩张联合二氧化碳冷冻组与球囊扩张联合二氧化碳冷冻及电针组疗效无明显差异。

八、临床应用举例

例1　患者男,28岁,主诉活动后气短4个月,加重2周。

患者5个月前因重症胰腺炎气管插管后气管切开,20天好转后拔管,拔管1个月后逐渐出现胸憋气短,活动耐力下降,近2周来逐渐加重,稍事活动气短明显,于当地医院行胸部CT,提示气管上段狭窄,最窄处约2.8mm。为进一步诊治来我院。胸部CT提示:气管上段(中央气道I区)管壁增厚,软骨环变形狭窄(图3-15-3、图3-15-4)。既往:胰腺炎病史。入院查体:气促评分3级,呼吸25次/min,心率102次/min,喘息貌,神清,口唇未见发绀,双肺呼吸音粗,前胸部可闻及干鸣音,未闻及湿啰音。心音有力,未闻及杂音,腹软,肝脾未及,双下肢无水肿。

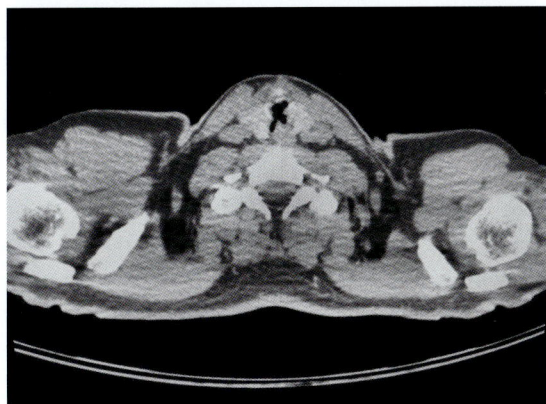

图3-15-3　气管上段狭窄,管壁不规则增厚,软骨环变形

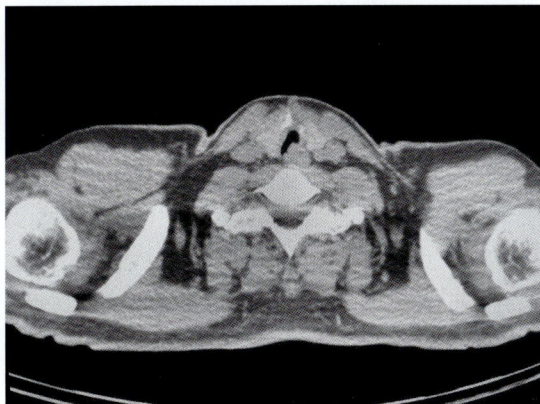

图3-15-4　气管上段管腔不规则狭窄

诊治经过:来我院后立即行支气管镜检查,全麻下经口插入硬质镜(7.5#),经硬质镜入软镜(5.9mm),会厌、声门结构正常。气道I区见瘢痕狭窄,管腔狭窄约90%(图3-15-5),狭窄长度约1.5cm,软镜镜身不可通过,予球囊扩张(型号:12～15mm,5bar×30秒×1次,8bar×30秒×1次)、硬质镜扩张、二氧化碳冻取瘢痕及肉芽组织(图3-15-6～图3-15-8),治疗后应用二氧化碳冷冻冻融撕裂部位,治疗后管腔较前增宽,狭窄约40%(图3-15-9)。经支气管镜介入治疗后患者气促明显缓解,气促评分降至1级。

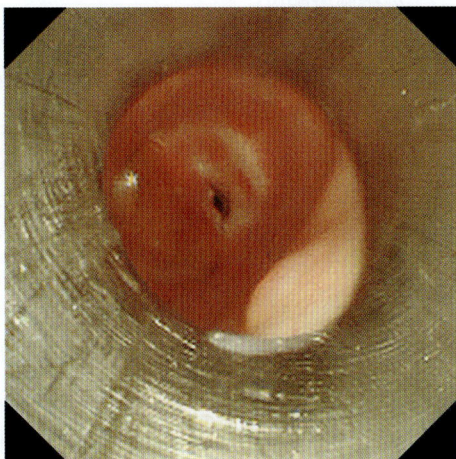

图3-15-5　中央气道I区可见管腔狭窄,狭窄约90%

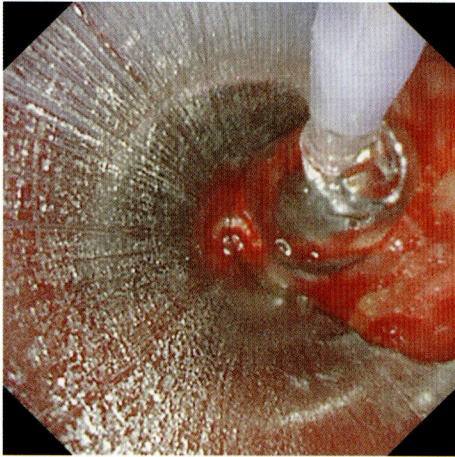

图 3-15-6　球囊扩张狭窄处

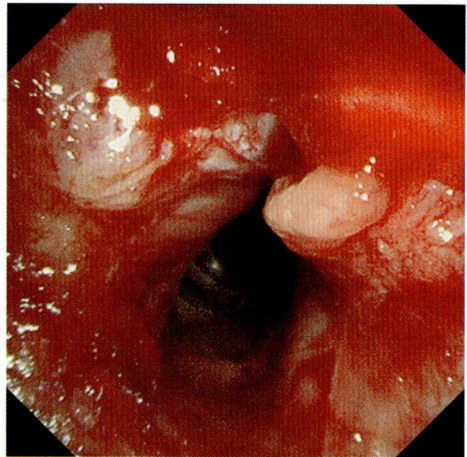

图 3-15-7　扩张后可见瘢痕处有撕裂,部分组织游离

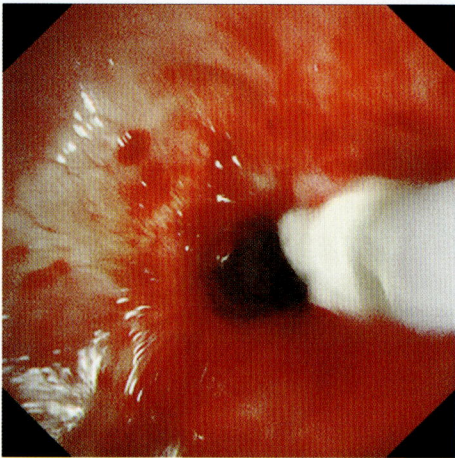

图 3-15-8　二氧化碳冷冻冻取游离软组织,冻融撕裂部位

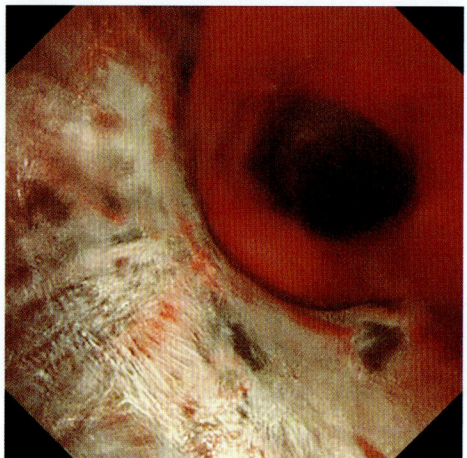

图 3-15-9　治疗后中央气道 I 区狭窄 40%

病例小结:该患者是典型的气管插管、气管切开后创伤性狭窄,应用球囊扩张、硬质镜扩张联合二氧化碳冷冻冻取和冻融后明显好转,良性创伤后狭窄在消除瘢痕及肉芽组织时应尽可能减少电外科治疗、避免热损伤、减少再狭窄的发生。

例2　患者男,50 岁。主诉咳嗽、咳痰 4 个月。

患者 4 个月前无明显诱因出现咳嗽、咳痰,无其他不适。当地医院胸部 CT 提示:左侧肺门可见新生物(图 3-15-10)。为进一步诊治来我院。既往:体健。查体:气促评分 1 级,呼吸 20 次 /min,心率 86 次 /min,神清,口唇未见发绀,左肺呼吸音低,未闻及湿啰音。心音有力,未闻及杂音,腹软,肝脾未及,双下肢无水肿。

诊治经过:来我院后行支气管镜检查,全麻下经口插入硬质镜(12#),经硬质镜入软镜(5.9mm),会厌、声门结构正常。气管通畅,黏膜光滑,未见新生物,左主支气管远端可见新生物,管腔狭窄约 90%,狭窄长度约 2.0cm,软镜镜身不可通过,予圈套器套取、二氧化碳冷冻

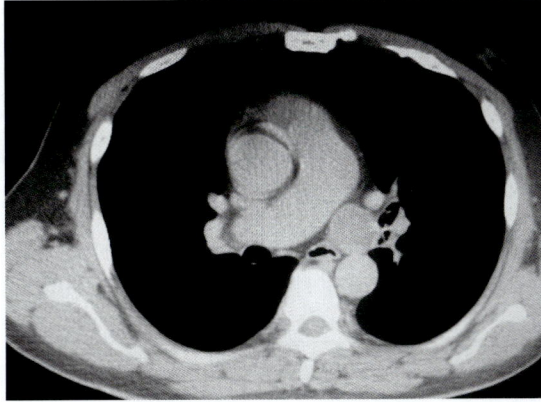

图 3-15-10 胸部 CT

左主支气管狭窄,远端可见新生物。

冻取、氩气刀烧灼新生物治疗后管腔较前增宽,狭窄约 20%(图 3-15-11)。术后病理提示:神经鞘瘤。

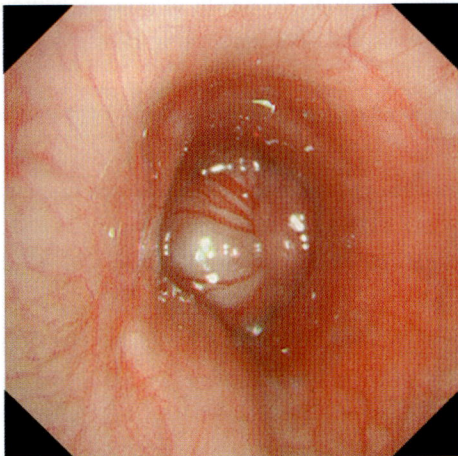

A. 可见新生物,管腔狭窄约 90%

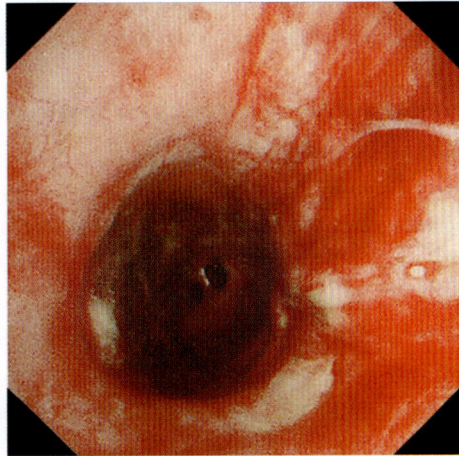

B. 治疗后狭窄 20%

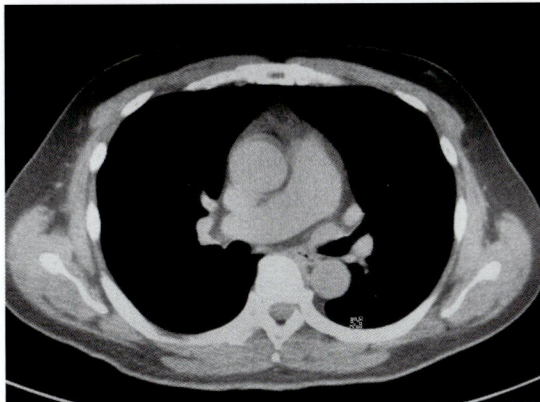

C. 治疗后左主支气管远端管腔通畅

图 3-15-11 左主支气管狭窄二氧化碳冷冻治疗

病例小结：神经鞘瘤起源于胚胎期神经嵴来源的神经膜细胞，发病率低，发生于气道者较为罕见。1951 年 Stmus 等首次报道气管内神经鞘瘤，为良性肿瘤，常位于气管下 1/3 段隆突附近，其次是上 1/3 段和中 1/3 段。胸部 CT、三维重建检查对发现气管肿瘤、评估肿块部位、大小、气道阻塞程度及是否累及纵隔等具有重要价值。确诊神经鞘瘤最终需行组织病理学检查。由于瘤体通常质地较韧，如活检较浅，显微镜下可能仅表现为黏膜的慢性炎症，因此活检时要有足够深度，必要时配合高频电切除部分组织送检病理。气管内神经鞘瘤目前的治疗方法包括外科手术切除联合气道重建及支气管镜介入切除两种。外科手术风险高、术后气道重建部位可能形成瘢痕狭窄。近几年来随着呼吸介入治疗技术的快速发展，支气管镜下腔内良性肿瘤摘除术已部分取代传统外科手术，支气管镜下圈套器切割配合冷冻、高频电凝消融或激光操作简便、起效快、费用低、术后并发症少，但有些病灶累及纵隔无法经气道完全切除，可以反复基底部冻融。

（高 鸿）

参 考 文 献

［1］ SCARLATA S，GRAZIANO P，LUCANTONI G，et al. Endoscopic treatment of primary benign central airway tumors：results from a large consecutive case series and decision making flow chart to address bronchoscopic excision［J］. Eur J Surg Oncol，2015，41（10）：1437-1442.

［2］ ADZICK N S，STROME M，GANG D，et al. Cryotherapy of subglottic hemangioma［J］. J Pediatr Surg，1984，19（4）：353-357.

［3］ JUNG Y R，TAEK JEONG J，KYU LEE M，et al. Recurred post-intubation tracheal stenosis treated with bronchoscopic cryotherapy［J］. Intern Med，2016，55（22）：3331-3335.

［4］ 杨中传，木森，熊志举，等. 二氧化碳冷冻法在气管插管后早期气道狭窄的疗效观察［J］. 临床肺科杂志，2017，22（4）：641-644.

［5］ SONGU M，OZKUL Y. Risk factors for adult postintubation tracheal stenosis［J］. J Craniofac Surg，2019，30（5）：e447-e450.

［6］ LI M，YIU Y，MERRILL T，et al. Risk factors for posttracheostomy tracheal stenosis［J］. Otolaryngol Head Neck Surg，2018，159（4）：698-704.

［7］ CATANO J，UZUNHAN Y，PAULE R，et al. Presentation，diagnosis，and management of subglottic and tracheal stenosis during systemic inflammatory diseases［J］. Chest，2022，161（1）：257-265.

［8］ MA G，SAMAD I，MOTZ K，et al. Metabolic variations in normal and fibrotic human laryngotracheal-derived fibroblasts：a Warburg-like effect［J］. Laryngoscope，2017，127（3）：E107-E113.

［9］ GALLUCCIO G，LUCANTONI G，BATTISTONI P，et al. Interventional endoscopy in the management of benign tracheal stenoses：definitive treatment at long-term follow-up［J］. Eur J Cardiothorac Surg，2009，35（3）：429-433.

第十六章　CO₂冷冻在气管支气管结核中的应用

一、概述

气管支气管结核（tracheobronchial tuberculosis，TBTB）是指发生在气管、支气管的黏膜、黏膜下层及外膜的结核病，属于下呼吸道结核，是肺结核的特殊临床类型。气管支气管结核治疗目的在于预防、治愈由结核引起的中心气道狭窄、闭塞、软化，以及因此而导致的气道引流不畅、肺不张等，甚至要纠正肺通气功能不良、呼吸衰竭等。气管支气管镜结核综合规范治疗包括非介入治疗及介入治疗，抗结核药物全身化疗是治疗的根本，介入治疗必须建立在抗结核药物全身化疗基础上方可实施，针对气道结核分期分型不同，介入治疗手段选择侧重也不尽相同，临床上多采用多种手段相结合的综合介入治疗，中央气道中度以上、重度及极重度狭窄的治疗是临床介入治疗的重点工作。

按照新的镜下分型分期，气管支气管结核可分为：Ⅰ型（炎症浸润型）、Ⅱ型（溃疡坏死型）、Ⅲ型（肉芽增殖型）、Ⅳ型（淋巴结瘘型）、Ⅴ型（管壁瘘口型）、Ⅵ型（管壁软化型）、Ⅶ型（瘢痕狭窄型）、Ⅷ型（管腔闭塞型）及Ⅸ型（反复回缩型）。上述镜下分型中Ⅰ～Ⅳ型及Ⅴ型中的炎性瘘口为镜下活动期表现，Ⅵ～Ⅸ型及Ⅴ型中的净化瘘口型为镜下非活动期表现。

目前针对气管支气管结核介入治疗措施主要包括：经支气管镜气道内局部给药术、球囊扩张术、冷冻术、热消融术（激光、高频电刀、氩气刀及微波等）、支架置入术及瘘口封堵术等。临床常用的治疗技术主要有机械、热及冷冻消融技术，以及球囊扩张及支架置入扩张技术。

冷冻治疗术是上述介入消融治疗术的一种，早期用于良性皮肤疾病治疗，1986年英国学者 Maiwand 首次报道其用于良性气道肿瘤姑息治疗。近几年来，随着介入冷冻治疗技术的不断发展，其逐渐被应用于支气管肺部疾病临床介入治疗及检查诊断中，良恶性气道狭窄治疗的文献报道不断涌现，尤其是在气管支气管结核介入治疗中的应用，均取得了很好的临床效果。本章主要介绍经支气管镜冷冻技术在气管支气管结核临床治疗中的应用。

二、治疗原理

冷冻术主要基于 CO₂ 等制冷物质和冷冻器械产生的超低温，一方面导致局部结核性肉芽肿组织、淋巴结瘘、再生肉芽肿及结核分枝杆菌菌体因组织细胞内的水分子迅速结晶成冰、细胞停止分裂并溶解而坏死、脱落；另一方面引起局部微循环血流停止及微血栓形成等慢性病理过程导致缺少血液供应而坏死、脱落；再则，冷冻探头金属部分与机体肉芽组织冻结，利用外力撕扯消融掉肉芽肿或新生物。

三、术式

冷冻治疗术式大致分为:冷冻消融(冻融)术、冷冻切除(冻切)术及冷冻喷雾(冻喷)术(图 3-16-1)。

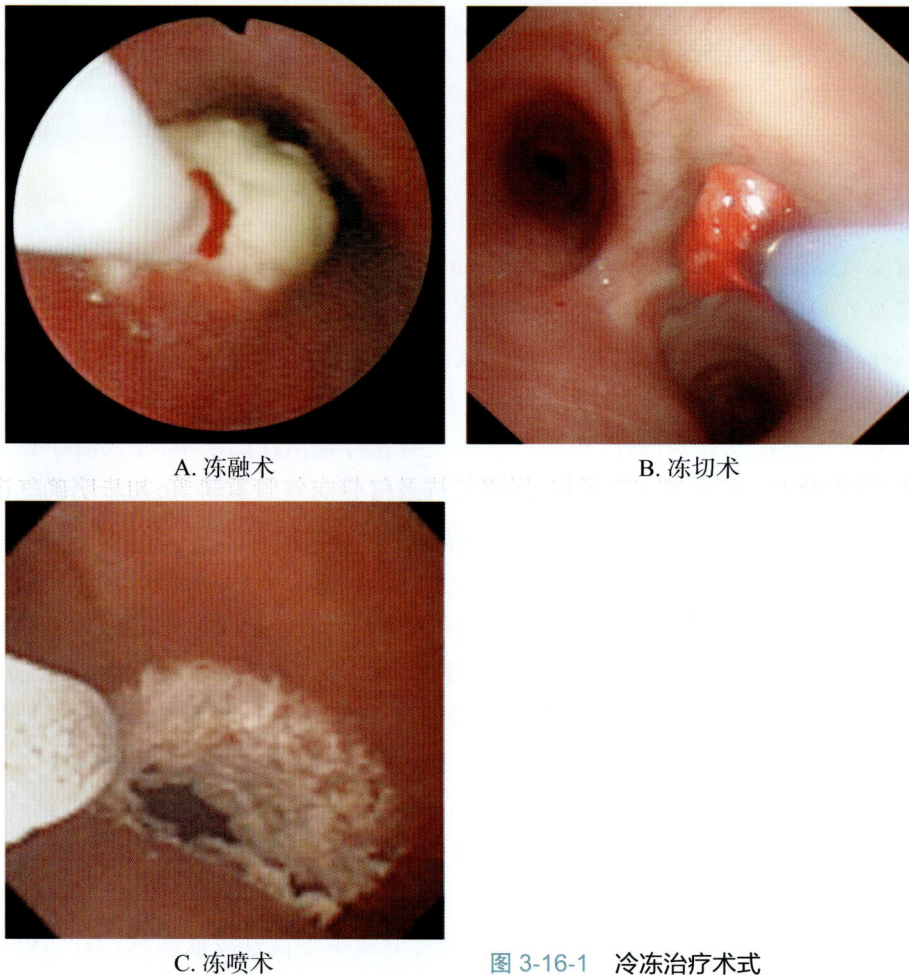

A. 冻融术

B. 冻切术

C. 冻喷术

图 3-16-1　冷冻治疗术式

冻融术即冷冻结晶并自然融化。冻切术即冻结后直接撕扯下目标组织,冻切术依据治疗目的可再细分为冷冻活检术、冷冻打通术及冷冻取得术。利用冷冻活检术可以进行气道内及肺末梢病变切除,替代钳夹活检;利用冷冻打通术可以进行气道病变组织切除,拓宽重度、极重度狭窄或开放闭塞气道;利用冷冻取得术可以切除并移出气道局部肉芽肿、坏死物、气道结石及气道内异物等。冻喷术利用喷头将制冷剂均匀喷洒在较宽阔病变表面,以达到治疗气道黏膜及黏膜下层病变的目的。

四、适应证

(一) 介入治疗

1. 肉芽增殖型、淋巴结瘘型、管壁瘘口型(炎性瘘口)、瘢痕狭窄型、管腔闭塞型、反复回缩型气管支气管结核。

针对肉芽增殖型、淋巴结瘘型及再生性肉芽肿等,利用冻切及冻融可行消融术。针对严重瘢痕狭窄型及管腔闭塞型,借助于冻切及冻融可行打通术。针对反复回缩型,冻融配合局部糖皮质激素可防止气道回缩性再狭窄。

2. 气道结核支架置入后、热消融术后、支气管肺切除术后吻合口等再生性肉芽肿。针对上述原因形成的较大肉芽肿,利用冻切及冻融可行消融术。

(二) 检查诊断

利用冷冻切除术可以进行冷冻活检,活检组织标本进行病理学、抗酸染色及分子病理学检查,有助于气管支气管结核确诊。

五、禁忌证

同支气管镜检查的禁忌证,冷冻术本身无特殊禁忌证。

六、术前准备

(一) 一般准备

1. 影像学检查。行胸部 CT 平扫、增强扫描及气管支气管重建等,初步明确气道病变及狭窄部位、程度及性质。

2. 术前完善血常规、血小板、凝血功能等检查,降低因操作引起大出血的风险。

3. 术前完善乙型病毒性肝炎、丙型病毒性肝炎、梅毒、艾滋病等传染学指标检查,避免交叉感染的发生。

4. 术前特殊用药准备。口服抗凝剂治疗的患者,术前停用 2～3 天或应用维生素 K_3 或维生素 K_4;处于抗凝剂情况下,使用肝素抗凝,并将其凝血酶原时间 INR 降至 2.5 以下等。

5. 术前测量患者血压、心率、血氧饱和度,监测患者生命体征。

6. 局麻患者术前 4 小时禁食,术前 2 小时禁水;全麻患者术前 6 小时禁食禁水。

7. 术前向患者及家属告知冷冻治疗术的必要性、操作过程中可能出现的问题及风险等,征得患者、家属同意并签署书面知情同意书。

8. 术前行支气管镜检查,明确气道病变的位置、大小及程度等,从而进一步判断是否为冷冻治疗术适应证、禁忌证。

9. 开具经支气管镜冷冻治疗术申请单并预约。

(二) 器械及药品准备

1. 器械

(1) 支气管镜及治疗机系统:支气管镜、光源及成像系统、呼吸内镜医用工作站和冷冻机等治疗机系统等。

(2) 治疗器械及耗材:一次性冷冻探针及 CO_2 制冷剂等。

(3) 抢救用品:氧气、心电监护、呼吸机、除颤器、气管插管、气管切开包、吸痰器等急救设备。

2. 药品　麻醉药物及抗结核药物;肾上腺素、利多卡因及尼可刹米等急救用药物等。

七、麻醉

(一)局部麻醉

1. 口腔及鼻咽部麻醉　采用麻醉药喷射器喷入 2% 盐酸利多卡因(lidocaine)1~3ml 于口腔或鼻腔、咽喉部,以便麻醉两侧咽弓、悬雍垂、舌中部、咽后壁、会厌部分。

2. 雾化吸入麻醉　采用超声雾化器、氧气导入面罩等将 2% 盐酸利多卡因 3~5ml 雾化吸入呼吸道。

3. 气道内麻醉　可应用支气管镜进入气道内后补充给药、环甲膜穿刺给药、喉镜气道内注射给药等多种方法,一般每次给予 2% 盐酸利多卡因 5~10ml 等,以便气道充分麻醉。

(二)镇静镇痛

对部分精神紧张、耐受性较差的患者,在上述局部麻醉基础上,可给予镇静镇痛药物,以解除患者焦虑及恐惧、减轻疼痛及其他伤害性刺激,提高支气管镜检查或介入治疗的安全性及舒适性。

目前有以下几种用药方式。①镇静药物应用:术前 30 分钟给予地西泮 5~10mg 或咪达唑仑 5~10mg 肌内注射或缓慢静脉注射;②镇痛药物应用:一般于术前 5~10 分钟给予芬太尼 0.05~0.15mg 缓慢静脉注射,2 分钟起效,药效持续时间为 10~30 分钟;③镇静镇痛药物联合应用:一般应用咪达唑仑 3~5mg、芬太尼 0.1~0.15mg。

(三)静脉复合麻醉及全身麻醉

重症、介入治疗手段较复杂,以及估计术中可能发生大出血或呼吸功能不全等患者,应通过硬质镜、气管插管、喉罩,在高频机械通气、正压机械通气、间断人工气囊按压呼吸监护下,予丙泊酚等静脉内给药的静脉复合麻醉,以及联合肌松药等其他药物的全身麻醉。

一般情况下,丙泊酚麻醉诱导阶段成人初始剂量每 10 秒约给药 4ml(40mg),麻醉维持所需的给药速率通常为 4~12mg/(kg·h)。全身麻醉必须由专业麻醉师实施,需要麻醉师提供特殊的麻醉服务,监测患者生命体征,并根据需要适当给予麻醉药物或者其他治疗,被称为监测下的麻醉管理(monitored anesthesia care,MAC)。目前国内大多数将"局部麻醉+镇静镇痛"称之为"无痛支气管镜技术",鉴于肺脏解剖学特点,"无痛支气管镜技术"概念不太合适,应将这种用药后患者处于清醒或者随时可以唤醒、呼吸稳定的镇静镇痛状态命名为"清醒镇静(conscious sedation)"。

八、操作过程

1. 经支气管镜活检钳工作通道放入冷冻用探头于病灶处,深入病灶中心部位,给予制冷剂释放进行冷冻治疗。

2. 冻切术每次持续时间约 3~5 秒;冻融术每次持续时间约 180~300 秒,一般不超过 600 秒;冻喷术每次持续时间约 30~60 秒。间隔 30~60 秒,连续 1~3 个周期。

3. 目测冷冻病变外形改变,观察有无出血,大致判断近期效果。

4. 具体实施及注意事项

(1) 冷冻术式:①针对肉芽增殖型、淋巴结瘘型、反复回缩型及再生性肉芽肿,临床多推荐使用冻融术进行冷冻治疗,每周进行 1 次;②针对中央气道重度狭窄及闭塞型,临床多推荐使用冻切术联合冻融术进行冷冻治疗,每周进行 1~2 次;③针对严重大面积炎症浸润型及溃疡坏死型,临床多推荐使用冻喷术进行冷冻治疗,每周进行 1 次。

(2) 术中密切观察患者生命体征变化,遇到大出血、气道痉挛等严重并发症应立即停止操作,及时处理。

九、并发症的预防和处理

冷冻术中并发症相对较少发生,但仍可能出现以下并发症,需要积极处理。

1. 单纯冷冻治疗并发症较少见,主要为气道痉挛。应停止操作并解痉、平喘处理即可。

2. 对中央气道较大病变冷冻时,可能出现冷冻后气道阻塞。针对气道急性梗阻具体情况,可选择球囊扩张术、热消融术及支架置入术等介入措施处理。建议对中央气道病变消融时,尽量选择热消融术联合冷冻消融术。

3. 特别长时间(超过 10 分钟)冷冻可导致气道冻伤,引起气道软骨破坏断裂。故推荐在冻融实施时,冷冻时间不要超过 10 分钟。

4. 冻切术时可能发生气道内大出血。术前应尽量评估大出血风险,并做好积极抢救准备;术中手法要轻柔,避免猛扯硬拽,可以减少大出血发生率,一旦发生大出血,应立即按照气道内大出血相关共识指南处理;大出血停止后,需动态观察患者生命体征变化,尤其是气道内出血是否反复。

5. 冻切术时可能发生气道内大出血同时并发气道破裂,引起气胸或纵隔气肿。发生气胸或纵隔气肿时,应立即处理气胸或纵隔气肿。

6. 冻切术时可能发生一次性冷冻探针金属探头脱落,长时间冷冻后冻切时发生率高。一旦发生冷冻探针金属探头脱落入气道,应使用异物钳立即取出(图 3-16-2)。

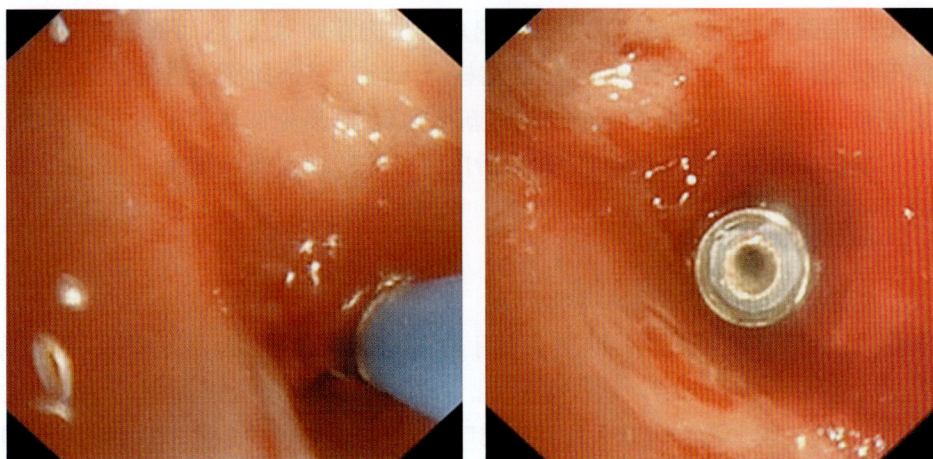

A. 冻切中　　　　　　　　　　　B. 冻切后,冷冻探头脱落在管腔内

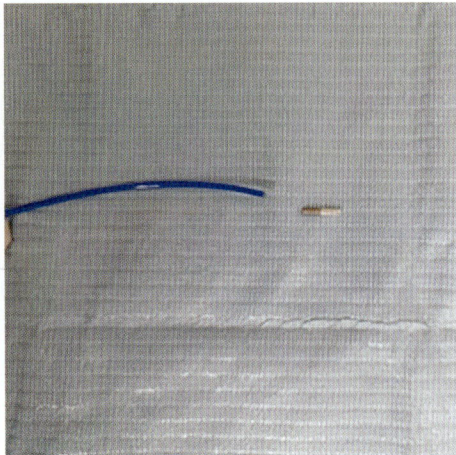

C.冷冻头断裂　　　　　图 3-16-2　冻切术常见并发症

十、术后处理

1. 嘱患者术后 2 小时方可进食、水,对使用镇静剂的患者,最好有人陪伴,24 小时内不要驾车、签署法律文件或操作机械设备。

2. 密切观察患者生命体征变化,观察有无大咯血、呼吸困难等严重并发症,若发生应积极处理。

3. 书写经支气管镜冷冻治疗术报告单。

4. 必要时 1 周后复查支气管镜,评估冷冻效果并决定是否再进行冷冻治疗术。

十一、治疗评价

冷冻治疗时不影响心脏起搏器工作,不破坏金属、硅酮等气道支架。冷冻治疗后气道病变局部肉芽组织增生少发,纤维瘢痕形成率低。

冻融术及冻喷术较其他消融手段显效慢,具有延迟效应,近期临床疗效不明显,但远期疗效较好。冻切术立竿见影,但应注意极容易引起大出血及气道撕裂穿孔。

相对于热消融术,冷冻消融术具有不易出现再生肉芽肿等优点,而使用热消融术若损伤气道黏膜下层,易导致再生肉芽肿形成,故结核介入治疗多选择冷的措施而少选热的措施,但针对支气管开口较大肉芽肿或淋巴结瘘等新生物阻塞,易先选热消融术立即消减新生物,但以尽量不损伤黏膜下层为原则,热消融术后序贯冷冻消融术效果较佳。

十二、临床应用举例

例 1　气管结核肉芽增殖型冻融术

患者女,21 岁,因“间断刺激性咳嗽 3 个月,加重伴痰血 1 周”为主诉入院。院外曾按“支气管炎”给予“左氧氟沙星”治疗,病情多反复。查体:胸部剑突上固定哮鸣音。胸部 CT 平扫及气道重建提示“气管下段腔内新生物并狭窄”。支气管镜检查“气管下段黏膜充血、水肿、肥厚,2～3 点钟位置见新生物,新生物表面有坏死物,阻塞气管管腔约 1/5”;经支气管镜活检、刷检取样检查化验提示"组织标本 HE 染色：慢性坏死性肉芽肿性炎，形态符合结核改变；组织标本及刷检物涂片发现抗酸染色阳性分枝杆菌"。初步诊断：气管结核肉芽增殖型。处理：①H-R-Z-E［包括异烟肼（H）、利福平（R）、吡嗪酰胺（Z）、乙胺丁醇（E）］全身抗结核治疗；②异烟肼 0.1g/次每天两次局部雾化吸入；③经支气镜热消融术联合冷冻消融术治愈（图 3-16-3）。

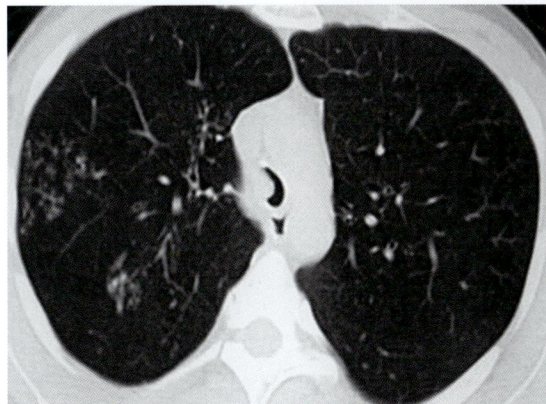

A. 术前 CT 平扫

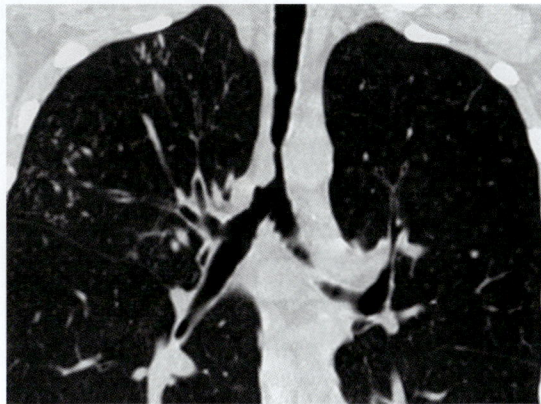

B. 术前气道重建

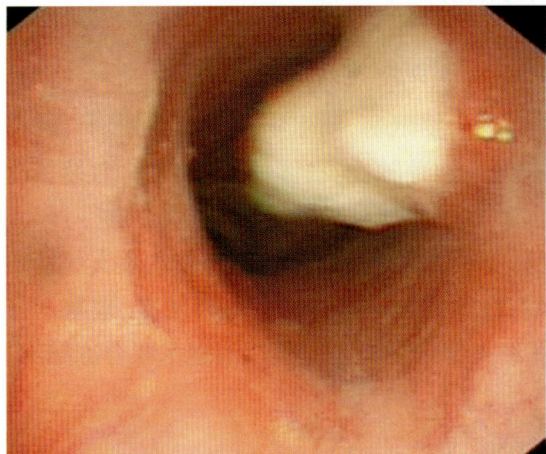

C. 气管下段

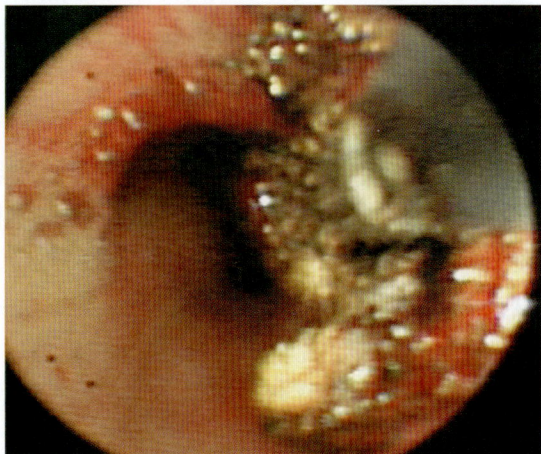

D. 电凝消融术中

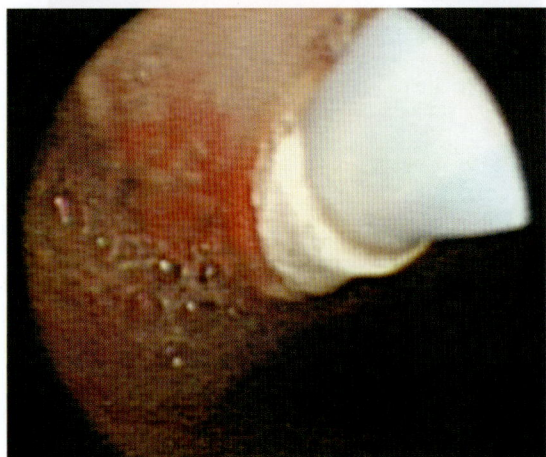

E. 冻融术中

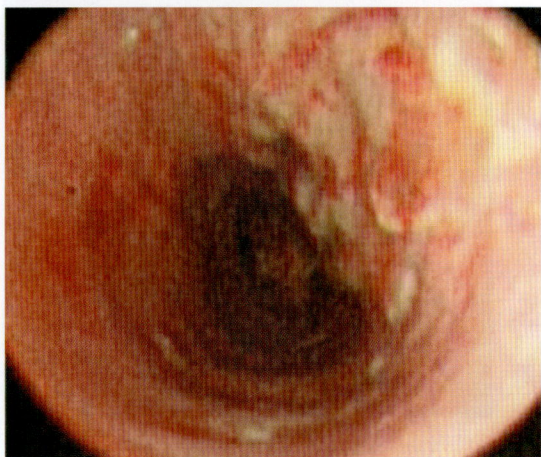

F. 冻融术后 1 个月

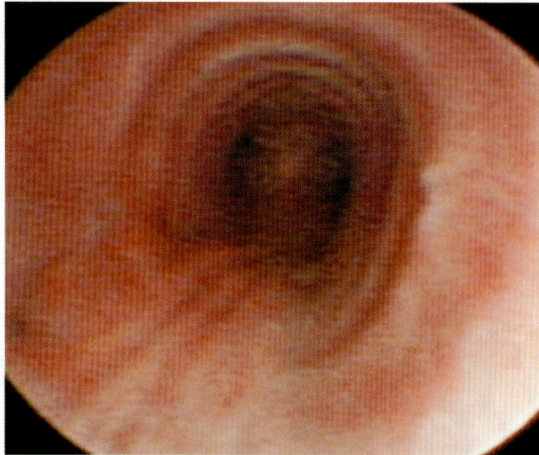

G. 冻融术后 12 个月

图 3-16-3　气管结核肉芽增殖型冻融治疗

例 2　左主支气管结核肉芽增殖型热消融术联合冻融术

患者女,24 岁,因"间断咳嗽、咳痰 6 个月,伴喘鸣 1 个月"为主诉入院。院外曾按"肺炎"抗感染治疗不佳。查体:左肺闻及固定哮鸣音。胸部 CT 示"双肺斑片阴影,左上肺显著,左主支气管狭窄"。支气管镜检查"左主支气管开口新生物阻塞,新生物表面有坏死物",经支气管镜取样检查化验提示"钳夹活检组织病理学慢性肉芽肿性炎,伴坏死,形态符合结核改变;组织标本抗酸染色发现抗酸杆菌阳性;刷检物涂片抗酸杆菌(++),冲洗液 X-Pert(+)但无突变、冲洗液分枝杆菌快速培养:结核分枝杆菌复合群(MTBC)生长"。诊断:左主支气管结核肉芽增殖型。处理:①H-R-Z-E 全身抗结核治疗;②异烟肼 0.1g/ 次,每天两次、地塞米松磷酸钠 5mg 每天一次(共 1 周)局部雾化吸入;③经支气管镜高频电凝热消融术联合冻融术、局部异烟肼及利福平给药(图 3-16-4)。

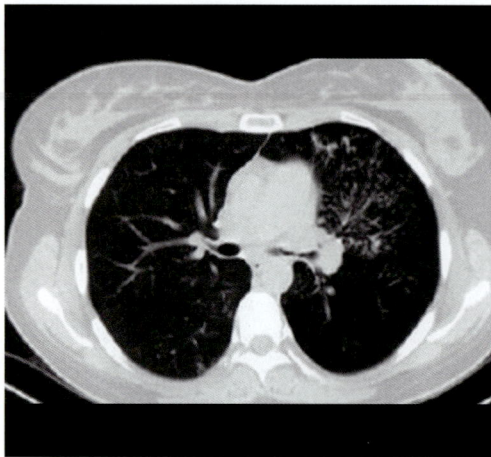

A. 术前 HRCT

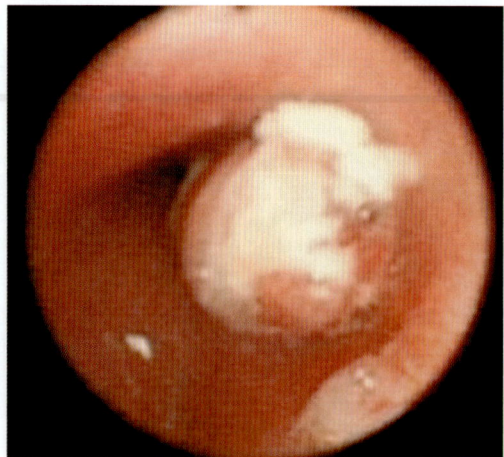

B. 左主支气管开口新生物

230

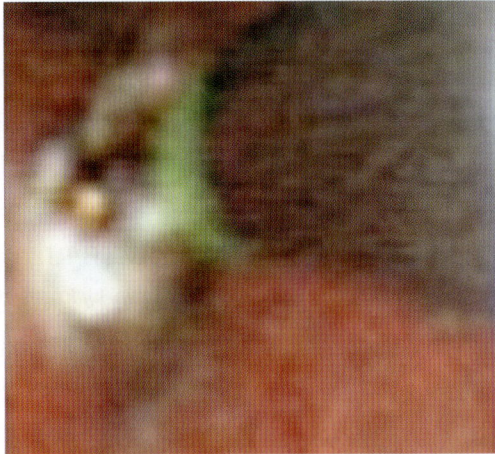

C. 高频电凝术中

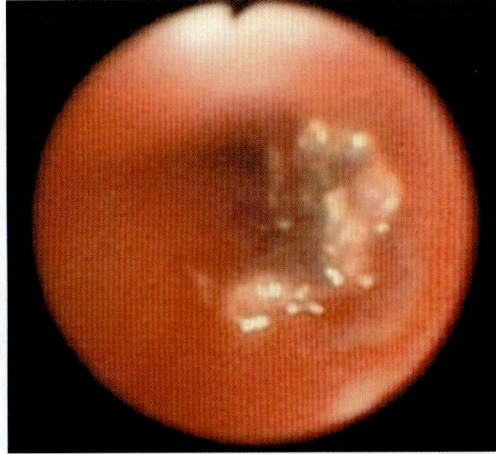

D. 高频电凝术后当时

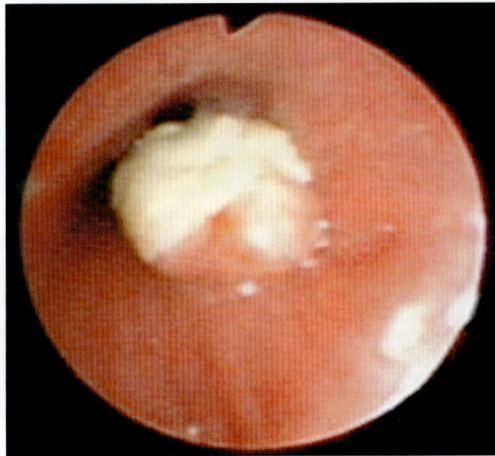

E. 高频电凝术后 3 周

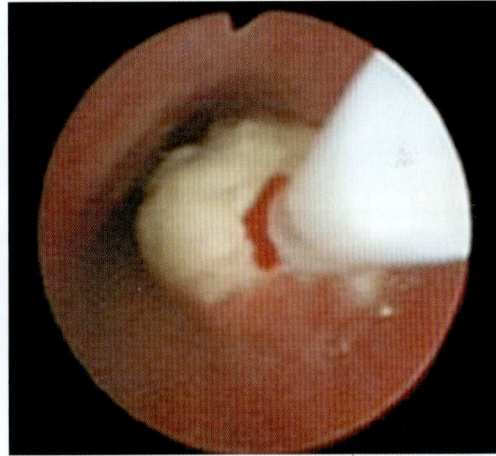

F. 冻融术中

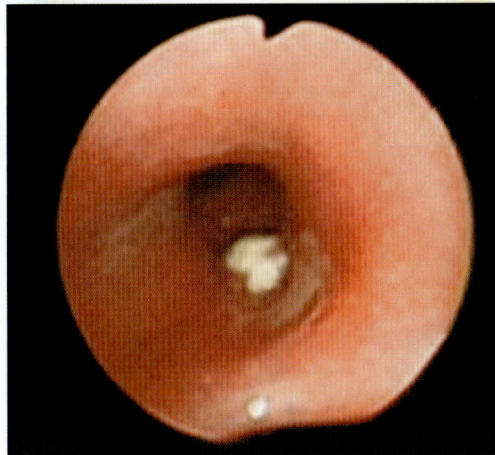

G. 冻融术后 15 周

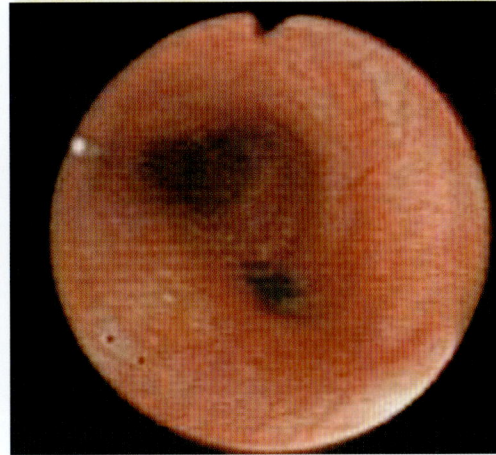

H. 治疗后 12 个月

图 3-16-4　左主支气管结核肉芽增殖型热消融联合冻融治疗

例 3　冻切打通术联合球囊扩张术

患者女,31 岁,因"间断咳嗽、咳痰 10 个月,胸痛伴胸闷进行性加重 1 周"为主诉入院。乙肝病史 15 年。院外曾接受左氧氟沙星抗感染治疗(拟诊肺炎),症状反复未愈。查体示左肺呼吸音减弱。胸部 CT 平扫及三维气道重建示双肺弥漫性斑点影(左上肺为著),左主支气管远端重度狭窄伴近闭塞征象。支气管镜下见左主支气管远端新生物阻塞,表面覆坏死物。经支气管镜冷冻活检+冻切组织病理学示慢性坏死性肉芽肿性炎(符合结核形态学改变);抗酸染色(+)(冻切标本),刷检涂片抗酸杆菌(+++),肺泡灌洗液 Xpert MTB/RIF 检测阳性(未检出 *rpoB* 基因突变),分枝杆菌快速培养阳性,DNA 测序鉴定为结核分枝杆菌复合群(MTBC)。诊断:①左主支气管结核(管腔闭塞型);②慢性乙肝。处理:①耐药结核标准化方案(H-R-Z-E-Lfx-Lzd)[其中 Lfx 为左氧氟沙星,Lzd 为利奈唑胺]全身抗结核治疗;②异烟肼雾化吸入强化气道内药物浓度;③经支气管镜冻切打通术解除管腔阻塞,联合球囊扩张术重建气道通畅性(图 3-16-5)。

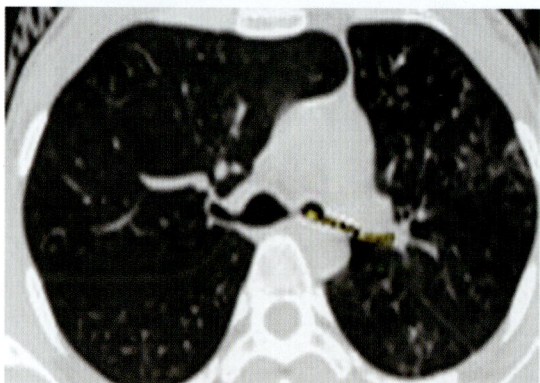

A. 术前 HRCT

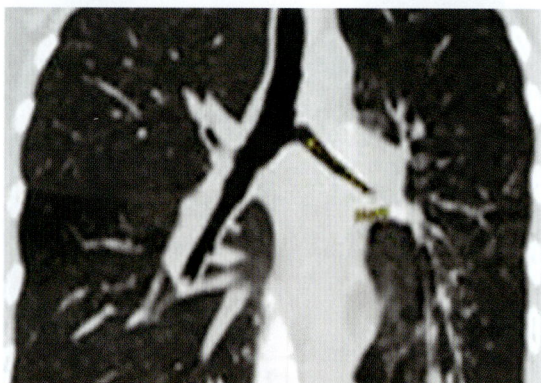

B. 术前气道重建

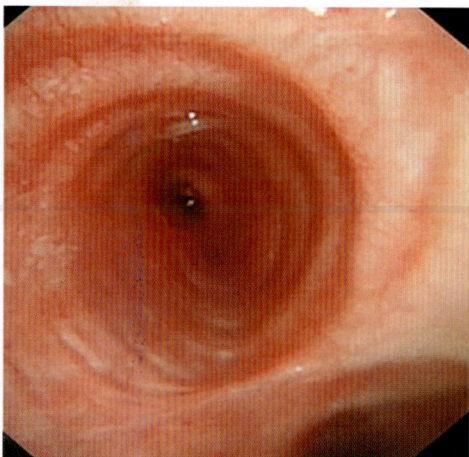

C. 左主支气管开口

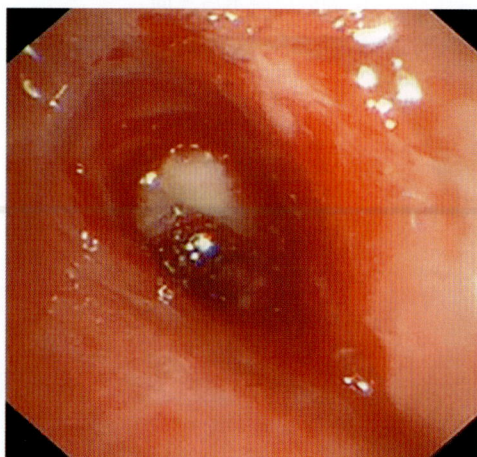

D. 左主支气管远端

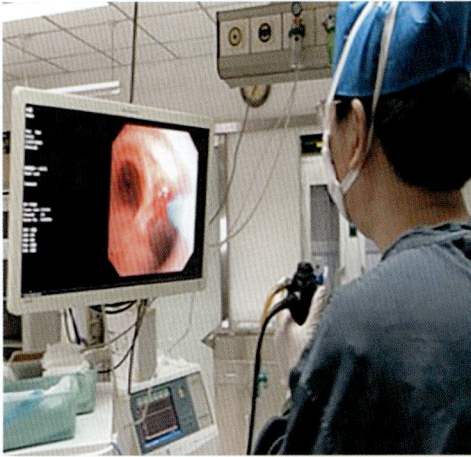

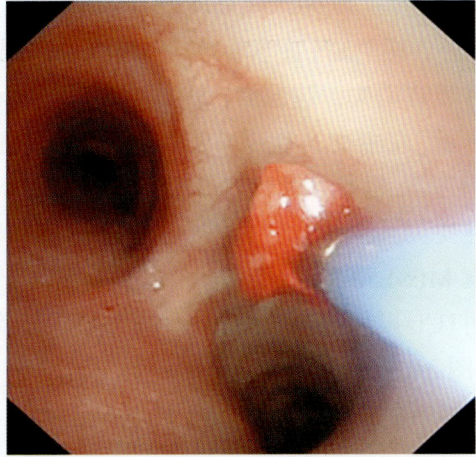

E、F. 冷冻活检及打通术中

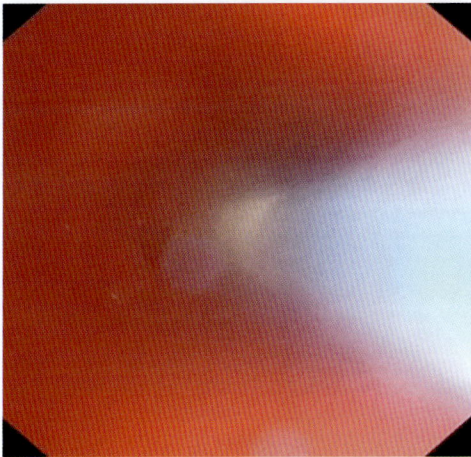

G. 冻切打通术中

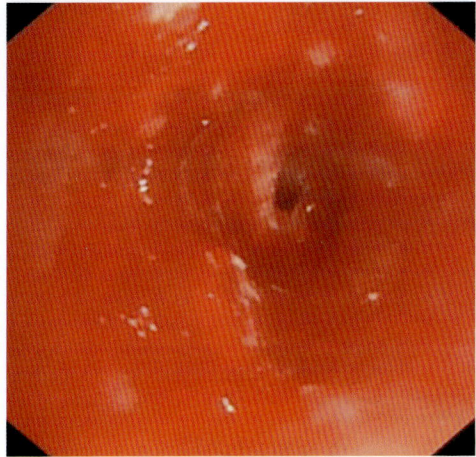

H. 冻切打通术后

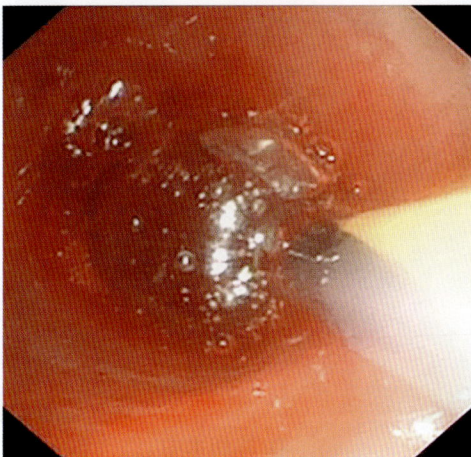

I. 冻切打通术后扩张术中

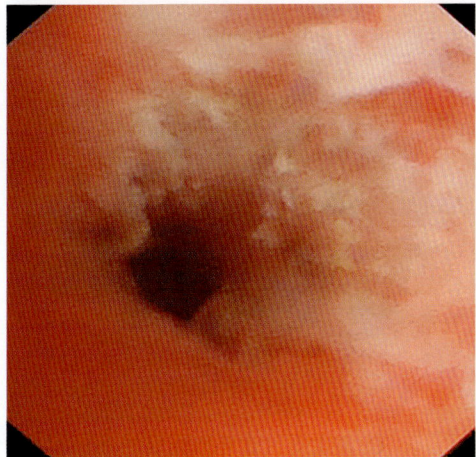

J. 冻切打通及扩张术后

图 3-16-5　左主支气管结核管腔闭塞型冻切打通联合球囊扩张治疗

例 4 冻融冻切打通术联合球囊扩张术

患者女,37 岁,因"间断咳嗽、咳痰伴喘鸣 24 个月,突发胸痛、呼吸困难 1 周"为主诉入院。院外曾按"支气管哮喘"给予"沙美特罗替卡松吸入粉雾剂"等治疗,病情多反复。查体:左肺呼吸音消失。胸部 CT 平扫及气道重建示"左主支气管闭塞,左肺完全不张"。支气管镜检查示"左主支气管开口处瘢痕形成并管腔闭塞",经支气管镜取样检查化验提示"活检组织病理学:慢性坏死性肉芽肿性炎;组织标本抗酸染色:抗酸杆菌阴性;冲洗液 X-Pert(+)且有突变"。诊断:①左主支气管结核管腔闭塞型;②耐利福平结核。处理:①按耐药结核治疗方案 Mfx-Lzd-Bdq-Cfz-Cfz [包括莫西沙星(Mfx)、左氧氟沙星(Lzd)、贝达喹啉(Bdq)、氯法齐明(Cfz)等]全身抗结核治疗;②经支气管镜冷冻(冻切联合冻融)打通联合球囊扩张术治疗(图 3-16-6)。

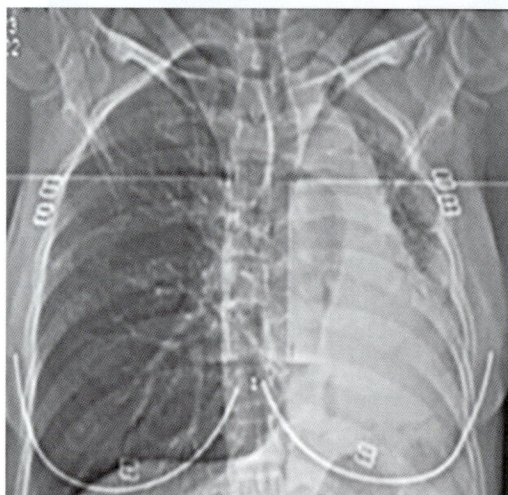

A. 术前 CT 平扫

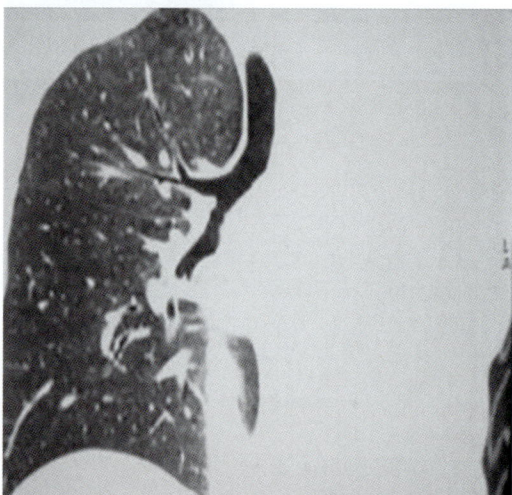

B. 术前气道重建

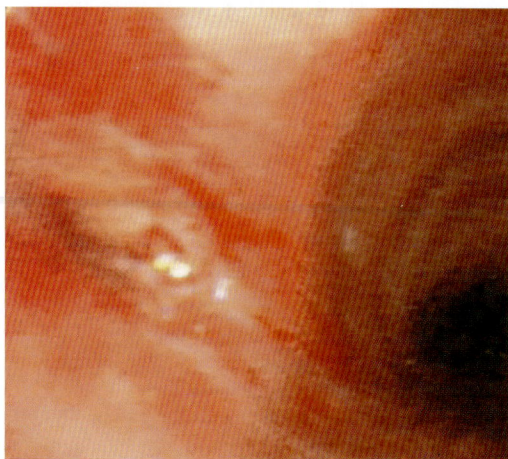

C. 左主支气管开口闭塞

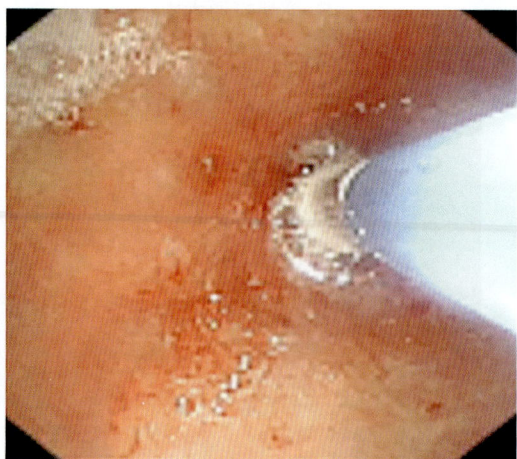

D. 冻切术中

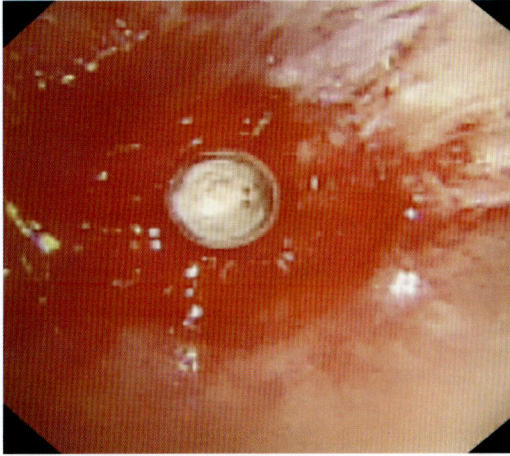

E. 冻切术中

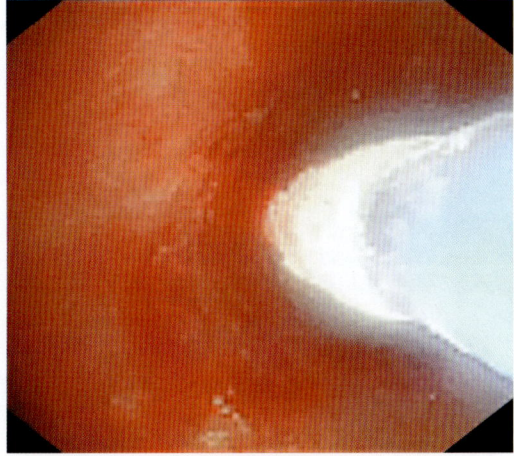

F. 冻融术中

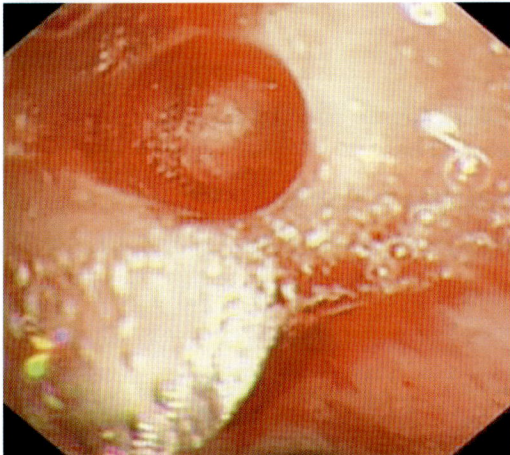

G. 冷冻打通术后

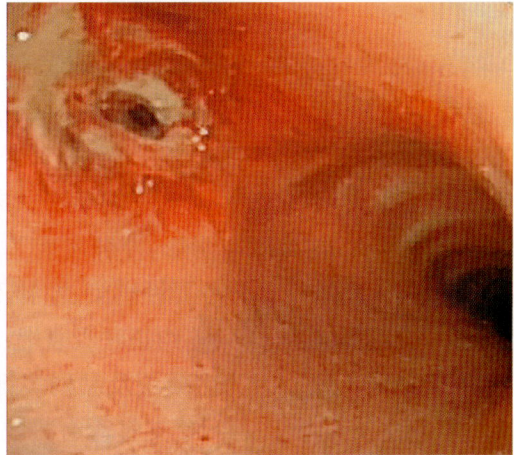

H. 冷冻打通术后

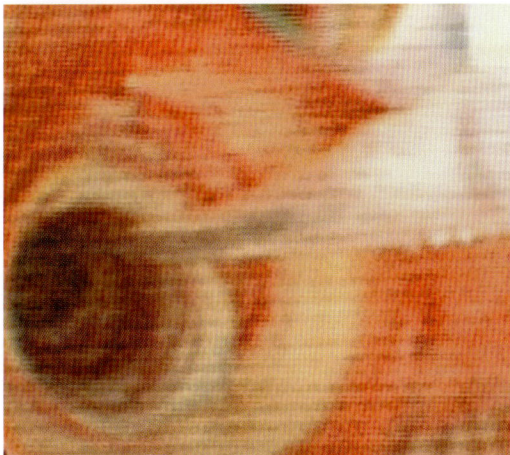

I. 打通术后扩张术中

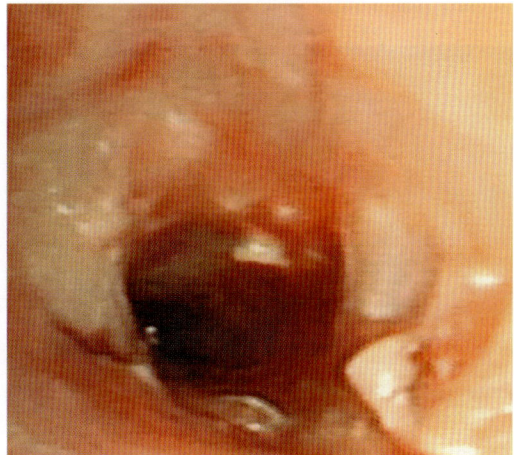

J. 打通及扩张术后

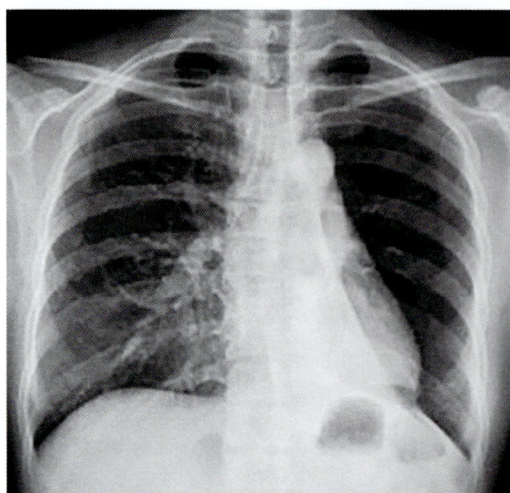

K. 术后 CT 平扫

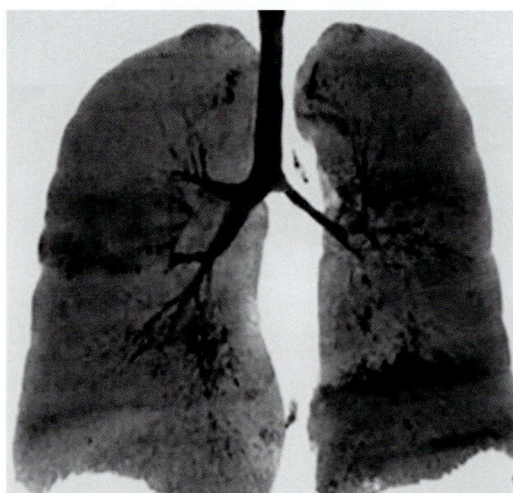

L. 术后气道重建

图 3-16-6 左主支气管结核管腔闭塞型冻融冻切打通联合球囊扩张治疗

例 5 冷冻取得术

患者女,57 岁,因"间断咳嗽、咳痰 6 个月,加重并大咯血、呼吸困难 1 天"为主诉急入院。院外曾按"肺结核"给予"H-R-Z-E 抗结核及抗感染(具体不详)"等治疗,病情无改善。查体:呼吸困难,左肺呼吸音消失,右肺干湿啰音。床旁胸部数字 X 射线摄影(digital radiography,DR)后前位片示"右肺斑片阴影,左肺实变"。痰涂片:抗酸杆菌阳性。血气分析:Ⅱ型呼吸衰竭。诊断:①肺结核并非特异性感染、左肺不张及呼吸衰竭;②肺癌待排;③大咯血性质待定。处理:①给氧、机械通气等纠正呼吸衰竭;②继续 H-R-Z-E 全身抗结核治疗;③支气管镜检查,明确左肺不张原因为血凝块及黏稠痰痂阻塞左主支气管,经支气管镜行冷冻取得术,取出阻塞左主支气管及上下叶支气管血凝块,通畅左主支气管及左上下叶支气管、复张左肺,进而缓解呼吸衰竭(图 3-16-7)。

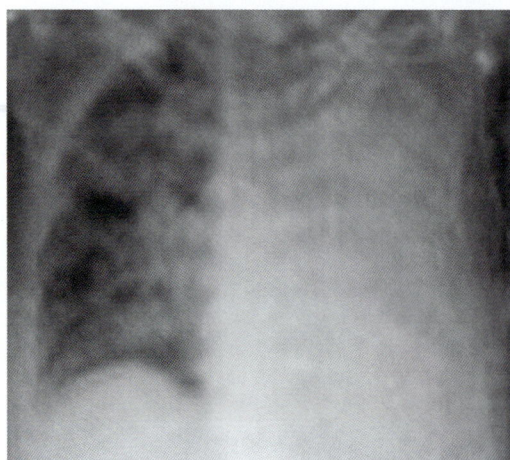

A. 术前 DR

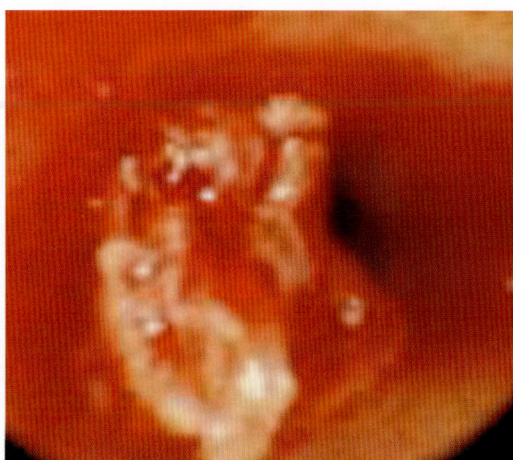

B. 左主支气管开口血凝块等阻塞

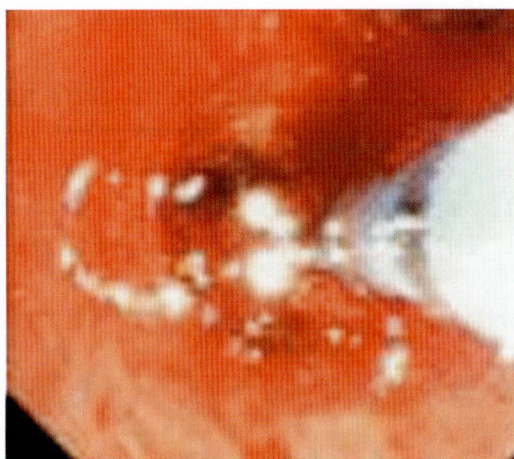

C. 冷冻取得术中

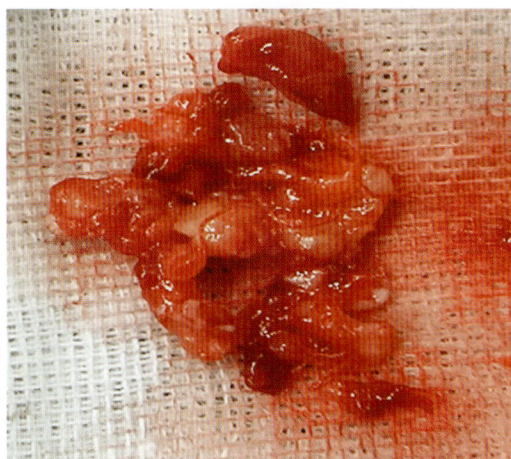

D. 取得的血凝块及痰痂

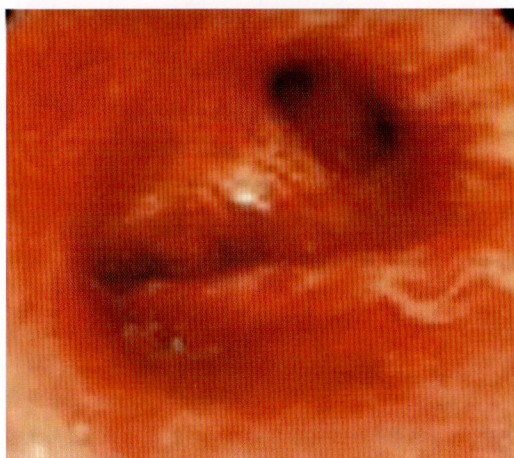

E. 冷冻取得术后

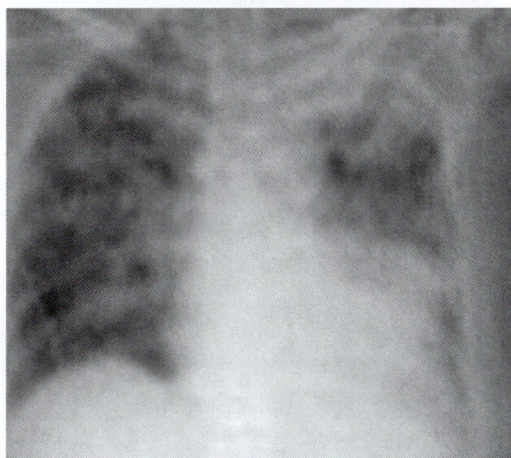

F. 术后 DR

图 3-16-7 左主支气管阻塞冷冻取得术

（郭 洋 秦 林 丁卫民）

参 考 文 献

［1］中华医学会结核病学分会，《中华结核和呼吸杂志》编辑委员会. 气管支气管结核诊断和治疗指南（试行）［J］. 中华结核和呼吸杂志，2012，35（8）：581-587.

［2］丁卫民，傅瑜. 关于"气管支气管结核诊断和治疗指南（试行）"的几点补充说明［J］. 中华结核和呼吸杂志，2013，36（2）：159-160.

［3］丁卫民，唐神结，傅瑜. 重视气管支气管结核的综合规范治疗［J］. 中华结核和呼吸杂志，2021，44（4）：288-291.

［4］丁卫民，傅瑜. 支气管结核的诊断治疗评价［J］. 中国防痨杂志，2011，33（11）：697-702.

［5］丁卫民，沙巍，蔡青山，等. 结核病的介入治疗［M］//唐神结. 结核病临床诊治进展年度报告（2014）. 北京：人民卫生出版社，2015：123-144.

［6］丁卫民，蔡青山，付亮，等. 结核病的介入治疗［M］//唐神结，李亮，高文，等. 中国结核病年鉴（2018）. 北京：人民卫生出版社，2019：137-145.

［7］秦林,蔡青山,丁卫民,等.结核病的介入治疗［M］//唐神结,李亮,高文,等.中国结核病年鉴(2019).北京:人民卫生出版社,2020:161-171.

［8］郭洋,秦林,杨松,等.结核病的介入治疗［M］//唐神结,李亮,高文,等.中国结核病年鉴(2021).北京:人民卫生出版社,2023,155-170.

［9］GUO S,LI Q,JIANG J,et al. Chinese expert consensus on the standardized procedure and technique of transbronchial cryobiopsy［J］. J Thorac Dis,2019,11(12):4909-4917.

［10］丁卫民,沙巍,蔡青山,等.结核病的介入治疗［M］//唐神结,高文.临床结核病学.2版.北京:人民卫生出版社,2019:306-346.

［11］丁卫民.结核病介入诊断与治疗［M］//郭述良.介入结核病学.北京:中国科学技术出版社,2022:181-186.

［12］丁卫民.结核病的介入治疗［M］//宋言峥,李亮,金锋.实用结核外科学.北京:人民卫生出版社,2023:103-117.

［13］秦林,丁卫民,张建英,等.冷冻联合球囊扩张术治疗瘢痕狭窄支气管结核气道闭塞的有效性及安全性［J］.中华结核和呼吸杂志,2018,41(11):857-863.

［14］FU Y,DING W M. Diagnosis and interventional therapy by bronchoscopy［M］// LU Y C,WANG L X,DUANMU H J,et al. Handbook of global tuberculosis control. New York:Springer,2017:235-251.

［15］MU D,NAN D,LI W,et al. Efficacy and safety of bronchoscopic cryotherapy for granular endobronchial tuberculosis［J］. Respiration,2011,82(3):268-272.

［16］ZHAO Y,ZHANG T,YANG N,et al. Efficacy and safety of CO_2 cryotherapy in the treatment of infants with tracheobronchial tuberculosis［J］. Front Pediatr,2022,10:984738.

［17］张杰,孔颖颖.喷射冷冻技术在气道腔内疾病中的应用现状及展望［J］.中华结核和呼吸杂志,2013,36(9):644-645.

［18］李时悦,陈小波.呼吸系统冷冻活检的几个关键问题［J］.中华结核和呼吸杂志,2018,41(6):401-403.

［19］中华医学会呼吸病学分会介入呼吸病学学组,中国医师协会呼吸医师分会介入呼吸病学工作委员会.经支气管冷冻活检技术临床应用专家共识［J］.中华结核和呼吸杂志,2019,42(6):405-412.

［20］王蓉蓉,陈志,张广宇,等.经支气管镜介入冷冻技术在呼吸系统疾病应用中的研究进展［J］.中国防痨杂志,2019,41(3):343-347.

［21］江瑾玥,郭述良,李一诗.经支气管冷冻肺活检术进展［J］.中华结核和呼吸杂志,2017,40(8):619-622.

［22］王娟,王婷,岳红丽,等.经支气管镜冷冻切除在气管阻塞中的应用［J］.国际呼吸杂志,2021,41(16):1212-1218.

［23］DIBARDINO D M,LANFRANCO A R,HAAS A R. Bronchoscopic cryotherapy. Clinical applications of the cryoprobe,cryospray,and cryoadhesion［J］. Ann Am Thorac Soc,2016,13(8):1405-1415.

［24］MOORE R F,LILE D J,ABBAS A E. Current status of spraycryotherapy for airway disease［J］. J Thorac Dis,2017,9(Suppl 2):S122-S129.

第十七章 冷冻肺活检在周围性肺疾病中的应用

一、概述

周围性肺疾病是指位于段支气管以远的肺部病变。由于处于肺外周，传统支气管镜技术难以对其进行定位和活检；随着超细支气管镜及可视导航技术等的发展和临床应用，周围性肺疾病的经支气管活检逐渐成为可能。经支气管冷冻肺活检是近年来得到广泛应用的一种新型活检技术，通过支气管镜工作孔道将冷冻探头伸入远端支气管，利用冷冻黏附作用使目标组织黏附在探头周围，拔出冷冻探头时即可将这些组织与周围组织分离，从而获取远端细支气管及肺组织标本。与传统钳夹活检相比，冷冻活检的标本体积较大、质量较高，已逐渐取代外科肺活检成为弥漫性实质性肺疾病病理诊断的重要工具。出于同样的原因，也不断有报道尝试将经支气管冷冻活检用于周围性肺疾病的诊断，结合支气管导航、径向超声、C形臂精准定位，可获取充足高质量标本，满足快速现场评价（rapid on-site evaluation，ROSE）、一般及特殊微生物培养、病理活检、基因检测及免疫检查点检测等标本需求。

二、适应证

不明原因的周围性肺疾病，经薄层 CT 确认病灶附近有气道通向者。

三、禁忌证

目前已有的临床证据显示，冷冻肺活检操作总体较为安全，但下列情况行冷冻活检术时并发症风险显著高于一般人群，检查前需慎重权衡利弊。由于缺乏高质量临床研究证据，下列禁忌证均为结合国际国内指南、共识、相关研究而列出，并不绝对，术者需根据患者病情及单位具体条件综合评估决定能否实施操作。

1. 存在硬质支气管镜、气管插管或喉罩置入禁忌证者。
2. 凝血功能异常。
3. 无法纠正的血小板减少（$<50 \times 10^9$/L）。
4. 口服氯吡格雷、阿司匹林等抗血小板药物或华法林等抗凝药物。
5. 严重肺动脉高压。
6. 肺功能极差［肺一氧化碳弥散量（D_LCO）$<35\%$ 预计值或用力肺活量（FVC）$<50\%$预计值］。

7. 严重呼吸衰竭(吸氧或机械通气下 $PaO_2 < 60mmHg$)。

8. 拟活检部位靠近较大血管或空洞、肺大疱。

9. 常规支气管镜检查禁忌证。

四、术前准备

(一) 术前沟通

1. 与患者及家属充分沟通,告知检查手段、手术过程及安全性、必要性、有效性等。

2. 术前需对所有患者书面告知相关风险并签署知情同意书。

(二) 手术准备

1. 详细了解病史,测量生命体征,完善血常规、凝血功能、心电图、肺功能检查,并筛查血源性传播疾病;疑有肺动脉高压者建议完善经胸超声心电图肺动脉压力测定。

2. 完善胸部增强薄层 CT,根据具体情况结合导航技术,选择合适的导航方式及活检路径。

3. 术前建议由临床医师、放射科医师、麻醉医师、病理科专家进行多学科讨论,共同制订手术方案(包括选择活检手段、确定取材部位及路径)和风险防控预案等。

4. 其余术前准备可参照常规支气管镜相关注意事项。

五、操作过程

(一) 麻醉

建议在镇静镇痛或全身麻醉下进行。

(二) 人工气道

大部分报道中均使用硬质支气管镜鞘管或气管插管作为工作通道,便于可弯曲支气管镜和冷冻探头进出,并可保护声带、控制出血,但硬质镜鞘管对术者操作及硬件设备要求较高,气管插管则因内径较小可能造成操作不便。相较而言喉罩下进行冷冻活检的报道很少,但其中大部分认为喉罩亦有便利及安全的优势。笔者单位结合自身情况,优先选择喉罩作为工作通道。根据文献报道及自身经验,我们认为,在术者熟练、流程规范的前提下,上述三种人工气道各具优势和限制,可根据自身条件斟酌选用。

(三) 止血球囊的应用

由于硬质镜鞘管可以提供充足的操作空间,硬质镜下冷冻活检无须常规预置止血球囊,备用止血球囊即可。气管插管下及喉罩下冷冻活检通常建议常规预置止血球囊以便防控出血,球囊可从气管导管旁置入目标活检叶段支气管开口处,并提前测试封闭目标叶段所需注入气体量。不过考虑到规范操作下出血风险不高,并且止血球囊价格昂贵,在术者经验丰富、谨慎操作的前提下,可根据情况略去预置止血球囊步骤,但需保证术中止血球囊或硬质镜等应急措施随时立即可得。

(四) 冷冻活检操作步骤

1. **制订活检路径**　仔细阅片,结合导航预测活检路径。

2. **镜下定位病灶**　经硬质镜鞘管或气管插管插入可弯曲支气管镜,使其前端位于拟活检部位段支气管,使用径向超声探头对目标亚段支气管进行探查,明确病灶所在支气管及探头插入深度,若有条件可配合使用超声导向鞘辅助定位。建议支气管镜下操作同时结合 C 形臂 X 线机或锥形线束 CT(cone beam CT,CBCT)等影像学手段,引导超声探查、确认病灶部位,可显著提高有效活检率及活检效率。

3. 冷冻活检　选择冷冻探头,连接冷冻治疗仪,在水浴中确认探头的冷冻效果后,将冷冻探头插入拟活检部位,冷冻数秒后将冷冻探头与可弯曲支气管镜一同拔出,取下探头上的组织标本送检。若使用超细冷冻探头配合较宽工作孔道的可弯曲支气管镜,预先确认冷冻时长、冻取标本大小、可顺利通过工作孔道者,则可仅将冷冻探头拔出而无须同时拔出支气管镜。

4. 并发症观察　若在气管插管下进行冷冻活检,则需在冷冻探头移出活检叶段支气管后,由助手立即根据预测试气量充盈止血球囊封堵止血。冷冻探头取出后,可弯曲支气管镜快速进入活检叶段支气管查看球囊在位及出血情况,若无出血则可在气管镜监视下缓慢放空球囊。同时助手仔细检查有无气胸、纵隔气肿、皮下气肿发生;若在透视或 CBCT 监视下操作,则可直接观察是否发生气胸等。

5. 重复冷冻活检　重复步骤 3、步骤 4;一般建议单个病灶处取 3~5 块标本。

(五) 术中、术后注意事项

1. 为避免严重并发症,应警惕在以下部位或情况下进行活检:胸膜下 1cm 以内病灶;空洞部位;可弯曲镜下观察病灶附近支气管慢性炎症明显、触之易出血;双侧肺同时活检。

2. 拔出冷冻探头时注意避免过度暴力拉扯以防过度损伤血管等周围组织;探头被冻住无法拔出时,应复温解冻后缩短冷冻时长重新冻取。

3. 推荐取材标本大小及数量暂无广泛共识,多数报道中同一部位冷冻活检标本数量 3~5 块。

六、并发症的预防和处理

(一) 出血

出血是冷冻肺活检最常见的并发症,但规范操作下严重的出血并不常见。为避免严重出血,术前需根据胸部 CT 判断病灶血供情况,必要时进行预防性支气管动脉栓塞。少量出血大多可通过吸引清除,并可局部使用冰生理盐水、止血药物等;气管插管下可重新充盈止血球囊,必要时可调整球囊位置封堵止血;硬质支气管镜下可置入止血球囊或填塞止血纱布止血。尽管需要通过支气管动脉栓塞或外科手术止血的病例极为罕见,但仍应做好相应的应急预案。

(二) 气胸、纵隔气肿、皮下气肿

每次活检后均应仔细检查颈胸部皮肤是否有捻发感,对比叩诊和听诊双肺,可利用 C 形臂或超声评估气胸、纵隔气肿、皮下气肿情况,一旦发生则应停止操作。少量气胸、纵隔气肿、皮下气肿且患者无明显呼吸困难时,无须特殊处理,吸氧后多可自行吸收。对于肺压缩 >30%、有呼吸困难表现或气胸加重的病例,可行胸腔穿刺抽气或胸腔闭式引流;对于伴有呼吸困难的纵隔或皮下气肿,可行胸骨上窝皮肤切开引流气体。

(三) 感染

术后需密切观察体温及呼吸道症状。术后一过性发热无须特殊处理。若发热时间超过24 小时,伴呼吸道症状加重、外周血白细胞总数升高,则需及时进行病原学检测、给予抗生素治疗。

(四) 病情急性加重

有报道极少数间质性肺疾病病例进行冷冻活检后出现急性加重,虽不能确定与冷冻活检操作相关,但对所有需活检者,尤其是合并间质性肺疾病的患者,均应审慎评估操作决定,围手术期密切观察、及时处置。

七、治疗评价

周围性肺疾病是指位于段支气管以远的肺部病变,其病因可包括肺癌、淋巴瘤、良性肿瘤、结节病、肺结核、炎性病变等多种恶性及良性病变,病理活检是其诊断的金标准。由于病灶位于肺外周部位,传统支气管镜技术难以对其定位,故通常采用经皮肺穿刺活检进行诊断;但经皮肺穿刺技术存在气胸等并发症发生率较高、有针道转移风险、受某些部位解剖结构所限难以穿刺等局限,经支气管活检技术可提供良好的替代解决方案。

与经支气管钳夹活检、外科肺活检等传统活检技术相比,冷冻活检不仅可获取体积较大、质量良好的标本,且相对创伤小、费用低、并发症较少,在肺部疾病诊断方面得到广泛关注和研究,对弥漫性实质性肺疾病的病因诊断几可媲美外科肺活检,亦成为肺移植术后排斥反应监测的首选取材方式。在周围性肺疾病的病因诊断方面,经支气管冷冻肺活检同样大有可为。研究显示,周围性肺疾病(包括磨玻璃病灶)使用径向超声及导航引导的冷冻活检诊断率普遍超过 80%,在近期一项使用 1.7mm 外径冷冻探头的前瞻性研究中甚至达到 94%,显著高于同样条件下钳夹活检的诊断率。由于周围性肺疾病位于支气管树远端,出于效率与安全考虑,术前薄层增强 CT 定位、术中径向超声及导航引导十分重要,研究显示术中虚拟支气管导航可显著提高取材困难部位病灶、体积较小病灶的诊断率。

冷冻探头有多种规格,周围性肺疾病的诊断推荐使用外径较小的冷冻探头,因为其不仅可以到达更远端支气管,且灵活性更好、容易到达上叶等需剧烈弯曲支气管镜的部位,从而达到更好的诊断效果;同时,由于独特的取材原理,即使细达 1.1mm 外径的冷冻探头仍可取得大小及质量优于钳夹活检所得的标本。

病灶是否有支气管通向也是影响诊断率的一大因素。大部分报道的外周病灶活检均需要明确支气管通向,作为探查及活检设备的通道;但目前已有学者报道将外周经支气管镜针吸活检技术(peripheral transbronchial needle aspiration,pTBNA)(亦称"隧道技术")结合冷冻探头,用于没有支气管通向的外周病灶的活检,虽然仅有个案报道,但也可提示未来技术发展方向。

与钳夹活检相比,冷冻活检用于周围性肺疾病诊断更有优势。使用径向超声引导钳夹活检诊断周围性肺疾病时,包绕支气管病灶的诊断率显著高于邻近支气管病灶的诊断率,冷冻活检则将后者的诊断率提高至与前者相当。因为冷冻探头可对其周围整圈组织均匀取材,对于支气管周围任何一侧的病灶都能获取。

冷冻活检最主要的并发症是出血。与钳夹活检相比,冷冻活检并未导致更多需采取额外止血措施的严重出血。根据不同的报道,轻中度出血发生率约为29%～60%,经支气管镜持续吸引或局部喷洒冰生理盐水、肾上腺素、止血药物等可止血。需要支气管栓塞或外科干预的严重出血罕见。冷冻活检的其余重要并发症是气胸、纵隔气肿和皮下气肿,发生率约10%,其发生与活检部位选择等操作细节密切相关。

总而言之,冷冻活检用于诊断周围性肺疾病有效、安全、经济,其优势与经皮肺穿刺互为补充,可显著提高周围性肺疾病的诊断率,十分重要且值得开展。

八、临床应用举例

例1　支气管镜导航肺结节冷冻活检

患者女,59岁。入院前3个多月出现发热,体温最高38.1℃。当时血常规提示白细胞总数及中性粒细胞计数升高,红细胞沉降率37mm/h,β-D-葡聚糖试验(G试验)、半乳甘露聚糖抗原试验(GM试验)、T-spot、肿瘤标志物均为阴性。胸部CT示左肺下叶后基底段阴影(图3-17-1)。既往甲状腺乳头状癌病史。普通支气管镜检查见双侧主支气管黏膜充血肿胀,左下叶基底段肺泡灌洗液送检抗酸染色、细菌及真菌培养、GM试验、脱落细胞均未见异常。经联合抗感染治疗2周后体温恢复正常,但复查CT病灶无明显吸收。外院建议经皮肺穿刺活检,患者拒绝。本次入院后完善胸部增强CT+薄层扫描,行虚拟导航。全麻喉罩下,使用4.1mm外径支气管镜,沿导航路径到达左肺下叶背段(图3-17-2),使用径向超声在各亚段进行探测,探及低回声病灶(图3-17-3),行冷冻活检。活检标本病理检查提示:纤维组织增生伴较多炎症细胞浸润,局灶可见肉芽肿样结构(图3-17-4);TB-DNA检测结果:阳性。

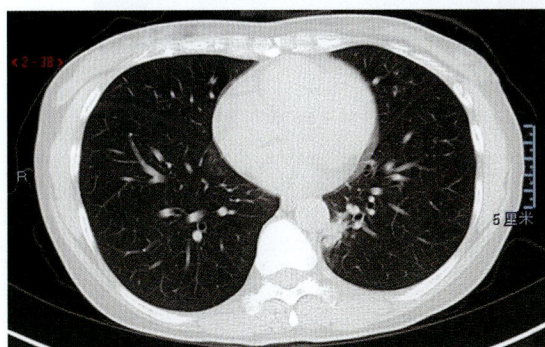

A.肺窗,左肺下叶后基底段可见密度增高、边界不整的肺结节

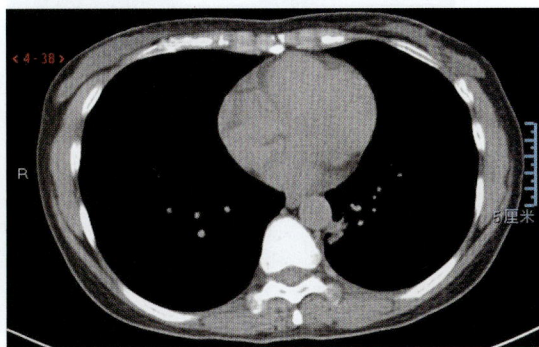

B.纵隔窗,左肺下叶后基底段近降主动脉旁可见密度增高、边界不整的肺结节

图3-17-1　胸部CT

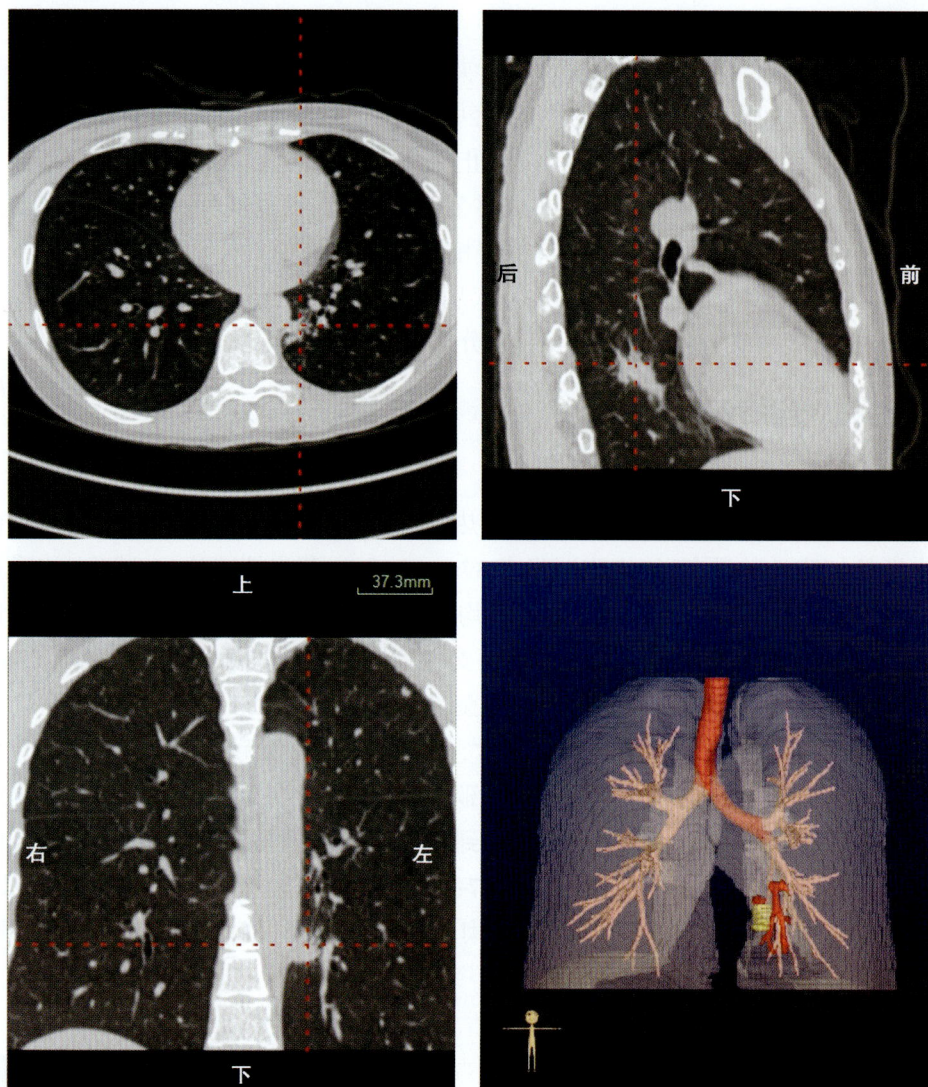

图 3-17-2 支气管镜下径向超声探及低回声病灶

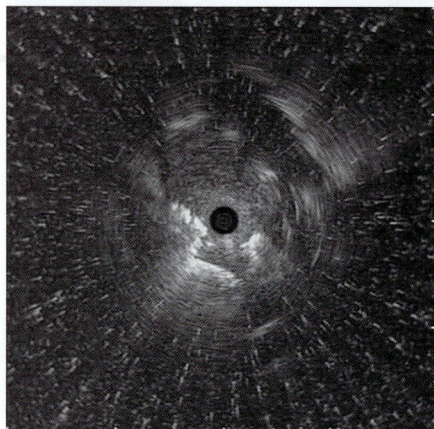

图 3-17-3 左肺下叶病灶导航路径设计

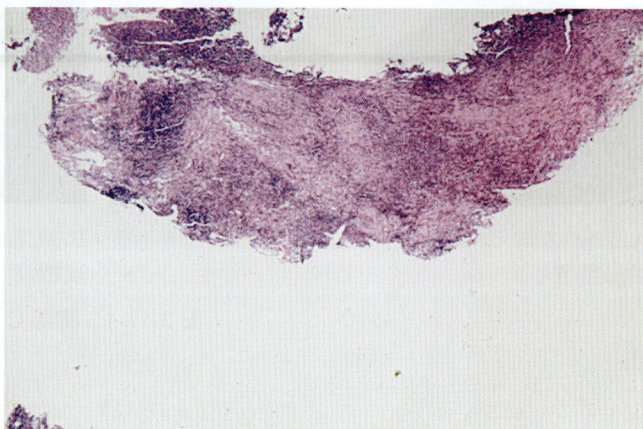

图 3-17-4 病理活检:机化性肺炎(HE 染色,×40)

例 2　支气管镜导航联合 CBCT 肺结节冷冻活检

患者女,72 岁,体检胸部 CT 发现右肺上叶后段胸膜下混杂密度影,磨玻璃病灶为主(图 3-17-5)。入院完善血常规无异常;C 反应蛋白<5.0mg/L;呼吸道病原体抗体检测:抗肺炎支原体抗体 IgM 阳性;痰培养(−);肿瘤标志物:癌胚抗原 2.6ng/ml,神经元特异性烯醇化酶 40.6ng/ml,鳞状细胞癌抗原 1.6ng/ml,细胞角蛋白 19 片段 2.22ng/ml,胃泌素释放肽前体 64.5pg/ml。排除手术禁忌后行全麻下支气管镜检查,先行 CBCT 扫描/X 线透视,随后在虚拟导航引导下(图 3-17-6),使用径向超声在右肺上叶前段 RB3aii 支气管内探及管腔邻近部位暴风雪征图(3-17-7),再次 CBCT 扫描确认超声探头与病灶关系后(图 3-17-8),置入 1.1mm 冷冻探头,透视确认位置后进行冷冻冻取。术后组织病理学:(右上肺穿刺组织)腺癌,伴有贴壁生长方式(图 3-17-9)。进一步基因检测提示:*EGFR* 基因 21 号外显子 p.L858R 错义突变。

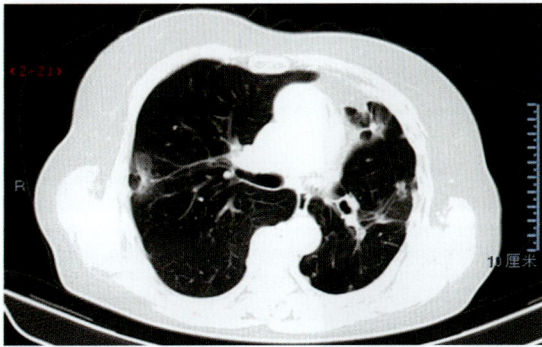

A. 肺窗示右肺上叶磨玻璃结节　　　　　　　B. 纵隔窗示右肺上叶磨玻璃结节显示不清

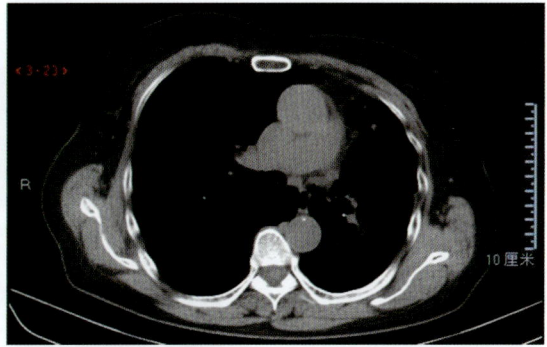

图 3-17-5　胸部 CT

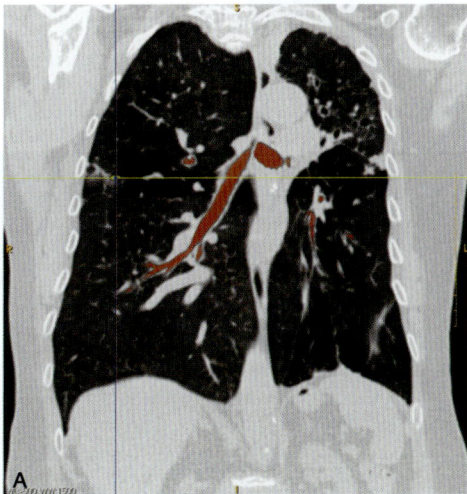

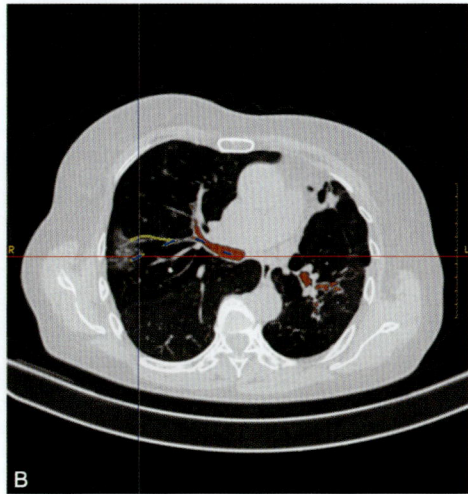

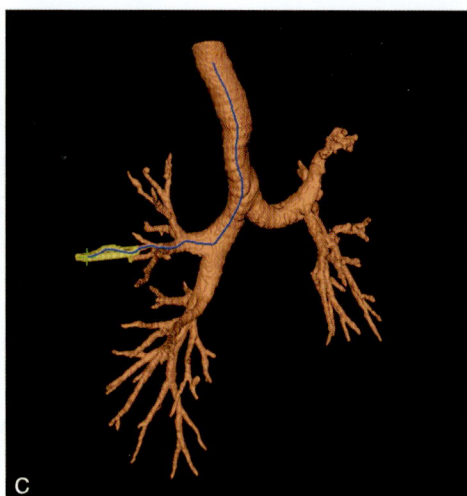

图 3-17-6　术前病灶导航路径设计

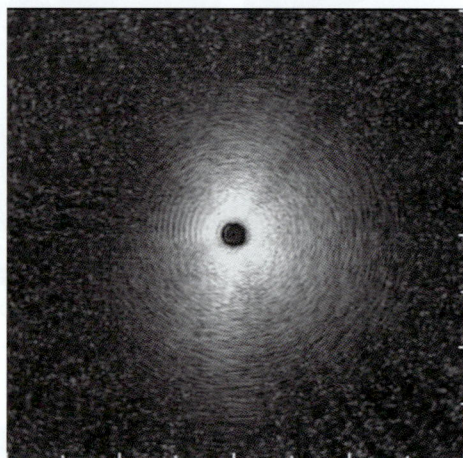

图 3-17-7　径向超声探及管腔邻近部位暴风雪征

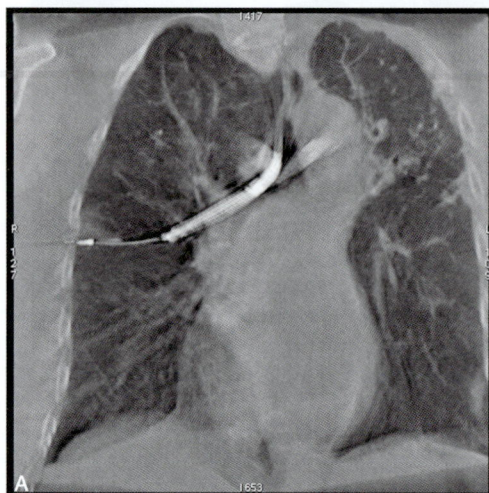

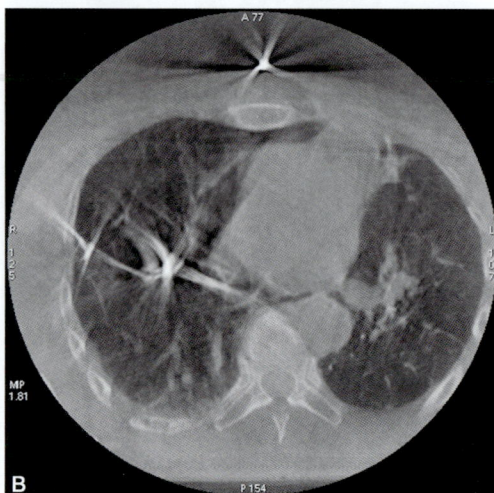

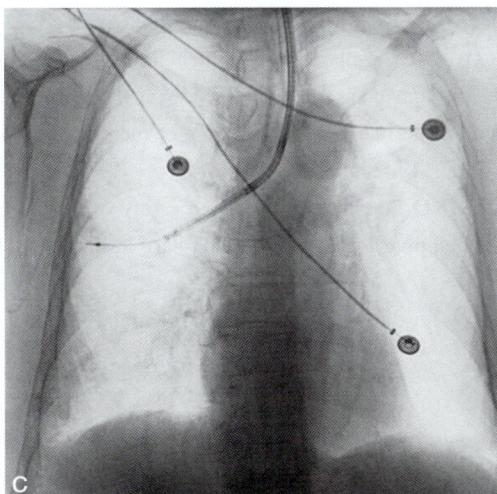

图 3-17-8　CBCT 扫描确认超声探头与病灶关系

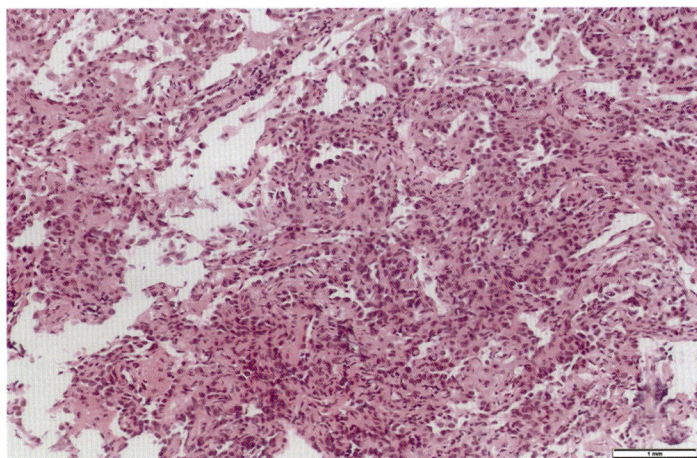

图 3-17-9　病理活检可见腺癌细胞（HE 染色，×40）

（刘心竹　李一诗）

参 考 文 献

［1］TANG Y，TIAN S，CHEN H，et al.，Transbronchial lung cryobiopsy for peripheral pulmonary lesions. A narrative review［J］. Pulmonology，2024，30（5）：475-484.

［2］HETZEL J，MALDONADO F，RAVAGLIA C，et al. Transbronchial cryobiopsies for the diagnosis of diffuse parenchymal lung diseases：expert statement from the Cryobiopsy Working Group on Safety and Utility and a call for standardization of the procedure［J］. Respiration，2018，95（3）：188-200.

［3］SCHUHMANN M，BOSTANCI K，BUGALHO A，et al. Endobronchial ultrasound-guided cryobiopsies in peripheral pulmonary lesions：a feasibility study［J］. Eur Respir J，2014，43（1）：233-239.

［4］GOEL M，KUMAR A，MAITRA G，et al. Safety and diagnostic yield of transbronchial lung cryobiopsy by flexible bronchoscopy using laryngeal mask airway in diffuse and localized peripheral lung diseases：a single-center retrospective analysis of 326 cases ［J］. Lung India,2021,38(2):109-116.

［5］ KHO S,NYANTI L,CHAI C,et al. Peripheral transbronchial needle aspiration-guided pinpoint cryobiopsy of lung nodule without bronchus sign:a case report ［J］. Respir Investig,2023,61(4):473-477.

［6］ XIA Y,LI Q,ZHONG C,et al. Inheritance and innovation of the diagnosis of peripheral pulmonary lesions ［J］. Ther Adv Chronic Dis,2023,14:20406223221146723.

［7］ SUN J,CRINER G,DIBARDINO D,et al. Efficacy and safety of virtual bronchoscopic navigation with fused fluoroscopy and vessel mapping for access of pulmonary lesions ［J］. Respirology,2022,27(5):357-365.

［8］ OKI M. Ultrathin bronchoscopy for diagnosing peripheral pulmonary lesions ［J］. Respir Investig,2023,61(6):711-719.

第十八章 支气管镜导航下的
冷冻消融治疗

一、概述

肺癌作为我国发病率和死亡率均居首位的恶性肿瘤,目前的治疗手段与临床需求间存在着较大的差距。而肿瘤消融治疗作为一种微创的局部治疗手段,以灭活肿瘤细胞、降低肿瘤负荷、缓解局部症状、改善患者预后为主要目标,可最大限度保留肺功能,减少健康肺组织的损失,改善患者生活质量,被多项指南推荐为原发性肺癌和转移性肺癌的根治性或姑息性治疗方法之一。其中,冷冻消融因具有冰球可视化、疼痛少、对大血管损伤轻微、可激活机体免疫功能、安全性高及疗效好等诸多优势,扩大了肺内可有效治疗的解剖位置范围,在肺癌治疗中发挥越来越重要的作用。

在临床实践中,肺部肿瘤消融治疗经常采用经胸壁及经支气管这两种方式进行,两者分别具有其各自的优势及特点。鉴于肺部解剖和生理特殊性,以及不同患者病灶位置和大小不同,须根据不同临床情况采用适宜的消融途径。目前,肺癌的冷冻消融治疗多在 CT 引导下经胸壁穿刺进行。然而,经胸壁途径易损伤穿刺路径上的重要结构,如正常肺组织、胸膜、叶间裂、气管、血管等,导致其气胸、出血等并发症明显高于经自然腔道入针。支气管镜引导下的周围型肺部肿瘤消融治疗尚处于探索阶段,相关研究较少。

近年来,随着柔性消融器械的研发,支气管镜引导下的消融治疗技术日趋完善。2010 年 Tanabe 等首先将经支气管射频消融(radiofrequency ablation,RFA)联合 CT 定位应用于临床,对 10 例 $T_1N_0M_0$ 期非小细胞肺癌(non-small cell lung cancer,NSCLC)患者先行 RFA 再行标准肺切除术,组织病理学评估提示消融面积和电极长度、时间有关。Koizumi 等则对 20 例多原发、高龄合并心肺功能不全等合并症的 $T_{1\sim2a}N_0M_0$ 期 NSCLC 患者进行支气管镜联合 CT 引导下的经支气管射频消融治疗,随访结果显示局部控制率为 82.6%,无进展生存期中位数达 35 个月,5 年总生存率为 61.5%,可作为早期周围型肺癌的一种有效的局部治疗手段。国内则分别于 2015 年和 2016 年报道了电磁导航支气管镜引导下的射频、微波消融治疗早期周围型肺癌,取得了较好的疗效。

然而,迄今为止,支气管镜引导下冷冻消融治疗肺外周病变的临床应用尚未见报道。笔者团队通过与国内企业合作研发了 2.2mm 及 1.9mm 直径的柔性冷冻消融针,并评估了其在体外和体内动物实验中的可行性和安全性。结果证实使用新型柔性冷冻消融针进行经支气管冷冻消融可以在猪的活体肺实质中实现局部组织的破坏,且未发生严重的并发症。目前,经支气管冷冻消融治疗外周肺结节的相关临床试验也在进行中,初步结果表明经支气管冷冻消融用于早期肺癌或肺转移瘤是安全可行的。而经支气管肺结节冷冻消融属于新兴的技术,仍需要大样本量和长期的临床数据验证其安全性及有效性。

二、适应证

(一) 治愈性消融

治愈性消融是指通过消融治疗,使局部肿瘤组织完全坏死,并有可能达到治愈和延长生存的目的。

1. 原发性周围型 NSCLC ①ⅠA 期,患者因心肺功能差或高龄不能耐受手术切除或立体定向放射治疗(stereotactic body radiation therapy,SBRT);②ⅠA 期,患者拒绝行手术切除或 SBRT;③早期 NSCLC 术后或其他局部治疗后复发或肺内单发转移(肿瘤最大径≤3cm,且无其他部位的转移病灶);④单肺或各种原因导致一侧肺缺如(肿瘤最大径≤3cm,且无其他部位的转移病灶);⑤多原发肺癌,且双肺肿瘤数量≤3 个,肿瘤最大径≤3cm,且无其他部位的转移病灶。

2. 肺部转移瘤 某些生物学特征显示预后较好的肺内转移瘤(如肉瘤、肾癌、结直肠癌、乳腺癌、黑色素瘤和肝细胞癌)。如果原发病能够得到有效治疗,可进行肺转移瘤的消融治疗。单侧肺病灶数目≤3 个(双侧肺≤5 个),多发转移瘤的最大直径≤3cm,单侧单发转移瘤的最大直径≤5cm,且无其他部位的转移。对于双侧肺肿瘤,不建议双侧同时进行消融治疗。

(二) 姑息性消融

治疗的目的在于最大限度地诱导肿瘤凝固性坏死,减轻肿瘤负荷,缓解肿瘤引起的症状和改善患者生活质量,对于达不到治愈性消融条件的患者,其适应证可以较治愈性消融适当放宽。如肿瘤最大径>5cm 或单侧肺病灶数目>3 个(双侧肺>5 个),可以进行多针、多点或多次治疗,或与其他治疗方法联合应用。如周围型肺癌放化疗或分子靶向药物治疗后肺部肿瘤进展或者复发者。

三、禁忌证

1. 存在支气管镜检查禁忌证,或不能耐受或难以配合支气管镜检查者。

2. 有严重的出血倾向(血小板计数<50×10⁹/L)、不可纠正的凝血功能障碍(凝血酶原时间>18 秒,凝血酶原活动度<40%),或抗凝治疗和/或抗血小板药物在消融前停用未超过5～7 天(术前预防性使用低分子量肝素类除外)。

3. 肺功能严重受损,最大通气量<40%。

4. 有严重合并症、全身状况差(全身多发转移、严重感染、高热)、病灶周围感染性及放射性炎症、明显恶病质、重要脏器功能严重不全、严重贫血及营养代谢紊乱短期不能改善。

5. ECOG 评分>3 分。

四、术前准备

(一) 一般准备

术前嘱患者戒烟、进行呼吸功能锻炼,停用抗凝和抗血小板药物,依据患者具体情况可选择低分子量肝素桥接治疗。完善相关检查,如血液学检查、影像学检查、心电图和肺功能等。初诊初治患者消融治疗术前均需具备病理学确诊,建议完善相关术前分期,如行头颅核磁、颈部淋巴结和腹部超声检查等,有条件者可行全身 PET/CT 评估。胸部影像学检查推荐行胸部增强 CT,术者必须仔细阅读患者影像学资料,了解病灶部位、性质、大小,观察病灶和支气管的位置关系,拟定治疗计划,如引导支气管镜方式,制订消融功率、点数、路径、范围等。术前应详细告知患者及其家属手术目的和利弊,以及可能的替代方法,必须征得患者本人及其委托人知情同意并签署。术前建立静脉通路,并给予心电监护。

(二) 器械及药品准备

不同型号冷冻消融针;生命体征监护装置;治疗相关器材、急救及抢救设备,药品包括麻醉和镇痛药物、止血药(巴曲酶)、凝胶海绵、降压药、糖皮质激素等;设备包括除颤仪、呼吸机等;配套恒温毯等。

(三) 设备或者计划系统等准备(根据情况)

冷冻消融系统及氩气、氦气、液氮等相应制冷剂;影像学引导/辅助定位设备,透视、超声、CBCT 等;各类导航支气管镜系统(虚拟/电磁导航),或机器人支气管镜系统等。

五、操作过程

研究者根据受试者影像学检查结果对肺部病灶进行评估,确定整体消融手术方案。依据术前规划的支气管路径,选择合适的引导支气管镜技术。对于有支气管通向的原发性肺癌可在虚拟/电磁导航支气管镜引导下到达目标病灶直接进行经支气管的消融治疗,而对于没有支气管通向的转移性肺部肿瘤可利用 BTPNA 以及机器人支气管镜技术,引导至目标病变附近后,利用穿刺针经肺实质建立通道到达靶病灶,进一步行消融治疗。将 DICOM 格式的 CT 数据输入导航计划系统进行三维重建生成虚拟支气管图像,术者可在虚拟图像中标记目标病灶和路径点,也可由软件自动生成,设定导航路径数和导航路线。

径向支气管内超声导向鞘管按照导航路径图逐级深入各级支气管,到达目标支气管后进行超声扫描,调整超声小探头及引导鞘管的位置和角度,直至出现满意的病灶超声图像。术中 X 线透视确认病灶位置及引导鞘管前端的相对位置,固定引导鞘管卡锁,退出超声小探头,沿引导鞘管进行后续的消融治疗。选择合适的消融点进行正式消融治疗,如有多条支气管通向或病灶较大,建议行多条入路和多点消融,以达到完全消融的目的。

选择性联合应用上述多种导航支气管镜、径向支气管内超声导向鞘管等引导支气管镜技术以及多元化的辅助定位方法,如术中移动式 C 形臂 X 线机或者 CBCT,有助于实现对肺部肿瘤位置的精准定位以及消融术中的实时疗效评价。

六、并发症的预防和处理

在临床实践中,经支气管消融的安全性高于经胸壁穿刺方式,特别是对于合并肺气肿型慢性阻塞性肺疾病的患者,其气胸的发生率明显降低。两者消融途径的并发症相类似,主要包括气胸、出血、发热、疼痛等,绝大多数症状较轻予对症处理即可,仅个别需特殊处理。其他少见并发症有血小板降低、空气栓塞、种植转移、心律失常、冷休克等。

1. **气胸**　为最常见的并发症,多因病灶位置邻近胸膜、叶间裂、肺大疱,导致消融区域累及,体型瘦削以及有基础性肺病者(如肺气肿、慢性阻塞性肺疾病)更易发生。大多数为急性气胸,部分患者术后可出现迟发性气胸(24 小时以上)。气胸量<30%、无症状和稳定性气胸,一般无须特殊处理,可自行吸收;若气胸量>30%、范围持续增大,或量小但患者胸闷气促等呼吸困难症状明显,可行胸腔穿刺闭式引流。

2. **出血**　可表现为咯血、血胸等,少量出血可无明显症状。轻者予局部冰水、肾上腺素处理,重者应患侧卧位,加用止血药物,注意保持气道开放,气管镜充分吸引。出血量大、持续出血或经保守治疗无效者,及时采用介入或外科干预。

3. **发热**　首先需要鉴别为消融后的吸收热还是感染引起的发热。前者多为低热(37.5～38.5℃),症状较轻,对症处理即可,必要时给予非甾体抗炎药,同时加强营养支持,必要时配合物理降温如冷敷、鼓励多饮水等。后者多是因为术中未严格遵循无菌原则,或原有基础性肺部疾病导致的继发感染,体温多>38.5℃,症状较重,可先行经验性抗感染治疗,后续结合痰液、血液或脓液培养等病原学检查结果调整抗生素。术中治疗遵循无菌原则,预防感染是重点。术前可以预防性应用抗生素,术后 24 小时内再用一次,并可给予口服化痰药物或雾化吸入,促进潴留痰液排出。

4. **疼痛**　冰球形成过程中局部区域张力增高,刺激脏器被膜,可造成轻度胀痛不适。轻度疼痛可耐受,无须特殊处理;对于中度以上疼痛可以用非甾体抗炎药止痛,对于剧烈疼痛可以用阿片类药物止痛。

七、治疗评价

传统的肺部肿瘤消融治疗多是经胸壁穿刺方式进行,支气管镜引导下的周围型肺部肿瘤消融治疗尚处于探索阶段,尤其是经支气管冷冻消融,相关研究较少。目前仅有少量的动物实验数据及探索性的小样本量临床研究(ChiCTR2200061544),初步证明经支气管冷冻消融的可行性和安全性,尚缺乏大样本多中心的随机对照临床试验等循环医学证据。有小样本的对比研究指出,在多原发肺癌的局部治疗上,经皮消融和经支气管消融的有效性相似,且后者并发症发生率更低。尽管经支气管消融技术有着更高的安全性,但在实施过程中依然需要解决术中实时定位和疗效评价等问题,而且经支气管消融目前尚缺乏规范化技术培训。随着各种引导支气管镜技术(如 BTPNA 及机器人支气管镜等)的发展,将有效扩大支气管镜可到达的肺部病变范围及加强精准性,有望解决经支气管自然腔道消融的部分痛点问题。未来应将这些技术与经支气管消融相结合,进一步研究术中精准导航、实时定位技术,建立完备的术中实时疗效评价体系,同时开展工作普及和规范本技术在临床中的应用,使更多外周恶性肺结节患者获益。

八、临床应用举例

患者男,59 岁,2017 年 7 月因右上肺结节行右肺上叶切除+纵隔淋巴结清扫术,术后病理为右肺上叶实体型浸润性腺癌。2022 年 11 月随访发现左肺上叶新增两枚实性结节。2023 年 2 月行支气管镜检查,活检病理结果为腺癌,*EGFR/ALK/ROS1/KRAS/BRAF* 未见突变,*MET* 基因未见扩增,*NF1* 基因 50 号外显子移码突变,*STK11* 基因 3 号外显子无义突变,PD-L1 肿瘤细胞＜1%。2023 年 2 月于我院在局麻、CT 引导下行左上叶病灶经胸壁冷冻消融治疗手术。2023 年 3 月于我院在全麻、虚拟导航支气管镜(virtual bronchoscopic navigation,VBN)和 CBCT 引导下行肺部肿瘤经支气管冷冻消融术,术中在 VBN 引导下到达病灶所在目标支气管(LB3ciiαx),经支气管镜腔内超声(endobronchial ultrasound,EBUS)和 CBCT 确认后,X 线监视下予以冷冻消融治疗。术后患者无咯血、胸闷等不适,予吸氧、抗炎治疗,消融术后 1 天可见消融范围完全覆盖病灶,消融术后 1 个月 CT 示消融灶逐渐吸收缩小,且未见出血、气胸等迟发并发症(图 3-18-1),提示经支气管冷冻消融的可行性及安全性。

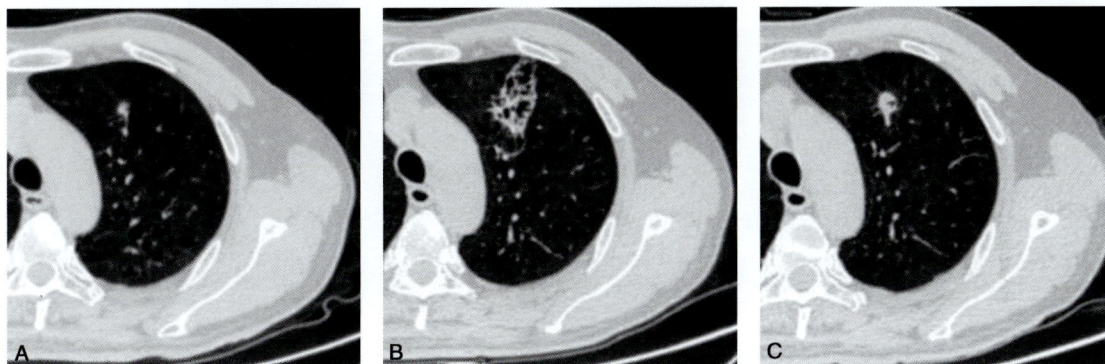

图 3-18-1　经支气管冷冻消融前 CT(A),以及冷冻消融后 1 天(B)、1 个月后 CT(C)

（顾川佳　孙加源）

参 考 文 献

［1］中国临床肿瘤学会(CSCO)肿瘤消融治疗专家委员会,中国医师协会肿瘤消融治疗技术专家组,中国抗癌协会肿瘤消融治疗专业委员会,等. 影像引导下热消融治疗原发性和转移性肺部肿瘤临床实践指南(2021 年版)［J］. 中华内科杂志,2021,60(12):1088-1105.

［2］张肖,肖越勇,李成利. 影像学引导下肺结节冷冻消融专家共识(2022 版)［J］. 中国介入影像与治疗学,2022,19(1):2-6.

［3］HOWINGTON J A,BLUM M G,CHANG A C,et al. Treatment of stage Ⅰ and Ⅱ non-small cell lung cancer:Diagnosis and management of lung cancer,3rd ed:American College of Chest Physicians evidence-based clinical practice guidelines［J］. Chest,2013,143(5 Suppl):e278S-e313S.

［4］TANABE T,KOIZUMI T,TSUSHIMA K,et al. Comparative study of three different catheters for CT imaging-bronchoscopy-guided radiofrequency ablation as a potential and novel interventional therapy for lung cancer［J］. Chest,2010,137(4):890-897.

［5］KOIZUMI T,TSUSHIMA K,TANABE T,et al. Bronchoscopy-guided cooled radiofrequency ablation as a novel intervention therapy for peripheral lung cancer［J］. Respiration,2015,90(1):47-55.

［6］XIE F,ZHENG X,XIAO B,et al. Navigation bronchoscopy-guided radiofrequency ablation for nonsurgical peripheral pulmonary tumors［J］. Respiration,2017,94(3):293-298.

［7］ZHENG X,YANG C,ZHANG X,et al. The cryoablation for peripheral pulmonary lesions using a novel flexible bronchoscopic cryoprobe in the ex vivo pig lung and liver［J］. Respiration,2019,97(5):457-462.

［8］ZHENG X,YUAN H,GU C,et al. Transbronchial lung parenchyma cryoablation with a novel flexible cryoprobe in an in vivo porcine model［J］. Diagn Interv Imaging,2022,103（1）:49-57.

［9］黄志宏,陈军祥,谢芳芳,等. CT引导经皮与CBCT引导经支气管消融治疗多原发肺癌有效性和安全性的回顾性研究［J］. 中国呼吸与危重监护杂志,2022,21（10）:704-709.

第十九章 喷雾冷冻治疗在慢性阻塞性
肺疾病中的应用

一、概述

慢性阻塞性肺疾病(chronic obstructive pulmonary disease,COPD)是呼吸系统的常见疾病,简称慢阻肺,主要特征为持续的气流受限、呼吸系统的慢性炎症以及肺泡结构的退化或破坏。常见的临床表现为慢性咳嗽、咳痰,严重时出现呼吸困难,活动能力降低,最终发展为慢性肺源性心脏病和慢性呼吸衰竭,导致丧失劳动能力和生活自理能力,甚至死亡。COPD发病率和病死率均较高,已成为一个世界性的公共卫生问题,对个人和社会构成了较高的经济负担。《柳叶刀》2021年发表的全球疾病负担研究(Global Burden of Disease Study 2021)结果显示,2021年COPD死亡人数约为323万,其死亡率排在第4位。

2021年中国COPD患病人数已超1亿,死亡人数约为104万,占全国死亡总数的9.74%。由于吸烟、空气污染等风险因素的增加和人口老龄化,2025年中国COPD患病人数将进一步增加。

吸烟是全球COPD的主要环境危险因素,暴露于生物质燃料产生的室内烟雾大约占低中等收入国家COPD病因的35%,环境颗粒物污染和职业性二手烟暴露在过去25年大幅增加,可能成为COPD患病的更大因素。

COPD的发病机制错综复杂,目前尚未完全阐明。其主要机制是烟雾和其他有害气体或吸入颗粒刺激导致的慢性气道炎症,在反复慢性炎症的刺激下,气道黏膜肿胀,腺体增生,黏液增多,上皮细胞坏死,最终导致肺泡结构破坏,肺气肿形成及进行性肺实质结构的毁损。覆盖健康气道表面的黏液是肺部天然免疫功能的组成部分,可以发挥保护人体呼吸道表面免受吸入有害物质损伤的作用。然而,COPD患者气道黏液的高分泌导致分泌过多的黏液蓄积在气道管腔中,阻塞气道,使气流受限,加速肺功能下降进程;同时,COPD患者气道上皮持续存在的炎症反应使纤毛清除功能下降、肺泡表面活性物质丧失和黏液生物物理性质改变,导致气道的反复感染、阻塞和上皮损伤,形成恶性循环。因此,气道慢性炎症、黏液高分泌及气道上皮的损伤贯穿了COPD发生发展过程中最主要的环节。

目前对COPD的治疗主要仍是药物治疗,包括抗炎药物(激素)、茶碱类、支气管扩张剂以及祛痰、抗感染等药物。这些药物仅能在一定程度上缓解炎症的发生,减轻气流受限,改善患者症状,减少疾病的急性加重,但却无法从根本上减轻气道慢性炎症的发生,也不能改善气道上皮的损伤,因此并未能阻止疾病的发生发展。此外,长期使用这些药物治疗也有常见的不良反应,如容易合并感染、高血糖、高血脂、骨质疏松、震颤、肌肉抽搐、心律失常等,甚至有些患者即使药物使用到极限量也不能改善痰多和呼吸困难等症状。非药物治疗通常包括手术治疗及肺减容等介入治疗,然而,这些治疗均有严格的指征,对大多数患者并不适用。因此,有必要对COPD的治疗手段进行更多研究探讨。

冷冻技术用于治疗气道疾病已有40多年的历史,系应用冷冻器械和致冷物质产生的低温作用,使靶组织细胞坏死、脱落,从而达到治疗疾病的目的。冷冻治疗有接触式冷冻和非接触式冷冻,接触式冷冻需将探头直接与病变组织接触,探头表面积局限,耗时长,起效慢,适用于范围较小的病变。Johnston于2005年首次提出了喷雾冷冻治疗(spray cryotherapy,SCT)的概念,在呼吸系统疾病中的应用逐渐增加。SCT可由液氮或压缩CO_2驱动,能使黏膜表面温度分别迅速下降至$-196℃$或$-87℃$左右,表面黏膜突然遇到极低温而发生快速坏死,从而达到治疗目的。然而,接触冷冻治疗则依据焦耳-汤姆孙效应,节流膨胀制冷产生低温,使冷冻探头前端形成局部低温而产生制冷效果。接触冷冻过程中,输送制冷剂需要有探针与组织的直接接触,由于探头表面积的有限性,往往导致工作效率的相对低下;此外,探头与组织的接触是非均匀的,可能导致更大的组织细胞损伤。与接触冷冻相比,SCT分布均匀,治疗面积大,可在治疗过程中保存组织细胞外基质的完整性,且能减少纤维增生和瘢痕组织形成,因此有利于结缔组织重塑,从而有利于创面愈合,并能保持组织结构的完整性。2012年,Au等人在一项动物研究中展示了SCT可以使气道黏膜表面坏死,但是由于发生气压伤的可能性较大,这种技术在气道疾病中的发展和应用受到了限制。但2013年布朗宁等人报告了通过TruFreeze冻结系统治疗的4例恶性气道疾病,该系统可以在低压力下提供液态氮,通过7个灵活导管调节流量,从而冻结$2\sim3cm$的椭圆形目标区域。William Krimsky等人通过治疗后的手术切除标本组织病理学表现,明确了SCT对人体肺的影响。在他们的研究中,所有的试验对象都接受了5秒冷冻、60秒解冻的冷冻治疗,共2个周期,试验结束后无不良事件。结果表明SCT治疗后1~4天,组织学检查提示上皮细胞、黏膜层和平滑肌损伤、水肿,黏膜下腺体受损。5~7天之后,提示治疗区域的邻近黏膜区域可见再上皮化,但水肿以及平滑肌和腺体的损伤仍然存在。8天后,提示治疗区域完全再上皮化和组织正常化,残存轻度水肿。试验中所有低温坏死的深度仅限于黏膜和黏膜下层(0.1~0.5mm),没有任何结缔组织损伤,也没有任何瘢痕形成。此外,SCT治疗过程简单且无痛,可门诊操作;允许在高浓度氧气环境中运行且无燃烧风险,不会对支气管镜材质造成伤害。软骨和纤维组织都是冷冻抵抗的,因此冷冻治疗造成气道穿孔的概率显著降低,气道愈合后无瘢痕。且冷冻治疗费用低廉,容易掌握,方便广泛开展。因此,SCT将是治疗COPD的一种很有前途的方法。

二、适应证

用于COPD伴慢性支气管炎的冷冻治疗。

三、禁忌证

1. 患有菌血症、毒血症等严重感染性疾病者。
2. 严重凝血功能障碍者。
3. 患有严重的心、脑、肺、肝、肾等疾病,无法耐受手术者。

4. 妊娠或哺乳期妇女。

5. 4 周内有 COPD 急性加重者。

6. 不能耐受气管镜检查者。

四、术前准备

(一) 一般准备

1. 选择合适的患者,交代操作可能的风险,签署手术同意书。

2. 检查前一日晚餐后禁食,检查当日禁食禁水。

3. 详细询问病史,术前肺部影像学检查。

4. 完善肺功能检查及血气分析。

5. 建议行凝血酶原时间、部分凝血活酶时间、血小板计数检查。

6. 检查前应筛查血源性传播疾病,行心电图检查。

7. 检查前建议建立静脉通道。

8. 注意抗血小板药物及抗凝药物的使用及停用。

9. 注意患者是否有药物过敏史、近期是否服用抗凝剂,是否患有出血性疾病、心脏病、肝脏病、高血压等。

10. 检查前请取下单个活动假牙妥善保存。

11. 麻醉方式为全麻,麻醉剂量由麻醉医师按照患者的病史、体格检查和实验室检查结果进行麻醉前评估来决定。

12. 体位多采用仰卧位,呼吸困难或颈、胸部、脊柱畸形等情况不能平卧可采取坐位,坐位应注意镜检所见标志与仰卧位相反。

(二) 器械及药品准备

1. **气管插管**　在进行喷雾冷冻治疗时,应选取尺寸 8# 及以上的气管插管。

2. **支气管镜**　选用器械通道 2.0mm 的支气管镜。

3. **冷冻导管**　选用 SS630-8018 型喷雾冷冻消融导管。

4. **冷冻治疗设备**　选用 SR610 冷冻治疗设备。

5. **其他**　麻醉剂、心电监护仪、除颤仪、抢救车等抢救设备。

6. **药物**　麻醉用药;利多卡因;无菌生理盐水;冰生理盐水;白眉蛇毒血凝酶、垂体后叶素等止血药;肾上腺素等抢救药。

(三) 设备或者计划系统等准备

1. **检查导管**　在使用前务必仔细检查包装的完整性,包装如果破损禁止使用;检查导管包括喷雾头端、管体和连接管是否受损。如发现有折弯、损坏,请不要使用该导管。

2. **连接设备**　根据使用需求,选择合适的导管,将导管接头与冷冻治疗设备插孔对齐插入,旋紧。

3. **术前检测**　将导管与冷冻治疗设备连接后,根据设备提示,进入测试界面,点击设备上的测试按钮,开始测试。测试过程中使用者观察喷雾头端是否能在规定时间内有液氮输出,观察导管管体是否有泄漏、结霜等现象。测试进度以及测试结果将在设备屏幕上显示。

若系统提示异常,则更换导管重新进行测试。测试完成后设备自动进入冷冻程序界面。

五、操作过程

(一)确定冷冻治疗肺叶

完整的治疗程序共分为 2 个治疗周期,第一次治疗右肺;第二次治疗左肺。每个治疗周期间隔为 4～6 周(图 3-19-1)。操作者根据首次治疗或二次治疗确定本次治疗的肺叶。

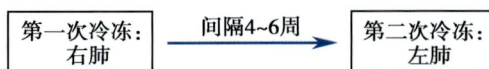

第一次冷冻:右肺	间隔4~6周 →	第二次冷冻:左肺

图 3-19-1 冷冻流程示意图

(二)确定冷冻治疗位置和顺序

1. 右肺冷冻治疗位置 右下叶、右上叶、右中间支气管、右主支气管。推荐冷冻顺序:右下叶各段支气管→右下叶支气管→右中间支气管→右上叶各段支气管→右主支气管。

2. 左肺冷冻治疗位置 左下叶、左上叶、左主支气管、气管。推荐冷冻顺序:左下叶各段支气管→左上叶各段支气管→左主支气管→隆突和气管。

(三)具体操作过程

1. 将导管管体伸入内镜的工作通道。

2. 轻轻推进导管,使喷雾头端以及至少 1 个标记环暴露在镜头视野内,见图 3-19-2。

3. 将喷雾头端推送至病变部位,使喷雾头端靠近病变位置的中心处。

4. 在设备上选择需要治疗的支气管位置,点击冷冻按钮,开始冷冻。

5. 治疗完成后设备自动停止冷冻过程,开始自然复温,自然复温时间不少于 45 秒。

6. 如果需要进行多次或多部位冷冻,按照 1～5 步骤重复进行。

7. 冷冻结束后,将导管退出人体,关闭设备。

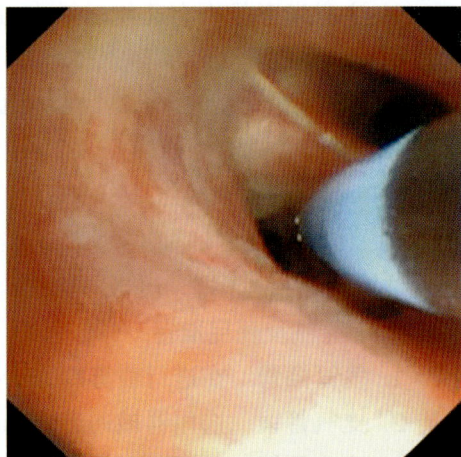

图 3-19-2 暴露喷雾头端标记环

(四)操作安全注意事项

1. 开启冷冻前,务必先拔掉气管插管和呼吸机连接接口(图 3-19-3),使气道与外界大气连通,利于输入人体的气体从拔掉的接口处排出,并且在单次冷冻结束后重新连接接口。

2. 在小气道喷雾冷冻治疗时,支气管镜需要放在所治疗支气管段的开口处,保证支气管镜与所治疗支气管段之间存在足够间隙,使在喷雾头端喷出的气体可从间隙中排出(图 3-19-4)。

3. 冷冻前应清理干净所冷冻点位附近的痰液,防止痰液被冰冻阻塞排气通道,并且痰液亦会影响治疗效果和镜下视野(图 3-19-5)。

4. 其他安全注意事项

(1)在插管过程中,支气管镜可人为地造成一定程度的阻塞性通气障碍,而且出现低氧血症,对咽喉、气管的刺激可使体内儿茶酚胺释放增加,致血压升高、心率增快甚至心律失

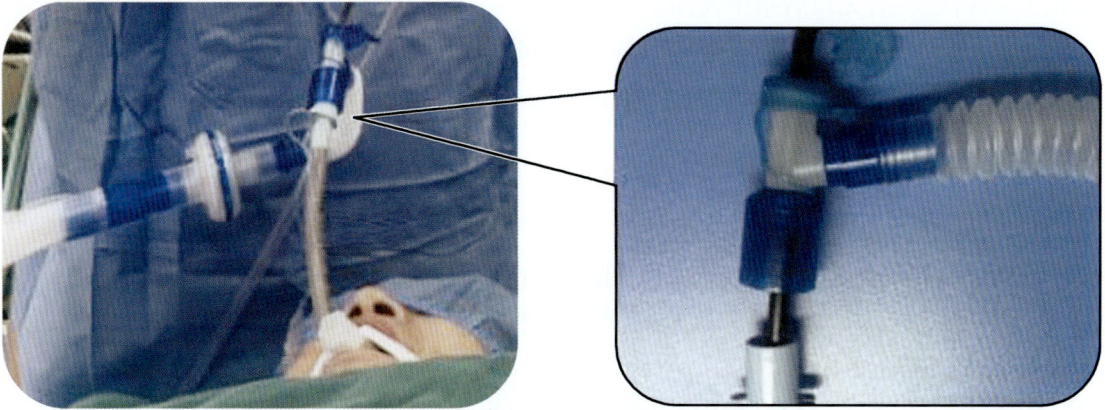

图 3-19-3　气管插管和呼吸机连接接口

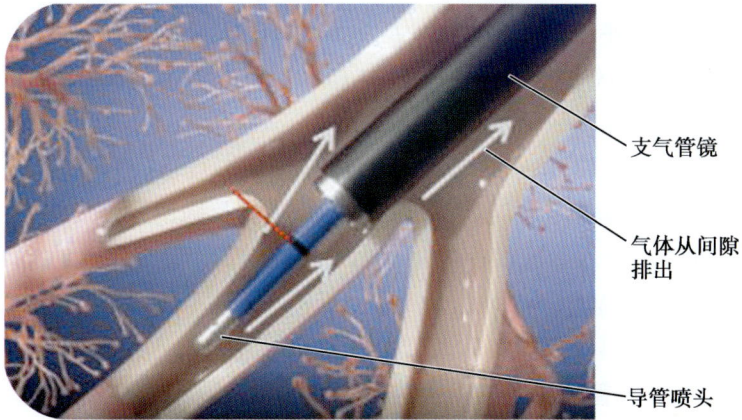

支气管镜

气体从间隙
排出

导管喷头

图 3-19-4　支气管镜前端放在段支气管开口处

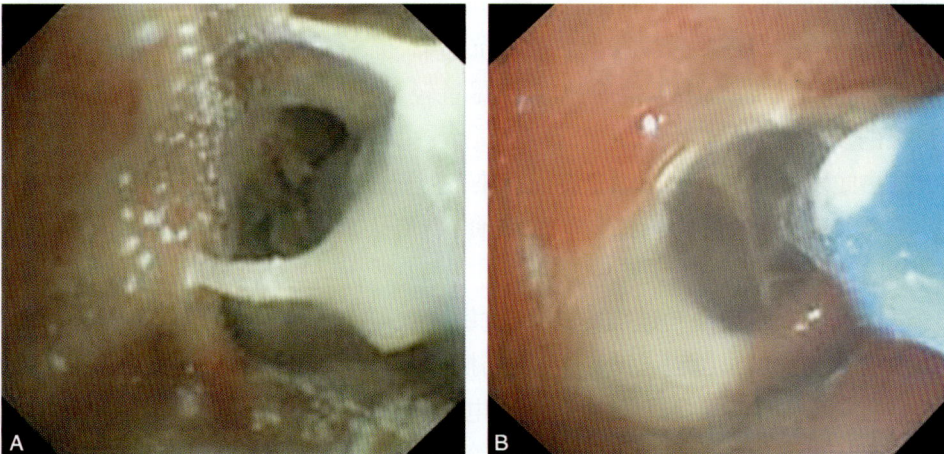

图 3-19-5　未清痰（A）及清痰（B）冷冻视野

常,因此应予以吸氧和心电监护,密切观察心率、心律的变化,观察患者神志、血氧饱和度、呼吸频率及深浅度、有无口唇指甲发绀。

(2)口鼻腔分泌物应及时清除,保持呼吸道通畅,并做好一切抢救准备。

(3)若发现病灶,应及时准确地采集标本与活检组织,为诊断和治疗提供依据。

六、并发症的预防和处理

1. **气压伤** 当喷洒出的液氮量过大,和/或气道排出不畅时,液氮在肺部膨胀产生的气体不能及时排出,可能导致肺内高压,引起气压伤。应严格按照操作步骤,掌握冷冻和解冻时间,选择合适口径的气管镜和气管插管,严格按照设定的安全喷洒量进行试验操作,可有效避免该并发症的发生。

2. **气胸** 在手术治疗过程中,由于病变部位组织结构及冷冻治疗等原因,可能导致气道穿孔,甚至形成气胸。严格把握手术指征,术前评价气胸的可能性,尽可能降低气胸的发生;操作过程轻柔,尽量避免靠近肺外周及肺大疱周围、气肿明显部位。

3. **气道组织过度水肿** 冷冻延迟性效应会致组织水肿,以术后 2~3 天最为严重,可能会引起不同程度的呼吸困难,特别是对于中央气道,应密切观察受试者的术后通气情况,如有异常则需立即复查,确保呼吸道通畅。

4. **COPD 急性加重** 详细询问病史,严格把握手术指征,评估病情和患者的急性加重情况。

5. **低氧血症** 术前加强评估,包括麻醉风险、肺功能及病情程度。

6. **出血** 支气管镜介入冷冻治疗常见并发症,多数为创面少量出血,可用 1:10 000 的肾上腺素、凝血酶、冰生理盐水等喷洒止血;出血量稍大及部位较深时可以用氩气刀止血;严重出血则使用支气管球囊封堵、支气管动脉栓塞,和/或外科手术处理。

7. **喉咙、气管或支气管痉挛** 插管及进镜过程轻柔,避免过度刺激会厌及气道;详细询问病史,注意有无合并哮喘,必要时可术前使用适量激素。

8. **窒息** 充分做好术前准备,防止误吸所致窒息;术中注意及时清理痰栓等气道分泌物;确保插管过程顺利。

9. **肺炎、肺栓塞** 必要时注意术后及时抗感染、抗凝,早期下床,适当活动。

10. **疼痛(背痛、胸痛、咽喉痛等)** 操作尽量轻柔;疼痛明显时做相应检查,排除可能的损伤等情况的发生。

11. **发热或发冷(如寒战)** 注意有无感染;注意无菌操作及器械、手术场所的消毒。

12. **恶心、呕吐** 充分做好术前准备、禁食;有消化系统疾病史者可术前予以抑酸、止吐等处理;防止误吸。

13. **过敏反应** 详细询问过敏史;出现过敏应立即终止目前操作,首先处理过敏。

14. **感染** 注意操作过程无菌;术后适当抗感染治疗;必要时预防性用药。

15. **心血管事件** 完善术前检查包括心电图、心脏彩超、心肌标志物等;详细询问病史,注意心血管病史如心律失常、高血压、冠心病等;术前注意控制血压。

16. **死亡** 尽量避免;严格掌握手术指征;充分告知风险;加强抢救人员及完善设备,应对可能的突发事件。

七、治疗评价

治疗过程中,内镜的工作通道应大于导管的管体直径,避免影响导管从内镜的工作通道内正常进入;为了避免冷冻过程中产生的低温损伤内镜,在整个使用过程中,确保喷雾头端完全伸出内镜且至少有 1 个标记环暴露在视野内;在进行呼吸道喷雾冷冻治疗时,应选取尺寸 8# 及以上的气管插管;应注意保证内镜与呼吸道之间存在足够间隙,使在喷雾头端喷出的气体可从间隙中排出。

喷雾冷冻是一项基于能量的技术,采用冷冻技术来破坏病变组织。该系统采用超真空绝热技术,加快冷却速度,并使处理过程更安全。在输送过程中损失的能量较少,可以在较小剂量下提供理想的治疗效果,从而降低肺部压力并减少与手术相关的并发症,使治疗过程更安全。喷雾冷冻治疗依靠在冷冻端直接释放冷冻介质液态氮气,冷冻介质直接与组织接触产生低温效应,从而对组织细胞产生杀伤效果。喷雾冷冻治疗具有容易控制治疗深度、风险小、不损伤软骨、可用于装有起搏器患者的治疗、无失火危险、费用低廉、不损伤支架等优势。目前,国际上一项由美国公司开发的喷雾冷冻设备的临床研究以及由上海同济大学附属第十人民医院前期与国内公司合作开发的喷雾冷冻设备的一项小样本安全性临床研究结果表明,喷雾冷冻这一治疗方式临床操作可行,参与治疗的患者均顺利完成全部冷冻治疗,具有良好的安全性以及治疗效果,我院前期开展的部分研究结果已在国际上发表,目前由我院作为组长单位发起的一项多中心国内临床研究正在进行当中。

八、临床应用举例

例 1　患者男,64 岁,反复咳嗽咳痰 20 余年,气喘 5 年。基线肺功能:极重度阻塞性通气功能障碍;第 1 秒用力呼气量(FEV_1)550ml,FEV_1% 18.20%,一秒率(FEV_1/FVC)33.77%。平素吸入氟替美维吸入粉雾剂治疗。患者术前症状较重,圣乔治呼吸问卷(St George's respiratory questionnaire, SGRQ)评分为 38 分,6 分钟步行试验(6MWD)为 330m,气管镜可见支气管黏膜稍充血及较厚黏痰和分泌物附着于支气管管壁,经过喷雾冷冻治疗后,SGRQ评分下降,6MWD 距离增加,肺功能得到改善,复查气管镜黏膜充血好转,黏痰及分泌物明显减少(图 3-19-6、图 3-19-7)。随访 8 周能维持稳定水平(表 3-19-1)。

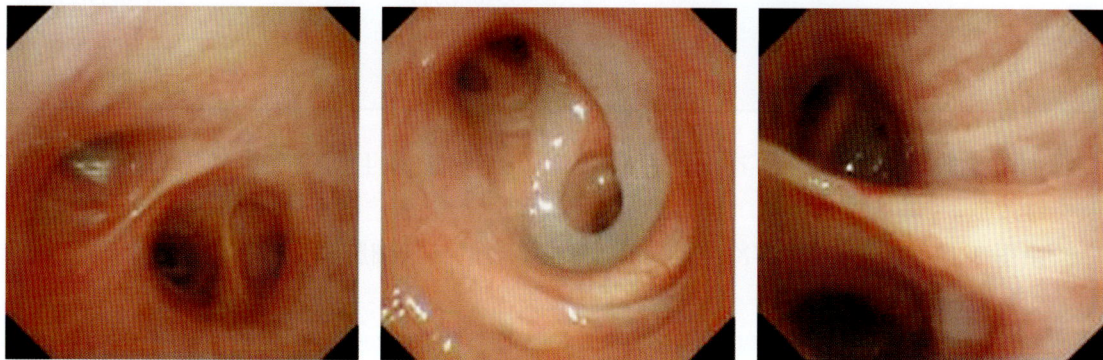

图 3-19-6　SCT 术前气管镜

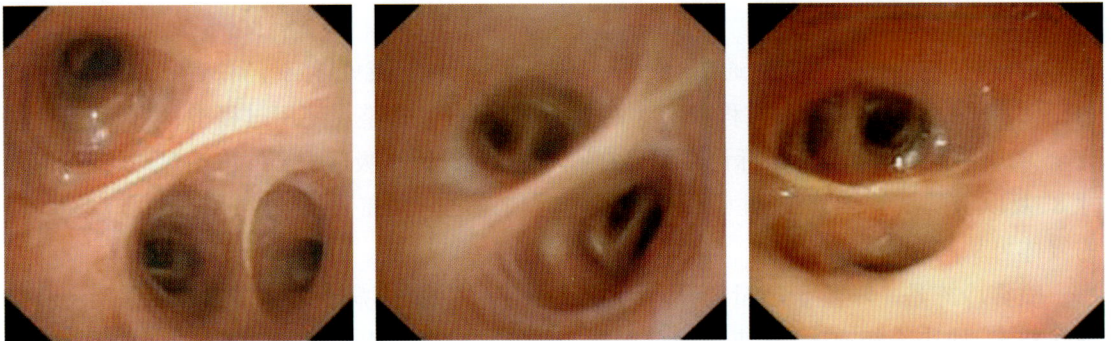

图 3-19-7　SCT 术后气管镜

表 3-19-1　患者术前及术后相关指标

时间	FEV$_1$/ml	FEV$_1$/FVC	6MWD/m	SGRQ/分
SCT 术前	550	33.77%	320	38
SCT 术后	710	38.5%	400	32
术后 4 周	660	39%	350	22
术后 8 周	660	32.05%	370	22

例 2　其他部分临床患者资料及总结

由表 3-19-2 可看出，对于极重度阻塞性通气功能障碍患者，喷雾冷冻治疗也能改善患者肺功能，增加 6MWD 距离，降低 SGRQ 评分。

表 3-19-2　极重度阻塞性通气功能障碍患者 SCT 治疗前后肺功能、6MWD、SGRQ 结果

术前 FEV$_1$/ml	术后 △FEV$_1$/ml	术前 6MWD/m	术后 △6MWD/m	术前 SGRQ/分	术后 △SGRQ/分
560	−10（3 个月） −40（7 个月）	330	+10（3 个月） +15（7 个月）	47.5	−17.5（3 个月） −26（6 个月）
520	+20（6 个月）	360	−30（3 个月） −35（6 个月）	58.75	+15（3 个月） +4（6 个月）
570	+30（3 个月） −40（6 个月）	170	+90（3 个月） +100（6 个月）	62.5	−25（3 个月）

由图 3-19-8 可看出，喷雾冷冻治疗后，气道分泌物减少，且气道黏膜并无明显充血水肿及炎性改变。

由图 3-19-9 可看出，喷雾冷冻治疗后，气道上皮的杯状细胞明显减少。

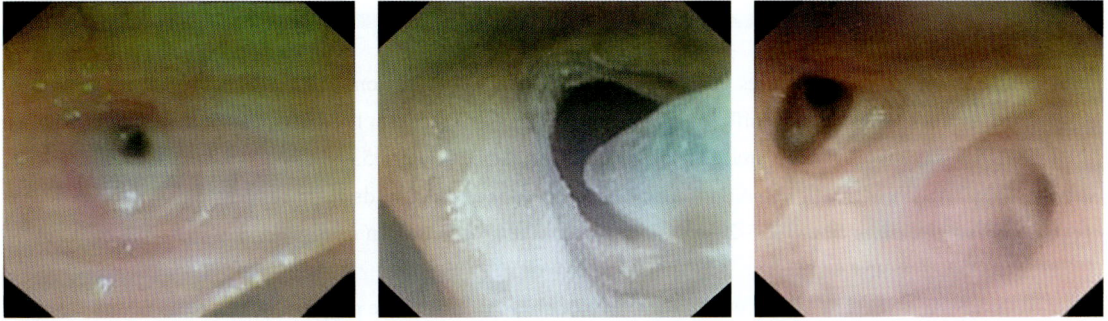

| A. SCT 治疗前 | B. SCT 治疗过程中 | C. SCT 治疗后 |

图 3-19-8　SCT 前后气道镜表现

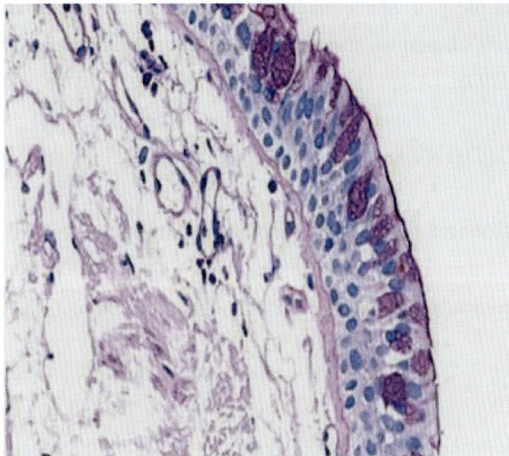

A. SCT 治疗前

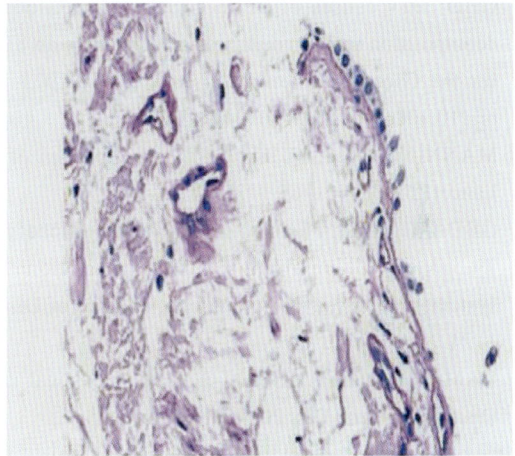

B. SCT 治疗即刻

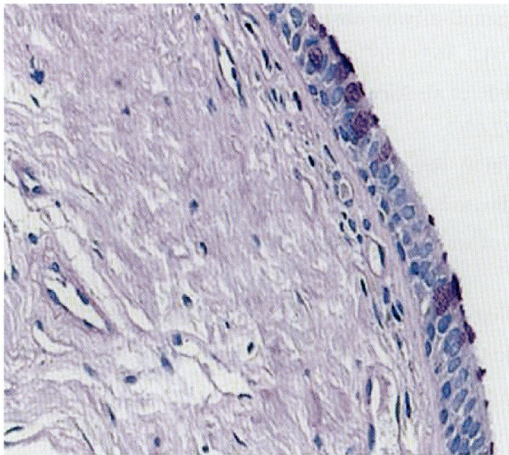

C. SCT 治疗 3 个月

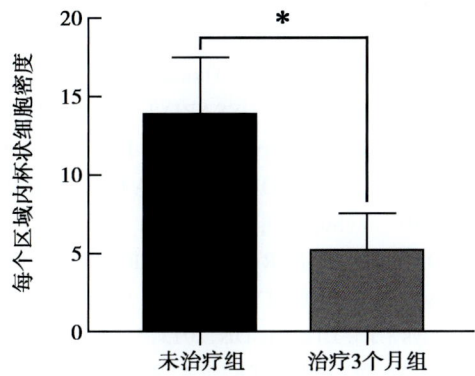

D. 杯状细胞量统计结果

图 3-19-9　喷雾冷冻前后气道上皮的 PAS 染色观察杯状细胞变化

（隆　玄　宋小莲　王昌惠）

参 考 文 献

［1］GBD 2015 Mortality and Causes of Death Collaborators. Global, regional, and national life expectancy, all-cause mortality, and cause-specific mortality for 249 causes of death, 1980-2015：a systematic analysis for the Global Burden of Disease Study 2015［J］. Lancet, 2016, 388（10053）：1459-1544.

［2］HASHEMI S Y, MOMENABADI V, FARAMARZI A, et al. Trends in burden of chronic obstructive pulmonary disease in Iran, 1995-2015：findings from the global burden of disease study［J］. Archiv Public Health, 2020, 78：45.

［3］ZHONG N, WANG C, YAO W, et al. Prevalence of chronic obstructive pulmonary disease in China：a large, population-based survey［J］. Am J Respir Crit Care Med, 2007, 176（8）：753-760.

［4］中国疾病预防控制中心. 中国慢性病及其危险因素监测报告 2010［M］. 北京：军事医学科学出版社, 2012.

［5］GBD 2021 causes of death collaborators.Global burden of 288 causes of death and life expectancy dcomposition in 204 countries and territories an 811 subnational locations, 1999-2021：a systematic analysis for the Global Burden of Disease Study 2021［EB/OL］.Lancet,（2024-03）［2025-02］.https://doi.org/10.1016/S0140-6736（24）00367-2.

［6］MANNINO D M, BUIST A S. Global burden of COPD：risk factors, prevalence, and future trends［J］. Lancet, 2007, 370：765-773.

［7］GBD 2015 Risk Factors Collaborators. Global, regional, and national comparative risk assessment of 79 behavioural, environmental and occupational, and metabolic risks or clusters of risks, 1990-2015：a systematic analysis for the Global Burden of Disease Study 2015［J］. Lancet, 2016, 388（10053）：1659-1724.

［8］RAMOS F L, KRAHNKE J S, KIM V. Clinical issues of mucus accumulation in COPD［J］. Int J Chron Obstruct Pulmon Dis, 2014, 9：139-150.

［9］慢性气道炎症性疾病气道黏液高分泌管理中国专家共识编写组. 慢性气道炎症性疾病气道黏液高分泌管理中国专家共识［J］. 中华结核和呼吸杂志, 2015, 38（10）：723-729.

［10］MCDONOUGH J E, YUAN R, SUZUKI M, et al. Small-airway obstruction and emphysema in chronic obstructive pulmonary disease［J］. N Engl J Med, 2011, 365：1567-1575.

［11］CRYSTAL R G, RANDELL S H, ENGELHARDT J F, et al. Airway epithelial cells：current concepts and challenges［J］. Proc Am Thorac Soc, 2008, 5（7）：772-777.

［12］KRIMSKY W S, BROUSSARD J N, SAYKAR S A, et al. Bronchoscopic spray cryotherapy：assessment of safety and depth of airway injury［J］. J Thorac Cardiovasc Surg, 2010, 139：781-782.

［13］MOORE R F, LILE D J, ABBAS A E. Current status of spray cryotherapy for airway disease［J］. J Thorac Dis, 2017, 9（Suppl2）：S122-S129.

［14］BROWNING R, PARRISH S, SARKAR S, et al. First report of a novel liquid nitrogen adjustable flow spray cryotherapy（SCT）device in the bronchoscopic treatment of disease of the central tracheo-bronchial airways［J］. J Thorac Dis, 2013, 5（3）：E103-E106.

［15］FERNANDO H C, DEKERATRY D, DOWNIE G, et al. Feasibility of spray cryotherapy and balloon dilation for non-malignant strictures of the airway［J］. Eur J Cardiothorac Surg, 2011, 40：1177-1180.

［16］AU J T, CARSON J, MONETTE S, et al. Spray cryotherapy is effective for bronchoscopic, endoscopic and open ablation of thoracic tissues［J］. Interact Cardiovasc Thorac Surg, 2012, 15：580-584.

［17］DUAN H, LI X, LONG X, et al. Safety, feasibility, and effectiveness of a novel spray cryotherapy technique in a canine model［J］. Clin Transl Med, 2021, 11（2）：e315.

［18］DUAN H, LI X, LONG X, et al. A pilot study of spray cryotherapy effects on airway secretions［J］.

Cryobiology,2021,102:76-81.

[19] LIANG L,ZHANG J,DUAN H,et al. Effects of spray cryotherapy on cough receptors and airway microenvironment in a canine model of chronic bronchitis [J]. Cryobiology,2023,113:104569.

[20] LIANG L,ZHANG J,DUAN H,et al. A prospective study of spray cryotherapy in patients with COPD [J]. Clin Transl Discov,2023,3(3):e192.

第四篇

联合治疗篇

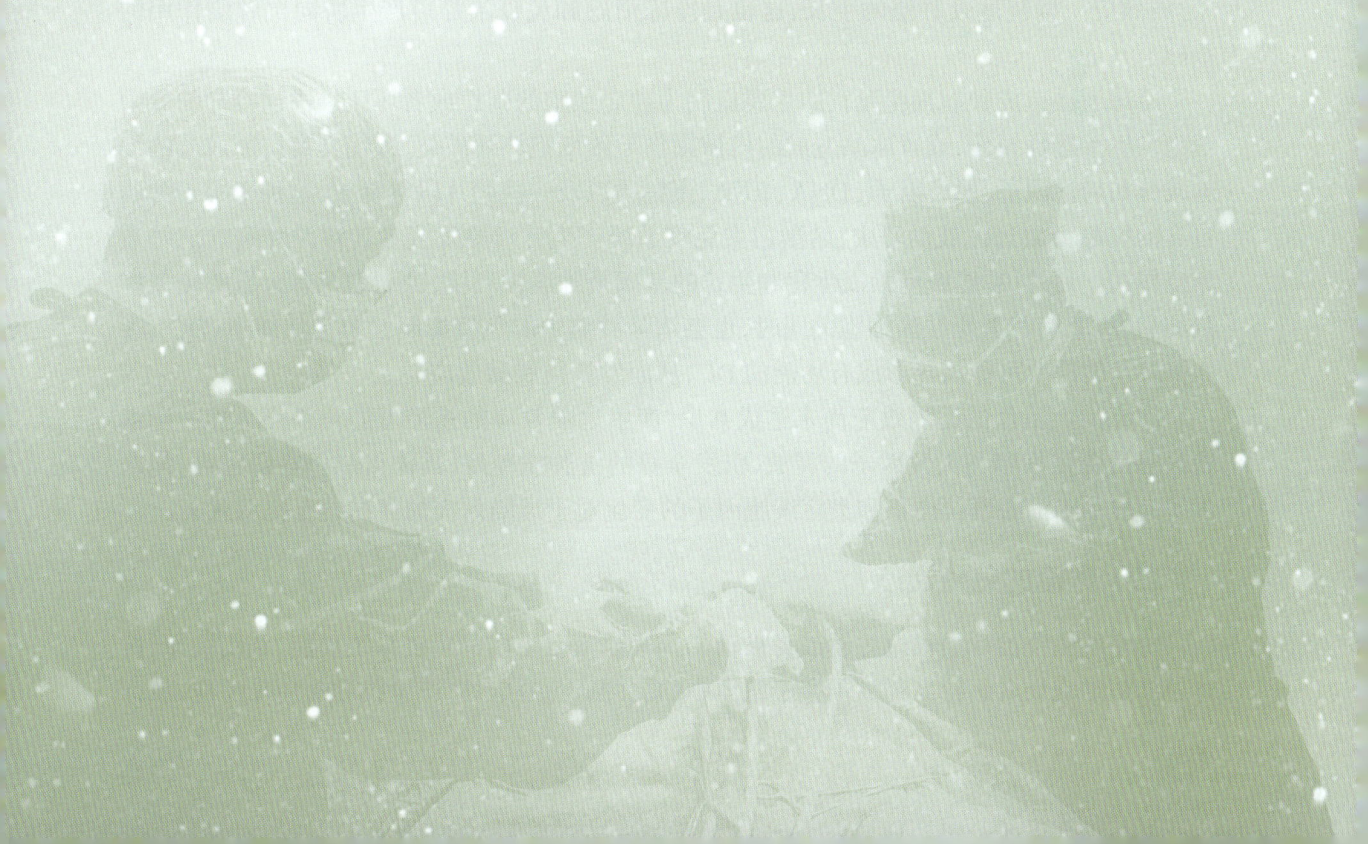

第一章　冷冻治疗与免疫治疗

一、冷冻消融的免疫学反应原理

冷冻消融杀伤肿瘤细胞的主要生物学机制包括直接细胞损伤、血管损伤和免疫反应等。研究表明，射频、微波等热消融技术虽然也会导致肿瘤抗原的原位释放，但在保留天然肿瘤抗原结构方面，冷冻消融优于其他消融手段，且引起的适应性免疫反应更强，因此，特异性免疫反应是冷冻消融的特色之处。但该免疫反应的强度和可持续性不足以抵抗肿瘤复发或转移的再挑战，需要联合其他方法放大或延长冷冻消融诱导的免疫反应，加强冷冻消融的抗肿瘤效果，临床中已有冷冻消融联合放疗、化疗、靶向等的报道，目前，冷冻消融联合全身免疫治疗已经显示出了对肿瘤良好的抑制效果，为肿瘤治疗策略提供了重要的新选择，成为研究中的热点和重点。

1967年，日本学者 Yantorno 首次报道在兔子的组织中通过冷冻消融产生了特异性的抗体，兔子表现出快速抗体反应，与其注射自身组织匀浆产生的自身免疫反应非常相似。冷冻消融在肿瘤治疗中的应用显示，其所诱导的免疫反应不仅针对原位肿瘤进行抑制，还能产生"远隔效应"，抑制远处肿瘤的生长，这也是冷冻消融和免疫治疗可产生协同抗肿瘤作用的基础。

冷冻消融造成肿瘤细胞死亡的主要机制为肿瘤细胞的凋亡或者坏死。快速冷却的肿瘤细胞发生渗透性损伤，或者冰晶造成的机械损伤导致细胞坏死破裂，致使具有抗原成分的细胞成分如趋化因子、促炎因子、DNA、RNA、蛋白质以及一些膜片段等释放，这种来源于肿瘤自身的抗原释放到血液循环中，刺激宿主免疫系统产生针对原发或者转移性肿瘤的抗肿瘤免疫作用。另外，肿瘤细胞赖以生存和生长的基础是肿瘤微环境，肿瘤中含有大量的免疫抑制细胞，冷冻消融杀死肿瘤细胞的同时，也会清除肿瘤中的免疫抑制性树突状细胞（DC），肿瘤微环境的改变可能诱导形成有功能的 DC，从而发挥抗肿瘤效应。

冷冻消融治疗的远隔效应尚未达成共识，产生远隔效应的途径可能为杀死恶性肿瘤细胞时触发免疫细胞和炎性因子的释放，引发全身的抗肿瘤免疫，具体机制仍在研究中，但众多研究显示未消融部位体积和炎症细胞因子的变化对于远隔效应的存在具有提示意义。

二、肿瘤的免疫治疗

肿瘤的免疫治疗是通过主动或者被动的方式改变宿主内的免疫系统功能，利用抗原、抗体、疫苗、细胞或者病毒等释放预存于机体中的抗肿瘤免疫应答，产生抗肿瘤免疫反应，从而达到治疗肿瘤的目的。

主动免疫指作用于免疫系统本身,包括增强机体免疫功能的细胞因子、抗原依赖性的治疗性疫苗和非抗原依赖性的作用于调节 T 淋巴细胞功能的抑制剂;被动免疫则指作用于肿瘤本身的疗法,包括抗肿瘤单克隆抗体和过继免疫疗法等。

免疫检查点抑制剂的使用是目前应用最广泛、临床疗效最可靠的免疫治疗方法。免疫检查点是免疫细胞膜表面上传导抑制表达信号的分子,正常情况下能保护机体免受强烈的自身免疫反应,但是在肿瘤微环境中肿瘤细胞可以逃脱免疫系统的攻击,针对免疫检查点的抑制剂可以通过阻断相应的免疫检查点信号通路,恢复 T 淋巴细胞的活化和增殖能力,增强机体的抗肿瘤作用。目前临床应用最多的免疫检查点抑制剂主要为细胞毒性 T 淋巴细胞相关抗原 4(cytotoxic T lymphocyte associated antigen-4,CTLA-4)抑制剂和程序性死亡受体 -1(programmed death-1,PD-1)抑制剂。另外,针对肿瘤免疫治疗,临床其他常见策略包括肿瘤疫苗、过继细胞免疫治疗、溶瘤病毒或者重组蛋白等,但大部分仍然处于基础研究或者临床试验阶段。

三、冷冻消融与免疫治疗的联合应用

单纯的冷冻消融虽然能够引发系统性免疫反应,但强度和可持续性不足,不足以根除系统性扩散的肿瘤,同时难以防止肿瘤的复发和远处转移,单纯的免疫治疗可以利用免疫系统进行抗肿瘤治疗,但存在免疫反应低或者无反应的情况,因此冷冻消融联合免疫疗法的协同作用既有助于消除原位肿瘤,又可降低肿瘤的复发和转移率,成为重要的科学研究和临床应用方向。

冷冻消融导致肿瘤抗原大量释放至宿主免疫系统,免疫治疗可以阻断肿瘤的免疫逃逸机制,因此,冷冻消融联合免疫治疗可以使肿瘤抗原和宿主的免疫系统绕过肿瘤细胞的防御机制,促进和增强免疫效应,达到抗肿瘤效果。为了增强冷冻消融治疗的免疫反应性,可以通过多种免疫治疗方式来增强机体的内生免疫性或增强特异性 T 淋巴细胞的免疫活性。虽然冷冻消融与免疫治疗的协同作用机制目前尚不完全明确,但二者的联合应用在临床上已经取得了明显的效果。

(一) 冷冻消融联合免疫检查点抑制剂

冷冻消融联合免疫检查点抑制剂是目前临床应用前景最广泛的肿瘤治疗方案。肿瘤的免疫检查点主要包括 CTLA-4 和 PD-1,针对二者的抑制剂包括抗 CTLA-4 抑制剂伊匹木单抗,以及 PD-1 抑制剂帕博利珠单抗、纳武利尤单抗、信迪利单抗、阿替利珠单抗等。冷冻消融联合免疫检查点抑制剂可以提高抗肿瘤免疫反应,二者具有确定的协同作用。一项前列腺癌小鼠模型研究结果示,冷冻消融联合抗 CTLA-4 抗体较单纯冷冻消融可以增强冷冻消融引发的免疫反应,同时显著延长小鼠的生存时间且致死率降为原来的四分之一。一项肾癌小鼠模型研究显示,冷冻消融联合 PD-1 抑制剂对小鼠转移瘤的生长抑制作用显著高于单纯冷冻消融或者免疫治疗,同时 PD-1 抑制剂增强了冷冻消融所引发的免疫反应,如 CD8$^+$ T 淋巴细胞、干扰素 -γ(interferon-γ,INF-γ)和颗粒酶 B(granzyme B,GZMB)的水平均有不同程度升高。一项针对ⅢB～Ⅳ期非小细胞肺癌的联合治疗研究显示,与纳武利尤单抗相比,

冷冻消融联合 PD-1 抑制剂组的总 CD4$^+$ 和 CD8$^+$ T 细胞、自然杀伤细胞（natural killer cell，NK 细胞）和血清炎性因子（如 INF-γ 等）的水平均有提高，且血液循环中的肿瘤细胞、肿瘤标志物 CYFRA21-1 和神经元特异性烯醇化酶（neuron-specific enolase，NSE）水平降低，同时联合治疗并没有增加不良反应的风险。一项 15 例接受冷冻消融联合经动脉灌注帕博利珠单抗治疗黑色素瘤肝转移的研究结果显示，患者总的无进展生存期中位数、肝脏相关无进展生存期中位数以及估算的总生存率均优于帕博利珠单抗单药组，且冷冻消融后血清白介素 -6（interleukin-6，IL-6）水平升高和 NK 细胞比例明显增加。目前在黑色素瘤、乳腺癌、肺癌、前列腺癌、肝癌等实体瘤中，多项研究均显示联合治疗可以触发全身免疫反应，提高抗肿瘤效应。

（二）冷冻消融联合过继性细胞疗法

过继性细胞包括 NK 细胞、DC、细胞因子诱导的杀伤细胞（cytokine induced killer cell，CIK）以及 T 淋巴细胞等。NK 细胞是先天性免疫系统的重要组成部分，在宿主抵抗肿瘤的早期防御中发挥重要作用。NK 细胞通过分泌如 IFN-γ、肿瘤坏死因子 -β（tumor necrosis factor-β，TNF-β）和 IL-2 等细胞因子，可以直接抑制肿瘤细胞增殖，亦可以影响免疫系统，间接杀死肿瘤细胞。DC 是最有效的抗原呈递细胞，在 T 细胞介导的抗肿瘤反应中发挥关键作用，成熟的 DC 迁移至肿瘤的引流淋巴结，将肿瘤抗原呈递给特异性 T 细胞并将其激活，大多数过继疗法都是利用自体产生的 DC 进行治疗。现有研究发现，胶质瘤治疗中，冷冻消融联合 DC 疫苗可以促进其成熟，增强 DC 抗原呈递功能，诱导细胞毒性 T 淋巴细胞杀伤肿瘤细胞；一项针对结直肠癌肝转移患者的冷冻消融联合 DC- 细胞因子诱导的杀伤细胞（DC-CIK）治疗研究发现，二者的联合治疗病情缓解率为 61.76%，高于对照组，T 淋巴细胞亚群数量升高，显示联合治疗可提高患者的免疫功能和生活质量，增强对肿瘤的杀伤作用。一项针对肺癌的 60 例患者前瞻性研究结果显示，冷冻消融联合同种异体 NK 细胞后淋巴细胞数量明显升高且 Th1 型细胞因子水平亦升高，治疗 3 个月后肿瘤体积明显小于单纯冷冻消融组。因此，过继性细胞疗法可以联合冷冻治疗提高抗肿瘤的临床疗效。

（三）冷冻消融联合 Toll 样受体激动剂

Toll 样受体（Toll-like receptor，TLR）是在巨噬细胞和 DC 上表达的模式识别受体，TLR 蛋白可以启动 DC 成熟，是体内 DC 成熟的诱导剂。DC 成熟后可将肿瘤抗原肽呈递给 T 细胞，启动 T 细胞的抗肿瘤免疫反应。因此，TLR 激动剂可以作为强效的佐剂联合冷冻消融形成有效的抗肿瘤免疫反应。

肿瘤疫苗通过识别肿瘤特异性抗原或者肿瘤相关抗原激活 CD8$^+$ T 细胞和 CD4$^+$ T 细胞，诱发抗肿瘤免疫反应，达到抑制肿瘤生长、复发和转移的目的，如全细胞疫苗、多肽疫苗等。

四、联合应用面临的问题

（一）影响免疫效果的冷冻消融因素

如前文所述，冷冻消融治疗触发的免疫反应与细胞死亡方式（凋亡/坏死）有关，凋亡细胞的内容物不会释放，还可以调节吞噬细胞的功能，抑制炎性因子的释放，可能造成免疫抑制。因此，通过对冷冻消融因素的分析，发现其造成肿瘤细胞的坏死而非凋亡，进而确定产生最佳免疫效果的因素。目前研究发现的影响因素主要包括以下几种。①冷冻速率：高冷冻速率可以诱导肿瘤特异性免疫反应，推测快速冷冻可以产生更多的坏死细胞，导致更高程度的 $CD4^+$ 和 $CD8^+$ T 细胞反应；②冻融次数：多次冻融循环会导致坏死细胞数量增多，$CD4^+$ 和 $CD8^+$ T 细胞比例显著增加，促炎细胞因子的分泌相对增多，目前倾向于两次冷冻消融周期，双重冷冻消融对肿瘤的治疗是有益的；③温度：冷冻温度不同，对肿瘤细胞的活力影响也不同，研究发现，$-25℃$ 及更低温度下，细胞活力完全丧失，解冻后可观察到坏死细胞。因此，通过控制温度，可以实现诱导更有利的免疫反应，提高治疗成效。

（二）冷冻消融联合免疫治疗的局限性

目前冷冻消融联合免疫治疗仍处于探索阶段，多数处于基础研究和临床试验阶段，冷冻和免疫治疗的时机和用药方式也多有差别，缺乏共识性的意见，导致真正应用于临床的联合治疗方案仍不够广泛。目前国际上有多个正在开展的冷冻消融联合免疫检查点抑制剂的相关临床研究，以期解决诸如肿瘤的异质性、联合治疗时机的选择和不良反应等方面的问题，尽早达成临床应用的共识和指南意见。

五、展望

冷冻消融因其微创性、精准性、损伤小、恢复快、成本低和不良反应少等优点，临床应用日益广泛。冷冻消融不仅可以控制原发肿瘤，还可以通过低温破坏肿瘤组织，造成肿瘤细胞的坏死从而释放各类抗原刺激体内免疫细胞活化，诱导产生抗肿瘤免疫效应，增强全身抗肿瘤免疫反应，因冷冻消融自身的治疗效果及局限性和联合免疫治疗的协同作用，联合治疗具有广阔的前景。

考虑前述所提到的问题和不足，未来需要不断优化冷冻消融技术的使用，针对不同患者免疫微环境的不同，需要深入研究冷冻消融和免疫治疗联合的个体方案，提高肿瘤的防治效果。

（赵玉达）

参 考 文 献

［1］CHEN Z，MENG L，ZHANG J，et al. Progress in the cryoablation and cryoimmunotherapy for tumor［J］. Front Immunol，2023，14：1094009.

［2］VELEZ A，DEMAIO A，STERMAN D. Cryoablation and immunity in non-small cell lung cancer：a new era of cryo-immunotherapy［J］. Front Immunol，2023，14：1203539.

［3］吴彦妮，罗晨辉. 恶性肿瘤冷冻治疗的远隔效应［J］. 中华肿瘤防治杂志，2022，22：1636-1640.

［4］黄若彤，刘宝林. 冷冻消融结合免疫治疗：实现抗肿瘤效应最大化［J］. 中国生物医学工程学报，2023，42（3）：360-369.

［5］段桦，王丹，连岩岩，等. 冷冻消融免疫效应的研究进展［J］. 中国肿瘤临床，2020，18：949-954.

［6］REGEN-TUERO H C，WARD R C，SIKOV W M，et al. Cryoablation and immunotherapy for breast cancer：overview and rationale for combined therapy［J］. Radiol Imaging Cancer，2021，3（2）：e200134.

［7］NIU L Z，LI J L，ZENG J Y，et al. Combination treatment with comprehensive cryoablation and immunotherapy in metastatic hepatocellular cancer［J］. World J Gastroenterol，2013，19（22）：3473-3480.

［8］邓湘凌,王欣,沈阳坤. 冷冻消融在肿瘤免疫治疗中的应用进展［J］. 中国细胞生物学学报,2022,44(2): 341-349.

［9］YAKKALA C,DENYS A,KANDALAFT L,et al. Cryoablation and immunotherapy of cancer［J］. Curr Opin Biotechnol,2020,65:60-64.

［10］AARTS B M,KLOMPENHOUWER E G,RICE S L,et al. Cryoablation and immunotherapy:an overview of evidence on its synergy［J］. Insights Imaging,2019,10(1):53.

第二章　冷冻治疗与靶向药物治疗

一、概述

冷冻消融是一种微创手术，它常被作为传统手术的替代方式，应用于晚期不可切除肿瘤患者中，是目前唯一保留肿瘤抗原免疫原性的方法。其优点还在于对周围器官的损害性低、患者的舒适度高以及潜在的抗肿瘤反应等。

冷冻消融技术使组织细胞产生组织病变，一方面通过低温环境直接影响细胞环境，促进细胞内外冰晶产生，引起细胞膜产生破裂，靶向组织缺氧，最终促进组织细胞死亡或凋亡。另一方面，低温环境可导致细胞内外成分发生改变，引起钙离子超载、细胞间液张力升高、电解质紊乱、脂质过氧化反应增强以及相关酶活性发生改变，从而引起组织细胞的损伤、坏死，诱导细胞凋亡级联反应激活或引发细胞继发性坏死。冷冻消融治疗可使靶向作用区域的微血管产生冰晶，同时，由于血小板聚集以及血流瘀滞的影响产生微血栓，导致作用区域组织细胞出现缺血性坏死。

近三十年来，随着分子生物学、肿瘤遗传学、肿瘤免疫学及生物工程技术等的不断发展，肿瘤发生发展机制逐渐显露轮廓，越来越多的肿瘤相关蛋白及驱动基因被发现，为肿瘤的生物靶向治疗和免疫治疗提供了大量的候选靶点。目前，生物靶向、免疫治疗已成为继手术、化疗、放疗三大传统治疗方式之后的重要治疗手段，通过调动宿主的天然防卫机制或给予天然（或基因工程）产生的靶向药物针对性抗击肿瘤。这类药物针对靶点进行精准治疗，可以获得很好的疗效，且不良反应轻微。目前随着肿瘤分子诊断技术的不断发展以及新型靶向治疗和免疫治疗药物不断进入临床，临床上肿瘤患者明显受益，这些进展促进了肿瘤治疗进入精准治疗的时代。

有研究表明，晚期肺癌患者耐药后行局部冷冻治疗可明显降低肿瘤细胞的耐药性，继续采用靶向药物治疗，1年生存率明显比单纯采用靶向药物治疗的患者更高。

二、冷冻治疗与靶向药物治疗联合的疗效研究

近年来，分子靶向药物已应用于包括非小细胞肺癌在内的多个癌种，冷冻治疗作为局部治疗的有效手段，二者联合治疗肿瘤的模式受到了越来越多的关注，一些医师、学者在此方面对冷冻治疗联合靶向药物治疗的疗效进行了研究。

（一）冷冻治疗与靶向药物联合治疗肺癌的疗效研究

张宗城等比较了化疗和/或分子靶向药物治疗联合肿瘤消融对老年非小细胞肺癌患者

的疗效。该研究中选取了研究者所在医院收治的老年非小细胞肺癌患者64例,按随机数表法分为观察组和对照组各32例。两组患者均给予化疗和/或分子靶向药吉非替尼口服,化疗方案采用多西他赛、吉西他滨、培美曲塞±铂类;化疗间歇期口服吉非替尼,每日1次,每次0.25g,持续服药直到患者拒绝服药或者病情恶化;或直接口服吉非替尼,剂量同上。观察组在对照组治疗方案的基础上,加用射频或冷冻消融治疗。其中冷冻消融术采用Galil冷冻消融系统,配1.47mm冷冻穿刺探针;采用世界卫生组织实体瘤疗效评价标准比较两组患者治疗3个月的有效率,同时采用肿瘤患者生活质量评分标准比较两组患者治疗1个月后的生活质量情况。研究结果表明消融联合化疗及分子靶向药治疗老年非小细胞肺癌能够更好地控制肿瘤的进展,提高患者的生存质量,其疗效优于化疗和/或分子靶向治疗的单独应用。

在我国的晚期NSCLC患者中EGFR敏感突变率高,尤其是不吸烟的女性患者。在表皮细胞生长因子受体-酪氨酸激酶抑制剂(EGFR-TKI)治疗获益的同时,氩氦刀作为局部冷冻消融肿瘤的有效方法,是否可以与靶向药物治疗联合应用,以减缓肿瘤进展、延长生存期,并提高患者生活质量,值得探讨。梁炳钊等应用氩氦刀联合靶向药物治疗Ⅲ~Ⅳ期非小细胞肺癌(NSCLC)也取得了较好的临床疗效。该研究回顾性分析2012年1月至2015年3月采用氩氦刀联合靶向药物治疗的Ⅲ~Ⅳ期NSCLC患者37例(观察组),并随机选取同期采用单纯靶向药物治疗的Ⅲ~Ⅳ期NSCLC患者70例作为对照(对照组),比较分析两组的近期疗效、随访生存率及不良反应情况。结果发现观察组完全缓解8例(21.6%),部分缓解18例(48.6%),无变化11例(29.7%),进展0例,有效率70.3%;对照组完全缓解1例(1.4%),部分缓解38例(54.3%),无变化22例(31.4%),进展9例(12.9%),有效率55.7%,观察组疗效优于对照组($P<0.05$)。生存率:观察组生存时间中位数为16个月,对照组为12个月;观察组平均生存时间为(18.7±11.9)个月,对照组平均生存时间为(13.4±6.9)个月($P<0.05$)。观察组的皮疹发生率、腹泻发生率及代谢营养异常发生率均显著高于对照组,而咯血、发热、气胸及胸腔积液发生率两组比较无显著性差异。研究提示氩氦刀联合靶向药物治疗Ⅲ~Ⅳ期NSCLC安全、有效,可更好提升患者预后情况。

晚期NSCLC患者在应用氩氦刀减轻局部肿瘤负荷后立即联合分子靶向药物治疗,也是两者联合应用的方法之一。聂舟山等报道,氩氦刀术后联合分子靶向药物治疗NSCLC,术后12个月内,联合TKI组有效率(RR)和疾病控制率(DCR)与对照组相比,虽然无显著性差异,但患者通过术后联合TKI类药物的维持,还是显示出很好的疗效。随访0.5、1、2、3年,联合TKI组生存率均高于对照组,且发现联合TKI组能显著提高患者生存质量,延缓咳嗽、疼痛、呼吸困难三大症状的恶化;显著延长生存时间;皮疹、腹泻为常见的不良反应,多为轻、中度,且可预防、可控制。氩氦刀联合靶向药物(吉非替尼或厄洛替尼)治疗Ⅲ~Ⅳ期NSCLC获得了较好的效果,氩氦刀术后联合TKI维持治疗较对照组有显著性差异;并且观察组生存时间中位数为16个月,对照组为12个月,观察组的平均生存时间显著长于对照组。

何高志等前瞻性研究纳入64例肺癌患者,于CT下进行定位后,行经皮穿刺将氩氦刀置入开展治疗,术后予以分子靶向药物开展全身维持治疗,对患者的疗效进行观察。治疗后

3个月行胸部CT复查发现54个病灶明显缩小,有效率占80.26%;CT显示冷冻后肿瘤的低密度坏死区依旧存在,3个月时冷冻区出现实变,12个月时冷冻区的阴影基本消失。术后并发症主要有咳嗽、咯血、气胸以及发热。不良反应主要为皮疹和甲沟炎。文中提出氩氦刀配合分子靶向药物治疗对肺癌疗效明显,值得在临床推广。

此外吉非替尼作为肺癌一线治疗药物,是一种口服型EGFR-TKI,已被证明对复发的NSCLC具有活性。Gu等探讨了冷冻消融联合分子靶向药物吉非替尼治疗晚期NSCLC疗效,研究纳入了36例女性患者(ⅢB期12例,Ⅳ期24例),平均年龄64岁,均不吸烟、有 $EGFR$ 基因突变,随机分为两组(18例接受分子靶向治疗,另18例在服用吉非替尼的同时接受冷冻消融治疗),结果显示分子靶向治疗组、联合治疗组患者1年生存率分别为33.3%、66.7%,提示冷冻消融联合吉非替尼治疗可改善晚期NSCLC患者疗效和预后。吉非替尼为低毒性药物,可阻断细胞增殖过程信号转导通路,而冷冻消融则直接破坏肿瘤组织,两种治疗方法联合应用,可改善晚期NSCLC治疗效果和预后,患者耐受性良好。

(二)冷冻治疗与靶向药物联合治疗其他癌种的疗效研究

经皮冷冻消融(PCA)已成为特定患者肾脏小肿块摘除治疗的替代方法。近年来,靶向药物治疗的使用已成为主流,而PCA联合靶向药物治疗在治疗转移性肾细胞癌(metastatic renal cell carcinoma,mRCC)方面疗效显著。Yuan等回顾性筛选了2013—2019年间接受舒尼替尼治疗的mRCC(原发肿瘤直径≤7cm)患者。这些患者根据初始治疗进行分类(冷冻消融后接受舒尼替尼与仅接受舒尼替尼治疗)。比较肿瘤治疗结果和不良事件发生率。在分析的178例患者中,65例患者在舒尼替尼治疗前接受了PCA。PCA-舒尼替尼组的总生存期(OS)中位数为31.7个月(95% CI 26.1～37.3个月),优于单独舒尼替尼组,后者报告的OS中位数为19.8个月(95% CI 17.1～22.4个月)($P<0.001$)。使用PCA-舒尼替尼治疗的患者与单独舒尼替尼治疗的患者无进展生存期(PFS)中位数分别为13.8个月(95% CI 10.0～17.6个月)和7.2个月(95% CI 6.1～8.3个月)($P<0.005$)。不良事件没有观察到显著差异($P>0.05$)。此项研究提示,冷冻消融联合舒尼替尼靶向治疗对mRCC的疗效优于单用舒尼替尼。

三、临床应用举例

例1　患者男,53岁。主诉:发现肺恶性肿瘤1个月余。

患者1个月前无明显诱因出现憋气、咯血就诊于当地医院,完善相关检查,胸部动态增强CT(2023-05-08)结果示:中纵隔占位性病变,恶性肿瘤可能性大,双肺慢性炎症,双肺肺气肿。行电子支气管镜检查(2023-05-17),术中见气管及右主支气管内有新生物。术后留取病理结果:符合低分化腺癌。免疫组织化学:CKpan(+),CK7(+),TTF-1(+),NapsinA(-),p40(-),CK5/6(-),SMARA4(BRG1)(+),INI-(+),SyN(-),CgA(-),INSM1(-),Ki-67(+,90%),CD5(-),CD117(-)。(右主气道灌洗液)细胞涂片及细胞蜡块内发现恶性肿瘤细胞。诊断"肺恶性肿瘤(腺癌 $T_3N_3M_0$)"给予对症处理后患者憋气、咯血好转后出院,院外嘱患者裸花紫珠分散片4片/次、每日3次口服,复方甲氧那明1粒/次、每日3次口服,病情控制尚可。患者昨夜无明显诱因出现喘憋难以平卧,咳嗽,咳黄色黏液痰,伴咯血,为鲜血,约3～

4 次,一次量约 2ml,为求进一步诊治来我院就诊。病程中患者神志清,精神尚可,饮食睡眠欠佳,二便尚调,近期体重无明显变化。

既往史与个人史:既往体健。生于山东省,否认吸毒史,否认吸烟/饮酒史,无其他特殊。否认重大家族遗传病史。

【入院检查】

入院后查体:神志清,精神可,血压 131/83mmHg,巩膜、皮肤无黄染,全身浅表淋巴结未及肿大,胸廓对称,无畸形,无隆起,无塌陷,肋间隙正常,无"三凹征",呼吸动度两侧对称,节律规则,触诊无胸膜摩擦感,语音震颤对称,叩诊清音。两肺呼吸音清,两肺可闻及干、湿啰音,未闻及胸膜摩擦音。心率 114 次/min,各瓣膜未闻及病理性杂音,腹软,无压痛及反跳痛,双下肢无水肿,病理征(−)。另外行相关辅助检查。

【诊断】

初步诊断:①右肺原发性中央型肺癌(低分化腺癌 $T_3N_3M_0$);②肺气肿。
确定诊断:①右肺原发性中央型肺癌(低分化腺癌 $T_3N_3M_0$);②肺气肿;③肺部感染。

【治疗】

治疗原则:解除气道阻塞,通畅气道,改善症状,抗肿瘤治疗。

2023-06-14 行支气管镜下介入治疗:全身麻醉下经软镜引导下置入硬质镜鞘管,后入软镜,气管黏膜充血,3 区可见一新生物堵塞管腔,管腔狭窄约 90%,镜身可以通过,黏膜浸润,隆突间嵴增宽,左右主支气管及各叶段支气管可见较多白色黏性分泌物,给予充分吸引,管腔通畅,黏膜充血水肿,右主支气管开口处可见新生物堵塞管腔,周围黏膜浸润,狭窄约 50%,气管 3 区新生物应用激光、氩气刀、电切、二氧化碳多点冷冻冻取反复消瘤,后硬质镜铲切、钳取,新生物较前缩小约 80%,后置入 Y 形硅酮支架(型号 50,35,15),支架位置及释放良好,后多叶段生理盐水灌洗,标本送检,阿米卡星稀释后气管内注入。术中少量出血,予凝血酶稀释后气管内注入及 APC 止血,术后无活动性出血(图 4-2-1)。

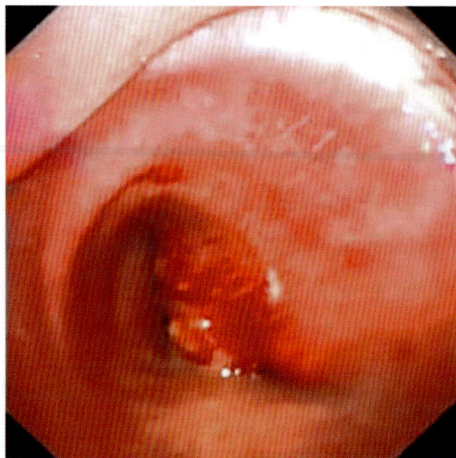

A. 气管 3 区可见一新生物堵塞管腔,管腔狭窄约 90%,镜身可以通过,黏膜浸润,隆突间嵴增宽

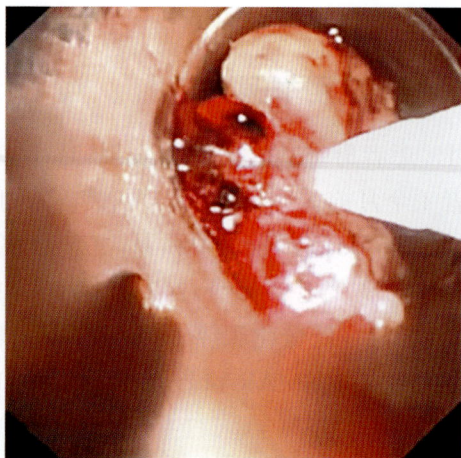

B. 气管 3 区新生物应用二氧化碳多点冷冻冻取反复消瘤

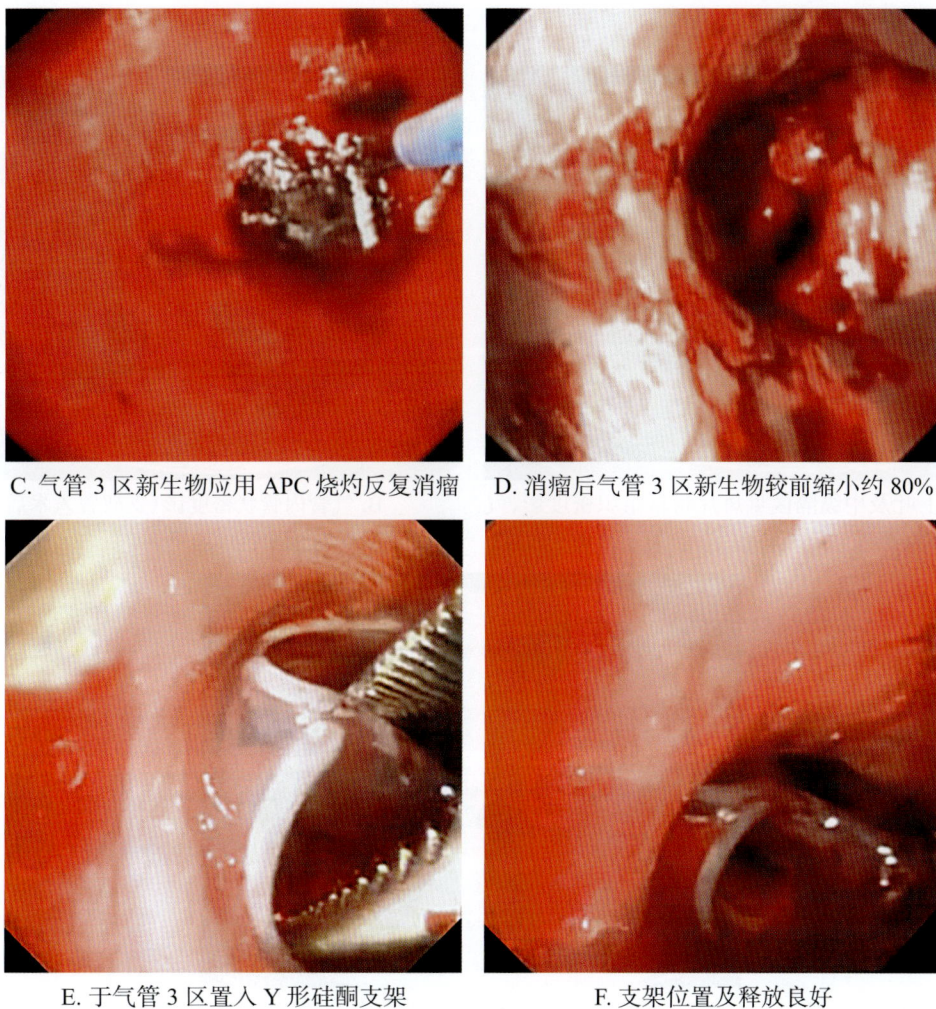

C. 气管 3 区新生物应用 APC 烧灼反复消瘤　　D. 消瘤后气管 3 区新生物较前缩小约 80%

E. 于气管 3 区置入 Y 形硅酮支架　　F. 支架位置及释放良好

图 4-2-1　气管镜下表现

术后病理:(支气管活检)结合免疫组织化学考虑为低分化腺癌。(支气管肺泡灌洗液)涂片中查见可疑恶性肿瘤细胞。免疫组织化学示瘤细胞:TTF-1(+),NapsinA(+),P40(−),P63(−),CD56(−),Syn(−),CgA(−),CK(+)、EGFR(+++)、Ki-67 阳性细胞数约 70%。

靶向药物联合化疗治疗:(2023-06-15)紫杉醇 180mg(175mg/m^2,每 3 周 1 次,静脉滴注>3 小时)行肿瘤化疗治疗,2023-06-17 起给予替雷利珠单抗 200mg 静脉滴注(每 3 周 1 次)行肿瘤免疫治疗。

【复诊】

复查胸部 CT(2023-08-01,图 4-2-2):右肺上叶及中上纵隔区有占位性病变并积气;双肺慢性炎症;双肺多发点状结节;双肺肺大疱;气管内管状影,气管周围及纵隔少许积气;纵隔、双腋下淋巴结肿大。

复查气管镜(2023-08-02,图 4-2-3):全身麻醉下经气管插管进软镜,气管内可见 Y 形硅酮支架位置释放良好,支架上下缘未见新生肉芽,支架内可见少许分泌物,予充分吸引,管腔

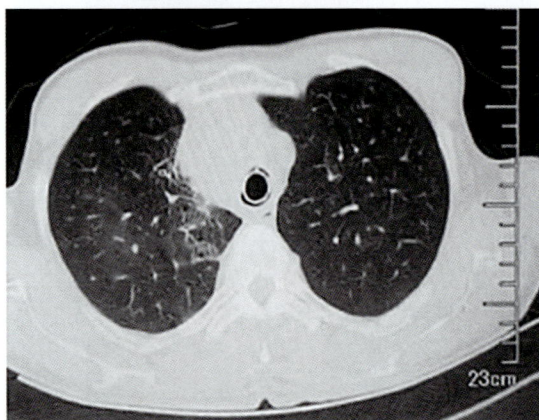

A. 右肺上叶及中纵隔区见斑片状软组织密度影,气管周围少许积气

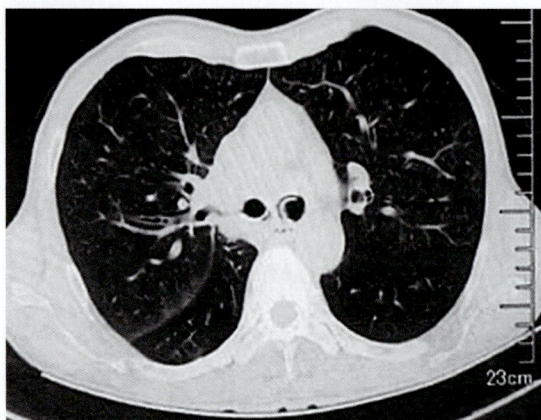

B. 气管内管状密度影(支架置入术后)

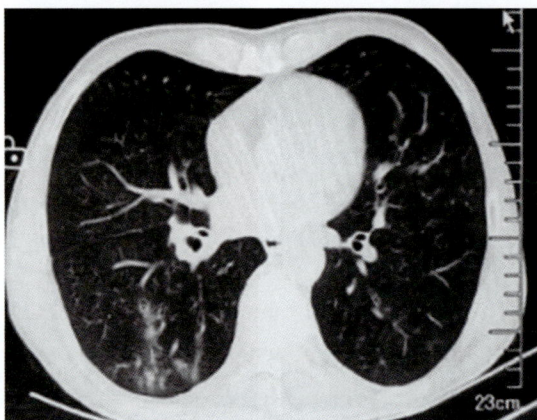

C. 双肺慢性炎症,双肺多发点状结节,双肺肺大疱

图 4-2-2　复查胸部 CT

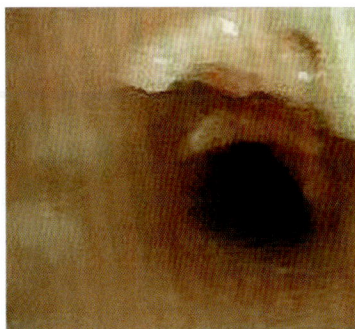

A. 气管内可见 Y 形硅酮支架位置释放良好,支架上下缘未见新生肉芽

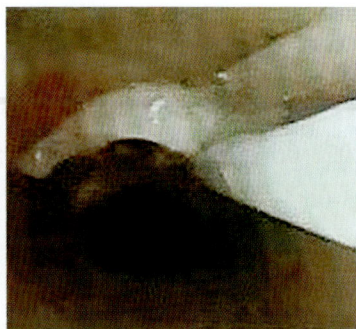

B. 支架右上开口肉芽给予二氧化碳多点冷冻冻融

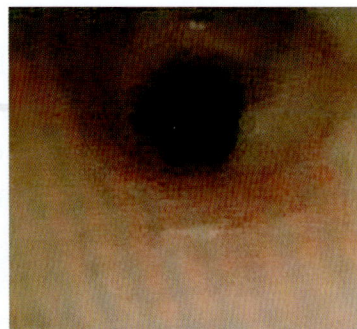

C. 给予充分灌洗后管腔通畅

图 4-2-3　支气管镜下复查表现

通畅,支架右上开口可见少许肉芽,给予二氧化碳多点冷冻冻融,左右主支气管及各叶段支气管可见白色脓性分泌物,给予充分吸引,管腔通畅,黏膜充血水肿,后多叶段生理盐水反复灌洗,标本送检,阿米卡星、地塞米松稀释后气管内注入。术后无活动性出血。

【病例分析】

患者恶性肿瘤堵塞主支气管,镜下表现为狭窄约 90%,右主支气管开口处亦可见新生物堵塞管腔,周围黏膜浸润,狭窄约 50%。患者表现为喘憋明显难以平卧,咳痰带血,考虑肿瘤压迫。首先采取局部治疗,选择经支气管镜下消瘤的方法,镜下采用激光、氩气刀、电切、二氧化碳多点冷冻冻取反复消瘤,后硬质镜铲切、钳取,新生物较前明显缩小,气道明显通畅,并采用 Y 形硅酮支架置入。置入 1 个月余后复查支气管镜,可见患者硅酮支架右上开口处可见少许肉芽,对于硅酮支架而言是相对常见的并发症,通过支气管镜下的反复冷冻治疗仍可维持气道通畅。予二氧化碳冷冻冻融消除支架周围肉芽组织。冷冻治疗能使冷冻组织形成微血栓并致其死亡,从而使肿瘤组织发生坏死、脱落,达到清除气管肿瘤的效果,同时又能减少操作中的出血量。此外,冷冻治疗还能通过促进肿瘤释放大量抗原,有效激活 T 细胞对肿瘤的识别,使病灶部位产生抗肿瘤免疫效应。在临床应用中,大多数用二氧化碳作为冷冻探针中的冷冻剂。通过支气管镜,将冷冻探针插入并放置在气道目标病灶附近进行直接接触,产生霜冻作用,使气道内肿瘤细胞结晶至被破坏。

本例患者肿瘤新生物阻塞主气道,气管 3 区狭窄,对支架耐受性良好,无明显支架相关性感染、支架移位、气道再狭窄等并发症,有待将来取出支架后再行评估。

【病例点评】

目前现行的指南中推荐支气管镜介入治疗,并已经出现了用于气道肿瘤的各种支气管镜内治疗技术,其中激光、电灼(电圈套)、APC,冷冻疗法、支架置入术等均是干预大气道肿瘤经典方法,并取得很好的治疗效果。对于恶性气道肿瘤,支气管镜介入治疗可以减轻危及生命的气道阻塞或狭窄,并为进一步的最终治疗提供时间,以延长生存期。本例患者采取冷冻与多种介入消瘤手段结合的方法,显著提高治疗效果,患者在短期就诊过程中明显改善症状,减少了并发症的出现,提高了生存质量。

例 2　患者女,78 岁。主诉:咳嗽、咳痰 3 个月余。

患者 3 个月前无明显诱因出现咳嗽咳痰,痰色白质黏不易咳出,无痰中带血,无潮热盗汗,于当地医院行胸部 CT 提示右肺尖肿块,双肺多发结节,不除外肺癌并肺内转移可能,予抗感染、止咳化痰等治疗后未见明显好转。为求进一步诊治来我院就诊。

既往史:糖尿病 10 年,现口服二甲双胍、阿卡波糖控制血糖,自诉空腹血糖维持在 6.0~7.0mmol/L;高血压 7 年余,血压最高 160/100mmHg,现口服苯磺酸氨氯地平片控制血压,自诉血压控制尚可;冠心病 7 年余,现未服用药物。无结核病、肝炎及其他传染病史,无过敏史,无手术史及重大外伤史,无输血史。

个人史及家族史:生于山东省,否认疫区、疫情、疫水接触史,否认吸毒史,否认冶游史,否认吸烟、饮酒史,否认家族遗传病史。

【体格检查】

入院后查体:KPS 评分 90 分,气促评分 3 级,PS 评分 1 级。神志清,精神可,血压

148/89mmHg,巩膜、皮肤无黄染,双锁骨上可触及肿大淋巴结,胸廓对称,无畸形,无隆起,无塌陷,肋间隙正常,无"三凹征",呼吸动度两侧对称,节律规则,触诊无胸膜摩擦感,语音震颤对称,叩诊清音。两肺呼吸音清,两肺未闻及干、湿啰音,未闻及胸膜摩擦音。心率 71 次/min,各瓣膜未闻及病理性杂音,腹软,无压痛及反跳痛,双下肢无水肿,病理征(-)。

【辅助检查】

胸部 CT(2023-03-06,图 4-2-4):①右肺尖见一肿块,大小约 36mm×23mm。右肺见多个结节影,大者位于右肺中叶,长径约 18mm;②左肺下叶见结节影,最大径约 5mm,其内见钙化密度影,双肺门不大;③纵隔淋巴结增大;④右侧胸膜增厚。

全身浅表淋巴结超声(2023-03-10):双侧锁骨上多发低回声,考虑异常淋巴结。

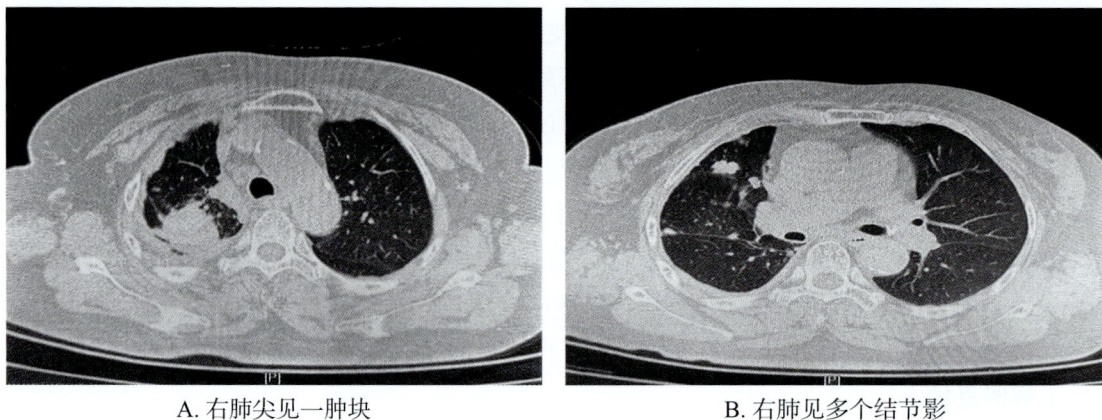

A. 右肺尖见一肿块　　　　　　　　　B. 右肺见多个结节影

图 4-2-4 胸部 CT

【诊断】

初步诊断:①右肺结节性质待查;②肺部感染;③冠状动脉粥样硬化性心脏病;④高血压 2 级,很高危;⑤2 型糖尿病。

确定诊断:①肺癌(右肺腺癌 $T_2N_3M_0$ ⅢB 期);②肺部感染;③冠状动脉粥样硬化性心脏病;④高血压 2 级,很高危;⑤2 型糖尿病。

鉴别诊断:临床中鉴别肺结节主要为判断其良恶性。恶性疾病主要包括原发肺癌或转移癌,良性疾病主要包括感染、肉芽肿性疾病、良性肿瘤等。主要鉴别要点有:①形态,恶性结节以圆形较多,良性结节形状常呈斑片状或多角形,贴近胸膜下结节有呈弧形或咖啡豆状的肺内淋巴结。②大小,肺结节直径一般<3cm,大多数研究显示结节越小,良性可能性越大。③边缘及密度,恶性结节边缘可见毛刺、分极、胸膜牵拉、支气管充气征,密度不均,良性结节边缘光滑、规整、密度均匀。④生长速度,恶性结节可缓慢增大,部分可表现为爆发性增大,而良性结节大小基本无明显变化。如果病变保持 2 年以上不变,很大程度上可以判断为良性病变。⑤结节内钙化灶,钙化可能是良性结节的一个表现,但没有钙化并不能说明结节的良恶性,钙化的形状和分布有助于判断。分层状、爆米花状钙化或环状弧形钙化是良性钙化的特征,偏心性、无定形钙化或沙砾状钙化多为恶性结节。该患者胸部 CT 表现为肺结节,其内可见空洞,周缘长毛刺,伴血管集束征,支气管牵拉、增厚,考虑恶性病变。

【治疗】

治疗原则：明确组织病理学诊断，抗肿瘤治疗。

电磁导航支气管镜活检术（2023-03-11，图 4-2-5）：全麻下经异型气管插管进软镜，会厌及声门结构正常，声带锐利，气管 1~3 区可见少量分泌物，给予充分吸引，管腔通畅，黏膜充血，隆突锐利，左右主支气管及各叶段支气管管腔可见少量分泌物，给予充分吸引，黏膜充血，右肺上叶后段内侧亚段管腔狭窄，于实时电磁导航引导下找到病灶，超声小探头可见异常回声，于此处活检、刷检。后多叶段生理盐水反复灌洗，阿米卡星稀释后气管内注入，标本送检，术中少量出血，予冰生理盐水、血凝酶稀释后气管内注入及 APC 止血，血止，术后无活动性出血。

活检病理：中-低分化腺癌。免疫组织化学：TTF-1（+）、NapsinA（+）、P63（灶+）、P40（−）、CK7（+）、Ki-67 阳性细胞数约 2%。肿瘤组织基因检测：*EGFR* NM_005228.3 exon21 p.L858R c.2573T＞G，突变丰度 12.84%。

靶向药物治疗：2023 年 3 月开始口服伏美替尼，每日 1 次，每次 80mg。

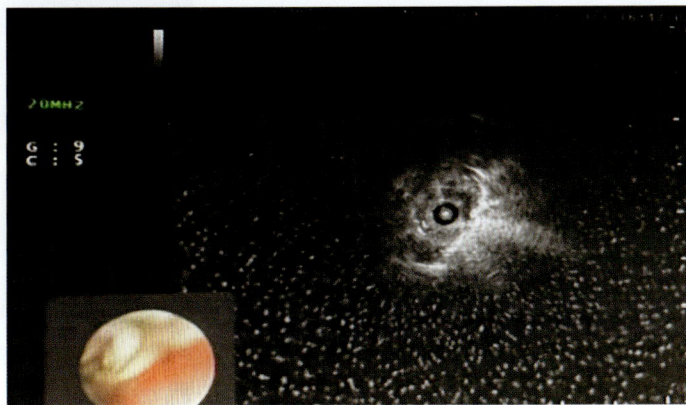

图 4-2-5 支气管镜下超声小探头可见异常回声

【复诊】

复查胸部 CT（2023-05-12，图 4-2-6）：右肺上叶占位并右肺多发转移瘤，部分较前减小，左肺下叶结节伴钙化，随诊。纵隔淋巴结增大，右侧胸膜增厚。

气管镜下介入治疗（2023-05-13，图 4-2-7）：全麻下经异型气管插管进软镜，会厌及声门结构正常，声带锐利，气管 1~3 区可见少量分泌物，给予充分吸引，管腔通畅，黏膜充血，隆突锐利，左右主支气管及各叶段支气管管腔可见少量分泌物，给予充分吸引，黏膜充血，右肺上叶后段内侧亚段超声小探头探查可见异常回声，于此处多点二氧化碳冷冻冻融，后多叶段生理盐水反复灌洗，阿米卡星稀释后气管内注入，标本送检，术中、术后无活动性出血。

【病例分析】

患者肺腺癌，由于患者年纪较大，患者及家属不同意行手术治疗，主要采取全身治疗与局部治疗相结合的方法。根据患者肿瘤基因检测结果，找到突变基因，给予口服伏美替尼治疗。局部治疗上，选择经支气管镜下气管肿瘤冻融治疗，达到减轻症状、延缓肿瘤进展的效果。

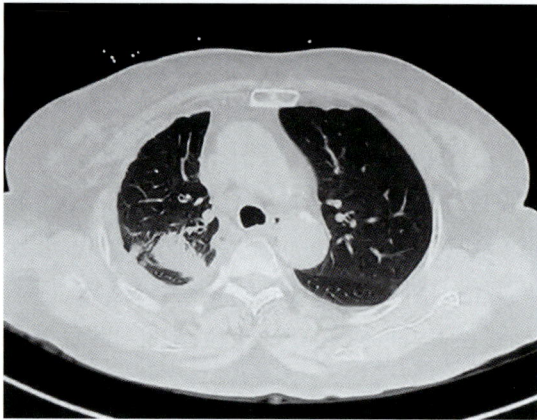

A. 右肺上叶肿块减小　　　　　　　　　B. 右肺转移瘤减小

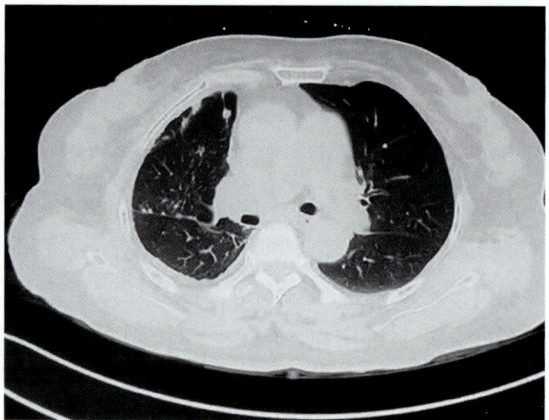

图 4-2-6　治疗 2 个月后胸部 CT 复查

冷冻治疗能使冷冻组织形成微血栓致其死亡并减少操作中的出血量，在冷冻治疗后的几天中，缺血性损伤导致细胞坏死或凋亡。其用于气道肿瘤的治疗安全有效，可减少并发症，提高患者生存质量。

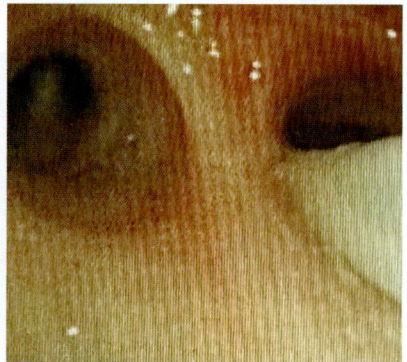

图 4-2-7　气管镜下冷冻消融治疗

【病例点评】

对于高龄患者，或经手术评估不能耐受手术的患者，以及失去手术机会的晚期肺癌患者，应以局部治疗和全身治疗联合应用为主，其中全身治疗是最基础治疗。

肿瘤局部消融治疗可减轻肿瘤负荷，目前的消融技术包括热消融和冷消融，主要包括射频消融、微波消融、冷冻消融、激光消融和高强度聚焦超声消融等。氩氦刀靶向治疗系统是多探头、高精度及快速冷冻、急速复温的手术系统。通过影像系统将氩氦刀准确插入肿瘤体内，通过氩气在刀尖的急速膨胀产生制冷作用，在极短的时间内将肿瘤病变组织冷冻至 $-170\sim-140℃$，可使冰晶迅速在细胞内外、微静脉、微动脉内形成，细胞破裂，小血管破坏。其后通过氦气的作用迅速复温。复温的过程中，冰晶膨胀，冰球破裂，对肿瘤组织具有极大的破坏性。氩氦刀冷冻消融可以明显减少肿瘤负荷。对于直径＞3cm 的病灶可行氩氦刀治疗，可减轻肿瘤负荷 90% 以上。

（姜文青）

参 考 文 献

［1］张宗城,叶桦,岑建宁,等. 消融联合化疗和(或)靶向药物治疗老年非小细胞肺癌的临床疗效［J］. 中国老年学杂志,2015,35(3):651-652.

［2］梁炳钊,陈婵娟,陈秋华,等. 氩氦刀冷冻消融术联合靶向药物治疗Ⅲ～Ⅳ期 NSCLC 的临床疗效［J］. 齐齐哈尔医学院学报,2016,37(17):2165-2167.

［3］聂舟山,冯华松,张新红,等. 氩氦刀联合靶向药物治疗晚期非小细胞肺癌临床研究［J］. 中国肿瘤,

2011,20(1):68-70.

［4］何高志. 肺癌冷冻刀治疗配合分子靶向治疗的新进展研究［J］. 临床医药文献电子杂志,2020,7(35):
10-12.

［5］GU X Y,JIANG Z,FANG W. Cryoablation combined with molecular target therapy improves the curative effect in patients with advanced non-small cell lung cancer［J］. J Int Med Res,2011,39(5):1736-1743.

［6］GU C Y,WANG J J,ZHANG H L,et al. Survival in metastatic renal cell carcinoma patients treated with sunitinib with or without cryoablation［J］. Front Oncol,2021,11:762547.

［7］邓湘凌,王欣,沈阳坤. 冷冻消融在肿瘤免疫治疗中的应用进展［J］. 中国细胞生物学学报,2022,44(2):
341-349.

［8］陈亚斌,李冉冉,郭文治. 氩氦刀冷冻治疗的抗肿瘤免疫学机制研究进展［J］. 免疫学杂志,2018,34(3):
259-264.

［9］鲁德玕,王超,陈方方,等. 经支气管镜 APC 联合冷冻治疗肺癌所致气道内狭窄［J］. 国际呼吸杂志,
2016,36(1):12-15.

［10］韦鹏,吴丽娟,周磊. 等. 支气管镜下氩离子凝固术联合高频电刀及冷冻治疗气道狭窄的疗效观察［J］.
临床肺科杂志,2021,26(3):370-374.

第三章 冷冻消融治疗在肿瘤治疗中的发展前景

一、概述

"消融"一词来源于拉丁语,本义是冰山逐渐融化的过程。总体来看,消融主要分为两大类,即化学消融和能量消融。化学消融是通过向肿瘤内注射化学药物,如无水乙醇,让肿瘤细胞坏死。这类方法尽管目前仍在用,但是其效果不够理想。能量消融则具有高效、可控的优点,目前是主流技术。能量消融又分为热消融、冷冻消融和电穿孔消融三种。热消融本质上是使局部组织温度升高,实现区域内细胞凝固性坏死的过程,就像煮鸡蛋一样,使具有生物活性的组织变性、坏死。冷冻消融则是通过局部组织反复冻融,消融区温度降至 $-40℃$ 以下,利用细胞内不规则的冰晶破坏细胞膜和细胞内结构,实现组织的液化性坏死,具体原理在本书第一篇中已有详细阐述。

冷冻消融技术目前在肿瘤治疗中得到了广泛的应用,基本涵盖了全身各系统良恶性实体肿瘤的治疗,如颅内肿瘤、头颈部肿瘤、肺癌、肝癌、乳腺癌、胰腺癌、肾及肾上腺肿瘤、前列腺和妇科肿瘤以及骨肿瘤等。此外,在呼吸道疾病中,CO_2 冷冻在恶性气道肿瘤、纤维性气道狭窄以及气管支气管结核中均有广泛的应用。冷冻消融的广泛应用正说明了其在肿瘤治疗中得到了高度的认可,具有重要临床应用前景。

二、冷冻消融在肿瘤治疗中的优势

(一) 消融过程的可视性

与热消融相比,冷冻消融在显现消融边界方面有其独特的优势。热消融在超声、CT、磁共振等影像学引导下,可视性不强,消融过程中医师很难清楚看到消融边界,仅能根据消融探针的参数和组织情况进行大致判定。而这种不确定性可能会导致高温对消融区域内及周围的血管、气管和神经等重要结构和脏器造成不可逆损伤。而冷冻消融是通过设备和探针形成"冰球",其边界无论在超声、CT、磁共振下都看得非常清楚,这是冷冻消融的主要优势之一。通常来说冰球的表面温度在 $0℃$,冰球的表面与邻近血管、神经结构的接触不会造成不可逆的损伤,冰球的边界能清楚地显示安全消融范围。同时为了能彻底灭活肿瘤,影像学上冰球的覆盖范围必须完全涵盖肿瘤。因此,由于在影像学引导下对冰球的可视性和实时监控,冷冻消融过程既能保证对肿瘤组织的完整灭活,又能最大限度地保护周围的正常组织结构不受损伤,这也是热消融无法比拟的独特优势。

（二）冷冻消融的适形性

适形消融是冷冻消融优于其他治疗方法的另一优势。不同厂家、型号的单个冷冻探针通常会形成一个圆形或者椭圆形的冷冻冰球，冰球的大小和有效杀伤范围有限。因此临床应用中，单针消融通常仅适合<1cm的较小病灶，更多应用于骨及软组织的肿瘤。冷冻消融利用多针组合更容易做到适形，即形成非常接近肿瘤实际形状的"冰球"。客观上，所有的恶性肿瘤都是不规则生长的；因此消融的最佳范围不可能是一个规则的圆形或椭圆形。而冷冻消融的一大优点就是可以根据肿瘤的形状进行多针布针，单根针的冰球可以与邻近针的冰球融合，从而尽量契合我们临床观察到的肿瘤形状，实现更好的适形和对肿瘤更彻底的灭活。

针对较为巨大的软组织肿瘤或者肺部肿瘤，冷冻消融允许使用较多的探针同时进行适形冷冻，实现对肿瘤最大程度的灭活。临床实际应用中，针对体积巨大肿瘤，我们经常需同时使用10支甚至更多的冷冻探针进行适形冷冻消融。与热消融相比，冷冻消融尤其适合用于治疗体积大的肿瘤。因为冷冻消融后局部的液化坏死物质吸收较热消融更快，此外对于肝脏和肾脏的功能保护也会更好。

（三）冷冻消融对周围正常组织的保护更好

消融过程中，术者总是希望最大限度灭活肿瘤，而不伤害到周围的组织结构，尤其是血管、肠管、胆管、输尿管等重要结构。但是，如果肿瘤与这些结构毗邻，热消融产生的热辐射和热传导就可能对这些组织结构造成损坏。而冷冻消融形成的冰球对于细胞间质、结缔组织保护较好，因此减少了正常组织结构的损伤。另外，上文提到的影像学引导下冷冻冰球的可视性也能最大限度减小消融对周围正常组织结构的不可逆损伤。血管的热池效应也能很大程度抵消冷冻导致的血管损伤。此外，冷冻探针的作用范围仅位于尖端，不会损伤到穿刺路径的正常组织。因此，相对热消融来说，冷冻是一种更为安全、稳妥的微创消融手段。

（四）冷冻消融具有良好的止痛效果

冷冻早在公元前就被应用于止痛。消融术中患者基本是无痛的。对于骨肿瘤患者或者病变比较靠近神经的软组织肿瘤患者，热消融和热传导通常会刺激到痛觉神经，带来比较严重的疼痛，而冷冻消融的低温则能起到麻醉局部神经，缓解疼痛的效果。针对有显著癌痛的晚期患者，冷冻消融也能损毁肿瘤组织周围的痛觉神经，癌痛的症状也能得到显著缓解，进而在治疗肿瘤的同时提高患者的生存质量。

（五）冷冻消融引起的抗肿瘤免疫效应

冷冻消融与热消融相比更容易产生大量原位肿瘤相关抗原（tumor associated antigen，TAA），原理是通过超低温引起细胞内冰晶形成破坏细胞器、使细胞膜破裂崩解，通过细胞外冰晶形成引起渗透压改变、血小板聚集、微血管血栓形成等途径诱导组织坏死；还可通过亚低温环境下引起微环境的变化诱导细胞凋亡。这些TAA可以帮助机体实现原位免疫，主要是通过树突状细胞（dendritic cell，DC）呈递，诱导引流淋巴结中肿瘤特异性CD8$^+$T淋巴细胞的产生。有研究比较了冷冻消融和射频消融产生抗肿瘤免疫反应的效果，发现冷冻消融和射频消融均能诱导体内产生持久的CD8$^+$T淋巴细胞抗肿瘤免疫反应；但是冷冻消融能诱导更强、更广泛的抗原特异性记忆T细胞，包括产生明显的新抗原特异性CD4$^+$T淋巴细胞应答,介导对肿瘤的抵抗。有学者还比较了冷冻消融与放疗治疗头颈部恶性肿瘤的疗效,发现冷冻消融组的近期疗效明显优于放疗组,五年生存率和局部缓解率也更高。冷冻消融组的 CD4$^+$、CD8$^+$ T 淋巴细胞含量明显高于放疗组,说明冷冻显著改善了免疫功能。

(六) 冷冻消融是真正的"绿色疗法"

除了上述在肿瘤治疗和增强抗肿瘤免疫反应等方面的优势以外,冷冻消融一直被临床上公认为肿瘤治疗的"绿色疗法"。一是创伤小,目前临床上常规使用的不同厂家的冷冻探针均为 17G 左右,创口的直径一般小于 2mm,术后拔针后残留的创面几乎可以忽略不计,这也极大地减少了感染和出血等并发症的可能性。二是恢复快,极小的创伤也加快了患者术后的恢复,与手术相比明显缩短了住院时间。三是冷冻形成的原位抗原相当于形成了肿瘤疫苗,消融后的肿瘤组织对治疗也起到了重要的作用,这是其他消融所不具备的。四是对组织结构和功能最大程度的保留。例如在针对儿童的良性骨样骨瘤的治疗中,临床常规使用外科手术切除,虽然能治愈疾病,但有相当部分会导致儿童骨骼发育的异常和功能障碍,特别是位于股骨头、关节等部位的病变,而冷冻消融不仅能有效灭活瘤巢,还能完全保留正常结构和功能,不影响正常的身体发育。相比外科手术费用更少,能显著减轻患者和家庭的经济负担,这也体现了冷冻消融的绿色属性。

不同于外科手术,冷冻消融可重复应用,不仅可用于外科手术后复发的病灶,针对较大和多发的病灶,也可分批进行多次手术。

三、冷冻消融在肿瘤治疗中的应用前景

冷冻消融技术对于许多良恶性肿瘤的疗效可以与外科手术相媲美,目前在肿瘤治疗中已占据非常重要的地位。临床上能够手术切除的肿瘤仅有不到 40%,剩下的一多半患者除了消融,可选择的就只有放疗和药物治疗了。而放疗和药物治疗很难根除体积比较大的肿瘤,所以就要寄希望于消融了。消融可以在比较短的时间内使肿瘤细胞坏死,效率非常高。尽管多数情况下,冷冻消融和热消融的适应证既互补又有所重叠,但是基于冷冻消融的特点和独特优势,其不可替代性也十分明确。例如,针对 6~10cm 甚至更大的肿瘤,冷冻消融能有效起到减瘤的目的,同时在瘤体内会形成大量的肿瘤原位抗原;针对脊柱多发的转移瘤,热消融可能损伤脊柱的神经根并引起剧烈的疼痛,放射性粒子植入则可能受限于神经的放射敏感性,而冷冻消融则能在有效灭活肿瘤的同时最大限度地减少神经性疼痛。而前文所提到的影像学引导下的冷冻消融能清晰显示冰球,使其在软组织及接近体表肿瘤的消融中占据得天独厚的优势。

冷冻消融在肿瘤治疗领域的发展潜力巨大。特别是近年来随着技术的发展,除了较多的肝、肺、脑等部位的肿瘤消融外,颅内肿瘤冷冻消融的逐渐开展和良好疗效也标志着这项技术已逐步应用于全身各部位实体肿瘤的治疗中。随着循证医学证据的积累,相信未来消融技术的适应证会进一步扩大,冷冻消融的拓展空间还很大。

四、冷冻治疗的未来发展趋势

冷冻治疗作为一种重要的肿瘤治疗手段,正处于快速发展与变革之中,其未来呈现出多

维度的发展趋势,有望在肿瘤治疗领域发挥更为关键的作用。

（一）技术创新与优化

1. 设备升级 未来冷冻设备将朝着更精准、高效、便携的方向发展。一方面,进一步提升冷冻探针的性能,减小其直径,提高冷冻速率和温度控制精度,从而实现对更小、更复杂部位肿瘤的精确消融,减少对周围正常组织的损伤。另一方面,优化设备的整体结构和操作界面,使其更易于操作和维护,降低使用门槛,便于在更多医疗机构推广应用。

2. 与新兴技术融合 冷冻治疗将与人工智能、大数据、机器人技术等新兴技术深度融合。人工智能可用于分析患者的影像学数据、病理信息等,辅助医师制订个体化的冷冻治疗方案、预测治疗效果和不良反应;大数据技术有助于收集和分析大量冷冻治疗病例,挖掘潜在的治疗规律和临床价值,为临床决策提供更有力的支持;机器人技术则可实现冷冻探针的精准定位和操作,提高手术的稳定性和准确性,减少人为因素干扰。

（二）拓展治疗适应证

1. 针对复杂肿瘤 目前冷冻治疗已在多种实体肿瘤治疗中取得一定成效,未来有望进一步拓展到更多复杂肿瘤类型。例如,对于一些对传统治疗方法耐药或疗效不佳的肿瘤,如部分晚期转移性肿瘤、罕见肿瘤等,冷冻治疗可能成为一种新的治疗选择。通过联合其他治疗手段,如化疗、放疗、免疫治疗等,有望提高对这些复杂肿瘤的治疗效果,延长患者生存期。

2. 多学科联合治疗 冷冻治疗将更广泛地融入多学科综合治疗模式。与外科手术联合,可用于处理手术难以切除的肿瘤,或在手术中辅助减少肿瘤负荷;与放疗联合,可利用冷冻治疗改变肿瘤微环境,提高放疗的敏感性;与免疫治疗联合,冷冻治疗诱导的免疫反应可与免疫治疗协同作用,增强机体的抗肿瘤免疫能力。通过多学科的紧密协作,为患者提供更全面、个性化的治疗方案。

现在越来越多的研究聚焦冷冻消融与免疫治疗的协同抗肿瘤作用。有学者使用 PD-1 抑制剂与冷冻消融联合治疗小鼠肾细胞癌,发现联合治疗对肿瘤转移性生长的抑制作用明显强于单独给药或单纯冷冻,且 PD-1 抑制剂对冷冻引起的免疫反应具有明显的增强作用（包括 $CD8^+$ TIL 数目增加、INF-γ 和 GZMB 的 mRNA 表达水平增加）。Waitz 等对小鼠前列腺癌模型进行研究,结果显示联合应用抗 CTLA-4 抗体与原发性肿瘤冷冻消融可有效抑制或减缓继发性肿瘤生长或引发肿瘤排斥反应。众多临床前研究结果有力推进了临床试验的开展,目前全世界已开展了多项冷冻消融联合免疫疗法治疗实体肿瘤的临床试验,包括最常见的肺癌和乳腺癌等实体肿瘤。初步数据表明,冷冻消融和免疫疗法之间具有出色的协同作用。局部实体肿瘤的冷冻消融联合全身免疫治疗,可有效激活冷冻后肿瘤相关抗原的作用并增强不同免疫治疗的疗效,产生的强大协同抗肿瘤作用有望使肿瘤患者获得更好的治疗,未来将进一步完善冷冻速率、血液抗原检测等客观量化指标及联合全身免疫治疗的相关模式、给药时机和治疗监控等。未来的发展应侧重于根据肿瘤的免疫特征制订个体化冷冻免疫疗法,并测试相对应的替代疗法,以规避与治疗相关的毒性并最大限度地提高治疗效果。

（三）提高治疗安全性和有效性

1. 精准监测与评估 发展更先进的监测技术,实现对冷冻治疗过程的实时、精准监测。

除了现有的超声、CT、MRI 等影像学监测手段外,未来可能会出现更敏感特异的监测方法,如分子影像学技术,能够更准确地显示肿瘤细胞的活性、凋亡情况以及治疗区域的微循环变化等,帮助医师及时调整治疗策略,确保冷冻消融的彻底性,同时避免过度治疗。

治疗过程中,对于"度"的把握既是重点,也是难点。冷冻消融范围不足会导致肿瘤残留,消融过度又会带来一些副作用或者并发症,这是目前消融技术面临的技术难点甚至是痛点。在技术上,经过国内外专家多年不懈努力和不断摸索,逐渐形成了针对肺部病灶的双针夹击法、不规则肿物的适形消融法、较大肿瘤的减瘤术、化学冷冻消融技术和气体隔离法等一系列成熟有效的技术和理念,推动了肿瘤冷冻消融技术的不断发展。化学冷冻消融理念的提出着重是针对肺门区、肝门区和心膈角区等疑难部位的治疗。单独的冷冻消融或热消融都有可能损伤到邻近的血管、心肌等重要结构,而单纯化学消融则可能无法彻底灭活较大的肿瘤。化学免疫消融则是在冷冻消融前将化疗药物穿刺注射到肿瘤组织中,再对病灶进行有限的冷冻消融,两者的结合能更安全、彻底地灭活这些特殊部位的肿瘤。除了不断丰富医师的临床经验外,研发人工智能消融计划系统或许有助于突破这一瓶颈。特别是目前在人工智能高速发展的时代背景下,多模态影像和人工智能的结合已经能做到对肿瘤和周边血管等结构的精确分割、重建,对穿刺路径的科学规划,制订最合理的治疗计划,并能对消融疗效进行准确评估和判断。而红外导航、磁导航等不同导航技术的日渐成熟及与人工智能的结合将能极大降低冷冻消融对基层医疗机构微创介入医师的技术要求,推动冷冻消融技术的普及和推广,必将惠及更多的患者。

2. 降低并发症发生率与严重程度　应深入研究冷冻治疗的并发症发生机制,开发相应的预防和治疗措施。例如,针对冷冻治疗可能引起的出血、器官损伤、免疫抑制等并发症,通过改进手术操作技巧、使用辅助药物或材料等方法,降低并发症的发生率和严重程度,提高患者的治疗耐受性和生活质量。

(四) 基础研究与临床应用的协同发展

1. 深入机制研究　进一步深入探索冷冻治疗的生物学机制,包括冷冻对肿瘤细胞和正常组织细胞的作用机制、冷冻诱导的免疫反应机制等。通过对这些机制的深入理解,为优化冷冻治疗方案、开发新的治疗策略提供理论依据,推动冷冻治疗从经验性治疗向精准治疗转变。

2. 临床研究拓展　开展更多高质量的临床研究,验证冷冻治疗在不同肿瘤类型、不同分期中的治疗效果和安全性。加强国际间的临床合作,共享研究成果,加速冷冻治疗的临床应用和推广,使更多患者受益于这一治疗技术。

总之,作为介入治疗的重要手段之一,冷冻消融可在短时间内高效、微创灭活肿瘤组织,可通过局部治疗获得较好疗效甚至是根治性治疗,但对中晚期患者,特别是出现局部侵犯或远隔转移者,需在控制局部病灶的基础上,根据肿瘤病理学类型和基因表型制订治疗方案,合理联合化疗、靶向或者免疫治疗等方法进行全身综合性治疗,以提升全局治疗效果,有效控制肿瘤进展,提高患者生存质量,延长总体生存期。随着技术进步和科技革新,冷冻消融将逐步更多地应用于肿瘤治疗中,并发挥举足轻重的作用。

(孟亮亮　张 肖　肖越勇)

参 考 文 献

［1］肖越勇,田锦林.氩氦刀肿瘤消融治疗技术［M］.北京:人民军医出版社;2010.

［2］孟亮亮,张肖,张啸波,等.冷冻消融联合免疫治疗实体肿瘤研究进展［J］.中国介入影像与治疗学, 2019,16(12):759-762.

［3］RAAIJMAKERS T K,VAN DEN BIJGAART R J E,DEN BROK M H,et al. Tumor ablation plus co-administration of CpG and saponin adjuvants affects IL-1 production and multifunctional T cell numbers in tumor draining lymph nodes［J］. J Immunotherapy Cancer,2020,8(1):e000649.

［4］PENG P,HU H,LIU P,et al. Neoantigen-specific CD4$^+$ T-cell response is critical for the therapeutic efficacy of cryo-thermal therapy［J］. J Immunother Cancer,2020,8(2):e000421.

［5］ZHENG Z,ZHAO Y,AN Y,et al. Efficacy of argon-helium cryoablation and its effects on immune function of patients with neck malignant tumours［J］. Clin Otolaryngol,2021,46(1):206-212.

［6］ZHU C,LIN S,LIANG J,et al. PD-1 blockade enhances the anti-tumor immune response induced by cryoablation in a murine model of renal cell carcinoma［J］. Cryobiology,2019,87:86-90.

［7］WAITZ R,SOLOMON S B,PETRE E N,et al. Potent induction of tumor immunity by combining tumor cryoablation with anti-CTLA-4 therapy［J］. Cancer Res,2012,72(2):430-439.

［8］YAKKALA C,DENYS A,KANDALAFT L,et al. Cryoablation and immunotherapy of cancer［J］. Curr Opin Biotechnol,2020,65:60-64.

［9］CHEN Z,MENG L,ZHANG J,et al. Progress in the cryoablation and cryoimmunotherapy for tumor［J］. Front Immunol,2023,14:1094009.

［10］MENG L,ZHANG Z,ZHANG X,et al. Local cryoablation combined with pembrolizumab to eliminate lung metastases from ovarian clear cell carcinoma［J］. Front Immunol,2022,13:1006500.

［11］张肖,肖越勇,李成利,等.影像学引导肾癌冷冻消融专家共识2019版［J］.中国介入影像与治疗学, 2019,16(2):65-70.

［12］张啸波,肖越勇,李成利,等.影像学引导骨与软组织肿瘤冷冻消融治疗专家共识2018版［J］.中国介入影像与治疗学,2018,15(12):711-716.

［13］魏颖恬,肖越勇,亚洲冷冻治疗学会.影像学引导肺癌冷冻消融治疗专家共识2018版［J］.中国介入影像与治疗学,2018,15(5):259-263.

［14］张啸波,肖越勇,张肖,等.CT引导下适形冷冻消融治疗溶骨性转移瘤［J］.中国介入影像与治疗学, 2017,14(2):74-77.

［15］司同国.肿瘤冷冻免疫治疗的研究进展［J］.医学综述,2010,16(21):3249-3251.

［16］SOM A,ROSENBOOM JG,WEHRENBERG-KLEE E,et al. Percutaneous intratumoral immunoadjuvant gel increases the abscopal effect of cryoablation for checkpoint inhibitor resistant cancer［J］. Adv Healthc Mater,2024,13(6):e2301848.

［17］LUO X M,NIU L Z,CHEN J B,et al. Advances in cryoablation for pancreatic cancer［J］. World J Gastroenterol,2016,22(2):790-800.

［18］KWAK K,YU B,LEWANDOWSKI R J,et al. Recent progress in cryoablation cancer therapy and nanoparticles mediated cryoablation［J］. Theranostics,2022,12(5):2175-2204.

［19］KORPAN N N,GOLTSEV A N,DRONOV O I,et al. Cryoimmunology:Opportunities and challenges in biomedical science and practice［J］. Cryobiology,2021,100:1-11.

［20］OLAGUNJU A,FORSMAN T,WARD R C. An update on the use of cryoablation and immunotherapy for breast cancer［J］. Front Immunol,2022,13:1026475.